全国高等学校教材
"十三五"江苏省高等学校重点教材（编号：2016-2-023）

临床思维导引

主　　编　王锦帆　许　迪
副 主 编　周　蕾　肇　毅　邢　燕　陈　辉
编　　委（以姓氏笔画为序）
凡　进　王　嫱　王连生　王锦帆　毛慧娟　卢瑞南
冯明明　邢　燕　乔　莉　刘　宁　刘　源　刘晓云
刘海雷　许　迪　许　晶　许雪强　李梅梅　杨　涛
杨小冬　吴卫兵　张军霞　张劲松　张缪佳　陈　辉
陈明龙　陈筱青　邵鹏飞　周　蕾　封益飞　顾　凯
徐顺福　凌　岚　屠聿修　储旭华　褚　明　肇　毅
缪苏宇
编写委员会
殷咏梅　喻荣彬　王锦帆　许　迪　周　蕾　肇　毅
邢　燕　陈　辉　李　茜　李　萍　吴　琢

人民卫生出版社

图书在版编目(CIP)数据

临床思维导引 / 王锦帆，许迪主编. —北京：人民卫生出版社，2017

ISBN 978-7-117-24318-6

Ⅰ. ①临… Ⅱ. ①王… ②许… Ⅲ. ①临床医学－思维方法 Ⅳ. ①R4-05

中国版本图书馆 CIP 数据核字(2017)第 063238 号

临床思维导引

主　　编：王锦帆　许　迪
出版发行：人民卫生出版社（中继线 010-59780011）
地　　址：北京市朝阳区潘家园南里 19 号
邮　　编：100021
E - mail：pmph @ pmph.com
购书热线：010-59787592　010-59787584　010-65264830
印　　刷：北京汇林印务有限公司
经　　销：新华书店
开　　本：787 × 1092　1/16　　印张：20　　插页：2
字　　数：487 千字
版　　次：2017 年 5 月第 1 版　2018 年 7 月第 1 版第 2 次印刷
标准书号：ISBN 978-7-117-24318-6/R・24319
定　　价：56.00 元
打击盗版举报电话：010-59787491　E-mail：WQ @ pmph.com
（凡属印装质量问题请与本社市场营销中心联系退换）

主编简介

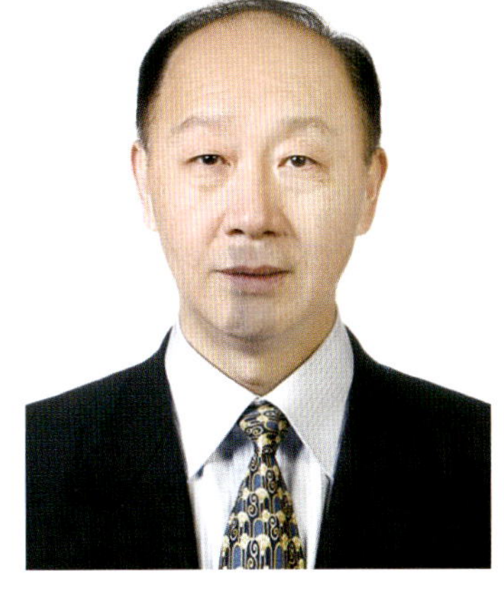

王锦帆

教授，人文医学博士生导师。现任南京医科大学医政与人文社会科学学院党委书记，南京医科大学医患沟通研究中心主任。兼任教育部高等学校医学人文素质教学指导委员会委员、国家卫生和计划生育委员会全国医师定期考核人文医学专业编辑委员会副主任委员、中国医学教育慕课联盟专家委员会委员、《医学与哲学》编委、《中国医学人文》特约编委、《南京医科大学学报（社会科学版）》（医学与人文）常务编委等。

主要研究领域为医患沟通学、医学教育、卫生事业管理等。主编《医患沟通学》，为普通高等教育“十一五”“十二五”国家级规划教材、国家卫生和计划生育委员会“十二五”规划教材；主编国家医学数字教材《医患沟通》；主编《诊疗思维实例解析》，实施“模拟诊疗法”，科学培养医学生临床思维能力。担任国家级精品视频公开课《医患沟通的共知共享》主讲教师，为全国规划示范医学慕课《医患沟通》主持人。独家创办我国“医患沟通”专业网站（http://yh707.njmu.edu.cn）。六次主持国家级继续医学教育项目“医患沟通学教学与实践”，主持国家、省社会科学基金项目多项，并列主持国家卫生和计划生育委员会“医院医患沟通指南”等多项课题，发表论文50余篇。曾获国家级教学成果奖二等奖1项，江苏省教学成果奖特等奖2项、二等奖2项；曾获“江苏省优秀教育工作者”荣誉称号，主编的《医患沟通学》获全国医学人文杯优秀著作奖。

主编简介

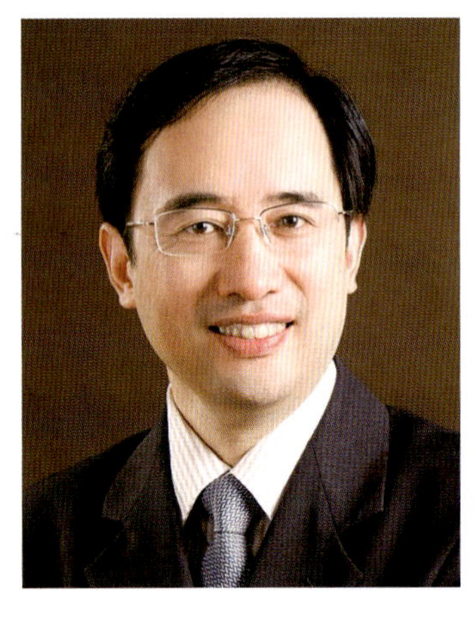

许迪

医学博士，主任医师，教授，博士研究生导师。现任南京医科大学诊断学教研室主任，南京医科大学第一附属医院老年心血管科主任、超声医学科主任。兼任中华医学会超声分会常务委员，中国医师协会超声分会常务委员，中华医学会超声分会心脏学组副组长，中国医师协会心血管内科医师分会超声心动图专业委员会副主任委员，中国医师协会超声医师分会超声心动图专业委员会副主任委员，海峡两岸医药卫生交流协会超声医学专家委员会副主任委员，中国超声医学工程学会超声心动图专业委员会副主任委员，江苏省声学学会副理事长，江苏省声学学会医学超声学专业委员会主任委员，江苏省超声医学工程学会副理事长。《中华超声影像学杂志》《中国医学影像技术》《中华医学超声杂志（电子版）》《中国超声医学杂志》编委，《上海医学影像》常务编委，《临床超声医学杂志》特约编委。主编医学专著5部，参编医学专著18部。主持国家自然科学基金项目2项，获省部级科技进步奖4项，江苏省卫生和计划生育委员会医学新技术引进奖3项。

序

从医从教五十多年来，我越发深切地感受到医学教育中培养医生的素养和能力至关重要。临床医生需要什么素养和能力？国际医学教育标准中有七个：职业价值与态度、科学与医学知识、临床技能（临床思维与技术操作）、沟通技能、群体保健、信息管理、批判性思维。无疑，这个标准是现代社会培养优良医生的“金标准”。

对于医学生和青年医生，最难学习和掌握的是临床思维能力，即便对高年资医生也是相当不易的过程。临床思维能力培养是医学教育最困难的环节之一，我以为原因在于，一是临床医学教学中，我们对各种疾病是按照知识的系统、共性、典型进行教学，几乎教会了学生各种疾病的所有知识点，但当真实病人来时，他们对同一症状的描述多种多样，仅仅提供了几个知识点，怎么能诊断疾病呢？老师和教材都没有说；二是没有专门设置临床思维课程，也没有教材；三是医学生和青年医生缺乏独立临床实践机会；四是临床教师带教的经验和水平严重参差不齐。更重要的是，当前我国对医学人文教学不够重视，如果要将医学人文精神融入临床思维过程就更加困难了，因为，这两者自身的情感性与理智性就具有矛盾效应。

我注意到，国内医学教育模式对教材和课程的依赖性很强，如果没有专门的课程和教材，要学好一门知识或技能很不容易。而且，临床思维和医学人文是当下和今后医生临床工作中最迫切需要的素养与能力，并贯穿在所有医学专业和医疗服务之中。怎样用一根“红线”将他们串联起来呢？《临床思维导引》这本书有益地探索了医学与人文结合的方式，有了教材，临床思维这门课程就可以列入系统的教学中了。

我感兴趣的是，该书比较系统和科学地分析了临床思维的概念与内涵，并首次提出了对应于医生临床思维的患者思维——就医思维的概念与内涵，以及临床思维与就医思维在临床各环节中的关系与作用，仔细读来发现有良好的临床应用价值。多年的临床工作经验告诉我，医生的临床思维从来不是也不应该是医生自己独立的思维活动，而要多融合患者的就医思维，多考虑患者与家属的诉求，以及参考其他医生的临床分析，我们的临床思维才能具有科学性和人文性。主编王锦帆教授还用医患沟通理论阐述了更好发挥临床思维效能的机制和作用。

该书在临床思维理论阐释的基础上，紧密结合临床知识和实践，对临床思维中第一个环节，即如何采集病症并分析，进行了医学和人文结合的解读，使我们医生不仅看病也看人，从生物学单一病症中去看人的心理活动和社会因素，让这些病症也“活”起来了。编者还用心良苦地选择了一个个生动的临床案例，详实地剖析了医生与患者交流中各自的思维与心理活动，形象地让我们真实窥见了临床思维的全貌。

我更感兴趣的是这本书的体例设计很有特色：将真实病例、典型疾病、医生思维、师生互动、人文关怀及医患沟通融于内、外、妇、儿等八十余个临床案例中。更有意思的是，这个教学过程是情景模拟式的，具有画面感，让医学生等读者们感到临床专家就在身边指导和点拨，并把他(她)长期积累的临床经验解读出来。在每个案例中，患者的语言是现实多样的，病人痛苦和恐惧的心理溢于言表，而与之交流的医生语言则是通俗易懂，时常有同情、关心及安慰，人文精神自然地体现出来，对医学生的良性影响或模仿显而易见。此外，上级医生对下级医生的适时提问和引导，让深奥的临床思维变得清晰明亮了，让各专科临床专家们丰富的临床思维和经验一个接一个地传承下去。

要当一名好医生，高水平的临床思维能力是第一要素。对编者们如此专注于这个课题，用心培养现代医学人才，我由衷地欣慰和高兴，真诚感谢你们的辛勤付出！我对此书寄予厚望，希望本书能在我国经济社会复杂的环境下，通过学校医学教育和毕业后继续医学教育，对提高医学人才培养质量发挥出它最大的作用来。希望作者们继续努力，不断改进优化，编写出更受医学生和医生欢迎的著作来。

钟南山

原中华医学会会长

中国工程院院士

教授　博士生导师

2017 年 2 月

前言

本书前身为2002年出版的《诊疗思维实例解析》教材，由南京医科大学王锦帆教授和陈玉心教授共同主编，资深临床专家俞淑、张馥敏、陈亦江、吴文溪、张小勇、殷凯生、屠聿修、张淑英等三十余人参与编写，阮长耿院士作序，时任教学工作的王心如副校长和达建处长给予了重要支持。十余年来，该书一直受到国内不少院校医学生和临床教师的好评。在此，我们对原书编者、专家和领导，以及东南大学出版社张慧编辑致以深深的敬意和感谢！本书编写非常荣幸地得到了钟南山院士作序，给予指导和鼓励，我们表示衷心感谢！

当年编写该书的主旨，是帮助初入医门的医学生和青年医生构建基本临床思维。医学是一门实践性和经验性很强的学科与实践活动，所有名医和专家都是经过长期大量的个案医疗工作，才能形成较为科学的临床思维，进而比较准确地诊治疾病和疑难病症，这是医生成长的必由之路。事实证明，原书以临床案例模拟诊疗的编写体例，有助于医学生和青年医生形成初级临床思维，使他们基本会"看病"了。但是，我们发现这还很不够，当今社会环境下，医患关系发生了重大变化，患者和社会不仅需要我们医生会"看病"，更需要我们会"看人"——得到人文关怀和医患沟通。原书拘于当时理论和实践的局限，未能满足患方这些迫切而又强烈的时代需求。

基于社会需求和医学教育现代化的趋势，临床思维亟待"升级换代"，故本书名为《临床思维导引》。在原书基础上，本书增加了临床思维和就医思维的理论诠释，也通过临床案例分析了医患双方的心理和思维。本书还有多处重要"升级"：以2016年临床执业医师实践技能考试大纲为指南，选择了该大纲中几乎全部"病例分析"的病种；延续并更新原书模拟诊疗案例分析，如医生问诊有人文关怀和医患沟通、医生语言变得通俗、医患语言贴近实际、上级医生提问更能启发和训练下级医生的临床思维等。我们这样优化体例和内容，期望使医学生和青年医生能更好、更快地学会病史采集、人文关怀、医患沟通及病例分析，综合而成为全新的临床思维模式，切实有效地提高医德医风和医疗服务质量水平，促进医学人才培养质量的提高。

本书采用情景化案例教学法，精心准备了内、外、妇、儿等各专科近百个常见典型真实病例，供读者进行临床思维训练。读者学习时，会感知到身边有一位专家（上级医生）在指导点拨，并传授他（她）长期积累的临床经验。怎样有效学习这些案例并形成自己的临床思维呢？第一，应设想自己的身份是正在接诊的下级医生，而不是准备考试的医学生；第二，要严格按问题顺序往下看，边看边思考、边参与，切不要先看后面的诊断；第三，务必集中注意力紧跟上级医生的思维去思考分析，必须自己先拿出判断或处理意见，然后再核对书中下级医生的诊疗思路和过程；第四，避免纸上谈兵，当完成书中几个或多个案例诊疗后，最好寻找类似的病人实际印证，强化知识和内在联系，转化为个人的经验。经过一定数量的独立"诊疗病人"，读者的临床思维构架将建立，会增强信心面对不同病症、不同感受和不同心理的患者，学会将医学知识技能与医德医风和医患沟通综合运用，还能从中学到许多上级医生丰富、宝贵的临床经验。

但是，临床思维的形成不是一蹴而就的，在学医和行医的过程中，需要多年反复学习、训练与强化，才能形成高年资医生们严谨而又娴熟的临床思维"条件反射"。医学院校和医院教学管理者一定会问：该书适合什么专业、什么专科、什么职称的人学习呢？由于本教材不同于传统课程教材，它将医学与人文结合，用案例模拟临床思维和就医思维的互动过程，因此，它适合临床医学和全科医学专业的专科、本科、硕士及博士，适合大中型医院临床各科青年医生（住院医生和主治医生），适合基层医疗机构全科医生和家庭医生，临床教师更可作为必备辅助教材之用。该书在什么时候使用？在什么课上使用呢？编者认为，本书可以作为医学生三年级诊断学课程的重要补充内容，之后，临床专业课、见习教学、临床实习、硕博士研究生专科轮转及住院医师规范化培训阶段都能一直沿用。怎样教学和学习使用呢？临床教师应在课程教学和临床实践中，以医患思维的融合主动引导学生，也可以开设临床思维专题讲座或课程。在漫漫学医、行医路上，医学生和青年医生应自觉将医学专业知识与人文精神双轨同行，孜孜探求大医之道。无疑，该书也是大学本科毕业生临床实践技能考核和国家临床执业医师实践技能考试的必备参考书之一。

由于临床各专科特点不同及病例之间存在个体差异，且编写专家的临床思维和诊疗风格与经验有个性特征，书中出现差异、疏漏甚至错误皆有可能，请读者予以谅解并评判，发现的问题会在再版时纠正。我们衷心期望此书能为我国培养高质量现代医学人才做出积极的贡献。

编　者

2017 年 2 月

目　录

第一篇　临床思维概述

第二篇　临床思维案例导引

第一篇

临床思维概述

第一节　现实医患关系背景

本节重要问题

- 现代社会中，医学的要素有哪些？
- 新的医学要素与传统要素的关系是什么？
- 现代社会中，患方的要素有哪些？
- 新的患方要素与传统要素的关系。
- 现实医患关系的特征是什么？

一、现实“医”的多重含义

当今，生物医学模式以治疗形态性躯体疾病为特征，在全球医疗中占绝对主导地位。现代社会，医疗被现代化设备所武装，似乎无所不包。然而，现代医学不得不承认，它最棘手的是人的心理和社会因素对疾病和健康的影响。几千年医学传承下来的“医”的含义，主要是医生、医术、医药及医德，当今医学这四个要素仍然在维系着医疗行业的运行，并成为医患双方重要的共识。但在市场经济中，“医”的含义显然又增加了医院（法人）、医利、医规三大新要素，并对传统四要素发挥着控制性作用，而且，医患双方还对该新三要素有着各自的认识，没有形成广泛的共识。

“医”的多重含义不仅在于要素的增加，更在于传统四要素和当今三要素的内涵丰富了许多，产生了要素中的要素现象，这就是主要矛盾和主要矛盾方面的规律。如医生，决定其医疗能力的要素有专业技能、业务资历、心理素质、思想品德等；如医术，已非传统意义上的医术，增加了诸多新医学门类、临床路径管理、高科技、综合技术及先进设备等；如医药，也今非昔比，既有医学属性又有经济属性，医 - 药两个行业互相依存，市场趋利竞争；如医德（医风），被赋予了新内涵——职业精神、医院文化与管理及医患沟通等；如医院，客观上的身份是市场法人、政府“影子”、经济人、社会人等；如医利，医学专业细分与市场经济介入，导致维护医院利益、科室利益及个人私利的格局；如医规，层级分明，种类繁多，有法规、政策（医改）、行规、技规、指南等。需要说明的是，护理是我国嵌入医疗的重要辅助功能，其内涵均在“医”中。

上述医方七个要素的内涵非常丰富，相互渗透，相互影响，但尚未发现单一要素能掌控整体，这些要素还体现出它们的显著特征，即系统性、规范性、经济性、公开性，构成“医”的多重性。

二、现实“患”的多重含义

延续医学历史，“患”的含义主要是疾病和患者两个要素，至今仍是医疗活动和医患关系的核心内涵。同样，在市场经济社会中，由疾病和患者分化出两个相对独立的要素——患者亲属和患者利益相关方，并对传统两要素发挥着制约性作用，医患双方对该新两要素开始有了较为接近的认识，有形成共识的趋势。如同“医”的含义拓展，“患”的含义中，四个要素的内涵也增添了许多新元素。如疾病，随着经济社会发展和生活环境的改变，疾病谱变化巨大，心脑血管病、肿瘤、代谢病及精神病等成为人类健康广谱性的威胁；如患者，该群体实际包括我们所有人，其自主心理、医病知识、教育程度、经济状况、法律意识等都今非昔比；如患者亲属，除没有疾病症状外，在上述内涵方面，较患者表达能力更为强烈，并基本掌控着患者的发言权；如患者利益相关方，即广义医患关系的患方，有患方单位、政府、各类媒体、网民（发声民众）、相关社会机构等，他们与患方的利益结合点表现在经济、道德、法律及社会心理等方面。

显然，以上患方四个要素内涵复杂，交织渗透，相互作用，两个新要素对两个老要素，情理和逻辑似有权重作用，表现出它们显著的特征，即个体性、混成性、利益性、社会性，构成“患”的多重性。

三、现实医患关系的系统性

毋庸置疑，多重性含义下的医患关系较单纯的医患关系要复杂得多。医患本身就是由多个子系统组成的两大系统，这两大系统时时处处融汇在一起，构成了一个医疗卫生服务的庞大系统。从矛盾运动的规律而言，医方七个复杂要素体和患方四个要素体就是新的矛盾因素，它们组合成统一体时，相关个体因素都必须调整、变化、妥协，以适应双方的共存与合作，这就是现实医患关系的复杂与动态。医学家们发现，现代医学诊治疾病的能力是有局限性的，医疗活动越来越需要患者及社会人群的主动参与和配合，越来越需要医患有共同的思维和语言，才能克服更多的疾病。千百年来“单兵作战”的医生，今天已迫切感到需要患者和社会协同应对疾病。这不仅是和谐社会的政治需要，更是现代医学发展的需要。

〔思考题〕 **现代社会中，医患双方为什么会增加新的要素？**

（王锦帆）

第二节　临床思维含义

本节重要问题

- 人的思维为什么反映了客观世界？
- 现代医学的内涵是什么？
- 医学思维主要由哪些思维组成？
- 临床思维的狭义和广义是怎样区分的？
- 对于医生来说，临床思维意味着什么？

一、思维的含义与意义

思维，是人脑的功能，是客观世界信息和知识（群）在人脑神经元显性活动的反映，并表现为人脑最重要的功能之一，是人脑对客观世界的反映。思维是人脑对客观现实概括的和间接的反映，思维所反映的是一类事物共同的、本质的属性和事物间内在的、必然的联系，属于理性认识。思维与自然界和人类社会一样，有着自身的规律，并由人脑自身功能与思维外在对象的性质所决定。

二、现代医学及思维

现代医学，是指研究人类维护身心健康、提高生存质量、延长生命时间的科学体系与实践活动。医学实践以人类共同利益为准则，以医务卫生人员为主导，全社会合作参与，融合身心、社会及自然三个环境系统，用自然科学的技术，结合人文社会科学的行为，通过医学研究、医护伤病、预防保健及医学教育等活动，实现个人健康长寿、国家与社会和谐发展的医学目的。

医学思维，就是医务人员围绕生命、疾病与健康的多个系统知识与信息群，进行有目标地联系和理性认识的活动。医学思维表现为高度系统化、专业化、信息化、知识化、社会化及人性化的神经元功能活动的综合理性认识过程。

根据医学学科的系统性和医疗服务涉及的领域，医学思维的主要构成有：医学基础思维、医学临床思维、医学预防思维、医学康复思维、医学科研思维、医学教育思维、医学人文社会思维、医学管理思维等（图 1-2-1）。

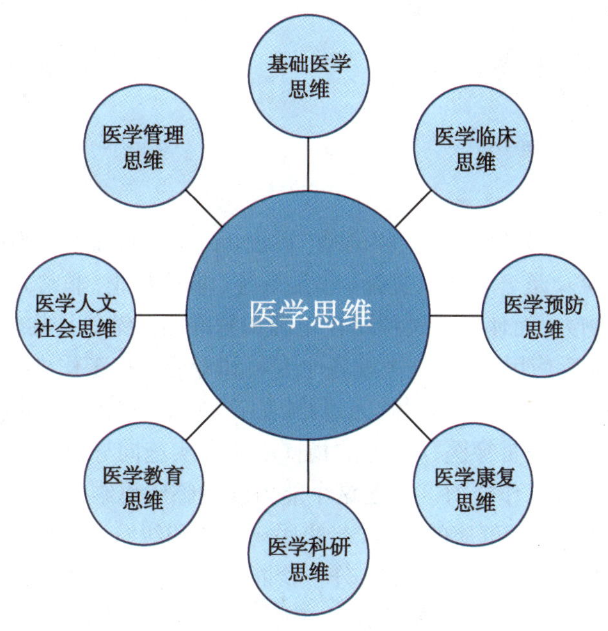

图 1-2-1 医学思维基本组成

三、临床思维的内涵

1. 一般概念

临床思维尚无统一标准定义，约定俗成地指向医生临床工作中的思维活动，有狭义和广义之分。狭义临床思维，是医生在临床工作中，以患者诉求和疾病痊愈为目标，依据患者病史、体检、辅助检查等信息，依据临床基本理论、基本知识、基本技能等知识与信息，并关联相关专业最佳证据信息，结合患者心理、社会、环境及文化背景，运用演绎、归纳、类比等推理逻辑思维，对患者与疾病形成可修正的诊断、治疗、康复及预防的个体方案，实现比较正确的思维与行为结合的医疗服务过程（图 1-2-2）。

全面理解临床思维概念，应主动适应现代医学模式转变的趋势，从更宏观的视角认知临床思维。广义临床思维，是以狭义临床思维活动为核心，在患者不同疾病和状态下，医疗服务全过程渗入人文关怀、医患沟通及守法遵章，形成医患共同参与的临床决策思维模式，实现患者比较满意的医疗服务过程（图 1-2-3）。时代和医学发展到今天，我们理应顺应大趋势，积极推行广义临床思维。

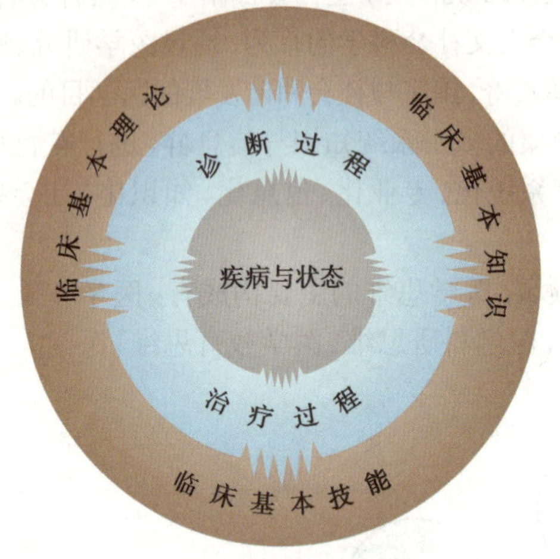

图 1-2-2　临床思维基本模式

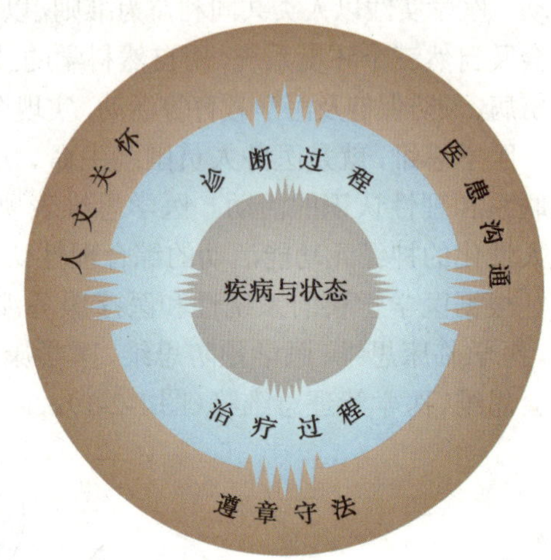

图 1-2-3　广义临床思维模式

2. 意义与价值

医疗服务，如从患者最初的“发烧和消瘦”诉说，到医生明确诊断为癌症，并有效治疗疾病及最后患者康复身心，是一个非常复杂、非常系统、非常专业、非常人性的过程，涉及数十成百的环节和人力、物力，而使医疗过程比较正确和精准的关键就是临床思维（图 1-2-4）。此外，由于临床思维的实际应用，是围绕医院各个专科和专业医疗工作进行，临床思维通常被专科化和专业化，如外科临床思维、内科临床思维、妇产科临床思维、儿科临床思维及急诊临床思维等。因此，临床思维是贯穿医疗过程的指挥中心和实施向导，医生的临床思维能力则是其最核心、最重要的临床工作能力。缺乏这个能力或在临床思维中出现差错，后果则是医生误诊和误治，带给患者生命和健康的损害，带来医患矛盾和纠纷，也影响社会和谐与安定。

尽管现代精准医疗高科技发展迅速，分子诊断技术、基因测序诊断和治疗技术、超清晰图像诊断设备等不断涌现，它们能显示人体超微细节变化和特定的组织器官，是精细化的辅助诊断技术，但临床仍需要患者的病因、全身病情、病史、心理和社会因素等重要诊疗信息，来作为对疾病诊断和治疗完整方案的支撑。而且，这些高成本的技术和设备只应用在少数医院，因其技术精、费用高，不易推广到基层医院为广大患者使用。当今中国医改的方向是“强基层”，开展分级医疗，需要强化全科医学，培养全科医生，所以更加迫切地需要医生具有较强的临床思维能力。

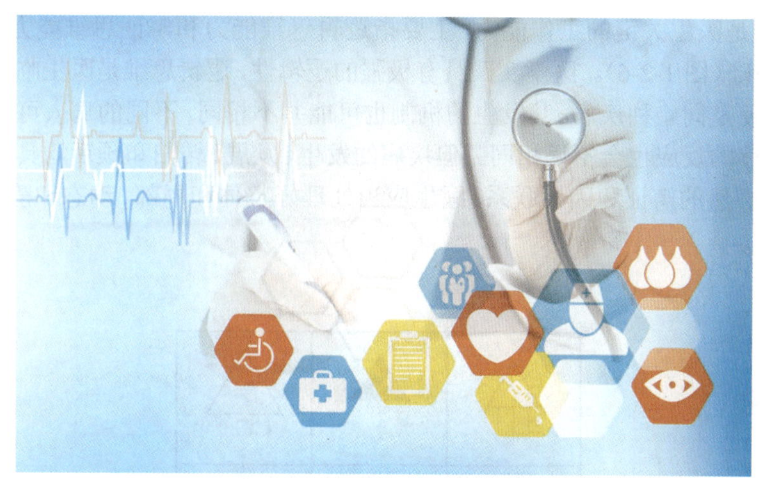

图 1-2-4　临床思维复杂性与系统性

临床思维中最重要的部分是诊断思维，它是治疗与康复的前提和基础，也是最难掌握的思维活动。吴阶平院士曾说："我认为问病史本身就是一个分析、综合、归纳、演绎的过程。首先病人主诉病情，然后你就去问，比如说头痛，到底是符合脑瘤的头痛，还是感冒的头痛，是眼睛疾病的头痛，还是鼻窦炎的头痛，你就得去分析，还得去进一步追问。接着就进行体检，发现一个有价值的特征，当初病人也没有说，你也没有问，于是又要再一次追。所以，问病史至少有这么三个阶段：病人自己说，医生问，然后再补充问。"

3. 特征性与哲学性

临床思维的特征有主观性、紧迫性、补充性及修正性等。主观性，是指患者症状要凭患者主观感觉描述，患者体征要通过医生主观感觉和检查获得，这就容易使医生选择性倾听和患者选择性表述，从而影响信息准确获取。紧迫性，是指医生往往在很短的时间内，根据掌握的不够完整的信息对患者作出诊断和处理意见，特别是在患者病情危重和危急时。补充性，是指医生诊断时信息资料往往并不充分，虽然许多实验室检查项目更为快捷和准确，但短时间内收集所有资料受条件限制而不易实现，更何况检查项目的选择，是根据医生最初的假设，不可能让患者一次做所有项目。修正性，是指医生进行初步诊断并确定治疗方案后，在治疗过程中，需要观察病情发展和变化，再次验证初步诊断，对其进行完善、修改，甚至否定。

临床思维中的一个重要环节是正确认识疾病的共性与个性（图 1-2-5）。共性为疾病的一般规律，并通过某些症状个性表现出来，并揭示了疾病之间的差异性。此外，某个疾病的共性是绝对的，但其在患者个体的表现是相对的、有条件的。临床思维的目标就是发现和区分疾病的共性与个性，并把握和应对诊断与治疗疾病过程中的共性与个性难题。

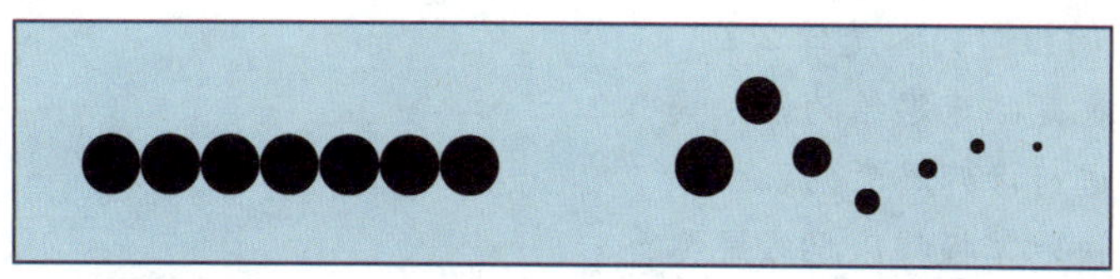

图 1-2-5　共性与个性关系

临床思维是医生关键的工作能力，主要指逻辑思维能力和辩证思维能力，两者是临床思维能力的基础(图 1-2-6)。医学实践具有极强的逻辑性，逻辑思维是医生临床实践的基本思维能力，即使是同一种疾病，其发生的机制也可能并不相同，不同的病人可能有不同的临床表现，对治疗的反应也会不尽相同。但疾病的发生、发展、转归和预后均具有缜密的逻辑关系，存在着必然的辩证和因果联系，医生应当处理好整体和局部、动态和静态、表现和本质等辩证关系。

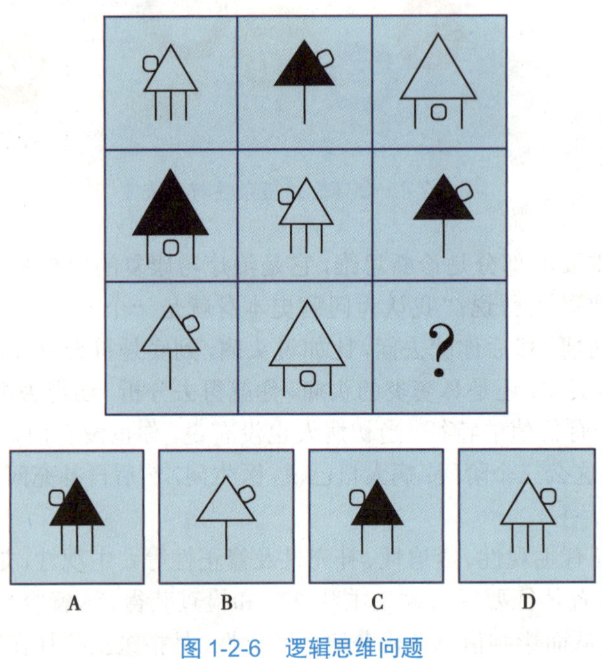

图 1-2-6　逻辑思维问题

发现和判断是主要矛盾还是次要矛盾，也是临床思维的重要功能。在患者诸多临床表现中，找出最重要的那个点或面，就抓住了疾病的主要矛盾或主要矛盾方面，就正确选择了进一步诊断和治疗的方向，就会少走弯路，少出差错。

（王锦帆）

第三节　临床思维解析

本节重要问题

- 临床思维的信息有哪些？
- 临床“三基”的核心内容是什么？
- 患方的信息也是临床思维的部分吗？
- 医生是怎样进行诊疗思考的？
- 怎样更好更快地掌握临床思维规律？

一、临床思维的认知结构

人的思维活动是大脑皮层神经元传导和处理信息的功能，临床思维，是医生应用这种功能，对其中特定信息进行传导和处理。所谓特定信息，即临床思维的认知信息，分为两大部分。第一部分是医生已经或应该具备的信息，主要是临床基本理论、临床基本知识及临床基本技能，也是医疗行业内最重视的所谓“三基”（图 1-3-1）。由于我国现行医疗体系专科划分比较细密，临床“三基”有着较强的专科和专业性，但过细过窄的“三基”反而限制临床思维的正确活动。

临床基本理论，是指医学教育过程中，对医学生基本的知识结构要求，如数学等自然科学相关理论知识群、解剖学等基础医学理论知识群、流行病学等预防医学理论知识群、内科学等临床医学理论知识群及医学伦理学等人文社会科学理论知识群等。这些知识群组成了一个庞大、系统的信息结构，为保证医生进行科学、高效、人文及经济的医疗服务活动，提供足够有效的知识和信息储备，也可比喻为人脑的“数据库”。

临床基本知识，是指医疗工作中普遍应用的医护程序、诊疗方法与规范、基本药物应用、诊疗制度与规章、常规医护经验及费用相关信息等。这些知识和信息一般都对临床思维和医疗工作提供帮助、支持或进行规范与限定。

临床基本技能，主要指医生的临床思维能力、诊疗技术操作能力、医患与人际沟通能力及医学文案写作能力等。这些能力的应用与目的，就是整合基本理论和基本知识，使繁杂的知识信息融会贯通，相互契合，保证医疗服务中的技术、人员、设施及管理能够有效衔接，顺畅运行，精准实施，成效明显，让患者满意。

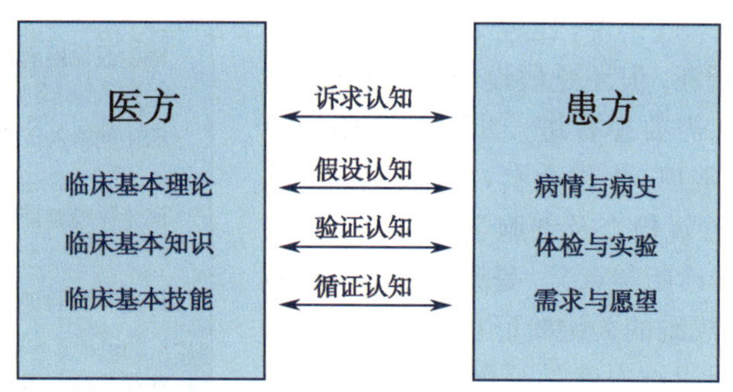

图 1-3-1 临床思维信息认知关系

临床思维认知的第二部分是医生将要掌握或需要的信息，即从患方那里得到的病情状况、病史与相关信息、体检信息、实验检查信息及病人的需求和愿望信息等（图 1-3-1）。如果说，上述第一部分“三基”信息是比较显性的、稳定的、规范的、静态的状态，那么，患方的认知信息则是隐形的、变化的、自主的、动态的状态，但是，意义特别重要，即以患者为中心，医方的认知目标完全指向它，首先对患者诉求信息分析认知，再通过临床思维的假设、验证、循证等方法，对它进行全方位的处理和应对。事实证明，只有在及时、足够并准确获得患方信息的条件下，才能发挥医方第一部分认知信息的作用，才能有效保证提供患者优良的医疗服务结果。

二、临床思维的逻辑结构

临床思维是思维活动规律的一种，其特征就是从逻辑规律反映诊疗疾病的思维方式。它以通过抽象的概念进行演绎和归纳等推理为主要思维形式，通过假设、验证、分析、比较、分类、综合、判断等逻辑思维方法进行操作，对疾病全面和深层次认识，从而进行诊断、治疗和预防等思维活动。在临床逻辑思维过程中，面对不同患者、不同病症，临床表现千差万别，病情错综复杂，但诊断思维方式基本相同，最重要的就是提出医学假设、验证、判断等遵守逻辑规律的过程，经过验证，将可能判断和不确定性诊断转为肯定判断和确定性诊断，由认知病情到对病情更深刻认识，其实际就是一个假说提出、假说验证和确定的过程（图 1-3-2）。

医疗工作中，医生的一个完整、系统的临床思维总是从询问病史开始。如一中年男性患者诉说：“咳嗽不止一个星期了，并日渐加重”之后，医生立即会联系自己的临床“三基”认知进行分析，可能马上会有一个初步的认识判断：呼吸系统的疾病；接下来，医生都会作出一个假设疾病的模糊判断，可能是什么疾病，是病毒性感冒还是气管炎，并开始询问患者；询问过程中，医生的思维伴随着患者病情和症状信息的增加而改变，如发现该患者有低热、消瘦、吸烟等，医生的假设就会增加或注重在肺部肿瘤上，同时更详细询问相关信息。问诊这一阶段是医生对疾病的初步认知过程，它不确定，所以要不断假设并多问加以验证。不同医生对同一病人可有不同设想，但都是以临床“三基”为核心的认知病情阶段。

之后，医生以重点怀疑呼吸系统疾病和肺部肿瘤等思维方向，对患者进行体格检查，体检中也伴有询问症状等临床表现；一般来说，比较专业的医生此时已经有了倾向性的判断，但还是假设，根据所获得的信息，医生能够确定需要患者进一步做的实验室检查、辅助检查，如血常规、生化全套、肿瘤标志物、X线胸片或 CT、支气管镜检查及细胞学检查等。这些检查结果具有良好的诊断学意义，是诊断和鉴别诊断的关键证据，即临床思维的关键验证和循证依据。诊断和鉴别诊断在逻辑思维中就是综合、类比、排除及判断的思维活动。

临床上，诊断结果为一种疾病或二到三种疾病都是正常情况。面对疾病的单一或复杂程度及患者的身心状况，制订适宜患者个体的治疗方案也是具有挑战性的临床思维过程，特别是现今社会环境下的医患关系影响因素颇多，如果仅仅从医学的角度制订治疗方案是比较简单的，如某患者是肺癌（中期）并有手术指征，医生会把手术治疗（后化疗）作为首选方案。但是，若该患者或其亲人惧怕手术，并坚持用化疗或放疗，就与医生的临床思维产生了矛盾。医生临床思维

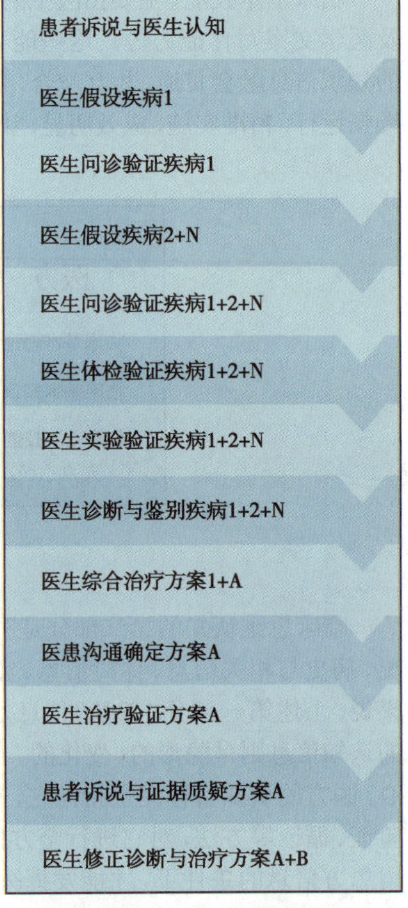

图 1-3-2 临床思维逻辑关系

认为手术方案最有利于患者治疗，而患者会认为手术有更大的风险和不确定性。因此，需要进行多次医患沟通，双方达成共识后制订恰当的治疗方案。

根据个体化的治疗方案，患者在接受治疗的过程中，病情经常会有变化，或诊断有所改变，患方会对疗效不好提出质疑。医生同样在密切关注患者的病情和转归，如果发现新的诊断依据和不当治疗（药物等），医生一定会尽力完善证据，修正诊断结论和治疗方案，并与患方进行有效沟通，取得理解和配合。

上述这些诊疗环节，是我们纵观一个患者诊疗全程时，医生临床思维完整的逻辑结构。现实医疗工作中，医生思维的逻辑结构几乎天天都是片段状的，但都是其中的重要组成部分。

三、形成临床思维的路径

临床思维是临床能力的核心和基础，是成为一名合格医生的前提条件。临床思维的核心是临床“三基”、医生思维能力及临床实践环境，因此，临床思维的形成不是一蹴而就的，对青年医生而言，需要从开始学医到今后行医的长期坚持不懈的努力。吴阶平院士十分重视医生临床思维能力的培养，并提出了实践、思考、学习三结合的医学教育思想。结合我国现实医疗环境和医学发展趋势，我们应该从以下三个路径形成和强化临床思维能力。

1. 积极参加临床实践

所谓临床，就是在医疗服务的现场，在患者身边。所谓实践，就是直接或间接参与患者的诊断、治疗及服务活动。医生只有在临床实践中，才能活学活用临床“三基”，才能训练和优化自己的思维能力，才能学会和掌握与患者的沟通方法和技巧，才能提升自己综合临床应用能力。积极参加临床实践，在校医学生要从学医开始，通过临床环境观察、志愿者服务、假期医院见习、临床技能实训、临床见习和实习等实践途径，进行早期临床和反复临床；青年医生则要通过临床观察、技术操作、查房、病例讨论、医患沟通及进修学习等环节，一心一意专注于临床思维能力的增强（图 1-3-3）。

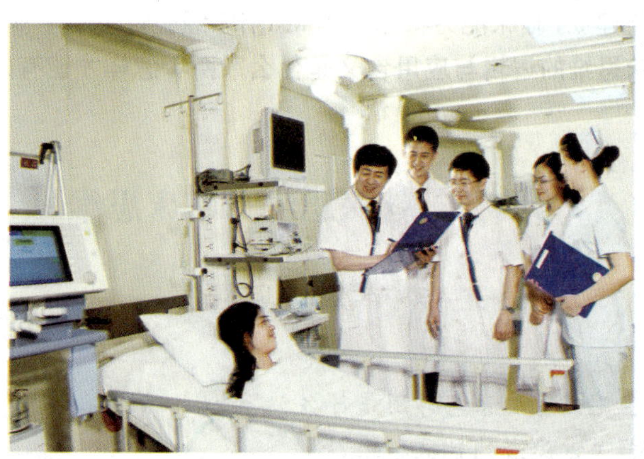

图 1-3-3 临床实践活动

2. 持续强化“三基”水平

临床“三基”是临床思维活动的重要依据，是庞杂的知识和信息群，如医学理论知识、自然和人文社会科学知识、诊疗方法、药物应用、临床经验及医院管理等相关信息。这些知识和信息在现代化社会中爆炸式增长，日新月异，许多理论、知识、技术及设备不断被更新换代。持续和终身学习成为医疗行业发展的必然，也是个人进步的必需。同时，医学和医疗本身的创新发展，更是要求医生重视学习“三基”，强化基础，更新自我，超越自我，这是不断提高医疗服务质量的根本保证。开展继续医学教育、学位教育、进修学习、岗位轮转等学习方式，是持续“三基”的重要途径，每个医生都应自觉积极参加。

3. 模拟临床思维案例

医生合格的标准之一就是要会“看病”，临床思维能力是医生最重要的能力之一。然而临床思维能力的培养是医学教育最为困难的一个环节，分析原因主要有四个方面：一是临床教科书中，对各种疾病的阐述是以系统、共性、典型为原则，涵盖了相关疾病的知识点，考试可以满分，但当真实病人出现时，病人无法给出标准的试题；二是医学教育中没有设置专门的课程，也缺乏教材；三是医学生（以及资历浅的住院医生）缺乏独立临床实践机会，在当今医患关系环境下，更难以运用知识训练思维能力；四是医生临床带教的经验和水平参差不齐。

模拟临床思维案例，就是应用以病例和问题为中心的教学法，模拟医生诊疗病人的程序和思维方法，以各种典型常见的真实病例为载体，较好地反映出各科特点和各种疾病的特征，体现出了疾病个性和诊疗共性，再现出诊疗过程中医学理论知识和经验性知识的有机结合，让医学生在边阅读边思考（模拟诊疗）中，训练临床思维并获取临床经验，帮助青年医生在较短时间内建立并强化规范的临床思维框架。

本书第二篇由资深临床专家精心编写了内、外、妇、儿等各专科近百个常见真实病例，供模拟临床思维训练。案例编写体例如同专家在身边指导和点拨，并把他（她）长期积累的临床经验解读出来。学习时，第一，需要严格按问题的顺序往下看，切不要先看后面的诊断；第二，集中注意力紧跟专家的思维去思考分析，要自己先拿出判断或处理意见，然后再核对专家的思路和意见；第三，避免纸上谈兵，完成书中模拟思维案例后，最好寻找类似的病人实际印证，强化知识和内在的联系，转化为个人经验。经过一定数量的“独立临床实践”，临床思维构架将建立，临床能力将迅速提高，临床经验将不断丰富。

〖思考题〗 **临床思维的逻辑与应用含义是什么？两者怎样才能有效结合并相互促进？**

（王锦帆）

第四节　就医思维与临床思维

本节重要问题

- 患者就医时在想些什么？
- 临床思维与就医思维的关系与作用是什么？
- 医疗过程中怎样关注患者的就医思维？

一、就医思维的含义

目前极少有关于就医思维的研究，尚无定义。顾名思义，就医思维是患方就医过程中的思维活动，从医疗过程涉及的患方要素来诠释，特指患者在生命与疾病不同状态下，在医院内接受和配合医护人员诊断、治疗、护理及相关服务中，强烈关注自身疾病的诊断结论、治疗效果、风险预后、医疗费用、知情同意及心理感受等思维活动（图 1-4-1）。患方就医思维有着明显的特征，即自我性、情感性及权衡性，而医方狭义临床思维的特征，则有着突出的公理性、理智性及规范性，在实际临床决策和处理医患关系时，两类思维方式恰恰形成了矛盾焦点，容易引发各种医患矛盾和纠纷。

患者及亲属面对疾病时思维内容基本一致，由于绝大多数患者人群不懂医学，疾病来临后，他们的思维核心权重点是：病情状态、诊断结论、治疗效果、风险预后及医疗费用等。同样，在患者生命安全有保障的情况下，患方会更多地关注医护态度、医患沟通及服务质量等。此外，我国目前国情下的家庭关系，一般大多由亲属掌控就医思维权重点，至少也是与患者平行决定就医事宜。作为新要素的患者利益相关方，在具体事务中并不直接作用于患者就医思维，而是间接影响和支持患方。

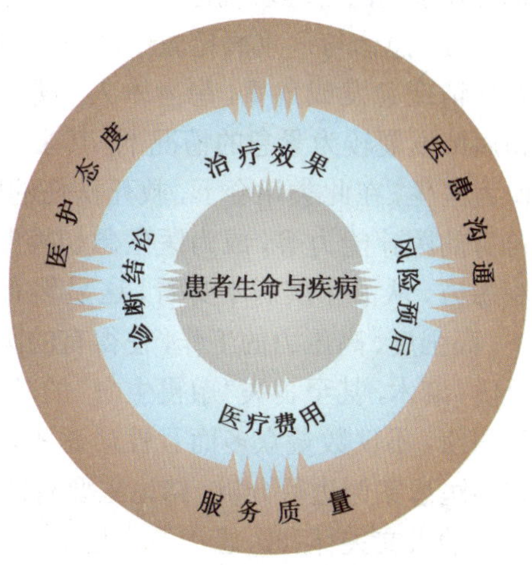

图 1-4-1　就医思维模式

二、临床思维与就医思维的融合

1. 临床思维内在规律需要就医思维

张孝骞院士曾说："诊断还不只是医生本身的问题，还要借助于病人的协作。'向病人学习' 这句话完全不过分，因为病生在病人身上，他的感受是重要的。"临床思维的多重因素，理应都属医生思考和决策的重点，但在实际多因素医患关系下，医生不可能把所有医患要素和元素都加以比较，而是在患者不同疾病和状态、不同临床工作环境下，选择重中之重的要素权衡利弊，作出决策，实施相关诊疗工作。什么是临床思维的核心重点呢？传统的重点为：疾病与状态、本人（科）专业技能、医疗风险、设备条件等，这些年医患沟通和医章法规又被"列席"为新重点。这是医生站在自身角度考虑的重点，其实首要问题就是考虑医疗安全，患者生命是否可控；然后才是考虑怎样治愈或缓解病症，同时又确保不违背医章法规。在患者医疗安全基本没有问题的情况下，医生就有"余地"考虑其他要素，如医药、医利、医德等。可以理解医生的这种权重思维方式，这是人们趋利避害的基本思维，即"往最坏处想，往最好处做"。但是，如果医生都是单一的这种思维，患者的就医思维及相关诉求就不能得到解决，医患矛盾随之而来。

虽然有一个共同目标，但医患两种思维各居其位出发和活动，如果不强化融合意识和行为，顺其自然，就会平行同向没有汇合，医患双方的信息优势和最佳决策就难以产生，医患误解和矛盾必然发生。因此，以权重策略融合医患两种思维，就兼具了医学的科学性和人文性的天然属性（图 1-4-2）。钟南山院士说，一个好的临床决策的形成，不仅需要有丰富的医学知识，不仅有赖于医生对病人和病情的充分了解，还与我们的思想方法有关，与我们的道德修养相连。我们的思想方法是死板僵化还是比较活泼，是麻木还是敏感，是狭窄还是比较开阔，是单极还是多极，这对诊疗决策都很重要。至于伦理道德对治疗决策的影响，则更是人所共知的。

2. 医疗环节临床思维与就医思维的融合

具体问题需要具体分析。医疗环节较多，医规和医术有各自的基本特点，医护人员和患者及亲属的心理表现也各有特点，临床思维和就医思维的融合需要分别进行总结探索。

（1）急诊与危重病抢救中医方控制双方思维：在急诊室、ICU 及病房抢救室等场合，患者病情或急发或危重，患者本人多数无能力选择诊疗措施，基本由其亲属做主，但在时间和病情发展较为紧急的情况下，其亲属大多数主动弱化参与权重，希望医生掌控全面诊疗。作为医生，在此类场合下，救死扶伤的职业信仰、医院核心制度和相关法规、患方的心情及自身的医疗能力等，成为医生急切控制患方思维的必然选择，所以医患双方都认可医方控制患方，从治疗疾病本身看，这显然有利于提高诊疗效率。但事实上，在高科技设备辅助下，高强度、高压力的工作，使得有的医生很容易将患者“物化”，医生自己也容易变得迷茫、厌倦、麻木，甚至丧失“敬畏生命”的基本医学伦理观。近年来，此类场合下发生的医患矛盾和纠纷，不仅数量众多而且性质恶劣，成为医院和社会关注的医患关系焦点之一。通过对许多医患案例进行分析，结论主要有两个，一是患方非理性心态导致过激或违法言行，二是医方的人文关怀和医患沟通表达能力不足。因此，医方须特别注意在救治患者的过程中增加关怀言行和沟通关键信息，改善患者和亲属的心理感受度，让医方主导融合（图 1-4-3）。

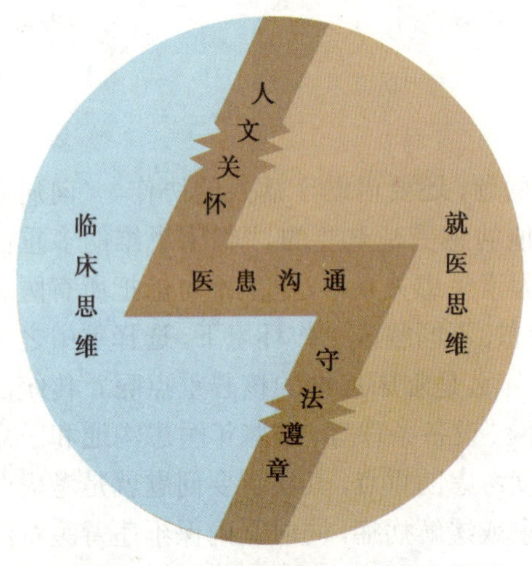

图 1-4-2　临床思维与就医思维融合模型

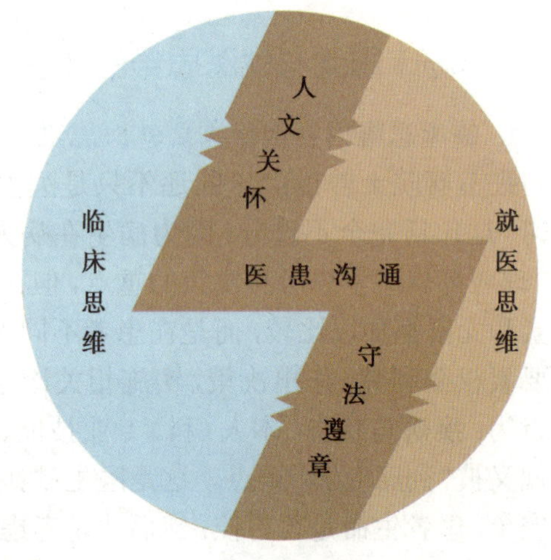

图 1-4-3　急诊与危重病抢救中医患思维融合关系

（2）门诊中患方非常需要双方思维融合：门诊环境与急诊环境明显不同。门诊患者病情复杂多样，小病、难病、重病均有，急危重患者比例较小，复诊患者比例较大，患方总体需求繁多并且选择性强。一般矛盾集中在大中型医院，门诊量大，患者就医时限性强，医患交流受阻。医生面临较大压力和挑战，需要全神贯注并高效率地工作，主导患方的条件不足。在这种状态下，患方需求表现得较为突出，如经常需要对诊疗内容进行选择或放弃，尤其需要医患沟通。初诊患者需要搞清病情诊断、治疗方案等信息，复诊患者需要搞清病情变化、进一步治疗等情况，这些都难以在十分钟内完成，医患误解和矛盾极易发生。因此，门诊医生需要理解和尊重患方的愿望，在言语态度和沟通方面尽量照顾患方，使他们得到较好的就医感受(图 1-4-4)。当然,解决这个矛盾更重要的举措,是进行医改建立分级医疗体系。

(3)住院治疗中医患双方平衡思维融合:患者住院后,医患关系较门诊和急诊较为繁杂,前面所述所有医患含义的十一类要素都不同程度地参与融合之中。这首先取决于医院医疗和管理的综合水平,患方要素权重的参与度几乎完全依赖临床思维(广义)的结构与实施。近几年来,国家卫生主管部门积极推动循证医学模式的临床路径管理试点,获得一定的经验,对医患思维权重融合具有间接推动作用。住院患者若在一个较为规范而严谨的医疗服务体系内,在诊查、药物治疗、手术治疗等重要环节,就医思维的四个要素理论上都可以与临床思维的七个要素权重融合,并是公开、公正及公平的实施。所以,临床思维和就医思维基本构建了融合的平衡状态,住院期间医患关系相对和谐与稳定。但是,尚有许多住院和手术中的医患纠纷案例,说明形式上的医患思维平衡不具有真实的稳定,还需要医方主动与患方沟通融合(图 1-4-5)。

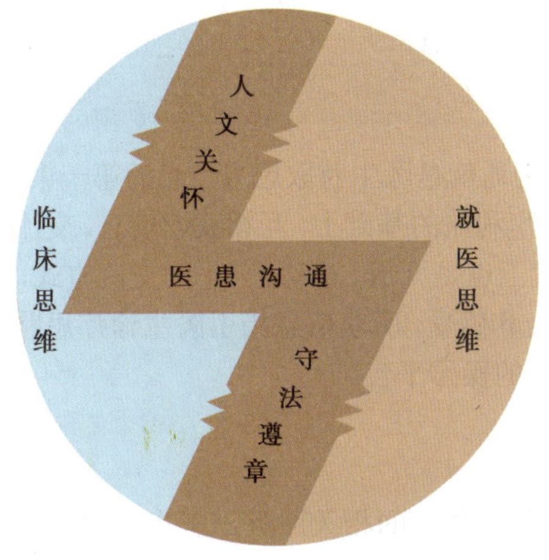

图 1-4-4　门诊中医患思维融合关系

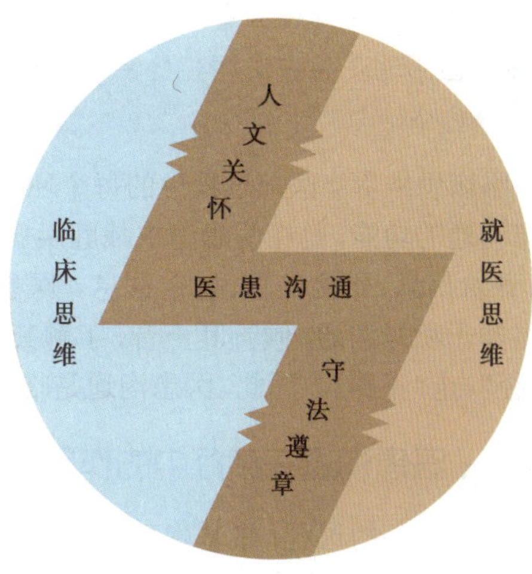

图 1-4-5　住院治疗中医患思维融合关系

(4)患方非理性中医方暂停双方思维权重:以上三个医疗环节与场所,基本概括了临床思维和就医思维权重融合的方式与特点,但正是因为多因素复杂医患关系的环境,事实上还有一种特殊情形,即患者或亲属在非理性下,如心理应激表现、精神异常、严重医患纠纷等,不能与医方正常沟通,这种状况发生在全医疗过程(权重)中,比较多发在急诊、危重病抢救及处理医患矛盾中(图 1-4-6)。思维的本质是理性的思考过程,非理性则是负性情绪和精神病态制约住了正常思维活动。因此,医患双方的思维难以融合,实际是患方无法接受医方思维的权重,即医患无法沟通。如果双方都“硬性”权重对方,后果必然是“水火不相

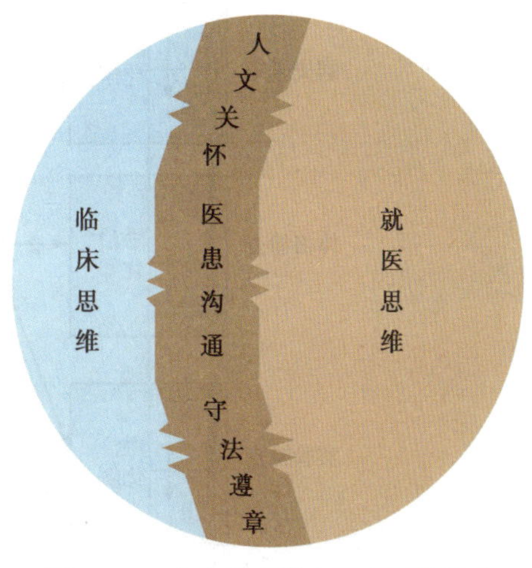

图 1-4-6　患方非理性中医患思维关系

容”，加剧了矛盾的冲突性。此时医方应无条件地选择暂停双方思维权重，尽量使医患沟通不当场失败，保持平稳情绪，绝不能激化矛盾，要为新的权重——双方或单方妥协而营造时间与空间。现实临床工作中，不少医生采取了回避、退让及转移的暂停策略，然后再主动应对医患矛盾和纠纷，有效减少了不良后果的发生。

〖思考题〗 **从医患双方思维特点分析医患矛盾产生的根源。**

（王锦帆）

第五节　临床思维与医患沟通

本节重要问题

- 临床思维与医患沟通有什么关系？
- 医患沟通对诊断和治疗的作用是什么？
- 医患沟通对处理医患矛盾的作用是什么？
- 医患沟通是怎样发挥其科学与人文功效的？

临床思维贯穿医疗过程中的每个环节，而医患沟通就是医生获取患方信息的第一渠道。医患沟通的功能，是在医患追求战胜疾病目标并共享利益的基础上，互相获取信息、交流信息、评价信息、平衡信息、决定信息。医患沟通形式上也是开放、互动、公平的交流方式，医方得益于积极沟通，倾听其声音，了解其诉求，体会其感受，所获信息指引医生诊疗思路走“捷径”、走“正路”。因此，医患沟通是临床思维重要的操作平台。

一、医患沟通在诊疗中的作用

医疗服务的过程，最基本环节是诊断、治疗及伴随其中的相关服务。医患沟通需要在这些环节中发挥一种架构作用（图 1-5-1）。

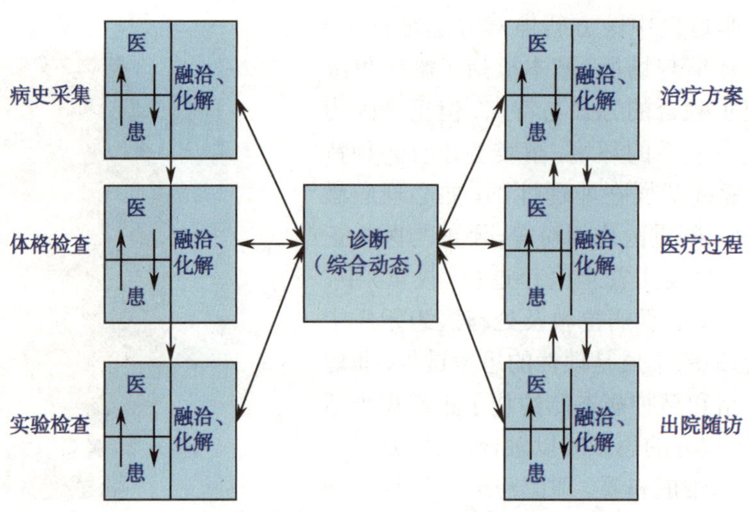

图 1-5-1　诊疗环节中的医患沟通

第一，医患沟通是为了更好地诊断疾病。医生收集患者尽可能多的疾病相关信息，并进行分析、研究，最后才能作出比较准确的诊断报告。这里的沟通是以询问病史和体格检查为主，一般而言，交流越多，获得的信息就越全面，诊断正确率就越高，误诊率就越低。

第二，医患沟通是为了更好地治疗患者。国内外大量临床事实证明，患者治疗过程中医患沟通作用有三：一是在治疗过程中，患者病情是变化的，因此诊断也应是动态的，才能确保治疗是正确和及时的，这就需要医护人员随时与患者和亲属沟通，掌握准确的病情信息，不断精确修正诊断并调整治疗方案，以获得优良疗效；二是告知患者及家属真实病情，维护患者知情权，同时征求患者及家属对治疗方案（包括费用）的选择意见，增强医患合作性与患者的依从性；三是及时对患者和家属施以不断的积极影响并提供优良的服务，促进医患互动，增强患者信心与抗病能力，减少并发症，增强疗效。

第三，医患沟通是为了融洽医护服务中的医患关系。在市场经济环境下，经营、价格、服务、权益、效益、诚信、声誉、法规、证据、管理、新技术、新药物、风险性等，都是以前医疗过程中所少有的复杂要素，平衡好这些随时都会发生纠纷的因素，需要较强的医患沟通观念和能力，特别要求医院的管理人员建立较科学、完善的医患沟通制度和规范，引导全体医护员工都来融洽医患关系。

第四，医患沟通能够妥善解决医患矛盾。由于医疗过程中的风险和种种不确定因素，医患矛盾和纠纷会一直存在下去。问题在于发生医患矛盾后，采取何种方法来化解，冷漠、对立、冲突、妥协都不是解决的良方。近些年来，国内外医疗卫生行业得出的基本经验是：通过医患沟通途径妥善解决矛盾，经济成本最低，社会效益最高，医患双方及政府和社会都满意。

二、医患沟通在诊疗中的机制

1. 决定正确诊断

在临床诊疗过程中，正确的诊断是最关键的首要环节，它决定着能否治愈疾病、恢复健康，同时，诊断技能也是临床医学的精髓部分。凡是优秀医生都深知，正确的临床诊断来源于获取患者足够多的相关信息，并把这些信息经过特定的思维方式加工、整理及排序，再用一定的实验室检查结果分析和验证，最后得出诊断结论，这才是一个较为完整、科学的临床思维程序。

医生需要的患者信息分为三类。第一类是病情、病史及个人相关（生活和职业等）信息，这需要医生有正确的医学观和良好的语言沟通能力；第二类是体格检查信息，这同样需要医生有正确的医学观和沟通能力，还必须具备较强的体格检查技能；第三类是实验室检查信息，这需要医生具有一定的临床思维能力和临床经验。这三类信息中，从重要程度和获取难度上讲，当属前两类，第三类实验室检查信息由于还与医生的经济利益相关，且得出的结论一般是直接的较为准确的技术信息，相对而言较前两类容易。要获取前两类足够多的信息，除需要医生表现出较强的语言和行为沟通技能外，更需要医生有较强烈的医患沟通意识（图 1-5-2）。

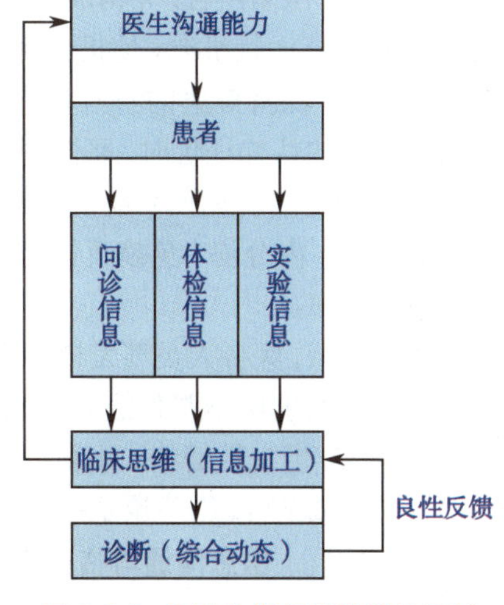

图 1-5-2　医患沟通促进诊断的机制

近年来，由于多种原因，一些医生在诊疗工作中过分依赖高科技的实验室诊断技术，忽视或轻视最基本的诊断技能——采集病史和体格检查，较少依靠医患沟通获取患者的相关信息，仅仅依靠较多的实验室检查结果和患者的少量信息，就轻率地下诊断结论，往往造成错诊、误诊或漏诊，进而就是错治、误治，导致医疗差错或事故。从一定程度上讲，医患沟通能力是临床思维能力的一个重要组成部分，临床思维能力的增强有赖于医患沟通能力的提高，医护人员提高医患沟通能力就是提高临床诊疗能力。

2. 提高治疗效果

长期从事临床工作的医务人员都有这样一个体会：依从性好的患者能积极配合治疗工作，康复痊愈的概率更大，并发症的概率更小，这就是医患沟通干预治疗的结果，是医务人员积极的语言和行为沟通产生的良性反应（图 1-5-3）。患者和家属信任医务人员，就必然会积极地配合治疗。

人对语言、行为及环境等信息产生的良性心理效应会导致良性生理反应。那么，为什么人对语言、行为、环境等信息会产生生理上的改变而直接影响到身心健康呢？实验证明，中枢神经系统、内分泌系统、中枢神经递质等与免疫系统间存在着复杂的反馈调节关系，从而提出了心理或神经免疫学的概念，基本机制是：

心理社会信息传入大脑→大脑皮层加工处理并转换成认知评价（观念）→传入大脑边缘系统→转化为具有情绪色彩的内脏活动→大脑运动前区（下丘脑和垂体）→释放多种激素和神经递质→或通过自主神经系统变化→或直接影响免疫功能（减弱或增强）→疾病或健康

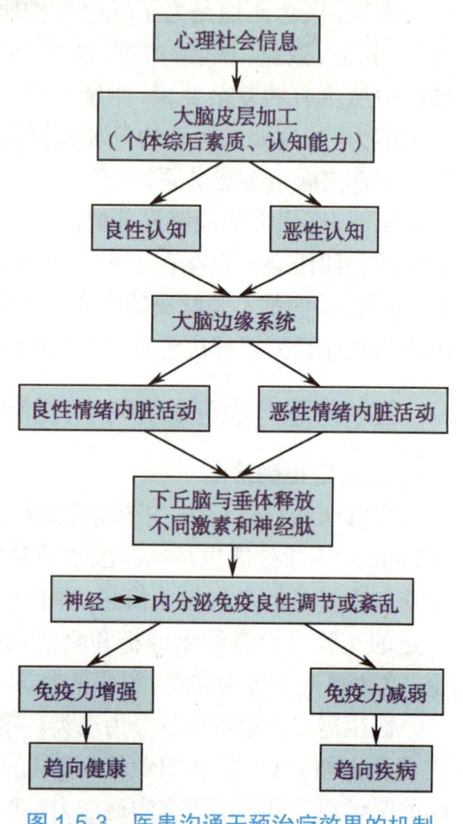

图 1-5-3　医患沟通干预治疗效果的机制

当人接受或转换的是积极的认知评价时，良性情绪的内脏活动刺激大脑产生有利于增强免疫系统的神经肽 - 激素组合，并构成神经 - 内分泌 - 免疫良性反馈调节运行机制，使机体活力增加，免疫力强化，趋向并保持健康的身心状态；当人接受或转换的是消极的认知评价时，恶性情绪的内脏活动就刺激大脑产生削弱免疫系统的神经肽 - 激素组合，并构成神经 - 内分泌 - 免疫反馈调节运行的紊乱，使机体活力抑制，免疫力降低，转入亚健康状态或疾病。

由此启示，医务人员要发挥特有的职业优势，高度重视医患沟通，以多种途径和方法对患者进行必要的医学与健康教育，施以积极信息的鼓励和暗示，使患者接受或转换积极的认知评价，产生良性情绪，对康复抱有强烈的信心和期望，主动努力地配合医护人员治疗，即增强患者依从性，则不论是药物治疗还是手术治疗等，疗效都将会明显增加。

〖思考题〗 **医患沟通与临床思维有什么内在的共同规律？**

（王锦帆）

第六节　获取病症的思维与沟通

本节重要问题

- 患者病症信息的价值何在？
- 怎样才能有效、准确地获得患者的病症信息？
- 不同病症中的患者心理有哪些不同？
- 获取病症信息中，临床思维与医患沟通怎样结合？

诊疗工作的前提条件是获取病人疾病相关信息，这个过程既是病史采集，也是医患沟通。医生具有较为系统的医学专业理论、知识与技能，患者就医时带来了自身疾病的信息，这两方面需要有效结合，医生病史采集才能全面、准确及真实，为之后的诊断和鉴别诊断奠定基础。患者就医时的病症一般比较单一，如发热、疼痛、心悸、咳嗽、腹泻、大小便异常等，这些最初症状的信息只是个"引子"，需要医生通过临床理论、知识与技能（经验）进行思维分析，并用通俗易懂的语言，掌握患者心理，引导患者提供更多症状、病史及相关信息。因此，询问患者需要医生的临床思维和医患沟通技巧同步进行，才能得到患者积极有效的合作，完成病史采集，同时建立良好的医患关系。

一、发热

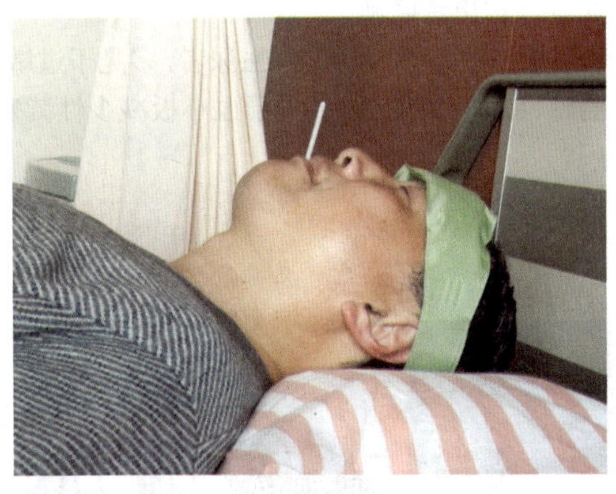

人的体温由于致热原作用升高超过 0.5℃，称为发热，也称发烧。个体间正常体温有所差异，受时间、季节、环境、月经等影响，判断是否发热，要与个人平时同样条件下的体温比较，超过 37℃可认定为发热。患者对发热的感受度差别较大，有人在低热（37.3～38℃）或中热（38.1～39℃）时就会有强烈的不适反应，如头昏、头痛、乏力及全身发烫等感觉，而有人高热（39.1～41℃）时也没有明显的不适感觉，但大多数发热患者精神不佳、意识淡漠。所以，了解患者当时或以前是否发热，不能以询问患者自我感觉为依据，而是要以实际体温表测试为准。如果患者在家中曾有测试体温表，应确认测量部位，是否知道口表、肛表等的使用知识。医生应详细询问发热的开始时间、温度与变化、持续时间、是否有怕冷发抖

（寒战）。当时获取患者准确体温非常重要，可以根据其个人状况选用舌下或腋下方式测试体温。

发热由多类疾病引起，如感染（细菌、病毒、支原体等）、恶性肿瘤、自身免疫病和血液病等。在询问患者时要特别注意了解发热的时间、强度及有无怕冷（畏寒），热程小于2周为急性发热，热程超过2周且多次体温在38℃以上为长期发热，周期性发热即为反复发热。一般认为，急性发热的病因中感染占首位，其次为肿瘤、血管-结缔组织病，有明显寒战则常见于严重的细菌感染。如果发热伴有头痛、呕吐、意识障碍、惊厥、脑膜刺激征等，则提示病变在中枢神经系统。老年患者严重感染时，常有神志变化，而体温不一定很高。此外，要注意询问患者发病地区、季节、职业、体重变化、生活习惯、旅游史、与同样病者密切接触史、手术史、输血及血制品史、外伤史、牛羊接触史等，这在诊断上有非常重要的意义。

二、皮肤黏膜出血

皮肤黏膜出血，是血液淤积于皮肤或黏膜下产生的红色或暗红色斑，按压不褪色。视出血面积大小可分为出血点（直径小于2mm）、紫癜（直径3～5mm）和瘀斑（直径大于5mm）。出血严重的患者多有恐惧和无助感，问诊时需要特别耐心细致，要问清楚患者出血初发年龄，自幼出血提示先天性出血性疾病，而成年后发病多为获得性因素所致；要询问出血的诱因、部位、分布、持续天数、消退情况及出血频度；要问清诊断治疗经过、相关疾病及病史、家族中是否有类似出血表现者；要了解其饮食习惯、营养状况、居住环境、职业、接触放射性物质和毒物等；女性患者有无月经过多及产时、产后大出血等。医生问诊和查看患者时，要避免外人在场，注意保护患者隐私。

一般患者四肢对称性紫癜伴有关节痛及腹痛、血尿者，多见于过敏性紫癜。紫癜伴有广泛性出血，如鼻出血、牙龈出血、血尿、黑便等，多见于血小板减少性紫癜、弥散性血管内凝血。

三、疼痛

1. 头痛

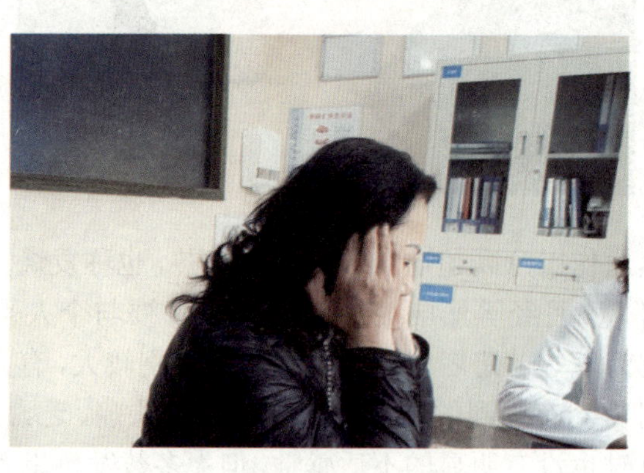

头痛是指头颅上半部，包括眉弓、耳轮上缘和枕外隆突连线以上部位的疼痛。由于头痛病因繁多，如神经痛、颅内感染、颅内占位病变、高血压、脑血管疾病、颅外头面部疾病，以及全身疾病如急性感染、中毒等均可导致头痛。因此，患者诉头痛时一般难以精确描述位置，且多有焦躁和烦闷心理状态，医生应详细询问头痛的起病方式、发作频率、发作时间、持续时间、头痛部位、头痛性质、疼痛程度，有无前驱症状，以及有无明确的诱发因素、头痛加重和减轻的因素等。询问中医生可以提示患者疼痛的描述，是否为胀痛、闷痛、撕裂样痛、电击样痛、针刺样痛，部分伴有血管搏动感及头部紧箍感，以及恶心、呕吐、头晕等症状，这有益于为不善于表达的患者提供准确病情。同时，为更好地鉴别头痛的病因及性质，还应全面了解患者年龄与性别、睡眠和职业状况、既往病史和伴随疾病、外伤史、服药史、中毒史和家族史等一般情况以及对头痛发病的影响。病人头痛时一般伴有烦躁情绪，严重时不能准确表述，可能有过激言行，医生询问时应辅以安抚言行，可以同时做必要的头部检查，快捷获取信息。

鉴于头痛的复杂性，询问病史后需要做详尽的体格检查尤其是神经系统和头颅、五官的检查，必要时选用神经影像学或腰椎穿刺脑脊液等辅助检查，能为颅内器质性病变提供诊断及鉴别诊断的依据。

2. 胸痛

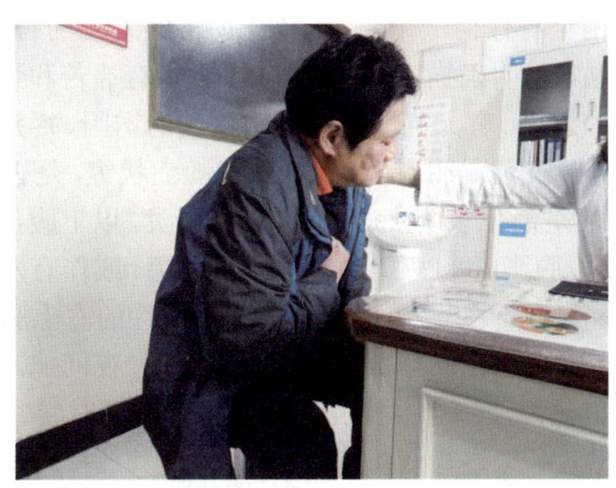

胸痛一般多是心脏和肺部疾病引起的疼痛感觉，胸壁、食管及纵隔病变也会发生胸痛。对于患者来说，胸痛是个比较模糊的感觉，他们常常难以精确描述到某个器官和位置。胸痛的明确诊断对于诊断心绞痛、心肌梗死、主动脉夹层、肺栓塞、心包炎等心血管病有重要提示意义，纵隔及部分腹部疾病也可引起胸痛，应注意鉴别。所以，要耐心详细询问患者胸痛起病的缓急、部位、范围大小及放射部位，胸痛的性质、程度及持续时间，诱因、加重与缓解方式以及伴随症状，如体力活动、精神活动、摄食、饮酒、体位变化、服药等，还要询问患者的伴随症状，如呼吸困难、咳嗽、咯血等。有的患者胸痛严重时不能保持自由体位，有抱胸和俯仰体位，医生应及时关心询问状况，并让患者仰卧或侧卧于床上进行询问和检查。

此外，出于鉴别诊断需要，应注意询问患者其他部位的疼痛，如上腹部、颈部等的不典型心绞痛；注意与肺胸疾病如胸膜炎、自发性气胸等，消化系统疾病如胆道疾病、胃食管反流、食管裂孔疝等，心因性疾病如心脏神经症鉴别。如果胸痛伴血压下降，提示心肌梗死、主动脉瘤破裂和高危肺栓塞；肌炎、肋软骨炎等胸壁疾病引起的胸痛部位局限，局部有压痛；食管及纵隔病变，胸痛多位于胸骨后，食管炎呈烧灼痛，在进食或吞咽时加重；咳嗽或深吸气时疼痛加重，呈尖锐刺痛或撕裂痛，常提示胸膜炎。

3. 腹痛

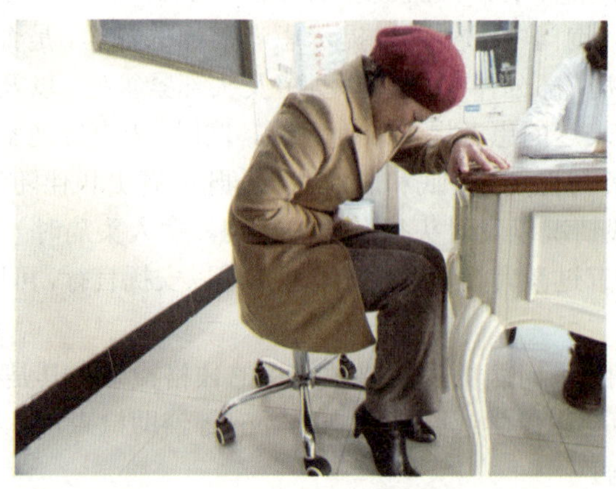

腹痛是指胸膈以下，耻骨毛际以上的躯体疼痛。由于这部分躯体内的脏器几乎涉及人体所有系统，腹痛可能由全身任何一个系统引发，如神经系统的自主神经紊乱腹痛等。因此，患者诉腹痛时一般也难以明确描述位置和性质，且多有痛苦和烦躁表现，医生应详细询问腹痛开始时间、发生的急缓、有无高脂餐或不洁饮食的诱因、疼痛的部位及有无牵涉痛、疼痛的性质与程度、与体位变化是否有关、可能的伴随症状等，是否伴有发热、腹泻、呕吐、便血等。腹痛最为常见的是消化系统疾病，如急性胃肠炎，以上腹部及脐周为主，呈阵发性痉挛性疼痛，伴食欲减退、腹胀、恶心呕吐、急性水样腹泻，或伴有发热；如突发剧烈左上腹痛伴恶心、呕吐及腰背痛者，多考虑为急性胰腺炎；发作性的右上腹痛，尤其与油腻饮食有关者多为胆囊疾病所致；如十二指肠球部溃疡常有空腹痛、夜间痛，但如出现剧烈疼痛并迅速波及全腹，则应怀疑消化性溃疡合并穿孔。腹痛患者严重时常常呈抱腹弓曲体位，医生应马上询问状况，安排患者卧床进行询问和检查，并安慰其放松，配合检查。腹部体检时动作要轻柔。

鉴别腹痛病因及性质，还应注重了解患者性别、职业、体重、体温、既往病史和伴随疾病、外伤史、服药史、中毒史、家族史及生活事件等一般情况。如为女性患者，应关注妇产科问题；外伤患者应关注脏器受损情况；消瘦患者应关注腹部肿瘤等。

4. 关节痛

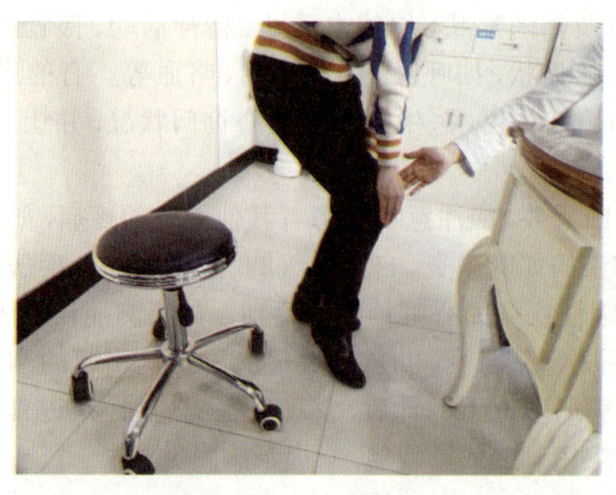

关节痛表现为关节疼痛、红肿、炎症和活动受阻、功能受限，主要由骨关节炎、类风湿关节炎、关节外伤、化脓性关节炎、结核性关节炎以及发热性疾病等引起。轻者因疼痛影响活动与睡眠，重者严重影响劳动与生活料理。以上引起关节痛的疾病多侵犯、累及或损伤膝、髋、肩、肘、腕、踝关节，也有影响指、趾关节的，无论哪个关节受累，均给病者带来疼痛之苦。医生询问患者要注意疼痛部位、时间、程度、活动度、受力度、游走性、外伤史、体温、肿胀、压痛、季节影响、饮食习惯等。如慢性外伤性关节炎有明确的外伤史，反复出现关节痛，常于过度活动和负重及气候寒冷等刺激时诱发，药物及物理治疗后缓解；如风湿性关节炎，起病急，常有链球菌感染，以膝、踝、肩和髋关节多见，病变关节游走性红肿热痛，肿胀时间短，消失快；如痛风关节痛，常在饮酒、劳累或高嘌呤饮食后关节剧痛，局部皮肤红肿灼热，患者夜间常痛醒，以第1跖趾关节，踇趾关节多见，但踝、手、膝、腕和肘关节也可发生。

5. 腰背痛

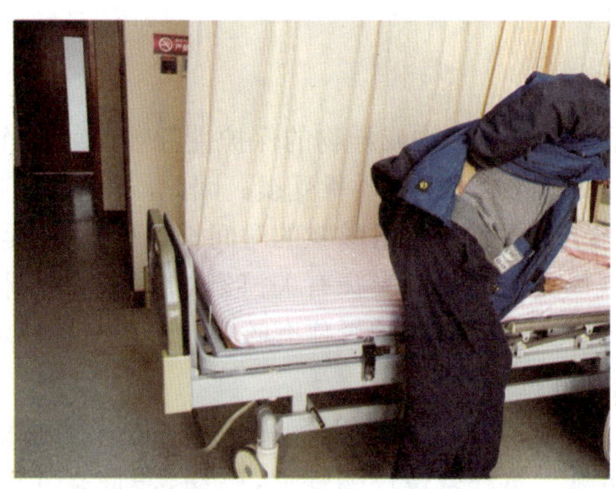

腰背部疼痛主要是由于腰背部肌肉挛缩、外伤或脊柱变形引发，也有少数患者是因为系统性疾病所致。腰背部疼痛一般在背部从颈部到腰部的各个位置，或是一小部分，也可能扩散至较大范围。患者表现为以腰部、背部、肩部、腿部的放射性疼痛、酸痛、挤压痛、咳嗽痛、牵拉痛等为主，轻则行动不便，重则危害身心，严重者可丧失劳动能力。一般慢性腰背痛患者病程较长，拖延了就医时间；外伤或感染患者可准确指出疼痛时间；慢性累积性腰部损伤者仅能述说大概时间，但患者一般都能准确描述疼痛的部位和性质。

严重腰背痛的患者一般难以保持自由体位，医生应先关注一下患者适合何种体位后再进行问诊，检查时动作要轻缓。询问患者需注意发病部位、时间、缓急、性质、程度、放射痛、诱因及缓解、职业及伴随症状等。如为脊椎及其软组织病变引起的腰背痛，疼痛多在病变部位；如为腰背部外伤、肾结石、胆道胰腺（放射痛）疾病，起病急骤；如为腰椎骨折和腰肌急性扭伤，多为锐痛，化脓性炎症呈跳痛，腰肌陈旧性损伤为胀痛，肾结石则感腰部绞痛；如为脊椎肿瘤压迫、急性外伤、炎症、泌尿系统结石等，疼痛剧烈；如为慢性腰肌劳损和腰肌筋膜炎，疼痛轻微模糊，反复出现、反复缓解；椎间盘突出、脊椎结核和肿瘤引起的疼痛则进行性加重。

四、咳嗽与咳痰

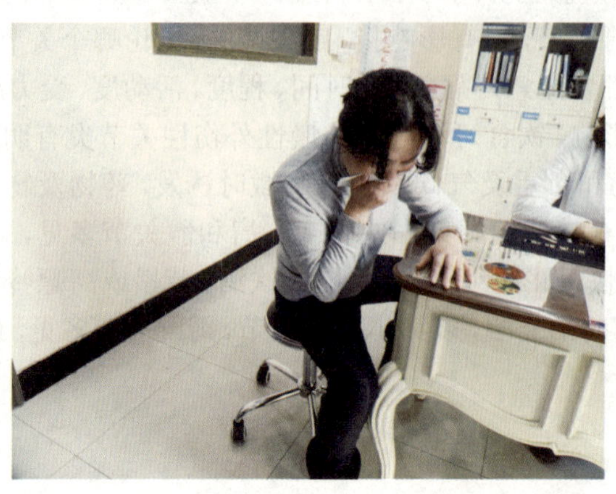

1. 咳嗽

咳嗽是人体排除呼吸道内分泌物或异物的保护性呼吸反射动作，虽然是有益的，但剧烈或长期咳嗽可导致呼吸道出血和生活质量受损。因此，非正常的咳嗽是呼吸系统疾病最为常见的症状，在询问患者时要详细了解咳嗽的时间长短和节律，是急性还是慢性，昼夜有无差异，是否与季节、气候变化或嗅到异味有关；咳嗽的程度、音调高低和音色，是否有高音调金属音；咳嗽与体位变化的关系，是否伴有咳痰。这些有关咳嗽特点的询问对于咳嗽病因的诊断和鉴别诊断十分重要。

如急性咳嗽（3 周内）提示急性支气管炎、肺炎、上呼吸道感染、肺结核、气管异物；如干咳或刺激性咳嗽常见于急性或慢性咽喉炎、喉癌、急性支气管炎初期、气管受压、支气管异物、支气管肿瘤、胸膜疾病等；如长期慢性咳嗽（8 周以上）伴有咳痰，常见于慢性支气管炎、支气管扩张、肺炎、肺脓肿和空洞型肺结核等；如长期慢性咳嗽伴有反酸、呃逆要考虑胃食管反流相关性咳嗽，伴有鼻后滴流症状要考虑鼻炎所致的上气道咳嗽综合征，伴有喘息、在夜间或闻到异味后更易发生要考虑咳嗽变异性哮喘；如咳嗽伴活动后呼吸困难、不能平卧，提示左心衰竭导致的肺淤血或肺水肿；如咳嗽声音嘶哑，多为声带炎症或肿瘤压迫喉返神经所致；连续阵发性剧咳伴有高调吸气回声，多见于百日咳以及会厌、喉部疾病或气管受压；金属音咳嗽常由纵隔肿瘤、主动脉瘤或支气管癌压迫气管所致。

2. 咳痰

痰是气管、支气管腺体和杯状细胞的分泌物，由于呼吸道被感染、异物、过热过冷的空气、刺激性气体、香烟或过敏因素刺激，促使支气管分泌大量痰液咳出。询问患者或观察其痰液，应注意了解痰的颜色、性状、痰量，有无特殊气味，有无痰中带血等。如白色泡沫黏液痰，多见于支气管炎和支气管哮喘；大量黄色脓样痰为肺脓肿或支气管扩张，伴有恶臭常提示厌氧菌感染；粉红色泡沫痰为肺水肿的特征，铁锈色痰是肺炎双球菌引起的大叶性肺炎的典型特点，黑色或灰白色痰多见于煤尘肺和各种矽肺。

五、咯血

咯血是气管、支气管或肺组织出血，经病人咳嗽动作从口腔排出的过程，是喉部以下（不含喉部）的呼吸器官出血所致。医生问诊时应首先明确血是否确系咯出，是否来自于鼻、口腔和消化道出血，详细了解咯血量、色泽、性状和伴随症状，有无周身出血倾向。要与口腔、咽、鼻出血、呕血相鉴别。

咯血可由呼吸系统疾病引起，如肺结核、支气管扩张、支气管炎、肺脓肿、肺癌、肺炎、肺吸虫病、肺阿米巴病、肺棘球蚴病（肺包虫病）、硅沉着病（矽肺）等。这些炎症导致支气管黏膜或病灶血管壁溃破，从而引起出血。此外，咯血也可由循环系统疾病、外伤以及其他系统疾病或全身性因素引发。咯大量鲜血多见于肺结核、风湿性心脏病重度二尖瓣狭窄、支气管扩张等；咯粉红色泡沫见于急性左心衰竭；咯暗红色黏稠血痰提示急性肺栓塞。青壮年咳嗽咯血伴有低热者应考虑肺结核，咯血伴胸痛者多见于肺梗死、肺炎球菌性肺炎；中老年患者痰中带血、咯血伴呛咳者多见于肺癌。

六、呼吸困难

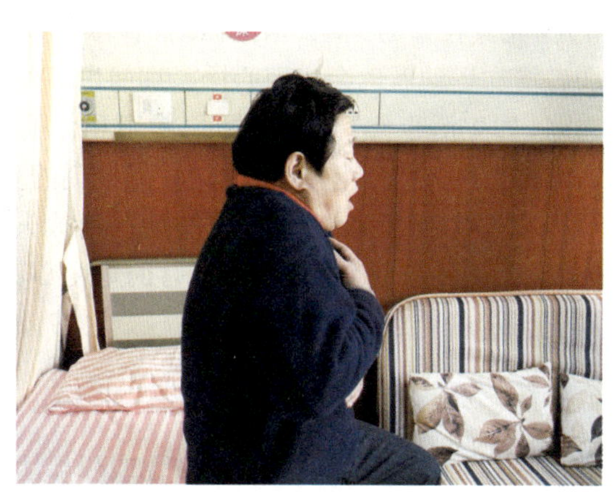

一般是咽喉、气管、支气管及肺部病变造成的患者通气障碍。患者多感觉呼吸急促，严重者有窒息之感。医生应详细询问患者发生呼吸困难的诱因、起病缓急和病程，是突发性还是渐进性，是吸气性、呼气性还是吸气呼气都困难。要询问呼吸与活动及体位的关系，夜间是否有阵发性发作。突然发生的重度呼吸困难，多见于急性喉水肿、气管内异物、张力性气胸和高危肺栓塞；发作性呼吸困难伴哮鸣音，多见于支气管哮喘和心源性哮喘。慢性阻塞性肺疾病、肺间质纤维化的呼吸困难呈渐进性加重，且与活动明显相关。支气管哮喘、慢性阻塞性肺疾病呈呼气性呼吸困难，而喉头水肿、肿瘤等引起的上气道阻塞，出现吸气性呼吸困难。

医生还要关注呼吸困难与体力活动和体位的关系，与情绪和精神活动的关系。心源性呼吸困难多于活动时加重，休息后减轻，平卧时加重，坐位或立位时缓解。青年、中年女性呼吸困难，伴叹气、手足麻木提示过度换气综合征，多属心因性，医生问诊时应及时安慰患者，不断提醒患者放松心情和四肢，配合检查。

七、心悸

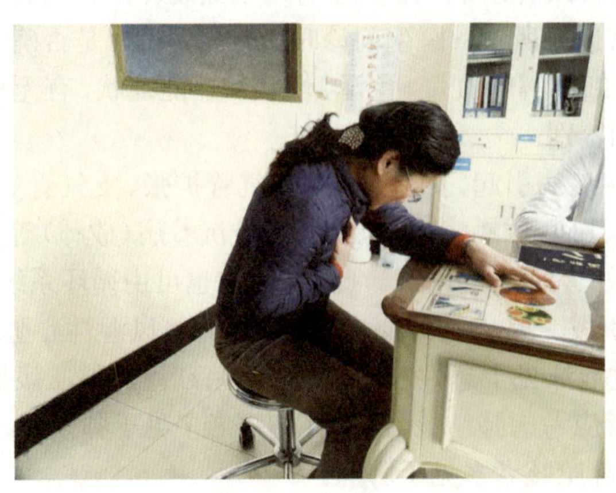

心悸是一个常见症状，即患者自觉心跳或心慌，伴有心前区不适感。心率缓慢常感到心脏搏动强烈，心率加快时可感到心脏跳动，甚至可感到心前区振动。心悸可由各种心律失常所致，也可见于正常人，尤其在体力活动、情绪激动、饮浓茶或咖啡、饮酒或吸烟后，长期缺乏运动者和体质柔弱者增加运动后也会出现心悸。询问患者时，要提醒患者身心放松，保持宁静，注意询问其诱因（如生活事件）、发作时间、频率和伴随症状。若患者心悸伴烦躁、汗多、便秘、消瘦等，需警惕甲状腺功能亢进（甲亢）；绝经期的女性心悸伴有面部潮热、出汗等，提示更年期综合征；心悸常与患者注意力有关，也与心律失常时间长短有关。有的慢性心律失常者，由于逐渐适应而常不感到明显心悸，有的重度心功能不全患者，由于其他症状如呼吸困难，致注意力分散，心悸也不明显。

八、水肿

水肿是组织间隙或体腔内过量体液潴留，可为全身性或局部性。引发全身性水肿的疾病主要有心脏疾病、肾脏疾病、肝脏疾病、营养不良、妊娠因素、内分泌疾病等；引发局部性水肿的疾病主要有原发性淋巴性水肿、静脉阻塞性水肿及炎性水肿等。轻度水肿的患者常常没有明显感觉，需要医生细致观察发现，询问患者应仔细询问水肿发生的时间、部位、程度、伴随症状、相关疾病史和治疗史等。如先出现眼睑水肿还是下肢水肿，是晨起严重还是晚间严重，这都将为诊断提供重要线索。全身性水肿时往往同时有浆膜腔积液，如腹水、胸腔积液和心包积液；身体低垂部位（如足背、踝部等）对称性水肿常为心源性，可伴有颈静脉怒张、肝颈静脉回流征阳性，严重时伴有胸腔积液、腹水等；双下肢非可凹性水肿伴眼睑水肿、乏力、怕冷、嗜睡、便秘、皮肤干燥等，需警惕甲状腺功能低下；单侧下肢肿胀伴静脉曲张，提示下肢深静脉血栓形成，是肺栓塞的重要病因；高血压患者长期服用钙离子拮抗剂可引起眼睑、面部或足部水肿，系药物不良反应，停药后可消退。

九、恶心与呕吐

恶心是上腹部不适伴欲吐的感觉，一般恶心后随之呕吐，但也有恶心而无呕吐，或仅有呕吐而无恶心。呕吐是胃强烈收缩迫使胃或小肠内容物经食管、口腔排出体外的现象。引起恶心与呕吐的疾病主要有消化系统疾病，如胃、十二指肠疾病中的急、慢性胃肠炎及消化性溃疡、功能性消化不良等，还有神经系统疾病、全身性疾病、中毒和药物反应、妊娠反应、精神因素等。因此，准确询问患者恶心与呕吐的病情和病史对诊断非常重要，要问清呕吐时间、起病缓急、呕吐方式、呕吐内容物、呕吐与进食的关系，是否有发热、腹痛、黄疸、腹泻等伴随症状，既往有无胃、肝、胆、胰等疾病史，尤其要注意有无糖尿病、尿毒症、迷路炎、心功能不全等相关病史，对于鉴别其原因很有帮助。

如呕吐伴发热者，提示急性感染性疾病；呕吐伴有不洁饮食或同食者共同发病，应注意食物中毒；呕吐伴胸痛，多见于急性心肌梗死等；呕吐伴腹痛者，常见腹腔脏器炎症、梗阻和破裂；呕吐后腹痛暂时缓解，提示消化性溃疡、急性胃炎及胃肠道梗阻性疾病；呕吐后腹痛不能缓解者，常见于胆道疾病、泌尿系统疾病、急性胰腺炎等；呕吐伴头痛，除考虑颅内高压疾病外，还应注意偏头痛、鼻炎、青光眼及屈光不正等；呕吐伴眩晕，应考虑前庭、迷路疾病及基底椎动脉供血不足等。喷射状呕吐常见于颅内炎症、水肿出血、占位性病变、脑膜炎症粘连等所致的颅内压增高，通常不伴有恶心。

若呕吐物量大并含有腐烂食物，注意幽门梗阻伴胃潴留、胃轻瘫及小肠上段梗阻等；咖啡样或血性呕吐物，多见于上消化道出血；有未完全消化的食物，提示食管性呕吐和神经性呕吐；含有胆汁者，多见于频繁剧烈呕吐、十二指肠或小肠梗阻、胆囊炎、胆石症等，有时见于妊娠剧吐、晕动症患者；呕吐物有酸臭味或胃内容物有粪臭味，提示小肠梗阻、结肠梗阻等。进食过程或进食后即刻呕吐，常见于幽门管溃疡或精神性呕吐；进食后期或数餐后呕吐，见于幽门梗阻、肠梗阻、胃轻瘫或肠系膜上动脉压迫导致十二指肠壅滞；晨时呕吐多见于妊娠呕吐，有时见于尿毒症、慢性酒精中毒和颅内高压症等。

十、呕血与便血

1. 呕血

呕血，指患者呕吐血液，由上消化道急性出血所致，也见于某些全身性疾病。诊断呕血，要排除咯血和口腔、鼻、咽喉等部位出血。患者对出血部位基本没有感知，需要医生仔细询问病情和病史，首先要确定是否为呕血，是否有口腔、鼻咽部出血；呕血的诱因，有无饮食不节、大量饮酒、毒物或特殊药物摄入史；呕血的颜色可帮助推测出血的部位和速度，如食管病变出血或出血量大、出血速度快者，多为鲜红或暗红色；胃内病变或出血量小、出血速度慢者多呈咖啡色。同时，要注意询问患者一般情况，如有无口渴、头晕，立位时有无心悸、心率变化，有无晕厥或昏倒等。要询问是否有慢性上腹部疼痛、反酸，食管和胃肠道疾病、肝脏疾病史，长期药物摄入史，并注意药名、剂量及反应等。

要注意询问患者呕血前有无恶心、腹痛或腹胀，询问呕血的量及色泽如何，是否混有食物残渣，呕血前后大便性状、颜色等。呕血的特点和方式对于初步判断呕血的病因很有参考价值，如呕血前有腹痛或腹胀，呕血后缓解，常提示消化性溃疡并出血；如呕血为喷射性，量大，呈暗红色或含有血块，应高度怀疑肝硬化并食管胃底静脉曲张破裂出血；而食管贲门黏膜撕裂并出血常表现为剧烈呕吐后呕鲜红色血。

2. 便血

便血，是指从肛门排出血液，大便带血，或全为血便，颜色鲜红、暗红或柏油样。引起便血的原因常见为下消化道疾病、全身性疾病及上消化道疾病。直肠肛管痔病、损伤、消化道炎症、肿瘤、血管病变等均是导致便血的常见原因，某些急性传染病、肠道寄生虫病、血液及造血系统疾病以及维生素缺乏等全身疾病也可引起消化道出血。患者一般对少量血便不够重视，拖延就医，对多量血便则产生恐惧。医生询问患者时尤其注意患者年龄、性别、便血性状、出血方式、颜色、出血量、发生和发展过程、伴发症状以及相关疾病史。

如成年人便血多，提示内痔、肛裂、炎性肠病等，内痔出血以男性多见，肛裂出血则多见于年轻妇女和便秘患者，儿童便血多为直肠息肉、肠套叠，家族性息肉病多于青春期发病，多为黏液血便，中老年便血则要排除结直肠癌及结肠憩室的可能。如内痔出血呈点滴状或喷射状；肛裂则是血附于粪便表面或手纸染血，出血量少，如出血较多，血液在肠腔内贮留，排出时可呈黑色、暗红色或有血块；血便相混则多见于上位结肠；血色多暗红，黏液血便、脓血便，常提示大肠有炎症，多见于溃疡性结肠炎、痢疾、大肠息肉、阿米巴肠病等，亦可见于结肠癌；上消化道出血一般为柏油样黑便，但当出血量在1000ml以上时，排出较快，则呈暗红色，甚至为较鲜红的血便。

少量便血一般来源于肛门及直肠、乙状结肠疾病，如内痔、肛裂、息肉、肿瘤等；大量便血多见于上消化道大出血、急性出血性坏死性结肠炎、大肠血管瘤、结肠血管扩张症以及痔术后继发性大出血等。内痔、肛裂常在大便后出血；慢性非特异性结肠炎、结肠憩室、阿米巴痢疾、结肠息肉病等常呈反复、间歇性少量便血；中、晚期结肠直肠癌可为持续性少量便血。便血的伴发症状对其诊断有着重要意义，如痢疾、直肠炎症、直肠癌等便血常伴有肛门下坠、里急后重；内痔、息肉便血则无肛门疼痛；肛裂便血伴有肛门疼痛及便秘；肛门直肠损伤造成的便血在近期有注射或手术病史；慢性非特异性结肠炎便血常伴腹泻、左下腹隐痛；出血性坏死性结肠炎、肠套叠便血伴有剧烈的腹痛；细菌性痢疾、流行性出血热、钩端螺旋体病、阿米巴肠病便血多起病急，伴有发热、腹痛等。

十一、腹泻与便秘

1. 腹泻

腹泻俗称“拉肚子”，指排便次数明显超过平日频率，粪质稀薄，水分增加，或含未消化食物或脓血、黏液。腹泻常伴有排便急迫感、肛门不适、失禁等症状。腹泻分急性和慢性两类。引起腹泻的常见疾病是急性肠道感染、细菌性食物中毒、急性中毒、急性全身感染如败血症等。医生应注意全面了解患者腹泻的起病过程、病程长短、持续性或间断性发作、排便次数、大便性状、体温、伴随症状等。

若伴里急后重，多见于急性痢疾、慢性痢疾急性发作、直肠癌等；如伴发热，可见于急性细菌性痢疾、伤寒或副伤寒、肠结核、结肠癌、局限性肠炎、急性血吸虫病、败血病、病毒性肠炎等；如为黄色水样便，持续3～5天后缓解，常为急性胃肠炎；如伴重度失水，常见于霍乱或副霍乱、沙门菌食物中毒、慢性尿毒症等；如伴明显体重减轻，可见于消化系统肿瘤、吸收不良综合征等；如伴皮疹，可见于败血症、伤寒与副伤寒、麻疹、变态反应性肠病、过敏性紫癜等；如有大量的糊状粪便伴体重下降或营养不良，应考虑小肠病变的可能；腹泻伴有脂肪滴，常提示消化吸收不良如小肠病变、慢性胰腺炎或胰腺癌等；如表现为黏液血便伴里急后重感，应疑诊溃疡性结肠炎；阿米巴痢疾病人的粪便呈胶冻样，有腥臭味。

2. 便秘

便秘，是指排便次数减少、粪便量减少、粪便干结、排便费力的症状。引起便秘的原因有疾病性和功能性两种。疾病性原因主要有肠管器质性病变，如肿瘤、炎症引起的肠腔狭窄或梗阻，直肠内脱垂、痔疮、直肠前膨出等，糖尿病、甲状旁腺疾病等；功能性便秘包括进食量少或食物缺乏纤维素或水分，工作紧张、精神因素等，肠易激综合征，滥用泻药，老年体弱等。便秘在人群中患病率高达27%，但只有一小部分便秘者会就医，部分患者会伴有失眠、抑郁、焦虑等精神心理症状。

询问患者时要关注粪便性状、平时排便习惯、排便有无困难，并作出有无便秘的判断；要详细询问患者饮食、生活习惯及工作情况，既往患病史、手术史，特别是有无痔核、肛瘘及肛裂史，近来有无服药史，尤其是有无长期服用泻剂史，通过相应的检查尽可能明确导致便秘的原因。对中年以上患者，发生大便习惯改变，大便由每天1次或每2天1次，逐渐改变为每3天或数天1次者，应警惕有无左半结肠癌的可能。

十二、黄疸

黄疸，是由于胆红素代谢障碍（肝炎、肝硬化、贫血、胆管梗阻、新生儿黄疸等）而引起血清内胆红素浓度升高所致的症状，表现为巩膜、黏膜、皮肤及其他组织被染成黄色。血清总胆红素在17.1～34.2μmol/L，肉眼看不出黄疸为隐性黄疸；血清总胆红素浓度超过34.2μmol/L时，可发现黄疸，称为显性黄疸。

医生应详细询问患者黄疸的病程、伴随症状等，注意和假性黄疸鉴别。假性黄疸见于过量进食胡萝卜、南瓜、西红柿、柑橘等食物，胡萝卜素只引起皮肤黄染，巩膜正常。要问清是否伴有腹痛、皮肤瘙痒、发热、体重减轻等；有无服药史（含中药），如有则应详细询问服用的药物名称、剂量、服药时间等；有无传染病接触史、输血史、家族史、饮酒史、手术史等，这些病史的询问常对黄疸的病因诊断有重要提示作用。如急性胆管炎、胆源性胰腺炎等常表现为突发黄疸，伴剧烈腹痛、发热等；病毒性肝炎通常为中等程度黄疸，伴食欲减退、乏力等；而无痛性、进行性加重的黄疸常提示壶腹周围肿瘤。

十三、消瘦

消瘦，是指体内脂肪与蛋白质减少，体重下降超过正常标准10%时的状况。消瘦一般都是短期内呈进行性的，有体重下降前后测的体重数值对照，有明显的腰带变松、鞋子变大以及皮下脂肪减少、肌肉瘦弱、皮肤松弛、骨骼突出等旁证。引发消瘦的疾病主要有消化系统疾病、糖尿病、甲状腺机功能亢进、肝炎、肾病等，久病体虚、营养不良也可引起消瘦。医生询问患者时需注意体质、遗传因素、生活和饮食习惯、饮食结构和食量、进餐规律，学习工作状况，心理状况、减肥意愿、生活事件、睡眠状况等。特别要关注患者是否有其他伴随症状、疾病史和家族史等。

十四、无尿、少尿与多尿

正常人尿量在2000ml/d左右，随饮水量多少而变化。24小时尿量少于400ml称为少尿，少于100ml称为无尿，是肾功能严重受损的表现。若饮水量正常，而24小时尿量超过

3000ml，称为多尿，提示患者肾脏小管间质病变或激素调节异常。如果患者起夜次数较多或者晚间尿量超过白天，是肾小管功能受损的表现。询问患者尿量应注意用比较形象的方式确定其尿量，特别要关注患者是否有其他伴随症状、肾脏疾病史和家族史等。

十五、尿频、尿急与尿痛

尿频是指人的排尿次数超过正常状态（成人白天4～6次，夜间0～2次），尿急是指患者一有尿意后，急不可待想排尿而难以控制，尿痛是指患者排尿中感觉耻骨上区、会阴部和尿道内疼痛或烧灼感，尿频、尿急和尿痛三个症状同时出现合称膀胱刺激征。引起这些症状的疾病原因主要有急性膀胱炎、前列腺炎、前列腺肿瘤、尿道炎、肾盂肾炎、阴茎头包皮炎、外阴炎、尿路结石及异物等。

医生询问患者时，应注意起病时间、排尿频次、排尿量、昼夜情况、尿痛程度、饮水和饮食情况、体温、精神状态，特别要关注患者是否有其他伴随症状、肾脏疾病史等。

十六、血尿

血尿，是指尿液中红细胞异常增多，轻者仅镜下发现红细胞增多，称为镜下血尿；重者外观呈洗肉水样或含有血凝块，称为肉眼血尿。通常每升尿液中有1ml血液时即肉眼可见红色。引发血尿的原因主要有泌尿系统炎症、结核、结石或肿瘤、外伤、药物等。医生问诊时，首先要分清是真性血尿还是假性血尿，是否为女性月经期间（以排除假性血尿）；有些药物可以引起红色尿，如氨基比林、苯妥英钠、利福平、酚红等，需与真性血尿区别；血尿出现在尿程的哪一段，是否为全程血尿，有无血块；有无腰腹部新近外伤和泌尿道器械检查史；肾脏出血时，尿与血混合均匀，尿呈暗红色；膀胱或前列腺出血时，尿色鲜红，有时有血凝块。镜下血尿颜色正常，但显微镜检查可确定血尿，并可判断是肾性或肾后性血尿。镜下红细胞大小不一、形态多样为肾小球性血尿，见于肾小球肾炎。医生还要关注患者是否伴有全身或泌尿系统的相关症状和疾病史等，如膀胱和尿道病变常有尿频、尿急和排尿困难，如伴有肾区钝痛或绞痛，提示病变在肾脏。

十七、抽搐与惊厥

抽搐，是指全身或局部成群骨骼肌非自主地抽动或强烈收缩，常引起关节运动和强直；惊厥是指肌群收缩表现为强直性和痉挛性，并伴有意识障碍。抽搐并不是一种疾病，而是疾病严重的临床征象，主要是颅内疾病，如脑先天性疾病、颅脑外伤、脑部感染、血管病、脑部肿瘤等；颅外疾病，如脑缺氧、休克、急性大出血、一氧化碳中毒等；癔症性抽搐；高热常是婴幼儿抽搐的主要原因。因患者本人当时不能有效提供病情和病史，需要医生认真询问在场亲友发作前和发作过程的表现、抽搐伴随的症状，尽量掌握既往史，以判断抽搐病因。如反复发作常提示癫痫，而了解外伤、感染以及内脏器官疾病情况，有助于发现抽搐的原发病。

十八、眩晕

眩晕，是患者对于空间关系的定向感觉障碍或平衡感觉障碍，患者感到外界环境或自身在旋转移动或摇晃，是由前庭神经系统病变所引起，与头晕不同，一般来说，头晕并无外界环境或自身旋转的感觉。引发眩晕的疾病主要有前庭周围性病变，如中耳炎（化脓性迷路炎和中毒性迷路炎）、梅尼埃病、药物中毒（如链霉素、新霉素、苯妥英钠和卡那霉素中毒）、迷路外伤和手术后遗症等；脑干病变，如脑干内肿瘤、椎基底动脉血液循环障碍等；皮质病变，如颞叶肿瘤或局限性炎症、脑血管病、癫痫以及血管性头痛等。

医生首先要注意辨别是真性眩晕还是假性眩晕，后者常见于心血管疾病、发热、贫血、中毒性疾病、代谢性疾病、视觉障碍、屈光不正、颈椎病、更年期综合征和神经症等。判断是否真性眩晕及疾病的原因，要询问患者：眩晕发作前的情况，如发病前有无烟酒过度、精神情绪不稳、劳累失眠等因素；眩晕发作情况，如夜间发病还是晨起发病，突然发病还是缓慢发病，首次发病还是反复发病，何种情况下发病，是否体位改变、扭颈或某种特殊体位发病；眩晕的形式是旋转性还是非旋转性的；强度能否忍受，意识是否清楚；睁、闭眼时眩晕是减轻还是加重，声光刺激、变换体位时眩晕是否加重；眩晕伴发症状，是否有血压变化、出汗、面色苍白、腹泻、耳聋、耳鸣、耳闷、眼前发黑、复视、视物模糊、颈项部或肩臂疼痛、上肢麻木、活动受限、头痛、意识障碍、感觉运动障碍、语言或构音障碍等。

十九、意识障碍

意识障碍，是指患者因为颅脑疾病或全身疾病产生不能完全自主的意识状态，应答能力减退或消失。引发意识障碍的主要疾病有：①颅内疾病，如脑出血、脑梗死、颅内肿瘤、脑脓肿、颅脑外伤等；颅内感染，如脑炎、脑膜炎、癫痫、蛛网膜炎、蛛网膜下腔出血、脑水肿、脱髓鞘性病变等。②弥漫性颅脑损伤；全身性疾病，如败血症、中毒性脑病、肝性脑病、肾性脑病、肺性脑病、糖尿病性昏迷、甲状腺危象等；外源性中毒，工业毒物、药物、农药、植物或动物类中毒等；缺氧、缺血、低血糖、电解质平衡紊乱、日射病、热射病、电击伤、溺水等。

由于患者常常表现为嗜睡、昏睡、昏迷、意识模糊或谵妄状态，医生难以与患者交流，需要询问在场亲友了解病情和病史，要了解患者起病时间、过程表现、伴随症状、相关疾病史和家族史等。同时，要观察患者反应情况加以判断，如呼叫其姓名、推摇其肩臂、压迫眶上切迹、针刺皮肤、与之对话和嘱其执行有目的的动作等。

二十、老年患者疾病信息

1. 疾病症状与衰老表现相混淆

不少老年疾病的临床症状不典型，随年龄的增长，人体的一些组织器官会出现生理性老化，而这些衰老的表现有时与疾病的症状相混淆，不好辨别。如活动后的心悸、胸闷症状可由衰老引起，也可能是老年心脏病的早期症状，且由于老年患者认知功能和叙述能力下降，大大增加了病史采集难度。医生在病史采集过程中更要耐心和细致，并注意完整性和准确性。问诊时要特别注意将心血管疾病的症状与衰老的生理表现相区别，以便去伪存真，准确诊断。

2. 对症状不敏感

老年患者常常对某些疾病的症状不敏感，往往症状已较明显而自己浑然不觉。如老年肺病患者发热时，可能已经发热很久自己却感觉模糊，反应迟钝；又如老年高血压患者经常会伴有头晕症状，但由于老年人对症状不敏感，常会把头晕误当成头痛等；或者由于感觉的错乱，也可能会把一种症状感觉成另一种症状。这些均可能会直接影响到病史采集的准确性，应当仔细加以辨别。

3. 症状叙述的特点

老年人由于认知功能及语言表达能力下降，也会增加病史叙述的困难，如发音不清、言语混乱、记忆力下降、症状描述不准确等。对老年患者的问诊要有耐心，医生语速要慢，礼貌语言多一些，声音大一些且吐字清晰，表情亲切，目光柔和一些，肢体安抚多一些，可采用一些心理疏导的方法，并给予患者充分的理解和尊重。

4. 心理和其他因素的影响

老年人由于社会地位、家庭及经济收入的改变，心理状态会发生很大的变化。如焦虑、恐惧、猜疑、唠叨、抑郁、失落等负面心理因素，均会使原有的病情加重或变得更加复杂，增加了医生问诊的难度。某些老年疾病具有明显的职业特点，或与患者的个人生活习惯密切相关。如高血压病多见于脑力劳动者，肺癌多与长期大量吸烟有关，酒精性肝病与常年酗酒有关等。故问诊中应了解老年患者职业和个人史。

〖思考题〗 **患者的病症和心理有什么关系？医生应该怎样恰当应对？**

（王锦帆）

第七节 医患思维临床案例解析

本节重要问题

- 医生问诊患者时重点在想些什么？
- 患者面对医生问诊时重点在想些什么？
- 问诊环节，医生怎样才能让患者合作？
- 患者对医生哪些话比较敏感？

诊断环节医患思维案例分析

【基本信息】 患者李×，男，36岁，企业工人。因面部和下肢水肿，到某市三级医院门诊肾内科就医，副主任医师张××接诊。

●张医生：“您好，请坐，李先生吧，您哪里不舒服？”

（**临床思维：**他看上去面色苍白、明显水肿且精神萎靡，可能很不舒服，需要仔细问问。）

●患者李×：“张主任，你的号好难挂啊，我等了两个星期才挂到。我的脸和腿这两个多月一直肿，时好时坏，到××医院看了两次，小便都有蛋白，两个加号到三个加号。医生说可能是肾炎，让我住院治疗，我觉得不可能。”

（**就医思维：**张主任的态度好像不错，但愿医术也很好，帮我查出是什么病。）

●张医生：“谢谢您这么信任我。噢，医生说话有他们的依据。我先了解您的一些情况。您水肿前有没有生过什么病？比如呼吸系统、胃肠道或皮肤的炎症感染等？吃过什么药物？”

（**临床思维：**根据主诉，多半是肾脏本身的疾病，如原发性肾小球疾病，也可能是感染性疾病所致肾损害，有没有其他继发因素和诱因，我再问问。）

● 患者李 ×：“这些都没有，我身体一直不错的。”

● 张医生：“您的小便是否有血？或化验有红细胞吗？”

● 患者李 ×：“我自己没感觉有血尿，但一个月前有一次查出过红细胞。”

● 张医生：“您的尿量有没有明显变多或变少？”

● 患者李 ×：“没有。”

● 张医生：“您有没有尿频、尿急、尿痛及尿不尽的感觉？有腰痛吗？”

● 患者李 ×：“都没有。”

● 张医生：……

（**临床思维：**患者比较像原发性肾小球疾病，我再细细问问。）

● 患者李 ×：……

（**就医思维：**张主任问得好细，比前一家医院多多了，但愿能帮我查出病来。）

……

● 张医生：“李先生，您的基本情况我了解一些了，下面我要给您做个体格检查，先量个血压……您到检查床上躺下来，把皮带松开，等我洗个手……我开始查了……”

（**临床思维：**我要重点查查他的血压、皮肤黏膜、全身浅表淋巴结、心脏、肺脏、腹部、背部，尤其是肾脏部位，还有脊柱和四肢的情况。）

● 患者李 ×：“好的，我躺好了。”

（**就医思维：**感觉张主任体检时手上比较轻柔，还跟我说话，还扶我起来，态度真好。）

● 张医生：“李先生，下面您还需要做一些实验室检查的项目，我看了您在 ×× 医院的检查单，可以参考，但已经是一个月前的结果了，而且，还有不少项目没有检查，这次给你一起查了，对诊断疾病很重要，您看可以吗？”

（**临床思维：**根据现有资料，原发性肾小球疾病的可能性较大，我要重点检查：血、尿、粪常规，以及尿蛋白定量、尿红细胞形态及计数、肝肾功能、血脂、糖化血红蛋白、传染病标志物、肾脏B超、空腹血糖、肝功能、胸片等。）

● 患者李 ×：“张主任，一下要查这么多项目啊？要不少钱吧？都在医保范围吗？”

（**就医思维：**需要查这么多吗？查查小便不就行了吗？不会是过度检查吧？但愿都走医保。）

● 张医生：“李先生，您放心，这些都是医保范围内的，而且，没有这些诊断数据，不好给您的病作出正确诊断。”

● 患者李 ×：“好吧，那我就做吧。”……（三日后门诊）“张主任，这些是我的化验单，您看看我是什么病？”

（**就医思维：**希望就是个小毛病，吃点药就能好。）

● 张医生：“我来看看，李先生，根据我上次的问诊、体检和各项检查，您的病基本诊断是慢性肾炎，需要住院进一步做规范的检查和治疗，要抓紧时间早治，这样效果更好。”

（**临床思维：**根据病史、体检和实验室检查结果，初步诊断为慢性肾小球肾炎，诊断依据：起病缓慢，持续性肾小球性蛋白尿伴肾小球性血尿、水肿和高血压，以及轻度肾功能损害、双肾体积缩小、轻度贫血，均符合慢性肾炎的诊断。有肾脏穿刺术指征，需要住院确定肾脏病理类型和全面排查继发因素，并做规范性治疗。）

●患者李×："啊？！不会吧，我以前身体很好的，我家里人也没有这个病，……我自己其他感觉还是可以的，不要住院吧，给我开点药回去吃吃就行了吧？住院要花不少钱吧？我们企业效益不好，医药费报销比例很低的，我儿子正在中考阶段，我老婆经常出差……住院要多长时间啊？"

（**就医思维：**听说一定要住院治疗，感觉到不是小病了，心绪烦乱，拒绝、恐惧、担心交织一起。）

●张医生："李先生，您也不要过于担心，这个病目前还不是很严重，但及时治疗对以后完全康复很重要。您在家里吃药不能达到医院里规范治疗的效果，此外，您住院后我们还需要做重要的检查，才能最后确定疾病的类型，才能制订科学的治疗方案。"

●患者李×："张主任，我就听您的吧，请您一定亲自给我治疗啊。"

●张医生："李先生，住院两天了，给您用了一点药，今天来看看您，感觉怎么样了？"

（**临床思维：**观察医嘱执行效果、患者主观症状，沟通肾脏穿刺术事宜。）

●患者李×："张主任，我感觉自己好像轻松一些，水肿似乎退了一些。"

（**就医思维：**张主任的医术看来就是不错，才两天就有一点儿效果了。）

●张医生："好的，说明我们的初步诊断基本正确，你配合得也很好，但是，由于没有病理诊断，不能给您作出精确的诊断，这直接影响治疗方案的制订。所以，李先生，根据诊疗规范，我们建议您做肾脏穿刺术，以帮助我们进一步诊断疾病。"

●患者李×："啊？！我不做！为什么要做？不是治疗有效果了吗？肾脏穿刺会加重我的病情吧？好吓人！我不做！"

（**就医思维：**肾脏穿刺就是在我已经有病的肾脏上戳个大洞，还要取出我的肾脏组织，肯定会加重我的病情，这是手术唉，危险不小！）

●张医生："李先生，您的担忧和害怕我十分了解，换了我也有您同样的感受。但是，肾脏方面的疾病，很多都是需要做穿刺术才能确诊的，为什么要做呢？有三个目的，一是穿刺取出一点点肾组织，在显微镜下观察是什么类型的肾脏病，才能作出比较正确的诊断结论；二是根据这个诊断结论，我们医生就能够比较精确地选择药物和治疗方案，避免治疗时间的延长甚至误治；三是通过病理检查结果，我们可以基本判断您这个病治疗后的恢复情况，对今后长期的治疗和康复提供依据。您是不是担心有什么危险啊？肾脏穿刺是肾脏科相当常见的诊断方法，我们医生技术很过硬的，很多病人都做了，您能做也说明身体情况比较好，恢复起来也快，您房间里的病友有两个做过的，他们不是挺好的吗。我们建议您做，这是我们大医院规范诊断和治疗的程序。"

（**临床思维：**李先生思想顾虑挺重的，我要把肾脏穿刺的必要性讲到位，要通俗沟通，消解他的担心。）

●患者李×："张主任，听你这样说，我听懂了，觉得好像没有那么可怕了，既然对我治疗这么重要，我就做吧。"

（**就医思维：**张主任说得有理有据，我如果不做的话，治疗结果不好还是我自己倒霉，医生的责任也小了，看来到大医院还是对的。）

●张医生："李先生，谢谢您的理解和配合，我们一定会尽全力做好肾脏穿刺的。明天上午我们组的王医生还会来与您沟通肾脏穿刺的事宜，并要您签字同意，请您继续配合。”

●患者李×：“张主任，您放心，我一定配合好。”

……

〖思考题〗 **在诊断沟通中，医生需要的临床思维重点在哪里？沟通技能重点在哪里？**

（王锦帆）

第二篇 临床思维案例导引

第一节 呼吸系统疾病

病例一

〖病人诉说〗

我叫王××（男），今年69岁，退休工人。我咳嗽、咳痰将近10年，这个星期受凉后又发作了，比原来重多了，好像要咳死了。

〖医师思维导引〗

上级医师：围绕王先生所述症状，你应考虑哪些疾病？

下级医师：老师，我想王先生可能有下列疾病：

- 呼吸系统疾病：慢性支气管炎合并阻塞性肺气肿或者慢性阻塞性肺疾病、支气管哮喘、支气管扩张症、支气管肺癌、肺结核、肺尘埃沉着病（尘肺）、弥漫性肺间质纤维化。
- 心血管系统疾病：慢性心功能不全。
- 免疫系统疾病：系统性红斑狼疮、类风湿关节炎所致肺部病变。
- 消化系统疾病：胃食管反流。

上级医师：根据病人诉说，你应如何进一步问诊？

下级医师："王先生，您不要怕，我给你看看。您咳嗽、咳痰大多出现在什么季节？每次发作持续多长时间？"

王先生："秋、冬季，天冷难过，不治疗的话都要到春天天暖和了才能好一些。"

下级医师："这样说，可能要3～4个月的时间。那么，您一天当中什么时间咳嗽厉害，白天还是晚上？咳出来的痰是什么颜色？"

王先生："早晨痰多一些，白痰和泡沫痰为主。白天好一些，晚上还要狠咳一阵。这个星期有黄痰。"

下级医师："王先生，您除了咳嗽、咳痰以外，还有什么不好？比如气喘。如果有，在什么时间出现，白天还是夜间？"

王先生："有气喘，白天多，上楼有点困难，爬两层楼就会喘了，夜里睡着了基本不喘。"

下级医师："发过烧吗？有没有哪里疼，或者吐过血？"

王先生："发烧很少，没有疼痛和吐血。"

上级医师：根据王先生现病史所获资料，在既往史和个人史中，你还应重点询问哪些内

容？为什么？

下级医师：“王先生，您有没有高血压、冠心病、糖尿病、过敏性鼻炎、鼻窦炎、关节炎这些毛病？”

王先生：“血压升高已经五六年了，一直用‘络活喜’治疗，控制得还不错。其他几个毛病好像没有。”

下级医师：“您有没有烟酒爱好？”

王先生：“就是烟抽多了，抽了三四十年，每天将近两包，现在少多了。酒喝得少。医生，我这个病还能治好吗？”

下级医师：“您最好不要抽烟了，我们给您规范化的治疗是能控制疾病发展的。”

下级医师：老师，我问王先生上述病史，目的是调查有无和心功能不全相关的疾病，如高血压、心脏病、冠心病，风湿性心瓣膜病等；风湿性疾病病人可能会有关节炎；支气管哮喘病人可能有过敏性鼻炎，支气管扩张症病人可能合并鼻窦炎等。支气管哮喘病人一般不爱吸烟。

【问诊思考题】 针对咳嗽的鉴别诊断还应关注询问什么症状？考虑什么疾病（参考《咳嗽的诊断与治疗指南（2015）》等）？

上级医师：根据所获得的病史，体格检查中应重点关注哪些部位？应注意哪些阳性体征？

下级医师：老师，我重点检查了病人下列项目，获得了一些阳性体征如下：

- 体温：**37.8℃（口表）**。
- 血压：**140/100mmHg**。
- 呼吸：观察呼吸频率、节律等。病人呼吸频率为 **28 次 / 分，讲话费力，有停顿**。
- 指脉氧（S_PO_2）：是无创测定病人是否缺氧的简单方法，病人为 **95%（吸氧 2L/min）**，可能有低氧血症。
- 体位：是否自动体位。病人**半靠位**，需排除左心功能不全。
- 皮肤、黏膜：观察有无发绀、出血点、瘀点、瘀斑等，判断病人低氧情况下有无出血倾向。该病人吸氧时口唇、双手无发绀，全身皮肤无苍白、出血点和瘀点、瘀斑等。
- 颈静脉：有无颈静脉怒张、颈静脉搏动。此例病人无。
- 心脏：关注心尖搏动位置，最强在哪里，触诊有无心脏震颤，听诊有无杂音和心律失常等。该病人心脏搏动位于左胸锁骨中线内侧第五肋间，**强度较弱，心脏相对浊音界小于正常**，心率 96 次 / 分，律齐，P_2 无明显亢进，未听到杂音。
- 肺脏：病人**胸廓呈桶状，肋间隙增宽，吸气有轻度“三凹”征，呼气延长，呼吸动度减弱；语音传导减弱；叩诊过清音，近似鼓音；双肺呼吸音减低**，未闻及明显啰音。这些体征是典型的肺气肿表现。
- 腹部：观察腹部是否平坦，腹肌紧张度，有无压痛、包块；肝脾有无肿大，肝下界位置等。该病人腹部无压痛，**肝下界位于右肋弓下 1cm**，质地软，肝颈回流征阴性，脾脏未触及；移动性浊音阴性。
- 其他：**四肢肌肉薄弱**，提示病人营养不良；无杵状指（趾），下肢无水肿，说明病人暂时没有右心功能不全表现。

【查体思考题】 为确定王先生有无合并肺源性心脏病，应关注哪些阳性体征？

上级医师：根据以上王先生的病历资料，你认为他应该做哪些实验室检查及其他辅助检查？

下级医师：老师，根据病历资料，我认为王先生应该做以下检查并有一些阳性发现：

●肺功能检查：**第一秒用力呼气容积占用力肺活量百分比（FEV_1/FVC）为 68.2%，第一秒用力呼气容积占预计值百分比（$FEV_1\%$ 预计值）为 48.5%，提示重度阻塞性通气功能障碍。**

●胸部 X 线检查：**胸廓饱满，膈肌下移，肋膈角变钝，双肺纹理稀疏，透亮度增加。**

●血气分析：pH 7.36，**PaO_2 62mmHg**，$PaCO_2$ 38mmHg，HCO_3^- 26.4mmol/L，**提示低氧血症。**

●其他：**血常规提示中性粒细胞比例为 83.6%，血电解质、肝肾功能正常；痰培养示肺炎克雷伯杆菌生长。**

【实验室检查及辅助检查思考题】 胸部 CT 和肺功能检查对慢性阻塞性肺疾病的诊断有什么意义？

上级医师：根据病史、体检、实验检查和辅助检查结果，该病人的诊断、诊断依据和鉴别诊断分别是什么？

下级医师：

●诊断：慢性阻塞性肺疾病急性加重（AE-COPD）；低氧血症；高血压病。

●诊断依据

（1）慢性咳嗽、咳痰，活动后气喘和呼吸困难。

（2）桶状胸，叩诊过清音，双肺呼吸音低。

（3）胸片示双肺透亮度增加，肺纹理稀疏，膈肌下移，肋膈角变钝。

（4）重度阻塞性通气功能障碍。

（5）血气分析示低氧血症。

（6）高血压病史，血压 140/100mmHg。

●鉴别诊断

（1）支气管哮喘：多在儿童或青少年期起病，以发作性喘息为特征，发作时两肺布满哮鸣音，常有家族史或个人过敏史。症状经治疗或自行缓解。哮喘的气流受限多为可逆性，支气管舒张试验阳性。

（2）支气管扩张：有反复发作咳嗽、咳痰的特点，常反复咯血。合并感染时咳大量脓性痰。查体常有胸部固定性湿啰音。高分辨 CT 可见支气管扩张改变。

（3）肺结核：可有午后低热、乏力、盗汗等结核中毒症状。痰检可发现抗酸杆菌。胸部 X 线检查可发现病灶。

（4）弥漫性泛细支气管炎：多见于男性非吸烟者，有慢性鼻窦炎。X 线胸片或高分辨 CT 显示弥漫性小叶中央结节影和过度充气征，红霉素治疗有效。

（5）支气管肺癌：刺激性咳嗽、咳痰，痰中带血，或者原有咳嗽，咳嗽性质发生改变。胸部 X 线片及 CT 可发现占位病变、阻塞性肺不张或阻塞性肺炎。痰细胞学检查、支气管镜检查、经皮肺穿刺活检有助于明确诊断。

（6）其他原因所致呼吸气腔扩大：代偿性肺气肿、老年性肺气肿、先天性肺气肿等，临床表现可有劳力性呼吸困难和肺气肿体征，但肺功能没有气流受限，即 $FEV_1/FVC \geq 70\%$，与COPD 不同。

上级医师：请你列出治疗原则，开出医嘱。

下级医师：

●治疗原则：确定急性加重的原因，抗感染，舒张支气管，纠正低氧血症，防治呼吸衰竭和心力衰竭等并发症。

●医嘱：应询问病人有无药物过敏史。王先生无。COPD 急性加重最多见的原因是细菌感染。

（1）抗感染：选择三代头孢菌素，或者含 β- 内酰胺酶抑制剂的头孢菌素或青霉素类抗生素。如头孢哌酮 / 舒巴坦钠 3.0g 加入生理盐水 100ml 中，静脉滴注，每日 2 次；或者哌拉西林钠 / 他唑巴坦钠 4.5g 加入生理盐水 250ml 中，静脉滴注，每 8 小时 1 次。

（2）支气管舒张药：特布他林雾化溶液 5mg+ 异丙托溴铵雾化溶液 500μg 雾化吸入，每日 2 次。氨茶碱 0.1g，每日 3 次；或者茶碱缓释片或控释片 0.2g，每 12 小时 1 次。

（3）糖皮质激素：布地奈德 2mg 雾化吸入，每日 2 次，可以加入支气管舒张药中一起使用；或者口服泼尼松龙 30～40mg/d；或者静脉给予甲泼尼龙 40～80mg，每日 1 次，连续 5～7 天。

（4）祛痰剂：盐酸氨溴索 30mg，每日 3 次；或者 N- 乙酰半胱氨酸 0.6g，每日 2 次；或者羧甲司坦 0.5g，每日 3 次；或者稀化粘素 0.3g，每日 3 次。

（5）氧疗：以持续低流量吸氧为主，使 PaO_2 维持在 60mmHg 以上，SaO_2 保持在 90% 以上。

上级医师：请解释一下 COPD 病人氧疗的原则。

下级医师：慢性阻塞性肺疾病病人在急性加重时常有气道阻塞导致 CO_2 潴留，如果给予高浓度吸氧就会抑制呼吸中枢，使得呼吸频率变慢，呼吸幅度降低，通气减少，这样会进一步加重 COPD 病人的 CO_2 潴留，导致肺性脑病的发生。所以，这类病人应给予持续低流量吸氧，PaO_2 维持在 60mmHg 以上，SaO_2 保持在 90% 以上即可。

〖上级医师评述〗

慢性阻塞性肺疾病是一组以气流受限为特征的肺部疾病，气流受限不完全可逆，呈进行性发展，主要累及肺部，也可以引起肺外各器官的损害。确切的病因不清，与肺部对香烟烟雾等有害气体或有害颗粒的异常炎症反应有关。病理的改变主要表现为慢性支气管炎及肺气肿。临床表现、胸部 X 线、肺功能等可以协助诊断，但需要排除支气管哮喘、支气管扩张、肺结核、肺癌等疾病。治疗以控制症状、提高生活质量、减少急性加重为目的；具体措施有氧疗、舒张支气管、控制感染、对症和营养支持等；吸烟者应教育和劝导其戒烟。

（李梅梅）

病例二

〖病人诉说〗

我叫吴××（女），今年 33 岁，香精厂工人。我反反复复地胸闷、气喘五六年了，昨天晚上突然再次发作，憋得不行，就赶紧来医院了。我的病是不是很重啊？

〖医师思维导引〗

上级医师：围绕吴女士的胸闷、气喘症状，你考虑有可能是哪些疾病？

下级医师：老师，我认为吴女士可能存在以下疾病：

●呼吸系统疾病：支气管哮喘、慢性阻塞性肺疾病、支气管扩张症、肺间质纤维化、变态反应性或嗜酸细胞增多性肺泡炎、肺动脉高压或慢性栓塞性肺动脉高压。

●循环系统疾病：风湿性心脏病、心肌病等并发左心功能不全。

●风湿免疫系统疾病：类风湿关节炎、系统性红斑狼疮、干燥综合征、大动脉炎。

●血液系统疾病：贫血等。

上级医师：根据病人诉说，你应如何进一步问诊？

下级医师："吴女士，您到医院了就放松一些啊，您这五六年有胸闷、气喘，有季节性吗？如果有，是什么季节容易发作？"

吴女士："有，大多是春、秋季。这两年发作比较多，季节性不是很明显。"

下级医师："白天还是夜里？与活动有关吗？"

吴女士："白天夜间都有发作，凌晨重一点儿，发作时不能活动，不发作时还好，爬楼都可以。"

下级医师："每次发作大概有多长时间？能自己缓解吗？这次发作有原因吗？"

吴女士："每次发作时间长短不一，原来有时候可以自己缓解，这两年大多需要用药甚至去医院输液才能缓解。喘起来还能听到像'吹哨子'一样的声音。这次可能和邻居装修有关，闻到油漆味后突然喘起来了。"

下级医师："除了气喘，还有其他症状吗？比如发热、咳痰、咯血、胸痛等。"

吴女士："有咳嗽、咳痰，有时为黄痰，有时为白色泡沫痰。这次喘得厉害，痰咳不出来，输液后才咳出来。没有发热、胸痛和咯血。"

下级医师："发作时用了什么药？有效吗？"

吴女士："吃了两片氨茶碱，也吸了药，还是喘，所以来医院看急诊了。"

上级医师：根据吴女士现病史所获资料，在既往史和个人史中，你还应重点询问哪些内容？为什么？

下级医师："吴女士，在这五六年前，您有气喘的毛病吗？"

吴女士："听家里人说我小时候有气喘，但是我没有印象，长大以后没有了。"

下级医师："您是什么时候进香精厂的？与香味有关吗？"

吴女士："22 岁进的，10 多年了。原来不喘，这几年有的，曾经怀疑过，但是换工作也不容易，所以就没有换。"

下级医师："有没有药物或食物过敏？"

吴女士："对青霉素过敏。牛奶吃了不舒服，所以很少吃。"

下级医师："您家里还有其他人有气喘吗？抽过烟吗？"

吴女士："我从不抽烟。我二哥有气喘，但是他抽烟。"

下级医师："您有心脏病、肾脏病、关节炎这些毛病吗？"

吴女士："没有，进厂的时候都做过检查，没说有毛病。后来也体检过，没什么毛病。医生，我的哮喘病你们能根治吗？"

下级医师："吴女士，这个病比较难根治，但是您如果配合我们的治疗，并且注意今后生活中的一些细节，可以比较好地控制疾病的发作和症状。”

下级医师：老师，我问吴女士以上病史，目的是了解与支气管哮喘相关的一些因素，并协助排除循环系统、泌尿系统、免疫风湿系统等疾病带来的气喘症状。

【问诊思考题】 这次发病，吴女士曾用药没有缓解，说明什么？

上级医师：根据所获得的病史，你体检中应重点检查哪些部位？应注意哪些阳性体征？

下级医师：老师，我重点检查了病人下列项目，获得了一些阳性体征如下：

- 指脉氧（S_PO_2）：**92%（未吸氧时）**。
- 体位：是否自动体位，如果不能平卧，需排除肺脏淤血。吴女士**喜半靠体位**，能平躺。
- 皮肤、黏膜：有无发绀，有无苍白（贫血？）。病人无明显苍白、发绀。
- 心脏：心尖搏动位置、强度、心脏相对浊音界，听诊心音、心脏节律、有无杂音等。吴女士心率110次/分，律齐，未闻及杂音。
- 肺脏：吴女士**呼吸26次/分**，气管居中，**胸廓饱满，略呈桶状，双侧语音震颤和传导减弱，听诊两肺呼气期满布哮鸣音**。
- 腹部：腹式呼吸，腹肌软，无压痛，未触及包块。移动性浊音阴性。
- 其他：无杵状指（趾），双下肢无水肿。

【查体思考题】 如果吴女士的双肺出现哮鸣音不对称，或者双下肺湿啰音，体检中应重点关注什么体征？

上级医师：根据以上吴女士的病历资料，你认为她应该做哪些实验室检查及其他辅助检查？

下级医师：老师，我认为她应该做下列检查，并获得了相关检查结果：

- 血、尿、粪常规：尿、粪常规正常；血常规中**嗜酸性粒细胞升高**，为0.62×10^9/L，5.9%。
- 肝肾功能：在正常范围。
- 痰嗜酸性粒细胞计数：（++）。
- 血气分析：pH 7.42，**PaO_2 62mmHg，A-aDO_2 46mmHg，$PaCO_2$ 30mmHg，HCO_3^- 20.6mmol/L，提示低氧血症**。
- 呼吸功能检查：病人临时行床边简易呼吸功能检测：**FEV_1/FVC 52%，PEF 280ml/min，均明显下降，说明通气功能障碍。支气管舒张试验（+）：吸入沙丁胺醇气雾剂后FEV_1升高>200ml，FEV_1较用药前增加>12%。呼气峰流速（PEF）日变异率>20%**。
- 胸部X线：**两肺透亮度增加，膈肌下移，肺纹理模糊**。
- 特异性变应原检测：**体外检测血清特异性IgE 442ng/ml，屋尘螨、粉尘螨3级阳性**。

【实验室检查及辅助检查思考题】 慢性阻塞性肺疾病和支气管哮喘病人的肺功能检查有什么相同和不同？说明什么？该病人可以行皮肤变应原测试吗？为什么？

上级医师：根据病史、体检、实验室检查和辅助检查结果，该病人的诊断、诊断依据和鉴别诊断分别是什么？

下级医师：

- 诊断：支气管哮喘急性发作（中度）；低氧血症。
- 诊断依据

（1）反复发作喘息、气急、胸闷或咳嗽。

（2）发作时双肺可闻及弥漫性呼气期哮鸣音。

（3）上述症状可经治疗缓解或自行缓解。

（4）除外心脏功能不全、慢性阻塞性肺疾病、支气管扩张症等疾病引起的喘息、气急、胸闷和咳嗽。

（5）肺功能提示阻塞性通气功能障碍，支气管舒张试验阳性，昼夜 PEF 变异率>20%。

符合 1～4 条或者 4、5 条者可以诊断支气管哮喘。

●鉴别诊断

（1）左心衰竭引起的喘息样呼吸困难：病人为年轻女性，需要排除风湿性心脏病等循环系统疾病。

（2）慢性阻塞性肺疾病（COPD）：病人为年轻女性，不吸烟，胸闷、气喘发作以春、秋季为主，发作时双肺弥漫性呼气期哮鸣音。肺功能提示支气管舒张试验阳性，昼夜 PEF 变异率>20%，这些可以和 COPD 鉴别。

（3）上气道阻塞：可见于中央型肺癌，该病人无肺癌证据。

（4）变态反应性肺浸润：见于热带嗜酸性粒细胞增多症、多源性变态反应性肺泡炎等。吴女士没有这类疾病的证据。

上级医师：请你列出治疗原则，开出医嘱。

下级医师：

●治疗原则：尽快缓解气道阻塞，纠正低氧血症，恢复肺功能，预防进一步恶化或再次复发，防止并发症。

●医嘱

（1）脱离变应原：是防治哮喘最有效的方法。该病人对油漆过敏，应避免接触。

（2）氧疗：给予吸氧，使 S_PO_2（或者 SaO_2）在 95% 以上。

（3）药物治疗

1）缓解哮喘发作：选择支气管舒张药。

A. β_2 肾上腺素受体激动剂

a. 沙丁胺醇气雾剂（100μg×200 揿）：2 吸 / 次，需要时使用。

b. 沙丁胺醇雾化溶液 1ml（5mg）/ 次或特布他林雾化溶液 5mg/ 次，加入生理盐水 2ml，雾化吸入，2 次 / 日。

c. 丙卡特罗 50μg/ 次，每晚 1 次；或班布特罗 10mg，每晚 1 次，口服。

B. 抗胆碱药：异丙托溴铵气雾剂（20μg×200 揿）吸入，2 吸 / 次，3 次 / 日；或雾化溶液 500μg/ 次，2 次 / 日，雾化吸入。

C. 茶碱类：氨茶碱 0.1～0.2g/ 次，3 次 / 日，口服；或者静脉注射，首剂 4～6mg/kg，注射速度不超过 0.25mg/（kg•min）。

2）控制或预防哮喘发作

A. 糖皮质激素：倍氯米松（BDP）雾化溶液 400μg，雾化吸入，2 次 / 日；或布地奈德雾化溶液 2mg，雾化吸入，2 次 / 日；或泼尼松 10～20mg/ 次，3 次 / 日；或生理盐水 50～100ml+ 甲泼尼龙 40mg，静脉滴注，2 次 / 日。症状缓解即减量或停用。

B. 半胱氨酰白三烯受体拮抗剂：孟鲁司特钠 10mg/ 次，1 次 / 日。

C. 其他药物：酮替芬 1mg/ 次，1 次 / 晚；或曲尼斯特 0.1g/ 次，3 次 / 日。

〖上级医师评述〗

支气管哮喘是一常见的多发性疾病。近20年来，在发病学研究中取得了一定的突破，诊治水平有了很大提高。1993年，由WHO等组织编写、修订，此后不断更新的《全球哮喘防治倡议(Global Initiative for Asthma，GINA)》已成为防治支气管哮喘的重要指南。

支气管哮喘的现代定义，是指由嗜酸性粒细胞、肥大细胞和T淋巴细胞等多种炎症细胞参与的气道慢性炎症。临床表现具有“三性”，即哮喘症状的反复发作性、发病时两肺哮鸣音呈弥漫性、气道阻塞的可逆性。肺功能监测对哮喘的病情评估、预测哮喘发作以及评价平喘药物的疗效均有重要意义。治疗以控制急性发作、消除气道炎症、预防复发为目的，同时应加强对病人的教育与管理。吸入激素是目前推荐的长期抗炎治疗的最常用药。

【思考题】

(1) 什么是咳嗽变异型哮喘？如何诊断？

提示：咳嗽变异型哮喘是哮喘的一种特殊类型，以咳嗽为主要临床表现，而无明显喘息。可参考诊断不典型哮喘的实验指标进行诊断。

(2) 支气管哮喘重度至危重度急性发作时治疗的方法有哪些？

(李梅梅)

病例三

〖病人诉说〗

我叫薛××(女)，今年52岁，农民。我反复咳嗽、咳痰30余年，这10来天又犯了，痰多得吓人，还都是脓痰，说不定病更重了，所以来住院了。

〖医师思维导引〗

上级医师：围绕薛女士所说症状，你应考虑到可能是哪些疾病？

下级医师：老师，我想薛女士主要是呼吸系统疾病，可能是下列疾病：

● 呼吸系统疾病：慢性支气管炎、支气管扩张症、肺脓肿、肺结核、先天性肺囊肿、支气管肺癌、弥漫性泛细支气管炎。其他系统疾病只有合并肺部感染、肺脓肿时才可能会出现薛女士这样的症状。

上级医师：根据病人诉说，你应如何进一步问诊？

下级医师：“薛女士，您别紧张，我来看看。您反复咳嗽、咳痰30余年，大多是什么季节发作，冬天还是夏天？”

薛女士：“没有什么季节性，主要是受凉感冒时会发作。”

下级医师：“您说每次发作时痰多，每天大约有多少？”

薛女士：“没有仔细量过，多的时候有小半痰盂。”

下级医师：“什么颜色？”

薛女士：“发绿色，有时候是黄颜色。”

下级医师：“有怪味吗？”

薛女士：“有腥味，有一次咳出的痰有坏鸡蛋的臭味，好难闻。”

下级医师：“吐过血吗？量多不多？”

薛女士：“有过三四次，年轻的时候，有一次吐出一大茶杯血，自己吓晕了。”

下级医师：“是的，自己看见了就会害怕。您除了咳嗽、咳痰，还有其他表现吗？比如发热、胸痛、呼吸困难。”

薛女士：“有时候有发烧，这次没有。胸痛和呼吸困难也有过，不厉害。”

上级医师：根据薛女士现病史所获得的资料，在既往和个人史的询问中，还需要补充询问哪些内容？

下级医师：“薛女士，您有没有鼻子的毛病？比如鼻窦炎、鼻息肉。”

薛女士：“小时候有鼻窦炎，没有好好治疗过，现在不严重了。”

下级医师：“有过肺结核吗？”

薛女士：“没有。”

下级医师：“有高血压、心脏病吗？”

薛女士：“没有。”

下级医师：“去城里工作过吗？干过什么？接触过有害气体或物质吗？”

薛女士：“没有，一直在农村种地。”

下级医师：“家中还有和您一样的病人吗？”

薛女士：“我妹妹也有，但是没有我严重。”

下级医师：老师，我询问这些病史，目的是了解病人有无与下呼吸道疾病相关的上呼吸道疾病，以及某些遗传性疾病。

【问诊思考题】 如何判定咳痰的严重程度？

上级医师：根据所获得的病史，体检时应重点检查哪些部位？注意哪些阳性体征？

下级医师：老师，我重点检查了病人下列项目，获得了一些阳性体征如下：

●血压：120/80mmHg，血压升高可能会诱发出血。

●皮肤、黏膜：有无出血点、瘀斑，了解有无血小板减少和出血性疾病所致咯血。

●四肢：缺氧和反复感染会有发绀和杵状指(趾)。**薛女士有轻度发绀和杵状指**。

●肺脏：**胸廓呈鸡胸状，双下肺散在固定性湿啰音，咳嗽后不消失**。

●心脏：**心尖搏动剑突下较心尖部略强，P_2 增强**，心脏相对浊音界无扩大，听诊无杂音。

●腹部：无膨隆，无压痛和包块，肝脾未触及肿大；移动性浊音阴性。

【查体思考题】 如果病人以咯血为主要症状，体格检查时应注意什么？

上级医师：根据以上薛女士的病历资料，你认为应该做哪些实验室检查及其他辅助检查？

下级医师：老师，根据病历资料，我认为薛女士应该做以下检查并有一些阳性发现：

●血、尿、粪常规：**血中性粒细胞占86.7%**。尿、粪常规正常。

●血液生化：**总蛋白54g/L，白蛋白28g/L，提示低蛋白血症**。

●凝血功能：正常。

●血气分析：pH 7.37，**PaO_2 66mmHg**，$PaCO_2$ 42mmHg，HCO_3^- 23.6mmol/L，**提示低氧血症**。

●胸部X线平片：**双肺纹理增多、紊乱，右下肺有数个囊腔，并可见液平**。

●胸部高分辨CT检查：**双下肺可见支气管呈囊状、柱状改变征象**。

●心脏二维超声心动图：各房室腔大小正常，**肺动脉估测压55mmHg**。

●痰液细菌学检查：引起支气管扩张感染的常见病原体为铜绿假单胞菌、金黄色葡萄球菌、流感嗜血杆菌、肺炎链球菌和卡他莫拉菌。**薛女士培养出铜绿假单胞菌，对多种抗生**

素敏感。

【实验室检查及辅助检查思考题】 该病人需要行支气管造影吗？为什么？

上级医师：根据病史、体检、实验室检查和辅助检查结果，该病人的诊断、诊断依据和鉴别诊断分别是什么？

下级医师：

●诊断：支气管扩张症合并感染；低氧血症；肺动脉高压。

●诊断依据

（1）反复咳嗽、咳脓痰和反复咯血的病史。

（2）胸部高分辨 CT 检查显示典型的囊状、柱状支气管扩张改变。

（3）心脏超声提示肺动脉压升高。

（4）血气分析显示低氧血症。

（5）痰液培养提示铜绿假单胞菌生长。

●鉴别诊断

（1）慢性支气管炎：多发生在中年以上的病人，冬、春季节好发。咳嗽、咳痰一般以晨间为主，痰液多为白色黏痰和浆液泡沫痰，偶可带血。急性发作期可在背部或双下肺听到干、湿啰音，咳嗽后可减少或消失。X 线胸片和 CT 检查示肺纹理增多有助于鉴别。

（2）肺脓肿：多表现为高热、咳嗽和大量脓臭痰，X 线胸片和 CT 显示有一个或多个含气-液平面的空洞。

（3）先天性肺囊肿：合并感染时可有脓痰。X 线检查显示多个边界纤细的圆形或椭圆形阴影，壁较薄，周围组织无炎症浸润。

（4）弥漫性泛细支气管炎：咳嗽、咳痰，活动时呼吸困难，常伴有鼻窦炎。X 线胸片和胸部 CT 显示弥漫分布的小结节影。

（5）肺结核：常有低热、盗汗、乏力、消瘦等症状，胸部 X 线和痰液检查可作出诊断。

上级医师：请你列出治疗原则，开出医嘱。

下级医师：

●治疗原则：控制感染、改善气流受限、清除气道分泌物，提高生活质量。

●医嘱

（1）生理盐水 250ml+ 哌拉西林钠 / 他唑巴坦钠 4.5g 静脉滴注，每 8 小时 1 次；或生理盐水 100ml+ 头孢他啶 2.0g 静脉滴注，每 12 小时 1 次；或生理盐水 100ml+ 头孢哌酮 / 舒巴坦钠 3.0g 静脉滴注，每 8～12 小时 1 次。

（2）生理盐水 50ml+ 氨溴索 60～90mg 静脉滴注，2～3 次 / 日；或稀化粘素 0.3g/ 次，口服，3 次 / 日。

（3）异丙托溴铵雾化溶液 500μg+ 特布他林雾化溶液 5mg 雾化吸入，2 次 / 日。

（4）体位引流，2 次 / 日。

〖上级医师评述〗

支气管扩张症（bronchiectasis）多见于儿童和青年，常继发于急、慢性呼吸道感染和支气管阻塞后，反复发生支气管炎症，致使支气管壁结构破坏，引起支气管异常和持久性扩张；少数病人可能由先天性发育障碍与遗传因素引起；另有 30% 的病人病因不明。弥漫性的支气管扩张多发生于有遗传、免疫或解剖缺陷的病人，如囊性纤维化、纤毛运动障碍、α_1抗胰蛋白酶缺乏、低免疫球蛋白血症、免疫缺陷以及变应性支气管肺曲菌病病人。局灶性支气管扩张可源自进行治疗的肺炎或阻塞，如异物或肿瘤、外源性压迫或肺叶切除后解剖移位等。这些疾病损伤气道清除机制和防御功能，使其清除分泌物的能力下降，易于发生感染和炎症，细菌反复感染又使得充满炎性介质和病原菌黏稠液体的气道逐渐扩大，形成瘢痕和扭曲，支气管壁增厚，周围间质和肺泡破坏，最终形成纤维化和肺气肿。支气管扩张症临床表现主要为慢性咳嗽、咳大量脓痰和（或）反复咯血。高分辨CT在横断面上可以清楚地显示扩张的支气管，无创诊断技术现已取代支气管造影成为支气管扩张症的主要诊断方法。支气管镜检查可观察支气管结构改变，发现出血、阻塞部位，还可进行局部灌洗，灌洗液标本可行病原学、细胞学检查。治疗上主要是积极控制感染、清除气道分泌物、改善气流受限和治疗基础疾病。对于局限性支气管扩张病人，经过充分的内科治疗仍顽固反复发作，可行外科手术切除病变的肺组织。反复大咯血的病人，如果病变局限也可行外科手术。不适合手术或者病灶广泛者，可行支气管动脉栓塞治疗。对于有些采取了多种治疗措施仍致残的病例，合适者可行肺移植。发展至呼吸衰竭和有大咯血的病人预后差。

（李梅梅）

病例四

〖病人诉说〗

我叫葛××（男），23岁，在校大学生。发烧10来天了，咳嗽、胸闷1个星期，很难受，就来住院了。我以前身体不错，生这个病要休学了吧？

〖医师思维导引〗

上级医师：围绕葛同学所说的临床症状，你考虑可能是哪些疾病？

下级医师：老师，病人表现为发热、咳嗽等症状，应以呼吸系统疾病为主，其他要从发热性疾病考虑：

- 呼吸系统疾病：肺炎（病毒性、细菌性或真菌性）、肺结核、肺脓肿、结节病、支气管肺癌。
- 心血管系统疾病：风湿性心瓣膜病、感染性心内膜炎、急性心包炎。
- 免疫系统疾病：系统性红斑狼疮、血管炎性疾病、类风湿关节炎。
- 血液系统疾病：淋巴瘤、白血病肺浸润。

上级医师：根据病人诉说，你如何进一步问诊？

下级医师：“葛同学，你先不要紧张，我来查查。你是间断发热还是持续发热？有没有测量体温，大概在多少度？”

葛同学：“基本是天天发烧，开始没有测体温，后来到医院看病几次都测了，在39℃以上。”

下级医师：“能自己退去吗？”

葛同学：“不能，大多要用退烧药或输液才能退。”

下级医师：“葛同学，你咳嗽时有痰吗？什么颜色的痰？量有多少？”

葛同学：“病初只有发烧没有痰，一个星期后有一些黄脓痰，量不多，每天大概7～8口。”

下级医师：“除了你所说的发热、咳嗽、胸闷以外，还有其他不好的感觉吗？”

葛同学：“没有。”

上级医师：根据葛同学现病史所获得的信息，在既往史和个人史的询问中，还要重点询问哪些内容？为什么？

下级医师：“葛同学，你这次生病前有什么特别情况，比如疲劳、饮酒、感冒？”

葛同学：“有。先是感冒，吃过感冒药后全身出现皮疹，去皮肤科开了一点泼尼松吃，3天后就发烧了。”

下级医师：“原先有咳嗽、气喘的毛病吗？有过肝炎、肾炎、糖尿病吗？”

葛同学：“没有。我家在农村，经常干体力活，身体蛮好的。”

下级医师：“生病前在学校有没有接触过猫、狗和鸟类？宿舍里有没有种花草？”

葛同学：“家里养猫了，我上学不在家，接触得少。我们宿舍里没有养花。”

下级医师：“家族中有遗传性疾病吗？家人或同学中有人得肺结核吗？”

葛同学：“没有。医生，我这么年轻，得了什么病啊？会不会休学啊？”

下级医师：“葛同学，我们还要全面检查才能知道你的病情，如果病不重，我们的治疗尽量不影响你的学业。”

下级医师：老师，我问葛同学以上病史，是想了解他这次发病的诱发因素和有无肺结核的可能。

【问诊思考题】 如果病人诊断为发热待查，还需要补充询问哪些病史？

上级医师：根据你问诊所获得的病史，体检时应重点检查哪些部位？应注意哪些阳性体征？

下级医师：老师，我重点检查了病人下列项目，获得了一些阳性体征如下：

- 血压：100/70mmHg。
- 体位：**喜坐位**。
- 皮肤、黏膜：**口唇、双手指发绀；四肢和躯干皮肤表面仍可见陈旧皮疹和轻度脱屑**，无苍白、出血点和破损。
- 肺脏：**呼吸28次/分**。胸廓对称无畸形，气管居中。**双肺叩诊音稍浊，听诊可闻及散在湿啰音**。
- 心脏：**心率110次/分**，节律齐，未闻及心脏杂音。
- 腹部：腹部平软，无压痛、反跳痛和包块。
- 其他：无四肢、关节红肿、畸形等。

【查体思考题】 如果病人诊断为肺炎，炎症范围累及一个肺叶，体检会有什么阳性体征？

上级医师：根据上述葛同学的病历资料，你认为他该做哪些实验室检查及其他辅助检查？

下级医师：老师，我认为他应该做下列检查，并获得了相关检查结果：

- 血、尿、粪常规：血常规**白细胞总数 20.62×10^9/L，中性粒细胞93%，血小板 78.46×10^9/L，血红蛋白118g/L；尿常规尿蛋白(+)**；粪常规正常。
- 血液生化全套：正常。
- 血C-反应蛋白：**132mg/L**。

●降钙素原：**4.18ng/ml**。

●血液培养：无致病菌生长。

●血气分析：**pH 7.46，PaO_2 62mmHg，$PaCO_2$ 22mmHg，HCO_3^- 20.33mmol/L，提示低氧血症、呼吸性碱中毒**。

●胸部X线胸片：**双肺多发团片状、结节样阴影，其内可见液-气囊腔**。

●痰涂片和培养：**涂片检出G^+菌，培养示金黄色葡萄球菌生长，对多种抗生素敏感**。

【实验室检查及辅助检查思考题】 肺炎球菌肺炎、支原体肺炎、病毒性肺炎、肺真菌病在影像学上各有什么特点？

上级医师：根据病史、体检、实验室检查和辅助检查结果，请你说出该病人的诊断、诊断依据和鉴别诊断分别是什么？

下级医师：

●诊断：细菌性肺炎（有金黄色葡萄球菌感染可能）；低氧血症；呼吸性碱中毒；药物性皮疹。

●诊断依据

（1）发热、咳嗽、脓痰，双肺听诊湿啰音。

（2）胸部X线片示双肺多发团片状、结节样阴影，伴有空洞形成。

（3）血白细胞、中性粒细胞、C-反应蛋白、降钙素原均升高。

（4）痰涂片检出G^+菌，培养示金黄色葡萄球菌生长。

●鉴别诊断

（1）其他病原体所致肺炎

1）肺炎球菌肺炎：可有发热、寒战、胸痛、铁锈色痰。胸部X线片示大片状炎症浸润影或实变影，其内可见支气管充气征。痰或血培养找到病原体可明确诊断。

2）肺炎支原体肺炎：起病缓慢，乏力、咽痛、发热、头痛、肌痛、咳嗽、腹泻等。咳嗽多为阵发性刺激性呛咳，少量黏痰。胸部X线片示肺部多种形态的浸润影，呈节段性分布，下肺野为多。白细胞总数可正常。血清支原体IgM抗体阳性，痰或灌洗液中肺炎支原体抗原阳性可诊断。

3）病毒性肺炎：常有上呼吸道感染病史，发热、头痛、全身酸痛、倦怠等表现突出。白细胞总数可以减低。胸部X线片示小片状至广泛浸润影。呼吸道分泌物中见到细胞核内包涵体提示病毒感染。

4）肺真菌病：临床无特异性。病理可有过敏性、化脓性炎症或慢性肉芽肿，是诊断肺真菌病的“金标准”。X线片表现无特征性。

（2）空洞型肺结核：可有低热、盗汗、消瘦、咳嗽、咯血等。胸部X线多在双上肺出现斑片状、结节状阴影，可见空洞。

（3）支气管肺癌：有咳嗽、痰中带血、消瘦等表现。胸部X线片示肺门或肺外周肿块，可伴有肺门或纵隔淋巴结肿大、肺不张、阻塞性肺炎、局限性肺气肿等表现。

（4）肺囊肿继发感染：X线显示囊腔内可见气-液平面，但周围反应轻。临床表现无明显发热、出汗、消瘦等中毒症状和脓痰等。

（5）肺血栓栓塞症：多有静脉血栓的危险因素，如血栓性静脉炎、心肺疾病、创伤、手术卧床和肿瘤等。可发生咯血、晕厥、呼吸困难等。血气分析、D-二聚体、心电图、心脏超声和 CT 肺动脉造影（CTPA）有助于诊断。

上级医师：请你列出治疗原则，开出医嘱。

下级医师：

●治疗原则：早期清除引流原发病灶，选用敏感的抗菌药物。

●医嘱

（1）生理盐水 100ml+ 头孢呋辛钠 1.5g 静脉滴注，每 8 小时 1 次。可联合 5% 葡萄糖溶液 250ml+ 阿米卡星 0.4g 静脉滴注，每天 1 次。

（2）生理盐水 100ml+ 万古霉素 0.5g 静脉滴注，每 6 小时 1 次。或首日采用生理盐水 100ml+ 替考拉宁 0.8g 静脉滴注，以后改为 0.4g 静脉滴注，1 次 / 日。

（3）氨溴索 30mg 口服，3 次 / 日。

（4）体温>39℃，给予对乙酰氨基酚（扑热息痛）1 片口服。出汗多，鼓励适当饮水，不能进食时给予补液。

上级医师：如果影像改变不典型，痰液和血液培养不能提示病原菌，你如何选择抗菌药物?

下级医师：可按照病人是社区获得性肺炎、没有基础疾病、病史有皮肤损伤、血常规白细胞总数和中性粒细胞比例升高、偏重球菌感染来选择抗菌药物。如一代或二代头孢菌素阿莫西林 / 克拉维酸钾和（或）喹诺酮类抗生素。

〖上级医师评述〗

肺炎是指终末气道、肺泡和肺间质的炎症。可由病原微生物、理化因素、免疫损伤、过敏及药物所致，其中细菌性肺炎最常见。由于细菌学检查阳性率低，按照病因分类诊断较为困难，所以目前多按照肺炎的获得环境分成两类，即社区获得性肺炎和医院获得性肺炎，以利于指导经验治疗。细菌性肺炎的症状变化较大，可轻可重，病变范围大，病情重者可有呼吸衰竭。确定诊断需要与肺结核、肺癌、肺脓肿、肺栓塞及非感染性肺部浸润鉴别。病原体的确定有时需要肺穿刺或支气管镜检查。抗感染治疗是肺炎治疗的最主要环节。细菌性肺炎可根据本地区、本单位的肺炎病原体流行病学资料，选择可能覆盖病原体的抗菌药物。抗菌药物治疗应尽早进行。48～72 小时对病情进行评估。如无效，应积极寻找原因，及时调整治疗方案。

（李梅梅）

病例五

〖病人诉说〗

我叫强××（男），26 岁，建筑工人。昨天搬运砖块后突然咯血，今天来住院。

〖医师思维导引〗

上级医师：按照强先生所说的咯血症状，你应考虑到哪些疾病?

下级医师：老师，我认为强先生可能有下列疾病：

●呼吸系统疾病：支气管扩张、肺结核、肺癌、肺栓塞。

●心血管系统疾病：左心功能不全、风湿性心瓣膜病如二尖瓣狭窄。

●消化系统疾病：消化道溃疡、肿瘤、肝硬化食管胃底静脉曲张破裂出血。

●风湿性疾病：血管炎。

●血液系统疾病：血小板减少性疾病、白血病、凝血功能障碍。

上级医师：根据病人诉说，应如何进一步问诊？

下级医师：“强先生，你这次出血是咳出来的，还是呕吐出来的？出血前有什么不舒服的感觉？”

强先生：“是咳出来的，当时感觉喉咙口有血腥味，一咳就出来一口血，自己吓坏了。”

下级医师：“是的，有点吓人。你大约咳出几口？是什么颜色？里面混有食物吗？”

强先生：“当时比较紧张，没有仔细测量，大约有1小碗。鲜红的，没有食物。所以很害怕，赶紧来医院。昨天医生给我输液后出血没有昨天多了。”

下级医师：“有其他什么不舒服吗？比如发热、胸痛、呼吸困难、晕厥、肚子疼、便血或黑大便等。有没有经常出现牙龈、鼻子出血？”

强先生：“肚子还好，不疼，也不拉稀。可能有点发热，但没有量过体温。其他症状没有。我发病当天就到医院看病了。小时候有过鼻子出血，长大后没有过。”

上级医师：根据强先生现病史资料，在既往和个人史的询问中，你应关注哪些内容？为什么？

下级医师：“强先生，您这是第几次咯血？原来有过吗？平时有没有经常咳嗽、咳痰？”

强先生：“第一次，原来没有过。平时我不咳嗽、咳痰。”

下级医师：“抽烟吗？出血前喝过酒吗？”

强先生：“我不抽烟、不喝酒。”

下级医师：“您家人和与您密切接触的同事、朋友，他们有发热、吐血吗？”

强先生：“几天前有个同事发烧回老家住院了，什么病不知道。家里没有人发烧、吐血。”

下级医师：“平时体检吗？有没有高血压、心脏病、肝脏病？”

强先生：“今年年初单位体检没有发现有这些毛病。”

下级医师：老师，我询问强先生以上病史，目的是调查有无支气管扩张、肺癌、心脏病、肝脏病等引起咯血的症状。

【问诊思考题】 什么是大咯血？常见病因有哪些？该病人还有需要询问的病史吗？

上级医师：根据所获得的病史，你体检时应重点检查哪些部位，应注意哪些阳性体征？

下级医师：老师，我重点检查了病人下列项目，获得了一些阳性体征，但是不多。

●体温：**37.8℃（口表）**。

●血压：120/85mmHg。

●皮肤、黏膜：无发绀、苍白、出血点、瘀斑、皮疹等。

●鼻和口咽部：未见出血病灶。

●肺脏：胸廓无畸形，气管居中，**听诊左肺尖有少许湿啰音**。

●心脏：未见心脏异常搏动，触诊无震颤，听诊各瓣膜区未闻及杂音。

●腹部：腹肌软，无腹壁静脉曲张，无压痛和包块，肝脾不大。

●其他：关节无红肿，无杵状指（趾）。

【查体思考题】 该病人体检时应注意什么？休息时应选择什么体位？

上级医师：根据以上强先生的病历资料，他应该选择哪些实验室检查及其他辅助检查？

如果出血情况稳定，还需要做什么特殊检查？

下级医师：老师，该病人可以选择下列检查，并有一些阳性结果：

●血、尿、粪常规：血、尿常规正常，**粪常规示大便隐血(±)，**余正常。

●肝肾功能：正常。

●凝血功能：正常。

●胸部X线胸片：**左上肺斑片样阴影**。

●胸部CT检查：**左上肺斑片状阴影，内见一小空洞，周围多发斑点样影**。

●痰液结核分枝杆菌检查：**痰涂片(+)**。

●病情稳定，咯血停止，**可行支气管镜检查**，发现支气管腔内病变，并可收集灌洗液行结核杆菌涂片、培养等检查。

【实验室检查及辅助检查思考题】　该病人可行结核菌素试验吗？为什么？

上级医师：根据病史、体检、实验室检查和辅助检查结果，该病人的诊断、诊断依据和鉴别诊断分别是什么？

下级医师：

●诊断：左上肺肺结核伴咯血，涂片阳性。

●诊断依据

(1) 年轻男性，咯血1天，伴低热。

(2) 左上肺湿啰音。

(3) X线胸片和CT示左上肺斑片样阴影伴小空洞形成。

(4) 痰涂片阳性。

●鉴别诊断

(1) 呼吸系统疾病：支气管扩张症、支气管肺癌、肺炎、肺脓肿、肺血栓栓塞症等均可引起咯血症状，或因影像表现类似肺结核需要鉴别。CT可诊断支气管扩张。X线片、CT、支气管镜或肺穿刺活检检查可鉴别肺癌。血浆D-二聚体、血气分析、心电图、CT肺动脉造影等可帮助诊断肺栓塞。临床表现、血常规、痰液检查以及抗感染治疗有效可帮助诊断肺炎、肺脓肿。

(2) 心血管系统疾病：风湿性心瓣膜病、心肌病等致左心功能不全、肺淤血可出现咯血，心脏超声等检查可资鉴别。

(3) 消化系统疾病：肝炎、肝硬化胃底食管静脉曲张破裂出血为呕血，有上腹部不适，血液量大，可混杂食物等。

(4) 血管炎：可有发热、咯血等表现。CT血管造影可以帮助诊断。

上级医师：请你列出治疗原则，开出医嘱。

下级医师：

●治疗原则：肺结核化学治疗原则：早期、规律、全程、适量、联合用药。

●医嘱：病人为初治涂阳者，且有空洞。

(1) 抗结核治疗

1) 强化期：异烟肼0.3g，1次/日；利福平0.45g，1次/日；吡嗪酰胺0.5g，3次/日；乙胺丁醇0.75g，1次/日。疗程2个月。

2) 巩固期：异烟肼0.3g，1次/日；利福平0.45g，1次/日。疗程4个月。

（2）对症治疗：主要是咯血的治疗。该病人咯血量可能大于 200ml/ 次，为大咯血。应安慰病人，消除紧张，卧床休息；积极止血，加强床边观察，防止咯血窒息。

1）要求病人卧床休息，左侧卧位或平躺，有咯血时鼓励病人轻轻咳出。床边备吸引器和气管插管设备。

2）出血当时可给予 25% 葡萄糖溶液 40ml+ 垂体后叶素 5～10U，缓慢静脉注射，约 15～20 分钟注射完毕；然后加入 5% 葡萄糖溶液中，按照 0.1U/（kg•h）的速度静脉滴注。

3）生理盐水 100ml+ 卡络磺钠 80mg，静脉滴注，1 次 / 日。

上级医师：肺结核病人什么情况下可以使用糖皮质激素？

下级医师：糖皮质激素在结核病的应用主要是利用其抗炎、抗毒作用。仅用于结核毒性症状严重者，并且必须确保在有效的抗结核药物治疗的情况下使用。使用剂量一般是：泼尼松 20mg，口服，1 次 / 日，维持 1～2 周，以后每周递减 5mg，用药时间 4～8 周。

〖上级医师评述〗

目前，肺结核依然是严重危害人类健康的主要传染病，具有高感染率、高患病率和高死亡率。结核菌具有抵抗力强、耐药率高等特点。感染发病后临床表现和实验室检查、影像检查不典型并具有多变性，常延误诊断。确定肺结核诊断需要痰涂片或者痰培养阳性，因痰检阳性率不高，给早期诊断带来困难。治疗上针对结核菌生长慢、耐药率高、易复发等特点，制定了早期、规则、全程、适量、联合的化学治疗原则，疗程长达半年或以上。所以，WHO 制定并积极推行全程督导短程化学治疗策略（directly observed treatment short-course，DOTS）作为各国结核病规划的核心内容。

（李梅梅）

病例六

〖病人诉说〗

我叫刘 ××（男），今年 72 岁，钢铁厂工人。反复咳嗽、咳痰 20 余年，气喘病有 10 多年了，这一个星期受凉后症状明显加重，喘得基本不能睡觉，这两天因为睡不醒，让家里人送到医院了。

〖医师思维导引〗

上级医师：围绕刘先生所说的病情，你考虑到可能是哪些疾病？

下级医师：老师，刘先生反复咳嗽、气喘 10 多年，以呼吸系统疾病可能性最大。这几天出现嗜睡应考虑可能有下列疾病：

- 呼吸系统疾病：慢性呼吸衰竭、慢性肺源性心脏病、阻塞性睡眠呼吸暂停综合征、慢性栓塞性肺动脉高压。
- 神经系统疾病：脑血管疾病如脑梗死、脑出血、中枢神经系统感染。
- 心血管系统：心律失常、心力衰竭。
- 感染性疾病：病毒、寄生虫或其他病原体感染。
- 消化系统疾病：肝炎、肝硬化、肝性脑病。

上级医师：根据病人诉说，你应该如何进一步问诊？

下级医师：“刘老先生，您到医院了，我们就好好给您老看看啊。您每年有咳嗽、咳痰已经 20 多年了，都是在什么季节发病？”

刘先生：“一到秋天、冬天就咳喘了。”

下级医师：“您气喘是白天厉害，还是夜间厉害？与活动有关系吗？”

刘先生：“与活动有关，所以白天明显，开始夜里还好，这次夜里也不能睡觉。”

下级医师：“您曾经到医院看过病吗？医生让您做过什么检查？还记得结果吗？”

刘先生：“做过肺功能检查，很不好，好像是极重度的。CT 也做过，说是肺气肿、肺大疱。”

下级医师：“平时用什么药物治疗？在家吸氧吗？”

刘先生：“医生开过吸的药物，我没有一直使用，好一点就不用了。制氧机家里人买了，我用得少，每天吸 2 个小时，这几天喘得重了，才吸得多一些，夜里一直在吸。但是没有用，还是到医院来了。”

下级医师：“刘老先生，您这次发病有没有头痛、恶心、呕吐、手脚不能动？有没有头晕、心慌、两眼发黑、晕倒和大小便失禁？”

刘先生：“前几天有头痛、血压升高、心跳加快，但没有手脚不能动、跌倒和大小便失禁。家里人说我就是睡不醒，以为是几天没有睡好累了。后来看看睡的时间长了才紧张起来，喊救护车把我送到医院了。”

下级医师：“您这次有没有发烧、吐血或者咯血？”

刘先生：“这些没有。”

上级医师：根据刘先生提供的病史资料，在既往史和个人史的询问中，你应关注什么？

下级医师：“刘老先生，您抽烟吗？戒过吗？”

刘先生：“就是抽烟害的，戒了两次，戒不掉。”

下级医师：“您夜间打呼吗？有没有经常被憋醒？”

刘先生：“打呼还比较厉害呢！有时候夜里有憋醒，但是没有重视过。”

下级医师：“您除了咳嗽、气喘，还有哪些毛病？”

刘先生：“高血压、冠心病、轻度脑梗死。”

下级医师：“有肝炎、肝硬化和类风湿关节炎等疾病吗？”

刘先生：“年轻时得过肝炎，没有肝硬化，也没有关节炎。”

下级医师：老师，我问刘先生以上病史，是调查有无导致他意识障碍的其他系统疾病，尤其是有无心律失常和脑部疾病导致的意识障碍。

【问诊思考题】 对于有意识障碍的病人应如何询问病史？引起意识障碍的疾病可能有哪些？

上级医师：根据问诊获得的病史，你体检时应重点检查哪些部位？注意哪些阳性体征？

下级医师：老师，我重点检查了病人下列项目，获得了一些阳性体征如下：

- 体温：**38.4℃（口表）**。
- 脉搏：**110 次 / 分**。
- 呼吸：**30 次 / 分**。
- 血液：**150/90mmHg**。
- 皮肤、黏膜：**面色暗红，额部静脉显露，口唇、双手发绀**，无皮疹、出血点和瘀斑等。

●肺脏：**呈桶状，呼吸动度减弱，轻度吸气有“三凹征”。语颤减弱，叩诊过清音，双肺呼吸音低，可闻及干、湿啰音。**

●心脏：**剑突下心脏搏动增强**，未触及心脏震颤，心脏浊音界无扩大，心率 110 次 / 分，律齐，未闻及杂音。

●腹部：腹壁无静脉曲张，**腹肌较紧**，无压痛和包块，肝脾未触及肿大。移动性浊音阴性。

●其他：下肢无红肿，无静脉曲张。

【查体思考题】 该病人需做哪些与意识障碍相关的体格检查？

上级医师：根据以上刘先生的病历资料，你认为他应该做哪些实验室检查及其他辅助检查？

下级医师：老师，我认为刘老先生应该做下列检查，并获得了相关检查结果：

●血、尿、粪常规：尿、粪常规正常。血常规白细胞 12.56×10^9/L，中性粒细胞 86%。

●肝肾功能：**谷丙转氨酶（ALT）126.33U/L，谷草转氨酶（AST）75.16U/L，尿素氮（BUN）13.21mmol/L**，肌酐（Cr）89.5mmol/L。

●电解质：**血钾 3.02mmol/L，氯 73.24mmol/L，钠 134.58mmol/L**。

●血气分析：**pH 7.48，PaO_2 55mmHg，$PaCO_2$ 68mmHg，HCO_3^- 41.48mmol/L**。

●胸部 CT：**双肺慢性支气管炎合并感染，肺气肿，肺大疱**。

●心电图：**窦性心动过速，部分导联 ST-T 改变，肺型 P 波**。

【实验室检查及辅助检查思考题】 该病人是否适合做头颅磁共振检查？如果不能做，怎样了解病人有无颅内疾病所致意识障碍？是否需要行睡眠监测？如何与病人家属沟通？

上级医师：根据病史、体检、实验室检查和辅助检查结果，该病人的诊断、诊断依据和鉴别诊断分别是什么？

下级医师：

●诊断：慢性呼吸衰竭（Ⅱ型）；肺性脑病；慢性阻塞性肺疾病急性发作（AE-COPD）；呼吸性酸中毒合并代谢性碱中毒失代偿；电解质紊乱；高血压；冠状动脉硬化性心脏病；脑梗死。

●诊断依据

（1）咳嗽、气喘、嗜睡。

（2）呼吸 30 次 / 分，口唇、双手发绀。肺气肿体征。

（3）高血压、冠心病、脑梗死病史。

（4）血气分析低氧血症，CO_2 潴留，呼吸性酸中毒合并代谢性碱中毒。

（5）低钾、低钠、低氯血症。

（6）肝功能、肾功能异常。

（7）胸部 CT 提示慢性支气管炎、肺气肿等。

●鉴别诊断

（1）引起慢性呼吸衰竭（Ⅱ型）的呼吸系统其他疾病：支气管哮喘、支气管扩张、阻塞性睡眠呼吸暂停综合征均为气道阻塞性疾病，所以有缺氧和二氧化碳潴留，需做鉴别。

（2）急性呼吸衰竭：病因多为严重肺部感染、急性呼吸道阻塞性疾病、重度或危重度哮喘、急性肺水肿、肺血管疾病、外伤或手术、大量胸腔积液或气胸。

（3）中枢神经系统疾病：颅内感染、外伤、脑血管病变、脊髓灰质炎、重症肌无力。

（4）消化系统疾病：肝炎、肝硬化、肝性脑病。

上级医师：请你列出治疗原则，开出医嘱。

下级医师：

●治疗原则：加强呼吸支持，保持呼吸道通畅，改善通气功能，纠正缺氧和二氧化碳潴留，积极治疗原发病，保护其他器官功能。

●医嘱

（1）保持呼吸道通畅

1）生理盐水2ml+特布他林雾化溶液5mg+异丙托溴铵雾化溶液500μg+布地奈德雾化溶液2mg，雾化吸入，2次/日。

2）生理盐水50ml+氨溴索60mg，静脉滴注，3次/日。

3）生理盐水100ml+氨茶碱0.25g，静脉滴注，1～2次/日。

如果以上方法不能奏效，则建立人工气道，如气管插管或切开。

（2）氧疗：持续低流量吸氧。鼻导管，2L/min，使 S_PO_2 或 SaO_2 升至90%以上，需要时换用面罩。

（3）增加通气量

1）机械通气：①该病人意识清楚，首选无创机械通气；②如果无效，选择气管插管或切开，即有创机械通气。

2）呼吸兴奋剂：阿米三嗪（almitrine）50～100mg/次，2次/日。

（4）病因治疗：抗感染：生理盐水100ml+头孢哌酮/舒巴坦钠3.0g，静脉滴注，2次/日。

（5）纠正酸碱平衡失调，补充电解质：5%葡萄糖溶液250ml+盐酸精氨酸10g+10%氯化钾0.75ml，静脉滴注，1～2次/日。

（6）其他重要脏器功能的监测与支持：5%葡萄糖溶液250ml+还原性谷胱甘肽1800mg，静脉滴注，1次/日。

上级医师：急性呼吸衰竭的治疗措施与慢性呼吸衰竭有什么相同和不同之处？

下级医师：大同小异。急性呼吸衰竭多以低氧为主，二氧化碳潴留不明显，所以氧疗时多采取较高的氧浓度，以便及早使 SaO_2 维持在90%以上；而慢性呼吸衰竭多有二氧化碳潴留，多采取持续低流量、低浓度氧疗，以免加重二氧化碳潴留。

〖上级医师评述〗

呼吸衰竭是指各种原因引起的肺通气和（或）换气功能严重障碍，导致低氧血症伴（或不伴）高碳酸血症，进而引起一系列病理生理改变和相应临床表现的综合征。其临床表现缺乏特异性，明确诊断有赖于动脉血气分析。气道、肺疾病、肺血管、胸廓和胸膜疾病，神经肌肉疾病均可引起呼吸衰竭。按照不同方法，临床可分为急性和慢性、Ⅰ型和Ⅱ型、通气性和换气性呼吸衰竭。低氧血症和高碳酸血症会对机体产生广泛影响，造成多器官功能受损，所以，呼吸衰竭病人病情危重，预后不良。治疗原则为积极治疗原发病，保持气道通畅，恰当的氧疗和机械通气，纠正酸碱和电解质平衡失调以及支持治疗。

（李梅梅）

病例七

〖病人诉说〗

我叫李×(男)，今年55岁，是本市业务推销员。一个月前单位体检做了胸部CT，发现右上肺有一个大小约1.5cm的结节影，到医院看了以后医师建议口服消炎药一个月，昨天复查胸部CT显示结节大小没有明显变化，医师建议手术治疗，今天刚住院。

〖医师思维导引〗

上级医师：围绕李先生右上肺结节影，你应考虑到可能是哪些疾病？

下级医师：老师，我想李先生有可能是下列疾病：

- 右上肺原发性肺癌。
- 右上肺炎性结节。
- 右上肺结核。
- 右上肺转移性肺癌。
- 右上肺其他良性肿瘤：错构瘤、纤维瘤、软骨瘤等。

上级医师：根据病人诉说，你应如何进一步问诊？

下级医师：“李先生，您体检之前一段时间是否有感冒、发热？”

李先生：“没有。”

下级医师：“李先生，那您这段时间有没有更换环境，例如房子刚装修的情况呢？”

李先生：“没有。”

下级医师：“好的。那您是否有咳嗽、咳痰、痰中带血的情况？”

李先生：“没有。”

下级医师：“那您是否有胸闷、胸痛、呼吸困难？”

李先生：“没有。”

下级医师：“您以前有什么基础病吗，例如高血压、糖尿病这些？”

李先生：“没有。”

下级医师：“噢，那您每年都进行体检吗？是否有发现过肺部结节？”

李先生：“以前每年单位体检都是拍胸片，没有发现肺部有问题，今年刚开始使用低剂量胸部薄层CT进行体检就发现肺上有东西了。”

上级医师：根据李先生现病史所获取的资料，在既往史和个人史的询问中，你还应重点询问哪些内容？为什么？

下级医师：“李先生，请问您以前是否有吸烟、饮酒的习惯？持续多长时间啦？”

李先生：“有的，我一般每天抽20支烟，大概抽了30年了。每天喝半斤酒，大概也有20年了。”

下级医师：“您有没有得过肺结核或者肺炎？”

李先生：“小时候，大概5岁得过肺结核，后来就好了，肺炎没有得过。”

下级医师：“您以前有没有得过肿瘤性疾病或者亲属中有没有得过肿瘤的情况？”

李先生：“都没有，平时我的身体挺好的。医生，我肺上这个东西是不是癌症啊？我好紧张，老婆、孩子都指望我呢。”

下级医师：“李先生，现在还不能确定，手术切下肿块做病理检查才能知道结果。您不要过于担心，我们医院的治疗很规范、很专业，不少肺癌病人现在还活得挺好呢。”

下级医师：老师，我问李先生以上病史，目的是调查有无肺癌的易患因素，并协助排除因肺结核、肺炎和转移性肿瘤导致的肺部结节影。

【问诊思考题】 ①李先生右上肺结节胸片没有显示而胸部薄层 CT 显示，说明什么？② 如果李先生右上肺结节经一个月抗生素治疗明显缩小或消失了，说明什么？如果没有变化又说明了什么？（提示：查阅教材，请教上级医师。）

上级医师：根据所获得的病史，你体检中应重点检查哪些部位？

下级医师：老师，我重点检查了下列项目，结果如下：

- 胸部：胸廓是否对称，有无畸形，气管是否居中，语音震颤、语音传导是否正常，两肺叩诊呈清音、鼓音还是实音，呼吸音如何，有无干、湿啰音。病人胸部检查无阳性发现。
- 心脏：心率快慢，是否有心律失常，心音强弱，有无杂音，心界是否扩大。病人心率 83 次 / 分，其他无阳性体征。
- 腹部：有无压痛、反跳痛及肿块，有无移动性浊音，重点检查肝脏、肾脏区域。病人腹部无阳性体征。
- 淋巴结：全身浅表淋巴结有无肿大、压痛，重点检查颈部及锁骨上淋巴结区域。病人浅表淋巴结未见明显肿大及压痛。
- 胸壁、脊柱、四肢：活动是否良好，有无压痛。病人无阳性体征。
- 声音：发声是否良好，有无声音嘶哑。病人发声良好。

【查体思考题】 若李先生有声音嘶哑而无颈部、锁骨上淋巴结肿大，你如何考虑？查体和实验室检查中还要注意什么？

上级医师：根据以上李先生的病历资料，你认为他应做哪些实验室检查及其他辅助检查？若医患双方条件允许，还可以做哪些特殊检查？

下级医师：老师，我认为李先生应该做下列检查，并获得了相关检查结果：

- 血、尿、粪常规、生化全套：均在正常范围。
- 12 导联心电图：正常心电图。
- 痰细胞学检查：未找到肿瘤细胞。
- 气管镜检查：气管内未见异常。
- 肺穿刺活检：病理示未见肿瘤细胞。
- 肺功能及血气分析：正常范围，能够耐受肺部手术。
- 肿瘤标志物：正常范围。
- 全身 PET-CT：未见右上肺结节高摄取，全身未见明显异常。
- 胸部 CT 血管造影（CTA）：**右上肺结节大小约 1.5cm，磨玻璃成分大于 50%，边缘有小毛刺，位于右上肺 S2b 与 S3a 之间。**（此项检查主要用于肺部血管、气管三维成像以及手术方式的选择。）

【实验室检查及辅助检查思考题】 若李先生对做这么多实验室检查项目表示疑虑和不满，你怎样与他沟通？（提示：观察类似医患交流场景，请教上级医师。）

上级医师：根据病史、体检、实验室检查和辅助检查结果，该病人的诊断、诊断依据和鉴别诊断分别是什么？

下级医师：

- 诊断：右上肺结节性质待查；原发性肺癌？

●诊断依据

(1) 胸部薄层 CT 及胸部 CTA 提示右上肺结节大小约 1.5cm，磨玻璃成分大于 50%，边缘有小毛刺。

(2) 病人有每天吸烟 20 支、持续 30 年的吸烟史，每天半斤酒，持续 20 年的饮酒史，为肺癌危险因素。

(3) 病人体检发现右上肺结节后口服抗生素一个月治疗，结节大小未见改变。

●鉴别诊断

(1) 右上肺炎性结节：因病人体检前无感冒、发热、肺部感染，且经一个月抗感染治疗后结节无明显变化，考虑炎性结节可能较小。

(2) 右上肺结核：虽然病人 5 岁时曾患结核，但此后无结核症状，且每年胸片体检未见异常。此次胸部薄层 CT 及胸部 CTA 提示：右上肺结节磨玻璃成分大于 50%，考虑结核病灶可能较小。

(3) 右上肺转移性肺癌：此前病人无其他恶性肿瘤疾病史，且此次全身 PET-CT 检查除右上肺结节外，未见全身其他病灶，右上肺结节为转移性肺癌可能极小。

(4) 右上肺其他良性肿瘤：因胸部薄层 CT 及胸部 CTA 提示右上肺结节磨玻璃成分大于 50%，边缘有小毛刺，考虑其他良性肿瘤可能性不大。

上级医师：请你列出治疗原则。

下级医师：手术治疗。

上级医师：根据病人胸部 CTA 结果：右上肺结节大小约 1.5cm，磨玻璃成分大于 50%，边缘有小毛刺，位于右上肺 S2b 与 S3a 之间。你准备采取何种手术方式进行治疗？

下级医师：根据国际及国内《肺癌诊疗指南》，对于直径小于 2cm 的肺部外周结节满足以下条件之一推荐应用全胸腔镜下肺段切除术：①结节病理为纯的原位腺癌；②结节 CT 表现为磨玻璃成分大于 50%；③结节倍增时间大于 400 天。本例病人符合结节直径小于 2cm 且磨玻璃成分大于 50%，结合结节位于右上肺 S2b 与 S3a 之间，考虑可行右上肺 S2b+S3a 联合亚段切除＋系统性淋巴结采样术。

〖上级医师评述〗

随着现代工业的发展和生活水平的提高，我国原发性肺癌的发病率呈逐渐升高趋势，目前肺癌已成为我国发病率和死亡率第一位的恶性肿瘤，5 年生存率很低，为 10%～14%。主要原因为发现时大部分病人处于进展期，丧失了早期治疗的机会，而 IA 期早期微小肺癌手术治疗的 5 年生存率可接近 100%，所以早期诊断和早期治疗是提高肺癌生存率的关键。随着目前低剂量薄层胸部 CT 被用于肺癌高危险人群的筛选，早期肺癌的检出率明显增高。手术是早期肺癌的首选治疗，微创、解剖性切除和节约肺组织的手术方式有利于提高早期疗效而不影响肿瘤学疗效。

（吴卫兵　许　晶）

病例八

〖病人诉说〗

我叫张 ×（男），今年 65 岁，是退休教师。我一天前洗澡时不小心滑倒，左胸部撞到门上，疼痛明显，当时也没有太在意，自己贴了麝香虎骨膏，今天开始左胸部疼得越来越厉害了。

〖医师思维导引〗

上级医师：围绕张先生的情况，你应考虑到可能是哪些疾病？

下级医师：老师，我想张先生有可能是下列疾病：

●肋骨骨折。

●胸骨骨折。

●肺挫伤。

●气胸、血胸。

●膈肌破裂、膈疝。

上级医师：根据病人诉说，你应如何进一步问诊？

下级医师：“张先生，您当时摔倒的时候具体撞到了哪个部位？”

张先生：“我撞到了左侧的胸部。”

下级医师：“那您除了胸部以外其他地方有撞到吗，比如头部？”

张先生：“没有，当时一摔下来，我就用手撑住了，所以其他地方没撞到。”

下级医师：“张先生，那当时您除了感觉胸痛外，还有没有其他什么不舒服啊，比如胸闷、呼吸困难？”

张先生：“没有，就是一呼吸就疼，不呼吸还好。没有胸闷和呼吸困难。”

下级医师：“张先生，您摔伤之后有没有出现发热、咳嗽、咳痰呢？”

张先生：“没有发热，不敢咳嗽，一咳嗽就疼，没有痰。”

上级医师：根据张先生现病史所获取的资料，在既往史和个人史的询问中，你还应重点询问哪些内容？为什么？

下级医师：“请问您以前有脑梗死或者脑出血的情况吗？”

张先生：“没有。”

下级医师：“您这次摔倒之前有觉得头晕、意识不清楚吗？”

张先生：“没有，就是脚底下滑了一下就摔倒的，整个过程脑子一直很清楚的。”

下级医师：“您以前经常参加锻炼吗？”

张先生：“是的，每天都慢走一个小时。”

下级医师：“您有骨质疏松的病史吗？”

张先生：“没有。”

医师：“您以前有过骨折的情况吗？”

张先生：“还是小时候不小心腿摔骨折过，后来就好了，以后就没有出现过。”

下级医师：“您以前有得过什么病吗？”

张先生：“没有，平时身体都挺好的。”

下级医师：老师，我问张先生以上病史，目的是调查有无肋骨骨折的易患因素，并协助排除胸骨骨折、肺挫伤的可能。

【问诊思考题】①如果张先生经常出现骨折说明什么？②张先生如果有肿瘤病史合并此次胸痛，要注意进行哪些检查？（提示：查阅教材，请教上级医师。）

上级医师：根据所获得的病史，你体检中应重点检查哪些部位？

下级医师：老师，我重点检查了下列项目，并获得了一些阳性体征。

●皮肤、黏膜：无出血点，口唇无苍白、发绀。

●头颅：无明显压痛，无明显伤口及瘀斑。

●胸部：胸廓对称，无畸形，**左侧胸部可见明显瘀斑**，无明显开放性伤口，**左 6、7 肋骨腋中线处可触及骨擦音和骨擦感**，无皮下气肿，气管居中，语音震颤、语音传导正常，两肺叩诊呈清音，**两下肺呼吸音稍低**。心率 72 次 / 分，窦性心律，各瓣膜区未闻及杂音。

●腹部：无压痛、反跳痛，肠鸣音正常，无移动性浊音。

●脊柱、四肢：无压痛，活动良好。

【查体思考题】 如张先生左胸部皮下有捻发感，并出现口唇苍白，你如何考虑诊断？查体和实验室检查中还要注意什么？

上级医师：根据以上张先生的病历资料，你认为他应做哪些实验室检查及其他辅助检查？若医患双方条件允许，还可以做哪些特殊检查？

下级医师：老师，我认为张先生应该做下列检查，并获得了相关检查结果：

●血常规：正常范围。

● 12 导联心电图：72 次 / 分，正常范围心电图。

●胸部正侧位片：**左侧第 6、7 肋骨骨折**。

【实验室检查及辅助检查思考题】 若张先生对实验室检查和辅助检查项目表示疑虑和不满，你怎样与他沟通？（提示：观察类似医患交流场景，请教上级医师。）

上级医师：根据病史、体检、实验室检查和辅助检查结果，该病人的诊断、诊断依据和鉴别诊断分别是什么？

下级医师：

●诊断：左侧第 6、7 肋骨骨折。

●诊断依据

（1）一天前洗澡时不小心滑倒，左胸部撞到门上，疼痛明显。

（2）左 6、7 肋骨腋中线处可触及骨擦音和骨擦感。

（3）胸部正侧位片显示左侧第 6、7 肋骨骨折。

●鉴别诊断

（1）胸骨骨折：受伤及疼痛部位多位于胸部正中，可合并心脏损伤，胸部正侧位片、胸部 CT 可鉴别。

（2）肺挫裂伤：受伤后可出现胸闷、咳嗽、咳痰，听诊伤侧呼吸音低，可闻及少量干、湿啰音，胸部正侧位片、胸部 CT 可鉴别。

（3）气胸、血胸：气胸病人伤侧语颤减弱，可触及皮下气肿，叩诊呈过清音。血胸病人伤侧语颤增强，叩诊呈实音。X 线胸片、胸腔穿刺可明确诊断。

（4）膈肌破裂、膈疝：多为饱食后胸腹部外伤导致，X 线胸片、B 超、消化道钡餐检查可明确诊断。

上级医师：请你列出治疗原则。

下级医师：

●治疗原则：保守治疗。

上级医师：针对病人上述病情，你准备采取何种方式进行治疗？

下级医师：单纯肋骨骨折病人，如为多根多处肋骨骨折且明显影响呼吸者，可考虑采用手术治疗，行肋骨固定术。而对于上述病人，骨折根数较少，对位良好，可考虑采用胸带固定、止痛、化痰等综合治疗。

〖上级医师评述〗

胸部损伤时，无论是闭合性损伤或开放性损伤，肋骨骨折均较为常见，约占胸廓骨折的90%。1～3肋较短，且有锁骨、肩胛骨和肌肉的保护，除非暴力很强，一般很少发生骨折。4～7肋较长，且直接与胸骨连接固定，弹性较小，容易骨折。8～10肋虽较长，但借肋弓与胸骨相连，活动度较大，除非直接暴力，一般不易骨折。11、12肋为浮肋，活动度大，亦不易骨折。儿童肋骨弹性大，不易折断；老年人骨质疏松，脆性大，容易发生骨折。肋骨骨折发生在暴力所作用的部位，称为直接暴力，这类肋骨骨折，骨折端向内，容易刺破肺组织，造成血气胸。而肋骨骨折的部位与暴力所作用的部位不一致，称为间接暴力，骨折端常向外，气胸、血胸等并发症的发生率相对较少。

（吴卫兵　许　晶）

病例九

〖病人诉说〗

我叫王×（男），今年19岁，是本市待业青年。我三小时前酒后与人发生争执，左胸部被人用刀刺伤，现在左胸部很疼，而且有头晕，气也不好喘。

〖医师思维导引〗

上级医师：围绕王先生的情况，你应考虑到可能是哪些疾病？

下级医师：老师，我想王先生有可能是下列疾病：

- 气胸。
- 血胸。
- 心脏损伤。
- 膈肌破裂。

上级医师：根据病人诉说，你应如何进一步问诊？

下级医师：“王先生，您在医院了，我们马上给您治疗。您当时被什么样的刀刺伤的啊？”

王先生：“切西瓜的尖刀，长约20cm，局部锈迹斑斑。”

下级医师：“那您当时被刺的时候具体是什么情况？”

王先生：“对方右手拿刀，在后面追我，刺中我左后胸部，刺入深度好像挺深的。”

下级医师：“王先生，当时您胸部伤口是否有大量鲜血涌出？”

王先生：“我感觉出血蛮多的，衣服都湿了，当时我用手捂不住。”

上级医师：根据王先生现病史所获取的资料，你还应重点询问哪些内容？为什么？

下级医师：“您被刺伤以后有没有咯血？”

王先生：“有咯血，鲜红色的，量不多。”

下级医师：“您被刺伤以后有没有出现心慌、口渴？”

王先生：“受伤后有心慌和口渴，而且越来越厉害了。”

下级医师：“您除了胸部被刺伤以外，其他地方有受伤吗，比如头部、腹部？”

王先生：“没有，其他地方没受伤，也不疼。”

下级医师：老师，我问王先生以上病史，目的是调查有无气胸、血胸的易患因素，并协助排除头颅、腹部损伤的可能。

【问诊思考题】 ①王先生出现咯血说明什么？②王先生有心慌、口渴说明什么？需要注意进行哪些检查？（提示：查阅教材，请教上级医师。）

上级医师：根据所获得的病史，你体检中应重点检查哪些部位？

下级医师：老师，我重点检查了下列项目，并获得了一些阳性体征如下：

●生命体征：**血压 90/50mmHg，心率 118 次 / 分，呼吸 26 次 / 分**。

●皮肤、黏膜：无出血点，口唇苍白。

●头颅：无明显压痛，无明显伤口及瘀斑。

●胸部：胸廓对称，无畸形，**左后胸部第 7、8 肋间见一长约 3cm 的伤口，尖刀仍在伤口内，伤口边缘整齐，较深，方向向下。伤口内有较多鲜血涌出，并夹杂气体。气管偏右**，两肺叩诊呈清音，**左侧呼吸音低**。心律齐，各瓣膜区未闻及杂音。

●腹部：无压痛、反跳痛，肠鸣音正常，无移动性浊音。

●脊柱、四肢：无压痛，活动良好。

【查体思考题】 王先生血压 90/50mmHg，心率 118 次 / 分，呼吸 26 次 / 分。你如何考虑诊断？查体和实验室检查还要注意什么？

上级医师：根据以上王先生的病历资料，你认为他应做哪些实验室检查及其他辅助检查？若医患双方条件允许，还可以做哪些特殊检查？

下级医师：老师，我认为王先生应该做下列检查，并获得了相关检查结果：

●血常规：**血红蛋白 83g/L**，血小板 210×10^9/L。

● 12 导联心电图：**心率 118 次 / 分，窦性心动过速**。

●胸部 CT：**胸腔内可见异物影，左侧气胸，肺压缩 80%，左侧大量胸腔积液**。

●二维超声心动图：正常范围。

●胸腔诊断性穿刺：**抽出不凝血**。

【实验室检查及辅助检查思考题】 若王先生亲属对做超声心动图检查项目表示疑虑和不满，你怎样与他沟通？（提示：观察类似医患交流场景，请教上级医师。）

上级医师：根据病史、体检、实验室检查和辅助检查结果，该病人的诊断、诊断依据和鉴别诊断分别是什么？

下级医师：

●诊断：左侧气胸、血胸。

●诊断依据

（1）3 小时前酒后与人发生争执，左胸部被人用刀刺伤。

（2）受伤后出现心慌和口渴，而且逐渐加重。

（3）血压 90/50mmHg，心率 118 次 / 分，呼吸 26 次 / 分。

（4）左后胸部第 7、8 肋间见一长约 3cm 的伤口，尖刀仍在伤口内，伤口边缘整齐，较深，方向向下。伤口内有较多鲜血涌出，并夹杂气体。气管偏右，两肺叩诊呈清音，左侧呼吸音低。

（5）血常规示血红蛋白 83g/L，血小板 210×10^9/L；12 导联心电图示心率 118 次 / 分，窦性心动过速。

（6）胸部 CT 显示胸腔内可见异物影，左侧气胸，肺压缩 80%，左侧大量胸腔积液。

（7）胸腔诊断性穿刺抽出不凝血。

●鉴别诊断

（1）心脏损伤：如合并出血、心脏压塞，可出现 Beck 三联征。二维超声心动图可明确诊断心脏损伤情况及类型。

（2）膈肌破裂：腹部脏器可疝入胸腔，如合并腹部脏器损伤，可出现腹痛，胸腔内残留食物残渣。胸部 CT 有助于鉴别。

上级医师：请你列出治疗原则。

下级医师：

●治疗原则：手术治疗。

上级医师：针对病人上述病情，你准备采取何种手术方式进行治疗？

下级医师：对于胸部外伤合并胸腔内异物残留者，均应行开胸探查术，术中详细探查胸腔内损伤情况，在做好防范措施的情况下拔除异物，异物切不可贸然拔除，否则可能出现大出血等意外情况，造成严重后果。如发现肺部裂口，裂口较小者可直接缝合，裂口大者可行肺叶或肺段切除术。对于有心脏大血管损伤者，可能需要在体外循环下进行修补较为安全。合并有膈肌破裂、腹部脏器损伤者，需要在完成腹部脏器处理回纳后修补膈肌。

〖上级医师评述〗

胸部外伤合并心脏大血管损伤是外伤中最严重、危急的情况，死亡率极高，临床医师应简明扼要地询问病史，进行体检，选择最特异的检查方法，尽快作出判断，迅速、及时、正确地处理，分秒必争，刻不容缓。如遇单纯开放性胸外伤，无胸腔内脏器损伤，仅需胸导管引流、清创缝合。如遇伤口出血较多、漏气明显、血压偏低，应在积极抗休克的同时，紧急就地开胸止血、修补破口。如条件不允许，可用纱布暂时填压止血或将手指伸入伤口压迫止血，急送手术室手术，术中应仔细探查，既要修补每个脏器损伤的入口，也不能遗忘损伤的出口，修补完毕后应彻底清创，力争一期缝合。术后应采取积极、有效、全面、合理的治疗方案，减少并发症，提高抢救成功率。

（吴卫兵　许　晶）

第二节　心血管系统疾病

病例一

〖病人诉说〗

我叫王××（男），今年 55 岁，没有工作。我胸口闷、气喘不上来 3 个多月了，最近越来越厉害，今天才住进来。我要死了吧？！

〖医师思维导引〗

上级医师：围绕王先生的诉说，你应考虑到可能是哪些疾病？

下级医师：

●心血管系统疾病：心绞痛、心肌梗死、心肌病、心力衰竭、心包积液、主动脉夹层、心房颤动、心动过缓。

●呼吸系统疾病：肺炎、哮喘、胸膜炎、肺血栓栓塞、胸腔积液、慢性阻塞性肺疾病。

- 消化系统疾病：胃食管反流、胰腺炎、腹腔巨大占位等。
- 其他：颈椎病、心脏神经症等。

上级医师：你根据王先生的主诉，应如何进一步问诊？

下级医师：“老王，有我们医生在，别紧张啊，您先说说胸闷是什么样子的？”

王先生：“我也说不上来，感觉有点像被石头压着。”

下级医师：“您指给我看看哪里不舒服。”

王先生：“这一片整个前胸口都不舒服。”

下级医师：“除了这些不舒服，还有其他的不舒服吗？”

王先生：“没有。”

下级医师：“胸口疼吗？”

王先生：“不疼。”

下级医师：“有没有出冷汗？”

王先生：“有汗，但没有明显的冷汗。”

下级医师：“您这个胸闷、气喘是一起发作的，还是胸闷的时候不一定会喘？”

王先生：“都是一起的，而且喘更加厉害点。”

下级医师：“出现这样的症状多久了？”

王先生：“最近 3 个月一直都有。”

下级医师：“那这些不舒服是一阵一阵的还是最近一直这样？”

王先生：“一直这样，好好坏坏。”

下级医师：“什么情况下会厉害一点？什么情况下会好一点？”

王先生：“坐着不动的时候稍微好点，走路后会稍微重一点，尤其走快点就会喘。”

下级医师：“走多远会喘得比较厉害？”

王先生：“从我家单元门口到小区门口，也就 200 米左右。”

下级医师：“停下来歇会儿会好点吗？”

王先生：“坐一会儿会好一点。”

下级医师：“您家住在几楼？”

王先生：“4 楼。”

下级医师：“有电梯吗？”

王先生：“老小区，哪儿来的电梯。自己爬上去的。”

下级医师：“一口气能上得去吗？”

王先生：“以前还行，现在不行了。”

下级医师：“那爬不动楼也是最近 3 个月的事情？”

王先生：“是的。”

下级医师：“您现在不扛东西的话，一口气能上几楼？”

王先生：“到 2 楼就要歇一会儿，胸口闷，喘得要命，还出汗。”

下级医师：“您家房子一楼就在底层吗？”

王先生：“是的，老房子了。”

下级医师：“最近还有什么不舒服的？或者不正常的？”

王先生：“最近睡觉不行。”

下级医师:“怎么回事?”

王先生:“睡到半夜就要爬起来。”

下级医师:“是不舒服还是就是睡不着?”

王先生:“气难喘。”

下级医师:“起来坐坐就好一点儿?”

王先生:“是的,开了窗透透气会更好一点。”

下级医师:“现在晚上要垫枕头吗?”

王先生:“要垫3个枕头才能睡!这样睡下来还拼命咳嗽!”

下级医师:“坐起来咳嗽也好了?”

王先生:“是的,起来就好了。”

下级医师:“咳嗽有痰吗?”

王先生:“有的。”

下级医师:“什么颜色的?”

王先生:“白色的,有泡泡。”

下级医师:“有没有咳过红色的痰?”

王先生:“昨晚就有,夜里喘得特别厉害,咳着咳着痰里还有一点儿血丝。”

下级医师:“昨晚没上医院?”

王先生:“坐起来稍微好点,太晚了,不方便,后来我用我爸以前用的氧气机吸了一晚上氧。”

下级医师:“有没有好点儿?”

王先生:“稍微,一点点,但还是难受得厉害,今天一早儿就赶紧来医院了。”

下级医师:“我看您现在说话也不怎么喘?”

王先生:“多亏刚才急诊的大夫给我用了排小便的药,我尿了好几趟,喘就好多了,真神奇啊。”

下级医师:“您心脏彩超做过吗?”

王先生:“没有。”

下级医师:“您腿肿吗?”

王先生:“肿啊!不过现在好像好一点了。”

下级医师:“也是最近开始的?”

王先生:“是的,也是近3个月内的事情。一按一个坑,吓人!”

下级医师:“什么情况下会好一些或者会加重?”

王先生:“差不多,但是睡觉前最肿,早晨似乎好一点点。”

下级医师:“两条腿一样肿?”

王先生:“是的,一样的。”

下级医师:“眼睛或者脸肿吗?”

王先生:“不肿。”

下级医师:“小便怎么样?”

王先生:“我前列腺不好,小便次数很多。”

下级医师:“量怎么样?”

王先生："最近量少了些。"

下级医师："晚上小便多吗？"

王先生："晚上比白天还多。"

下级医师："那您晚上睡得好吗？"

王先生："睡不好，喘得厉害！"

下级医师："您晚上睡觉出虚汗吗？"

王先生："半年前就开始出虚汗了，我老婆还笑我肾虚。"

下级医师："那您平常会不会有低热？"

王先生："没有，从头到尾没有发热，就前几天受凉了有点发热。"

下级医师："前几天受凉了？"

王先生："是的，天太热，我贪凉，对着空调吹，然后前天一早就发热了，昨晚就喘得厉害了。"

下级医师："那您以后要注意了！"

王先生："是啊，看来身体越来越不行了。"

下级医师："最近有没有肚子疼、拉肚子什么的？"

王先生："没有。"

下级医师："您最近吃饭怎么样？"

王先生："吃饭没有以前香，总觉得肚子胀，吃不下去。"

下级医师："瘦了吗？"

王先生："看起来好像瘦了点儿，但是体重没有减下去。但我今天解了好几次小便，体重一下子下来了4斤！"

下级医师："感觉有没有好一点儿？"

王先生："是啊！感觉舒服多了！"

下级医师："您以前看过医生或者用过什么药吗？"

王先生："没有，因为歇歇就会好，我也没大在意，这次实在受不了才来的医院。"

下级医师："不管怎么样，还是不能大意！这几天我们会根据病情的需要给您抽血化验，可能抽血次数会多一点儿，因为要监测病情的变化及防止药物导致的不良反应，请您理解。"

王先生："没关系，只要你们能治好我的病，我一定积极配合！"

下级医师："是的，您的合作很重要，我们医生都是尽心尽力的！"

上级医师：根据现病史所获取的资料，在既往史和个人史询问中，你应重点询问哪些内容？为什么？

下级医师："您以前得过哪些病？"

王先生："不瞒您说，以前身体像头牛一样，好得很！"

下级医师："高血压、糖尿病、高血脂、心脏病都没有得过？"

王先生："没有。哦，对了，我想起来了，年轻的时候在部队得过一次心肌炎。"

下级医师："当时怎么回事？"

王先生："想不起来了，三十几年前的事情。但是我记得医生当时让我休息了好几个月，后来自己就好了。"

下级医师："当时重不重？"

王先生："好像就是发热后胸口不舒服，其他的也还好。"

下级医师："您后来就一直没有体检？"

王先生："我身体这么好做什么体检？"

下级医师："好吧。您抽烟、喝酒吗？"

王先生："抽烟，不喝酒。得了心肌炎后，医生就告诉我说不能喝酒。"

下级医师："抽烟多吗？"

王先生："不多，一天一包。"

下级医师："看来不少！您得慢慢戒掉了！抽了多少年？"

王先生："40年！"

下级医师："老王，那算起来您可是800年支的吸烟指数，一定要戒烟了！"

王先生："听医生的！"

下级医师："您家里人身体都还好吧？"

王先生："挺好的。"

下级医师："您的父母兄弟姐妹身体怎么样？"

王先生："都挺好的。"

【问诊思考题】 如果王先生在急诊应用呋塞米（速尿）20mg后血压明显下降，症状加重，说明什么？如果王先生说早几年就有扛重物后出现心前区不适，每次数分钟，伴大汗，说明什么？

上级医师：根据所获得的病史，你体检中应重点检查哪些部位？应注意哪些阳性体征？

下级医师：老师，我重点检查了病人下列项目，获得了一些阳性体征如下：

●血压：BP 110/70mmHg，脉率90次/分。

●皮肤、黏膜：有无双颊绀红，有无皮肤、黏膜及口唇发绀，身体下垂部位有无压陷性水肿。该病人未见双颊绀红，但是**双足背至双踝部有压陷性水肿**。

●头颈部体格检查：颈静脉有无充盈、怒张。**该病人双侧颈静脉怒张，肝颈静脉回流征阳性**。

●心脏体格检查：心脏视诊注意心尖搏动的位置和强度，有无异常搏动；心脏触诊注意心尖搏动的强度以及搏动的范围是否弥散，各瓣膜区有无震颤，有无心包摩擦感；心脏叩诊应注意心界大小；心脏听诊注意心律是否整齐、心音有否低钝及杂音等。**该病人心尖搏动位于左锁骨中线外1cm平第6肋间，心界明显向左下扩大**；未触及震颤，心率90次/分，律齐，**心尖部闻及2/6级吹风样收缩期杂音，剑突下2/6级吹风样收缩期杂音**。

●肺部体格检查：肺部检查有无胸腔积液体征及肺部呼吸有无改变，尤其是两下肺呼吸音改变，是否有干、湿啰音。**该病人两下肺可闻及明显细湿啰音**。

●腹部体格检查：腹部触诊有无肝大及肝区压痛，有无腹部膨隆、移动性浊音及液波震颤等体征。**该病人腹部触诊可触及肝脏肋下两指，质地稍韧，轻度压痛**，移动性浊音阴性，液波震颤阴性。

●外周血管检查、有无脑膜刺激征和病理反射：该病人周围血管征阴性，无脑膜刺激征，病理反射未引出。

【查体思考题】 如果王先生查体显示心音遥远，颈静脉怒张，伴有奇脉，说明什么？如果王先生反复晕倒，口唇发绀，两条腿不一样肿，要警惕什么疾病？

上级医师：根据以上王先生的病历资料，你认为他应做哪些实验室检查及其他辅助检查？若医患双方条件允许，还可以做哪些特殊检查？

下级医师：老师，我认为他应该做下列检查，并获得了相关检查结果：

- 血常规：Hb 110g/L，WBC 10.5×10^9/L，血小板 $135\text{x}10^9$/L，中性粒细胞 83%。
- 肝肾功能：ALT 132U/L，AST 110U/L，Urea 6.8mmol/L，Cr 92μmol/L。
- 电解质：血 K^+ 4.18mmol/L。
- 甲状腺功能：正常。
- 利钠肽：**3452pg/ml**。
- 肌钙蛋白：正常。
- D-二聚体：0.1mg/L。
- 心电图：窦性心律，心率 90 次/分，**完全性左束支传导阻滞，QRS 波时限 150ms**。
- 胸部 X 线片：**肺门血管影增强，右下肺可见少量胸腔积液，肋膈角圆钝**。
- 超声心动图：**左心房内径（LAD）43mm，左心室舒张末期内径（LVDd）68mm，右心房内径 40mm，右心室舒张末期内径 46mm，左心射血分数（LVEF）32%，二尖瓣开放幅度减低，**二尖瓣 E 峰 - 室间隔距离（**EPSS**）**增宽，心室壁搏动弥漫性减弱，轻度二尖瓣关闭不全**。
- 冠状动脉增强 CT 扫描：冠状动脉未见异常。
- 医患条件允许时，做右心漂浮导管（Swan-Ganz 导管）检查，计算心脏指数（CI）及肺小动脉楔压（PCWP）。

【实验室检查及辅助检查思考题】 若王先生对做这么多实验室检查和辅助检查项目表示疑虑和不满，你怎样与他沟通？

上级医师：根据病史、体检、实验室检查和辅助检查检查结果，该病人的诊断、诊断依据和鉴别诊断分别是什么？

下级医师：

- 诊断：扩张型心肌病；完全性左束支传导阻滞；心功能Ⅲ级。
- 诊断依据

（1）症状及病史：病人既往有心肌炎病史，本次因活动后胸闷气喘 3 个月余入院，具体表现为活动耐量下降、夜间阵发性呼吸困难、夜间高枕卧位、咳粉红色泡沫痰等。

（2）体征：双下肢水肿，颈静脉怒张，心界扩大，二尖瓣区收缩期杂音，右下肺湿啰音，肝脏淤血等体征。

（3）实验室检查和辅助检查：利钠肽（BNP）明显增高。胸部 X 线片提示肺部淤血；超声心动图提示心脏扩大，心功能减退。

- 鉴别诊断

（1）心力衰竭诊断：根据病人前驱感染病史，起病急，活动后胸闷、气喘加重，痰中带血丝，无法平卧，体格检查显示双下肺湿啰音，双下肢水肿，肝淤血，应用利尿剂后症状缓解，诊断心力衰竭几乎明确。但是仍需要与以下疾病鉴别：

1）支气管哮喘：左心衰竭病人夜间阵发性呼吸困难，常称为心源性哮喘，应与支气管哮喘相鉴别。前者多见于器质性心脏病病人，发作时必须坐起，重症者肺部有干、湿啰音，甚至咳粉红色泡沫痰；后者多见于青少年，有过敏史，发作时双肺可闻及典型哮鸣音，咳出白色黏痰后呼吸困难可缓解。测定血浆 BNP 水平对两者鉴别有参考价值。

2）心包积液 / 缩窄性心包炎：由于腔静脉回流受阻同样可以引起颈静脉怒张、肝大、下肢水肿等表现，应根据病史、心脏及周围血管体征进行鉴别诊断，超声心动图可确诊。利尿治疗后，症状可加重。

3）肺栓塞：由于肺动脉血流受阻，可出现胸痛、气喘、咯血等症状，常有下肢静脉血栓及相关体征，心电图可有部分表现，D- 二聚体阴性可排除，CTA 检查可确诊或排除。

4）肝硬化腹水伴下肢水肿：与慢性右心衰竭鉴别，除基础心脏病体征有助于鉴别外，非心源性肝硬化不会出现颈静脉怒张等上腔静脉回流受阻的体征。

（2）扩张型心肌病：该病人既往有心肌炎病史，无高血压及糖尿病，无活动后胸痛，心脏彩超显示全心增大，弥漫性室壁运动减弱，未见明显器质性瓣膜改变，诊断扩张型心肌病明确。对于具有冠状动脉粥样硬化性心脏病危险因素的病人，必要时可行冠脉造影排除缺血性心肌病。

上级医师：请你列出治疗原则，开出医嘱。

下级医师：

●治疗原则：采取综合治疗措施，包括对各种可导致心功能受损的疾病如冠心病、高血压、糖尿病的早期管理，调节心力衰竭的代偿机制，减少其负面效应，如拮抗神经体液因子的过度激活、阻滞或延缓心室重塑的进展。

●医嘱

（1）对心力衰竭病人宣教，向家属交代猝死风险。

（2）低盐、低脂饮食，限制水分摄入。

（3）每日晨起称体重，测量腹围。

（4）记录 24 小时出入液量。

（5）静脉抗感染治疗。

（6）呋塞米（速尿）20mg 口服，1 次 / 日。

（7）螺内酯 20mg 口服，1 次 / 日。

（8）培哚普利 2mg 口服，1 次 / 日（根据血压，逐渐加量至 8mg/d）。

（9）呋塞米针剂 20mg 静脉推注，即刻。

（10）其他：监测血压、血糖、电解质，若血钾低于 4mmol/L，予补钾等支持治疗。

（11）待症状改善、利尿后体重无明显下降时，加用美托洛尔 6.25mg，2 次 / 日，监测心率、血压，若耐受可改为美托洛尔缓释片 11.875mg，1 次 / 日，然后监测气喘症状、血压、心率，逐渐加量至最大耐受量（静息心率在 55～60 次 / 分），或者靶剂量为 190mg，1 次 / 日。

（12）在美托洛尔缓释片 190mg 1 次 / 日（或最大耐受剂量）、培哚普利治疗后若仍有症状，LVEF≤35%，窦性节律、静息心率≥75 次 / 分，可加用伊伐布雷定 2.5mg，2 次 / 日，根据静息心率可调整剂量至 7.5mg，2 次 / 日。

（13）因该病人心电图提示窦性心律、完全性左束支传导阻滞，所以若优化药物治疗 3 个月后仍有症状，且复查 LVEF≤35%，考虑心脏再同步化治疗（CRT/CRT-D 植入）。

【治疗思考题】 若病人血钠明显偏低，呋塞米利尿效果欠佳，该如何处理？

〖上级医师评述〗

慢性心力衰竭为心血管疾病进展的终末状态，按照自然病程，5 年存活率大约仅为 50%。常见病因包括缺血性心脏病、心肌病、高血压、风湿性心脏病等。临床鉴别诊断不困难，主要与心脏压塞、肺栓塞以及哮喘等鉴别。

慢性心力衰竭病人常因感染等诱因而急性发作，发作急性期的治疗以静脉利尿剂、血管扩张剂和控制感染等诱因为主，但治疗时务必注意电解质（血钾要求控制于 4.0mmol/L 以上）和血压；除病因治疗外，慢性代偿期的治疗则以口服利尿剂、醛固酮受体拮抗剂、血管紧张素转化酶抑制剂（ACEI）以及 β 受体阻断剂为主。心力衰竭按部位分为左心衰竭和右心衰竭，前者主要以肺水肿症状为主，后者以体循环淤血为主；按心动周期，心力衰竭分为收缩性心力衰竭（EF 下降的心力衰竭，HFREF）和舒张性心力衰竭（EF 保留的心力衰竭，HFPEF）。部分 HFREF 病人可合并完全性左束支传导阻滞，其左、右心肌间失同步，从而加重了心力衰竭病人的症状。目前，对于窦性心律、LVEF≤35%、临床心功能Ⅱ～Ⅳ级（可活动）、左束支传导阻滞（LBBB）、QRS 波宽度 150ms 以上者，建议 CRT 治疗以改善同步性，最终改善症状并延长存活时间。

（顾　凯　周　蕾）

病例二

〖病人诉说〗

我叫张 ××（男），今年 68 岁，是做生意的。我最近一年多经常感觉心里慌慌的，最近 2 天一直有这种感觉。

〖医师思维导引〗

上级医师：围绕张先生反复发作心慌，你应考虑到可能是哪些疾病？

下级医师：老师，我想张先生有可能是下列疾病：

- 心律失常：心房颤动、心房扑动、室性期前收缩、房性期前收缩、传导阻滞等。
- 高动力循环状态：甲亢、药物、发热、贫血、缺氧等。
- 心脏神经症。

上级医师：根据病人诉说，你应如何进一步问诊？

下级医师："张先生，您什么情况下出现心慌？"

张先生："这心慌说来就来，完全没什么先兆。"

下级医师："每次心慌持续多长时间？"

张先生："大概 1～3 个小时，这次有 2 天了。"

下级医师："心慌的时候有没有自己把个脉或者去查个心电图看看呢？"

张先生："我自己倒不会把脉，做了心电图，一会儿拿给您看。"

下级医师："您有没有出现过眼前发黑或者一下子晕过去？"

张先生："这倒还没有。"

下级医师："张先生，您有没有胸痛、胸闷之类的症状？"

张先生："没有这个感觉。"

上级医师：根据张先生现病史所获取的资料，在既往史和个人史的询问中，你还应重点

询问哪些内容？为什么？

下级医师：“张先生，您以前有无高血压、高血脂、糖尿病、冠心病、甲亢、贫血、脑梗死？用过什么药？”

张先生：“我高血压 15 年了，血压一般在（140～150）/（90～100）mmHg，间断吃过一些降压药。其他的倒没有。”

下级医师：“您有没有胸部外伤？近期有没有做过手术等？”

张先生：“都没有。”

下级医师：“您有没有烟酒嗜好？”

张先生：“我抽烟 20 年了，每天大约 30 支；喝酒 20 年，每天 3 两左右。”

下级医师：老师，我问张先生以上病史，目的是调查其有无心房颤动的危险因素，并且评估栓塞风险的高低，并排除其他非心源性因素所导致的心慌。

【**问诊思考题**】①如果张先生心慌的同时有胸痛的症状，说明什么？②如果张先生有过眼前发黑的情况，说明什么？（提示：查阅教材，请教上级医师。）

上级医师：根据所获得的病史，你体检中应重点检查哪些部位？应注意哪些阳性体征？

下级医师：老师，我重点检查了病人下列项目，获得了一些阳性体征如下：

●血压：**150/96mmHg**。

●体位：是否自动体位，若不能平卧需排除肺淤血。张先生是自动体位。

●皮肤、黏膜：有无发绀，有无苍白（排除贫血）。张先生皮肤、黏膜无苍白和发绀。

●甲状腺及颈静脉：甲状腺没有肿大及杂音，颈静脉没有怒张。

●心脏：心尖搏动位置、强度，心脏相对浊音界，心脏听诊有无杂音及额外心音。张先生心尖搏动位于第 5 肋间左锁骨中线内 0.5cm 处，范围以直径计算为 2cm。**心脏听诊心率 96 次 / 分，律不齐，第一心音强弱不等，脉搏短绌**。

●肺脏：胸廓是否对称，气管是否居中，肺脏下界，语音震颤，语音传导，呼吸音，有无啰音。张先生肺脏无阳性发现。

●腹部：有无压痛和包块，肝脏下界。张先生腹部无阳性体征。

●其他：周围血管征。张先生无周围血管征。

【**查体思考题**】　若张先生不能平卧，你如何考虑？查体和实验室检查中还要注意什么？

上级医师：根据以上张先生的病历资料，你认为他应做哪些实验室检查及其他辅助检查？若医患双方条件允许，还可以做哪些特殊检查？

下级医师：老师，我认为他应该做下列检查，并获得了相关检查结果：

●血、尿、粪常规：血、粪常规在正常范围。

●生化检测：肝、肾功能均在正常范围。

●甲状腺功能：正常范围。

●凝血功能：正常范围。

● 12 导联心电图：**异位心律，心房颤动，左心室高电压**。

●动态心电图：**异位心律，心房颤动**。

●正、侧位 X 线胸片，正侧位颈椎片：胸片和颈椎片正常。

●超声心动图：**左心房增大**。

【实验室检查及辅助检查思考题】 若张先生认为查了动态心电图，就不必再查心电图，你怎样与他沟通？（提示：观察类似医患交流场景，请教上级医师。）

上级医师：根据病史、体检、实验室检查和辅助检查结果，该病人的诊断、诊断依据和鉴别诊断分别是什么？

下级医师：

●诊断：高血压；阵发性心房颤动。

●诊断依据

（1）病人反复心慌1年。

（2）高血压为其危险因素。

（3）心电图：异位心律，心房颤动。

（4）动态心电图：异位心律，心房颤动。

●鉴别诊断

（1）阵发性室上性心动过速：有时也表现出心慌症状，但发作常突发突止，部分病人可以在憋气后终止。不发作时心电图可无异常，发作时心电图表现为窄QRS波心动过速，且心律齐。

（2）心房扑动：病人可以出现心慌，但心电图往往表现为P波消失，代之以F波，F波的频率在250～350次/分。

（3）期前收缩：病人通常也会有心慌症状，但往往脉搏有一定规律性，心电图可记录到期前收缩。

上级医师：请你列出治疗原则，开出医嘱。

下级医师：

●治疗原则：抗凝，控制心室率，上游治疗。

●医嘱

（1）华法林，2.5mg/次，1次/晚。

（2）琥珀酸美托洛尔（倍他乐克缓释片），23.75mg/次，1次/日。

（3）培哚普利（雅施达），4mg/次，1次/日。

上级医师：治疗上未予转复为窦性心律，你认为是何原因？

下级医师：病人CHADS2评分为2分（高血压+年龄），为卒中的高危人群，因此应当在规律抗凝[国际抗凝标准化比值（INR）控制在2～3]3周以后，考虑转复心律治疗，否则贸然转复可能导致血栓脱落，从而引发全身动脉的栓塞，尤其是脑卒中。

〖上级医师评述〗

随着老龄化的加重及检测手段的逐步提升，我国心房颤动的发病率呈上升趋势，其发病原因至今尚未完全明确。其危险因素包括：高血压、糖尿病、冠心病、心力衰竭、高龄、甲亢、基因、手术等。根据病人心房颤动持续的时间又分为：首诊心房颤动、阵发性心房颤动、持续性心房颤动、长持续性心房颤动、永久性心房颤动。该病人属阵发性心房颤动，其特点为持续时间不超过7天，诊断需根据病人病史及心电图。房颤病人卒中风险明显增高，应当根据CHADS2及CHADS2-VAS评分评估病人的卒中风险，根据HASBLED评分评估病人出血风险，从而决定是否需要抗凝治疗。目前，心房颤动治疗包括卒中预防（抗凝治疗、左心耳切除、左心耳封堵）、节律控制（药物、电复律、射频消融、外科手术）及心率控制（药物）。

（陈明龙）

病例三

〖病人诉说〗

我叫肖 ××（女），今年 48 岁，在家务农。我头昏、乏力 8 年了，7 天前还晕倒一次，今天刚来住院。我的病是不是很重啊？

〖医师思维导引〗

上级医师：围绕肖女士头昏、乏力 8 年伴晕厥 1 次，你应考虑到可能是哪些疾病？

下级医师：老师，我想肖女士可能有以下疾病：

● 心源性晕厥：由于心排血量不足引起，是晕厥原因中最常见、最重要的病因，严重的可随时危及病人生命。发作多无先兆症状，通常无抽搐，发作与体位无关，短暂发作消失后神志无改变。最多见的原因为严重的心律失常（如Ⅲ度房室传导阻滞）和急性射血受阻（如大动脉炎、主动脉缩窄等），或两者共存而相互影响。通过进一步检查可明确病因。

● 神经介导的反射性晕厥：包括血管迷走性晕厥、颈动脉窦过敏性晕厥、情景性晕厥等。此类病人无心脏器质性病变。

● 直立性晕厥：原发性自主神经调节失常、继发性自主神经调节失常、药物引起的直立性低血压、血容量不足。

● 癫痫发作：癫痫发作无诱因与先兆症状，有眼球上翻、四肢抽搐、舌头咬破、尿失禁，意识丧失时间较长。发作时血压、心率和节律无改变。发作后有头痛、嗜睡。往往有反复发作史。

● 脑血管病变：多见于高血压、糖尿病或 60 岁以上有脑动脉硬化的老年人。此外，颈总动脉、椎动脉、基底动脉病变使脑血流量减少也可发生晕厥。急性脑血管病变也可伴发心律失常而发生晕厥。

● 其他原因：排除低血糖昏迷、复极延缓综合征（长 Q-T 间期综合征）、癔症性晕厥等。

上级医师：根据病人的诉说，你应如何进一步问诊？

下级医师：“肖女士，您不要这么紧张，我来看看。您头昏、乏力与睡眠有没有关系？”

肖女士：“我每天睡眠好，约 7～8 小时，但是第二天起床仍觉头昏、乏力。”

下级医师：“您的头昏、乏力和晕厥有没有关系？”

肖女士：“头昏、乏力与体力活动有关。曾有一次干重活后，头昏加重，眼前发黑，休息后好转。近半年症状加重，记忆力明显下降，7 天前中午在厨房烧菜时，突然头昏加重，眼前发黑，跌倒在地，失去知觉大约 1 分钟。”

下级医师：“您晕厥时有无其他伴随症状，比如抽搐、两眼上翻、口吐泡沫、呕吐、大小便失禁、发热？”

肖女士：“发作时没有抽搐、两眼上翻及口吐泡沫，有时头脑不清楚，没有呕吐及大小便失禁，也不发热。”

下级医师：“发作后有没有到医院看过？”

肖女士：“曾到附近卫生院检查，心电图上看是心动过缓（42 次 / 分）。”

上级医师：根据现病史所获取的资料，在既往史、个人史及家族史的询问中，你还应重点询问哪些内容？为什么？

下级医师："肖女士，您有没有头颅外伤及脑血管功能不全的病史？"

肖女士："没有外伤及其他病史。"

下级医师："家族中有没有遗传性疾病？"

肖女士："父母身体健康，没有糖尿病、高血压等病史。"

下级医师："您有没有长期服药史或者特殊嗜好？"

肖女士："我没有长期服药史及特殊嗜好。"

下级医师：老师，我补充询问这些既往病史，主要是为了排除病人卒中、冠心病、糖尿病等心脑血管疾病的高危因素，同时完成相关的鉴别诊断。

【问诊思考题】 ①如果这个病人每次晕厥都是在特定的情景环境下，说明什么？②如果这个病人的晕厥发生在体位变化很明显的时候，伴有低血压，说明什么？（提示：查阅教材，请教上级医师。）

上级医师：根据所获得的病史，你体检中应重点检查哪些部位？应注意哪些阳性体征？

下级医师：老师，我重点检查了病人下列项目，获得了一些阳性体征如下：

●生命体征：重点注意有无高血压或体位性低血压，有无心跳过慢。检查发现肖女士 T 37.0℃，R 18 次 / 分，**P 46 次 / 分**，BP 100/70mmHg（右上肢），110/70mmHg（左上肢），120/80mmHg（右下肢），124/80mmHg（左下肢）。比较平卧时与起立 1 分钟后脉搏、血压改变无异常，她没有因为体位改变引起血压、心跳的变化。

●一般状态、血管听诊：注意神志，关注有无血管狭窄。肖女士神志清楚，无贫血及皮肤出血点，颈动脉、锁骨下动脉均未闻及血管杂音。

●心、肺检查：重点排除心源性相关晕厥的可能。肖女士肺部无异常。心脏检查心尖搏动未见，心界不扩大，**心率 46 次 / 分**，规则，未闻及杂音。

●腹部及神经系统检查：注意神经系统的检查，排除脑源性晕厥。肖女士肋下肝、脾未触及，腹部未闻及血管杂音，颈软，脑膜刺激征、病理反射阴性。

【查体思考题】 若肖女士颈动脉可闻及收缩期杂音，你如何考虑？查体和实验室检查中还要注意什么？

上级医师：根据以上肖女士的病历资料，你认为她应做哪些实验室检查及其他辅助检查？若医患双方条件允许，还可以做哪些特殊检查？

下级医师：老师，我认为她应该做下列检查，并获得了相关检查结果：

●血、尿、粪常规：排除贫血引起的晕厥。血、尿、粪常规均正常。

●生化检测：排除代谢异常引起的晕厥。血清电解质、血糖、肾功能均在正常范围。

●各种心电图检查：常规心电图在心肌梗死、复极延缓综合征、预激综合征及各种心律失常中均可发现异常，必要时做心电图负荷试验、心电图阿托品试验或 24 小时动态心电图监测。该病人心电图检查结果为：**①窦性心动过缓（心率 46 次 / 分）；② T 波平坦；24 小时动态心电图监测心率缓慢（42 ~ 46 次 / 分）**，未见异位心律及心律失常。未做其他心电图检查。

●X 线胸部检查：无异常。

●超声心动图：各瓣膜活动良好，左心室顺应性差。

●医患条件允许时，对于晕厥原因不明的病人可完善以下特殊检查：颈动脉窦按摩试验，心内电生理检查，主动站立测试，直立倾斜试验，腺苷三磷酸（ATP）试验，运动试验，脑电图。

【实验室检查及辅助检查思考题】 若肖女士对做这么多实验室检查和辅助检查项目表示疑虑和不满，你怎样与她沟通？甚至当所有检查均为阴性结果时，怎样和病人沟通及交代预后？（提示：观察类似医患交流场景，请教上级医师。）

上级医师：根据病史、体检、实验室检查和辅助检查结果，该病人的诊断、诊断依据和鉴别诊断分别是什么？

下级医师：

●诊断：病态窦房结综合征；窦性心动过缓伴晕厥（心源性）。

●诊断依据：病人有慢性心动过缓病史 8 年，伴有脑部和心脏供血不足的症状，近来症状加重，出现黑蒙与晕厥；心电图证实有显著窦性心动过缓（46 次 / 分），符合病态窦房结综合征的表现。

●鉴别诊断

（1）首先通过病史、体检及心电图检查结果考虑该病人的心动过缓是生理性的还是病理性的。病人是农民，可以出现轻度心动过缓，通常（白天）清醒状态下心率每分钟不应低于 50 次，不应有头昏、乏力等供血不足的症状。因此该病人属病理性窦性心动过缓。

（2）黑蒙与晕厥可由许多病因引起，首先通过病史（详细询问发作经过）、现场目击的描述、体检及心电图等有关检查将其分为两大类：心源性还是非心源性。然后再进一步由简单到复杂、由无创伤性到侵入性检查。在体检过程中，观察平卧时与起立 30 秒～3 分钟后脉搏、血压的改变，必要时可在心电图和血压的监测下做颈动脉窦按摩试验（平卧位，在上级医师指导下操作，切勿单独做此试验。病态窦房结综合征者可引起心室停搏）。根据心电图资料，该病人不符合其他疾病如高血压、器质性心脏病引起的心动过缓。

上级医师：请你列出治疗原则，开出医嘱。

下级医师：

●治疗原则

（1）在诊断与鉴别诊断的基础上，首先认定本病例属病理性心动过缓；其次考虑“心动过缓”是急性（短暂性）还是慢性（持久性）的，病人病史已 8 年，属于慢性；再次考虑采用药物治疗或非药物治疗；最后考虑病人医疗花费的承受能力。

（2）无症状的窦性心动过缓无需治疗，但需随访和观察。若因心动过缓伴有心、脑供血不足的症状（如黑蒙或晕厥等）应选择心脏起搏治疗。对表现为快慢综合征者，应在植入心脏起搏器后再选用抗心律失常药物。对于心动过缓有胸闷、头晕等症状而无条件或不接受心脏起搏的病人，可试用中西药物结合治疗，定期复查。

（3）本例病人是农民，不愿接受起搏治疗，故可先服药，定期随访，并告诉病人避免发作的诱因，注意黑蒙时的自我保护，避免颅脑外伤与骨折。

●医嘱

（1）阿托品，0.3～0.6mg/ 次，3～4 次 / 日，口服，必要时用异丙肾上腺素片，5～10mg/ 次，舌下含服，3～4 次 / 日。以上两药任选一种试用。

（2）心宝，1～2 丸 / 次，2～3 次 / 日，口服。

〖上级医师评述〗

病态窦房结综合征（sick sinus syndrome，SSS）可由多种疾病（如冠心病、心肌病、心肌炎、原发性传导系统退行性病变等）发展而来。临床症状和心电图改变呈多样性。心动过缓严重时伴脑部短暂性供血不足往往产生黑蒙或晕厥。这一症状是心血管病常见的主诉，对其病因的判别涉及病人的预后评估及治疗措施的决定。随着特殊检查（24 小时动态心电图、心电生理检查等）的发展，本病的诊断日趋完善。本病的治疗包括两方面：①对基础疾病的病因治疗；②对症治疗，主要是提高基础心率，预防晕厥与心源性猝死，近年的相关进展主要集中在起搏器械治疗方面。另外，该病例还着重体现晕厥的鉴别诊断，在临床工作中，对于不明原因晕厥的诊治往往非常棘手，除了仔细询问病史、分析晕厥的特点外，还需要尽可能完善相关检查，甚至一些特殊检查，以利于鉴别诊断，同时特别要加强与病人的沟通交流，提高依从性，尽早明确诊断，警惕多种检查后仍无法诊断可能带来的医患矛盾。

（褚　明　许　迪）

病例四

〖病人诉说〗

我叫李 ××（男），今年 24 岁，是名大学生。我最近 2 年多经常感到突然心跳加快。

〖医师思维导引〗

上级医师：围绕李先生反复发作心动过速，你应考虑到可能是哪些疾病？

下级医师：老师，我想李先生有可能是下列疾病：

- 心律失常：心房颤动、心房扑动、阵发性室上性心动过速、室性心动过速、期前收缩等。
- 高动力循环状态：甲亢、药物、食物、发热、运动、低血糖、嗜铬细胞瘤等。
- 心脏神经症。

上级医师：根据病人诉说，你应如何进一步问诊？

下级医师：“李先生，您什么情况下出现心跳加快？”

李先生：“这也说不准，有时坐在那里好好的也能突然出现。”

下级医师：“每次心跳加快持续多长时间？”

李先生：“很快，大概 20 分钟左右。”

下级医师：“心慌的时候有没有自己把个脉或者去查个心电图看看呢？”

李先生：“我当时摸了一下脉搏，实在太快了，1 分钟能跳 200 次左右，做了心电图，一会儿拿给您看。”

下级医师：“那脉搏齐吗？”

李先生：“我感觉是齐的。”

下级医师：“您有没有出现过眼前发黑或者一下子晕过去？”

李先生：“这倒还没有。”

下级医师：“李先生，您这种心跳加快通常什么情况下会恢复正常？是突然恢复正常的吗？”

李先生:“开始的时候会自己恢复正常,但后面通常会在憋气的时候恢复正常,而且都是突然停下来的。”

下级医师:“张先生,您有胸痛、胸闷之类的症状吗?”

李先生:“没有这个感觉。”

上级医师:根据李先生现病史所获取的资料,在既往史和个人史的询问中,你还应重点询问哪些内容?为什么?

下级医师:“李先生,您以前有没有高血压、高血脂、糖尿病、冠心病、甲亢、贫血?用过什么药吗?”

李先生:“我都没有。”

下级医师:“您有没有胸部外伤?近期做过手术吗?”

李先生:“都没有。”

下级医师:“您有没有烟酒嗜好?”

李先生:“都没有。”

下级医师:老师,我问李先生以上病史,目的是了解心动过速时的发作特点及终止方法,并排除其他因素所导致的心动过速。

【问诊思考题】 ①如果李先生自觉心跳加速缓慢发生,缓慢终止,说明什么?②李先生通过憋气能导致心跳恢复正常,说明什么?(提示:查阅教材,请教上级医师。)

上级医师:根据所获得的病史,你体检中应重点检查哪些部位?应注意哪些阳性体征?

下级医师:老师,我重点检查了病人下列项目,该病人并无阳性体征,结果如下:

- 血压:120/80mmHg。
- 皮肤、黏膜:有无发绀,有无苍白(排除贫血)。李先生皮肤、黏膜无苍白和发绀。
- 甲状腺及颈静脉:甲状腺无肿大及杂音,颈静脉无怒张。
- 心脏:心尖搏动位置、强度,心脏相对浊音界,心脏听诊有无杂音及额外心音。李先生心尖搏动位于第5肋间左锁骨中线内0.5cm处,范围以直径计算为2cm。心脏听诊心率70次/分,律齐,无心脏杂音。
- 肺脏:胸廓是否对称,气管是否居中,肺脏下界,语音震颤,语音传导,呼吸音,有无啰音。李先生肺脏无阳性发现。
- 腹部:有无压痛和包块,肝脏下界。李先生腹部无阳性体征。
- 其他:周围血管征。李先生无周围血管征。

【查体思考题】 若病人剑突下可闻及3/6级收缩期杂音,你如何考虑?查体和实验室检查中还要注意什么?

上级医师:根据以上李先生的病历资料,你认为他应做哪些实验室检查及其他辅助检查?若医患双方条件允许,还可以做哪些特殊检查?

下级医师:老师,我认为他应该做下列检查,并获得了相关检查结果:

- 血、尿、粪常规:血、粪常规在正常范围。
- 生化检测:肝、肾功能均在正常范围。
- 甲状腺功能:正常范围。
- 凝血功能:正常范围。
- 12导联心电图:窦性心律,正常心电图(未发作)。异位心律,阵发性室上性心动过速（发作时）。

●正、侧位X线胸片、正侧位颈椎片：胸片和颈椎片正常。

●超声心动图：未见明显异常。

【实验室检查及辅助检查思考题】 若李先生觉得检查都是正常的，认为医生只知道开一大堆检查，你怎样与他沟通？（提示：观察类似医患交流场景，请教上级医师。）

上级医师：根据病史、体检、实验室检查和辅助检查结果，该病人的诊断、诊断依据和鉴别诊断分别是什么？

下级医师：

●诊断：心律失常，阵发性室上性心动过速。

●诊断依据

（1）病人反复自觉心动过速2年多，发作呈突发突止，可于憋气时终止。

（2）发作时查心电图：异位心律，阵发性室上性心动过速。

●鉴别诊断

（1）心房颤动：病人可以自觉心动过速，但体检往往可以发现心律绝对不齐，第一心音强弱不等，脉搏短绌。发作时心电图表现为：P波消失，代之以f波，f波频率为350～600次/分，RR间期绝对不规则。

（2）心房扑动：病人可以自觉心动过速，但心电图往往表现为P波消失，代之以F波，F波的频率在250～350次/分。

（3）室性心动过速：病人通常也会自觉心动过速，相较阵发性室上性心动过速而言，会有更多的病人出现黑蒙、晕厥等症状，心电图通常表现为宽QRS波心动过速。

上级医师：请你列出治疗原则，开出医嘱。

下级医师：

●治疗原则：刺激迷走神经、药物、电复律、射频消融。

●医嘱：行射频消融术。

上级医师：阵发性室上性心动过速发作时可选的药物有哪些？

下级医师：对于房室结折返性心动过速及顺向型房室折返性心动过速，可选药物包括ⅠA、ⅠC、Ⅱ、Ⅲ、Ⅳ类抗心律失常药物，ATP以及强心苷类；但对于逆向型房室折返性心动过速，只能选择ⅠC和Ⅲ类。

〖上级医师评述〗

阵发性室上性心动过速发病原因至今尚未完全明确。根据发生分为：房室结折返性心动过速、顺向型房室折返性心动过速以及逆向型房室折返性心动过速。诊断需根据病人的病史及发作时心电图。目前，阵发性室上性心动过速的治疗主要包括刺激迷走神经、药物、电复律、射频消融。

（刘海雷　陈明龙）

病例五

〖病人诉说〗

我叫卢××（男），今年58岁，是本市机关公务员。我胸口疼痛6个多月了，经常发作，今天刚住院。

〖医师思维导引〗

上级医师：围绕卢先生反复发作胸部疼痛，你应考虑到可能是哪些疾病？

下级医师：老师，我想卢先生有可能是下列疾病：

- 心血管系统疾病：冠心病、心绞痛、心包炎、二尖瓣脱垂。
- 呼吸系统疾病：肺炎、胸膜炎、肺梗死。
- 消化系统疾病：食管痉挛、食管憩室、胃食管反流病、溃疡病、胆囊炎、胆石症。
- 胸壁肌肉痛、肋间神经痛、颈椎病。

上级医师：根据病人的诉说，你应如何进一步问诊？

下级医师：“卢先生，您什么情况下胸口疼痛发作或加重？”

卢先生：“我劳累或情绪激动时很容易发作并加重，我是个急性子。”

下级医师：“是的，急性子容易发作，您的疼痛有哪些不舒服的感觉？”

卢先生：“我痛起来有一种压迫性感觉，很难受，喘不过气的感觉。”

下级医师：“您每次疼痛持续多长时间呢？”

卢先生：“大概5～10分钟。”

下级医师：“您胸痛时有没有其他地方同时疼痛？”

卢先生：“哦，有时我的左上臂内侧也痛的。”

下级医师：“卢先生，您觉得呼吸和吃东西时胸痛有没有减轻或加重？”

卢先生：“没有这个感觉。”

下级医师：“您什么情况下胸痛明显减轻呢？”

卢先生：“我马上休息或舌下含服硝酸甘油0.5mg后胸痛逐渐没有了。”

下级医师：“您除胸痛外还有没有发热、咳嗽、咳痰、呕吐等不好的情况？”

卢先生：“这些都没有。”

上级医师：根据卢先生现病史所获取的资料，在既往史和个人史的询问中，你还应重点询问哪些内容？为什么？

下级医师：“卢先生，您以前有无高血压、高血脂、糖尿病？”

卢先生：“我高血压20年了，血压一般在(150～160)/(90～100)mmHg，没有到医院认真治疗过。我还有高胆固醇血症8年，也没有认真进行降脂治疗。我有2型糖尿病8年了，主要是用饮食控制加服降糖药，尿糖(+)至(++)。”

下级医师：“您有没有食管、消化道、胆道的疾病？以前有过肺结核等病吗？”

卢先生：“这些病都没有得过。”

下级医师：“您有没有胸部外伤？近期做过手术吗？是否有过长期卧床或下肢活动障碍的情况等？”

卢先生：“都没有。”

下级医师：“您有没有烟酒嗜好？”

卢先生：“我抽烟30年了，每天大约20支；基本不喝酒。”

下级医师：老师，我问卢先生以上病史，目的是调查其有无冠心病、动脉粥样硬化易患因素，并协助排除因消化系统、呼吸系统、外伤等导致的胸骨后疼痛。

【问诊思考题】①如果卢先生胸痛没有明显的影响因素，说明什么？②如果卢先生胸痛与呼吸相关，说明什么？

上级医师：根据所获得的病史，你体检中应重点检查哪些部位？应注意哪些阳性体征？

下级医师：老师，我重点检查了病人下列项目，获得一些阳性体征如下：

●血压：**160/100mmHg**。

●体位：是否自动体位，若不能平卧需排除肺淤血。卢先生是自动体位。

●皮肤、黏膜：有无发绀，有无苍白(排除贫血)。卢先生皮肤、黏膜无苍白和发绀。

●心脏：心尖搏动位置、强度，心脏相对浊音界，心脏听诊有无杂音及额外心音。**卢先生心尖搏动位于第5肋间左锁骨中线内0.5cm处，呈抬举样搏动，范围以直径计算为2cm。心脏听诊心率80次/分，律齐，A_2亢进**。

●肺脏：胸廓是否对称，气管是否居中，肺脏下界，语音震颤，语音传导，呼吸音，有无啰音。卢先生肺脏无阳性发现。

●腹部：有无压痛和包块，以排除消化道溃疡、消化道炎症；肝脏下界；墨菲征是否阳性，以排除胆道疾病。腹部检查尤以上腹部检查为重点。卢先生腹部无阳性体征。

●其他：胸壁、肋骨、肋软骨处有无红肿、压痛。卢先生胸壁无红肿、压痛。

【查体思考题】 若卢先生胸壁有压痛，你如何考虑？查体和实验室检查中还要注意什么？

上级医师：根据以上卢先生的病历资料，你认为他应做哪些实验室检查及其他辅助检查？若医患双方条件允许，还可以做哪些特殊检查？

下级医师：老师，我认为他应该做下列检查，并获得了相关检查结果：

●血、尿、粪常规，血脂分析：血、粪常规在正常范围。**尿常规中餐后尿糖(+)**。

●空腹血糖和餐后2小时血糖：**空腹血糖7.5mmol/L，餐后2小时血糖18.5mmol/L**。

●肝、肾功能：肝、肾功能均在正常范围。

●12导联心电图(胸痛时和无胸痛时)：安静时心电图：窦性心律，**左前分支传导阻滞**。胸骨后方疼痛时心电图：窦性心律，**左前分支传导阻滞，V_4～V_6导联ST水平压低0.15～0.2mV，伴T波倒置**。

●心电图运动负荷实验：**心电图活动平板运动试验阳性**。

●正侧位X线胸片、正侧位颈椎片：胸片和颈椎片正常。

●超声心动图：**二维超声心动图示左心室舒张功能减退**。

●医患条件允许时，做冠状动脉造影检查：**冠状动脉造影示左前降支中段80%狭窄**。

【实验室检查及辅助检查思考题】 若卢先生对做这么多实验室检查和辅助检查项目表示疑虑和不满，你怎样与他沟通？(提示：观察类似医患交流场景，请教上级医师。)

上级医师：根据病史、体检、实验室检查和辅助检查结果，该病人的诊断、诊断依据和鉴别诊断分别是什么？

下级医师：

●诊断：冠心病(劳力型心绞痛)；高血压；高脂血症；糖尿病(2型)。

●诊断依据

(1) 胸骨后方压榨性疼痛，持续时间、疼痛放射、疼痛诱因、疼痛缓解方式均符合心绞痛诊断。

（2）高血压、高血脂、糖尿病、抽烟系动脉粥样硬化、冠心病的危险因素。

（3）胸痛时心电图有缺血改变，活动平板运动试验阳性。

（4）冠状动脉造影示左前降支中段 80% 狭窄。

●鉴别诊断

（1）消化系统中食管炎、食管痉挛、反流性食管炎等可引起胸骨后方疼痛。但食管病变所引起的疼痛常与进食有关，主要表现有吞咽困难、反酸、胸骨后方灼热感、嗳气，其胸骨后方疼痛呈“烧心”状，且持续时间较长。

（2）消化系统中胃及十二指肠球部炎症和溃疡有时也表现为胸骨下段闷痛不适，但多数表现为上腹部胀气、疼痛，胃脘部灼热感或嘈杂感；溃疡病疼痛有一定规律，例如胃溃疡表现为进食后疼痛，十二指肠球部溃疡表现为空腹痛。胆道系统病变多见于中年以上肥胖女性，其疼痛常表现为右上腹痛，可伴发热和黄疸，常放射至右肩部。结合该病人病史及体征，不符合上述病变表现。

（3）呼吸系统中肺炎、气胸、胸膜炎也可引起胸痛，但常伴全身和呼吸道症状，如咳嗽、咳痰，疼痛与呼吸有关且持续时间长，全身可有畏寒、发热。此种胸痛用硝酸甘油不能缓解。该病人病史中无呼吸道症状，可排除因呼吸道症状所致胸痛。

上级医师：请你列出治疗原则，开出医嘱。

下级医师：

●治疗原则：降血压、降血脂、降血糖、抗心肌缺血、抗血小板聚集。

●医嘱

（1）美托洛尔（倍他乐克），25mg/ 次，2 次 / 日。

（2）培哚普利（雅施达），4mg/ 次，1 次 / 日。

（3）单硝酸异山梨酯（欣康），20mg/ 次，2 次 / 日。

（4）瑞舒伐他汀（可定），10mg/ 次，1 次 / 晚。

（5）阿司匹林肠溶片（拜阿司匹林），100mg/ 次，1 次 / 日。

（6）格列齐特（达美康），80mg/ 次，2 次 / 日。

上级医师：根据冠状动脉解剖结构和冠状动脉造影结果，你如何解释胸痛时的心电图改变？

下级医师：冠状动脉系主动脉发出的第一分支。冠状动脉分为左冠状动脉和右冠状动脉，左冠状动脉继而又分为左前降支和左回旋支。左前降支供应室间隔前部、心尖和左心室前壁血液。该病人冠状动脉造影示左前降支中段 80% 狭窄，所以，表示左心室前壁心肌缺血的 V_4～V_6 导联出现 ST 段压低伴 T 波倒置。

〖上级医师评述〗

随着生活水平的提高，我国冠心病发病率呈升高趋势。动脉粥样硬化、冠心病发病原因至今尚未完全明确。其危险因素包括：高血压、高脂血症、糖尿病、吸烟、体重超重、活动少。冠心病分为以下 5 型：心绞痛型、心肌梗死型、猝死型、缺血性心肌病型、隐匿型。该病人属心绞痛型。心绞痛系心肌短暂缺血所致，心绞痛病因中 90% 以上是冠心病。严重贫血、甲状腺功能亢进、肥厚型心肌病、主动脉瓣狭窄和（或）关闭不全也可引起心绞痛。胸痛发作时心电图出现动态 ST-T 改变，是诊断心绞痛的重要依据。活动平板运动试验是一项有效的辅助诊断。确诊需行冠状动脉造影。目前，冠心病治疗有药物治疗、经皮冠状动脉成形术和冠状动脉搭桥术。

（王连生）

病例六

〖病人诉说〗

我叫王×（男），66岁，工人。我胸口痛大约有6个小时了，以前有冠心病、心绞痛3年，这次好像更重了。

〖医师思维导引〗

上级医师：围绕王先生反复发作胸部疼痛，你应考虑到可能是哪些疾病？

下级医师：老师，关于王先生6小时内发生的胸口疼痛：

● 首先应鉴别是否属于心绞痛，若系心绞痛应考虑：

（1）冠心病，急性心肌梗死。

（2）冠心病，不稳定型心绞痛。

● 若经鉴别，此胸骨后方疼痛不属于心绞痛，主要应考虑：

（1）循环系统疾病：主动脉夹层撕裂、急性心包炎。

（2）呼吸系统疾病：肺炎、胸膜炎、肺栓塞、气胸。

（3）消化系统疾病：胃食管反流病、食管炎、膈疝、胃炎、胃溃疡、十二指肠球部溃疡、胆道疾病。

（4）其他：颈椎病、肋间神经痛、胸壁肌肉痛。

上级医师：根据病人诉说，你应如何进一步问诊？

下级医师：“王先生，您别害怕，我给您看看什么病啊。您什么情况下胸口疼痛发作？以前有没有类似的症状？”

王先生：“我这次是与邻居争执后发生的疼痛。以前心绞痛常于劳累或情绪激动后发生。”

下级医师：“您能指出疼痛的具体位置吗？您的疼痛是怎样的？这次发作较之以往如何？”

王先生：“在胸口中间，挤压样的疼，比以前疼得厉害多了。”

下级医师：“我知道了，您放松一些啊。您在这6小时中发生几次疼痛？以往的发作频率高吗？”

王先生：“3次。以前心绞痛发作频度为每周1～2次。”

下级医师：“您这6小时内发作的3次疼了多少时间，以往发作大概疼多长时间？”

王先生：“这6小时内发作的3次每次大约疼痛持续10～15分钟。以往每次心绞痛持续也就3～5分钟。”

下级医师：“您刚刚胸痛发作是如何缓解的，以往胸痛发作您一般都是如何处理的？”

王先生：“刚发作的时候含了2片硝酸甘油，过了会儿才觉得舒服点。以往休息休息就好了。”

下级医师：“您什么情况下胸痛明显减轻呢？”

王先生：“我马上休息或舌下含服硝酸甘油1片后胸痛逐渐就没有了。”

下级医师：“您胸痛时有没有其他地方同时疼痛？”

王先生："这里也疼（病人指自己左前臂尺侧）。"

下级医师："您除胸痛外还有没有发热、咳嗽、咳痰、呕吐等不好的情况？"

王先生："这些都没有。"

下级医师："您平时吃饭、呼吸、改变姿势会引发胸痛吗？"

王先生："没啥关系。"

下级医师："每次疼痛发作的时候有没有其他的不舒服？"

王先生："会出冷汗，恶心，还吐过1次，吐的都是饭。"

上级医师：根据王先生现病史所获取的资料，在既往史和个人史的询问中，你还应重点询问哪些内容？为什么？

下级医师："王先生，您以前有没有高血压、高血脂、糖尿病？"

王先生："我没有高血压和糖尿病。有高血脂10年，检查一般总胆固醇在7～9mmol/L，甘油三酯3.5～5.5mmol/L，没有进行降脂治疗。"

下级医师："您有没有食管、消化道、胆道疾病？吃饭和疼痛发作有关吗？"

王先生："这些病没有得过，疼痛也与吃饭无关。"

下级医师："您最近有没有发热、咳嗽、咳痰？有没有得过结核病？"

王先生："没有，都没有。"

下级医师："您有没有过胸部外伤？近期有没有做过手术？有没有过长期卧床或下肢活动障碍等情况？"

王先生："都没有。"

下级医师："您有没有烟酒嗜好？"

王先生："我抽烟40年了，每天1包烟，每天喝酒大概1～2两吧。"

下级医师：老师，我问王先生以上病史，目的是调查其有无冠心病、动脉粥样硬化的易患因素，并协助排除因消化系统、呼吸系统、外伤等导致的胸骨后疼痛。

上级医师：根据所获得的病史，你体检中应重点检查哪些部位？应注意哪些阳性体征？

下级医师：老师，我重点检查了病人下列项目，获得了一些阳性体征如下：

- 生命体征：T 37℃，P 86次/分，R 20次/分，BP 110/70mmHg。
- 体位：是否自动体位，若不能平卧需排除肺淤血。病人为自动体位。
- 皮肤、黏膜：有无发绀，有无苍白（排除贫血）。病人无皮肤、黏膜苍白、发绀。
- 神志清楚，肢端温暖。
- 心脏：心尖搏动位置、强度，心脏相对浊音界，心脏听诊有无杂音及额外心音。**病人心尖搏动位于左第5肋间锁骨中线内0.5cm处，范围以直径计算为2.0cm。叩诊心脏浊音界不扩大。心率86次/分，律齐，A_2亢进。**
- 肺脏：胸廓是否对称，气管是否居中，肺脏下界，语音震颤，语音传导，呼吸音，有无啰音。**病人肺脏无阳性发现。**
- 腹部：有无压痛和包块，以排除消化道溃疡、消化道炎症；肝脏下界；墨菲征是否阳性，以排除胆道疾病。腹部检查尤以上腹部检查为重点。**腹部无阳性体征。**
- 四肢、脊柱：未见明显异常。

下级医师：老师，从病人血压、脉搏、神志、对周围事物反应是否灵敏及肢端是否温暖，初步估计病人的心排血量尚可。

【查体思考题】 若王先生胸壁有压痛，你如何考虑？查体和实验室检查中还要注意什么？

上级医师：根据以上王先生的病历资料，你认为他应做哪些实验室检查及其他辅助检查？若医患双方条件允许，还可以做哪些特殊检查？

下级医师：老师，我认为他应该做下列检查，并获得了相关检查结果：

- 血、尿、粪常规：**血常规示 WBC 11.0×10^9/L，N 0.75，L 0.25**；尿、粪常规未见明显异常。
- 心肌酶学检查：**肌酸激酶同工酶（CK-MB）22U/L（胸痛后 6 小时），41U/L（胸痛后 12 小时）。心肌肌钙蛋白 I（cTnI）8.0ng/ml（胸痛后 6 小时），20ng/ml（胸痛后 12 小时）**。
- 血脂：**血总胆固醇 7mmol/L，血甘油三酯 4.0mmol/L**。
- 空腹血糖：5.8mmol/L。
- 心电图：**胸痛后 6 小时：窦性心律，V_1～V_3 导联 ST 段弓背向上抬高 0.3～0.5mV，T 波直立；胸痛后 20 小时：窦性心律，V_1～V_3 导联呈 QS 型，ST 段弓背向上抬高 0.2～0.4mV，T 波倒置**。
- 肝、肾功能：除 **AST 55U/L** 外，其余均在正常范围。
- X 线胸片：未见明显异常。
- 若医患双方条件允许，可行冠状动脉造影。

上级医师：根据病史、体检、实验室检查和辅助检查结果，该病人的诊断、诊断依据和鉴别诊断分别是什么？

下级医师：

- 诊断

（1）冠心病　急性前间隔心肌梗死；Killip Ⅰ级。

（2）高脂血症。

- 诊断依据

（1）典型的心绞痛病史。

（2）动态心电图改变：V_1～V_3 导联 ST 段弓背向上抬高，随着时间推移，ST 段弓背向上抬高的程度减轻，V_1～V_3 导联 QRS 波表现为 QS 型，T 波由直立转为倒置。

（3）心肌酶检测数值升高：CK-MB、cTnI、AST 升高。

（4）既往有吸烟史，血胆固醇和甘油三酯升高。

（5）病人肺部未闻及明显湿啰音。

- 鉴别诊断

（1）心绞痛：疼痛持续时间较短，一般不超过 15～20 分钟，心电图 ST-T 缺血性改变在发作后可好转或消失。无病理性 Q 波出现。血心肌酶不高。

（2）急性心包炎：发热与疼痛同时出现，心电图多导联有 ST 段弓背向下的抬高，无病理性 Q 波。血心肌酶不升高。

（3）主动脉夹层撕裂：持续剧烈疼痛，常呈撕裂样，多发生在高血压病人，无动态心电图改变和心肌酶学反应。

（4）肺梗死：有典型的心电图特点。如肺型 P 波及 S_IQ_{III}。本病例无上述特点，故可排除。

(5) 呼吸系统疾病：病人起病以来无发热、咳嗽、咳痰、咯血症状，胸痛与呼吸无关。X线胸片正常。此外，呼吸系统疾病不出现上述心电图和心肌酶学的动态改变。

(6) 消化系统疾病：胃食管反流病、消化性溃疡穿孔、急性胆囊炎、胆石症等，可出现中上腹持续性剧痛，依靠心电图及心肌酶测定可以区别。

上级医师：请你列出治疗原则，开出医嘱。

下级医师：

●治疗原则：挽救濒死心肌，缩小梗死和缺血心肌范围，处理心肌梗死并发症，保护和维持心脏功能。

●医嘱

(1) 一般治疗：休息，吸氧。监测血压、心率、心电图和呼吸。

(2) 解除疼痛

1) 吗啡 5～10mg，皮下注射，4～6 小时重复使用一次；或哌替啶 50～100mg，肌内注射，4～6 小时重复使用一次。注意呼吸抑制。下壁心肌梗死者慎用吗啡。

2) 血压正常者，硝酸甘油舌下含化或静脉滴注。

(3) 心肌再灌注：尽快完成术前准备，行直接经皮冠状动脉介入治疗（PCI 术）。

1) 阿司匹林 300mg，即刻嚼服；联合氯吡格雷 300mg 或替格瑞洛 180mg。

2) 签署知情同意书，立即行急诊 PCI 术。

(4) 抗心肌缺血：若血流动力学稳定，无使用 β 肾上腺素能受体阻断剂的禁忌证，口服美托洛尔（倍他乐克）6.25～12.5mg，2 次 / 日。

(5) 减轻心肌重塑，使用 ACEI 类药物：培哚普利，2～8mg/ 次，1 次 / 日。

(6) 对症处理可能出现的急性心肌梗死并发症。

上级医师：根据病理学知识，试推测病人在稳定型心绞痛基础上发生急性心肌梗死时，侵犯血管的动脉粥样硬化斑块可能发生了什么变化？

下级医师：在冠状动脉粥样硬化病变的基础上，斑块发生了破裂，斑块破溃形成粗糙不平的溃疡面，有高度致血栓作用。血栓头部主要由血小板组成，黏附在血管狭窄处，血栓尾部富含纤维蛋白和红细胞。急性血栓阻塞血管造成 Q 波性急性心肌梗死。

〖上级医师评述〗

急性冠状动脉综合征（acute coronary syndrome，ACS）因病情凶险，近年来极受重视。ACS 系在冠状动脉粥样硬化病变的基础上，斑块发生破裂，斑块表面破损或出现裂纹，引起急性血栓形成，造成血管完全或不完全性阻塞。ACS 包括不稳定型心绞痛、ST 抬高型急性心肌梗死和非 ST 抬高型急性心肌梗死。急性冠状动脉综合征的治疗：不稳定型心绞痛和非 ST 抬高型心肌梗死的治疗包括抗心肌缺血、抗血小板和抗凝；ST 段抬高型急性心肌梗死加用溶栓剂。及时成功的急诊经皮穿刺冠状动脉成形术可明显改善临床症状，降低死亡率。

（王连生）

病例七

〖病人诉说〗

我叫何 ××（男），32 岁，是本市环卫所的清洁工人。因午后发低热，有两个多月了，走路时有胸闷、气促的感觉，一周前入院的。

〖医师思维导引〗

上级医师：根据病人的诉说，你应如何进一步问诊？

下级医师：“何先生，您这两个月来发热有无原因，比如，受凉、腹泻等？有什么规律吗？”

何先生：“没有明显诱因，发热一般发生在午后，体温未退至正常，不规则，发热之前没有畏寒，但有夜间盗汗。”

下级医师：“胸闷、气促是什么时候发生的？”

何先生：“尽管发热两个多月了，但还能坚持工作。只是近一周来有胸闷不适和气急，活动后明显，不能坚持上班。在单位医务室测体温为37.9℃。”

下级医师：“发热、胸闷和气急时有没有其他不适的感觉？”

何先生：“有干咳，无痰；胸闷、气急以活动后最为明显。”

下级医师：“有没有去医院看过病？”

何先生：“曾在单位医务室检查过，说我是‘感冒、支气管炎’，用了些药，但效果不好，胸闷、气急症状有所加重。”

上级医师：根据病人提供的病史，你应考虑到哪些疾病？

下级医师：老师，我想何先生有可能与下列疾病有关：

- 肺部疾病：如急、慢性支气管炎，阻塞性肺气肿，肺炎，肺结核，胸腔积液、积气，间质性肺疾病，结节病。
- 心脏疾病：与感染有关的疾病，如感染性心内膜炎、心包炎等。

上级医师：根据何先生现病史所获取的资料，在既往史和个人史的询问中，你还应重点询问哪些内容？

下级医师：“何先生，您以前有没有得过结核病？”

何先生：“没有。”

下级医师：“以前有过心脏病、高血压、糖尿病吗？”

何先生：“这些病没有得过。”

下级医师：“您有没有胸部外伤？或者身体皮肤感染过吗？”

何先生：“都没有。”

下级医师：“您有没有烟酒嗜好？”

何先生：“吸烟有5年，每天10支左右；偶尔饮酒，每次大约2两。”

【问诊思考题】 若何先生病史中伴有胸痛，你如何考虑？

上级医师：根据所获得的病史，你体检中应重点检查哪些部位？应注意哪些阳性体征？

下级医师：老师，我重点检查了病人下列项目，获得了一些阳性体征如下：

- 生命体征：**T 37.9℃**；R 25次/分；**P 118次/分**，细弱；BP 100/84mmHg。
- 一般状态：神志清楚，**颈静脉明显怒张**，无发绀，无皮肤、巩膜黄染和出血点。
- 心肺检查：心尖搏动看不到；触诊时较弱；**心左界位于第5肋间锁骨中线外1.5cm，右界位于第3、4肋间，均在胸骨缘外1cm，心率118次/分**；第一、二心音均较细弱，未闻及杂音及奔马律。左侧胸部在肩胛线上第7肋以下**叩诊为浊音**；呼吸音减弱，未闻及啰音及支气管呼吸音。

●腹部及其他检查：腹部柔软，肝肋下 1cm，质Ⅰ～Ⅱ度，脾未触及，**肝颈静脉回流征阳性**。两下肢无水肿。

上级医师：根据以上何先生的病历资料，你认为他应做哪些实验室检查及其他辅助检查？

下级医师：老师，我认为他应该做下列检查，并获得了相关检查结果：

●血、尿、粪常规及肝肾功能：血、尿、粪常规正常；肝肾功能正常。

●血沉、PPD 试验：血沉 76mm/h，**PPD 试验 1∶10 000(+)**。

● X 线检查：**心脏阴影向两侧增大，心脏搏动减弱**，右上肺可见数个钙化灶。**左侧胸膜腔少量积液**。

●心电图检查：**窦性心动过速，QRS 低电压，Ⅱ、Ⅲ、aVF 及 V_3 ~ V_6 导联 ST 段呈弓背向下抬高**。

●超声心动图：各房室腔不大，室壁搏动尚好，各瓣膜回声及开放良好，**右心室壁前与左心室壁后可见 15 ~ 18mm 的液性暗区**。左心室射血分数为 64%。

【实验室检查及辅助检查思考题】 还需要做哪些实验室检查或辅助检查以帮助明确诊断或鉴别诊断？

上级医师：根据病史、体检、实验室检查和辅助检查结果，该病人的诊断、诊断依据和鉴别诊断分别是什么？

下级医师：

●诊断：结核性心包炎（合并左侧胸膜腔少量积液）。

●诊断依据

(1) 中年男性，病程 2 个多月，有低热，以后出现胸闷、气促，起病较为缓慢。

(2) 有体循环淤血表现：颈静脉怒张、肝颈静脉回流征阳性，肝肋下 1cm，质Ⅰ～Ⅱ度。

(3) 心脏体征：心界向两侧扩大，心率快，心音细弱，脉压较小。

(4) 胸部 X 线片可见结核钙化灶，心影向两侧增大并有左侧胸膜腔少量积液。PPD 试验(+)。

(5) 心电图示窦性心动过速、低电压及 ST 改变。

(6) 超声心动图示心包腔内有液性暗区。

●鉴别诊断

(1) 急性非特异性心包炎：起病急骤，发病前常有上呼吸道感染史，有发热、心前区疼痛、气促等。此病人发病较缓慢，PPD 试验(+)，右肺上有结核病灶，故可排除非特异性（病毒性）心包炎。

(2) 充血性心力衰竭：可有心脏扩大、体循环淤血，也可出现心包积液。但常出现心脏杂音或奔马律。超声心动图提示病人心腔不大，心脏收缩功能正常，故可排除。

(3) 其他：如化脓性心包炎、风湿性心包炎、心肌梗死后心包炎、尿毒症心包炎、肿瘤性心包炎等。该病人病史、体检及辅助检查不支持，故不考虑。

【诊断思考题】 本病人是否可以行心包穿刺术以确定其心包积液的性质？

上级医师：请你列出治疗原则，开出医嘱。

下级医师：

●治疗原则：对活动性结核病，坚持早期、联合、适量、规律和全程使用敏感药物的原则。

●医嘱

(1) 异烟肼，0.3g/次，1次/日，口服。

利福平，0.45g/次(<50kg体重)，1次/日，口服；0.6g/次(≥50kg体重)，1次/日，口服。

链霉素，0.75g/次(老年人)，肌内注射，1次/日。

吡嗪酰胺，1.5～2.0g/次，1次/日，口服；或乙胺丁醇0.75～1.0g/次，1次/日，口服。

因链霉素易出现听力障碍、眩晕及肾功能损害，故多选用异烟肼、利福平、吡嗪酰胺或乙胺丁醇三药联用，短程化疗通常为6～9个月。

(2) 肾上腺皮质激素对心包积液的吸收及病情的改善有一定作用。通常用泼尼松或泼尼松龙25～30mg/d，分3次口服。待体温正常、积液明显减少，即应逐渐减量至停用。

(3) 若病情加重出现心脏压塞征象，即血压突然下降与休克、颈静脉显著怒张和心音低弱遥远(Beck三联征)时，需在心电监护下紧急行心包腔穿刺放液，以减轻临床症状，并请胸外科急会诊协助处理。

〖上级医师评述〗

心包炎是最常见的心包病变，可作为唯一的心脏病变而出现，也可以是全身疾病的部分表现或由邻近组织病变蔓延而来。可由多种致病因素引起，如感染性心包炎可由病毒、细菌、真菌、寄生虫等病原体侵犯心包而引起。在我国，结核性心包炎仍占首位，非特异性(病毒性)心包炎近年来有增多趋势，非感染性心包炎中以肿瘤转移、结缔组织病较常见，尿毒症心包炎病情较重(早期不易发现)。心包炎的临床表现各异，容易误诊或漏诊。无论是结核性还是化脓性心包炎，治疗后均要进行随访复查，若出现心包缩窄的临床症状及体征，应早期施行心包切除术。

(许 迪)

病例八

〖病人诉说〗

我叫李×(女)，今年45岁，农民。我四年前开始出现活动后心慌、胸闷，当时也没有在意，最近一个月感觉明显加重了，而且腿也肿起来了，晚上经常睡不平，并且咳白色泡沫痰。

〖医师思维导引〗

上级医师：围绕李女士的情况，你应考虑到可能是哪些疾病?

下级医师：老师，我想李女士有可能是下列疾病：

●风湿性心脏病。

●先天性心脏病。

●感染性心内膜炎。

●左心房黏液瘤。

●冠心病。

上级医师：根据病人诉说，你应如何进一步问诊?

下级医师："李女士，您四年前首次发作的时候是什么情况?"

李女士："我四年前第一次发作是因为家里盖房，比较劳累，随后就出现心慌、气促，休息一会儿就好了。"

下级医师:“那您以后大约是什么情况下会再次发作?”

李女士:“以后每次特别疲劳的时候就会出现不舒服,不过休息休息就没什么了,也没在意。”

下级医师:“李女士,那您一个月之前突然加重是什么情况呢?”

李女士:“因为我不小心感冒了,自己吃了点感冒药也不行,后来出现发烧、咳脓痰,到当地医院查说是肺炎,就输液进行消炎治疗,后来肺炎是好些了,但是心慌、胸闷又发作了,后来越来越重,腿也肿起来了,晚上经常睡不平,并且咳白色泡沫痰。”

上级医师:根据李女士现病史所获取的资料,在既往史和个人史的询问中,你还应重点询问哪些内容?为什么?

下级医师:“您以前有过风湿发作吗,比如风湿性关节炎?”

李女士:“我 20 年前得过风湿性关节炎,关节肿胀、疼痛,以大关节为主,治疗后好转,但每年发作 1~2 次。”

下级医师:“您过去有扁桃体炎、咽炎病史吗?”

李女士:“有,从 10 岁开始,经常发作。”

下级医师:“您出生或体检的时候医师有提过您心脏有问题吗?”

李女士:“出生的时候没说有问题,以后也没做过正式的体检。”

下级医师:“您感觉不同的身体变动对心慌、胸闷有影响吗?”

李女士:“没发现有什么影响。”

下级医师:“那您感觉每次发作心慌、胸闷大概持续多长时间?”

李女士:“以前大概每次休息三五分钟就会明显好转,这次加重以后胸闷、心慌就一直有,没有明显好转。”

下级医师:“李女士,您以前是否有吸烟、饮酒的习惯?”

李女士:“没有。”

下级医师:“您家里亲属有没有人有心脏疾病的情况?”

李女士:“没有。医生,我这个病要花不少钱吧?我家里条件不好。”

下级医师:“李女士,您的病还没有最后确诊。不过您放心,我们会考虑您的经济情况来制订治疗方案的,但是,把病治好对您本人和家人来说都是最重要的吧。”

下级医师:老师,我问李女士以上病史,目的是调查有无风湿性心脏病的易患因素,并协助排除先天性心脏病、左心房黏液瘤及冠心病的可能。

【问诊思考题】 ①李女士的心慌、胸闷症状如果和体位变动相关说明什么?②李女士心慌、胸闷持续时间和诊断有什么联系?(提示:查阅教材,请教上级医师。)

上级医师:根据所获得的病史,你体检中应重点检查哪些部位?

下级医师:老师,我重点检查了下列项目,并获得了一些阳性体征如下:

● 皮肤、黏膜:无出血点,**面部呈明显二尖瓣面容,口唇轻度发绀**。

● 胸部:胸廓对称,无畸形,气管居中,语音震颤、语音传导正常,两肺叩诊呈清音,**两下肺可闻及少量干、湿啰音**。

● 心脏:心率 98 次 / 分,**心律绝对不齐,心音强弱不等,心尖部可闻及Ⅲ级舒张期杂音及Ⅲ~Ⅵ级收缩期杂音,并可闻及“海鸥音”,三尖瓣区可闻及Ⅱ~Ⅲ级收缩期杂音。心尖部可触及轻度震颤,心脏叩诊明显扩大**。

●腹部：**肝脏肋下2指，轻度压痛**，肝颈回流征(−)，无移动性浊音。

●脊柱、四肢：**下肢轻度水肿**，脊柱、四肢无异常。

【查体思考题】 李女士心律绝对不齐，心音强弱不等，心尖部可闻及Ⅲ级舒张期杂音及Ⅲ～Ⅵ级收缩期杂音，并可闻及“海鸥音”，三尖瓣区可闻及Ⅱ～Ⅲ级收缩期杂音，你如何考虑诊断？查体和实验室检查中还要注意什么？

上级医师：根据以上李女士的病历资料，你认为她应做哪些实验室检查及其他辅助检查？若医患双方条件允许，还可以做哪些特殊检查？

下级医师：老师，我认为李女士应该做下列检查，并获得了相关检查结果：

●血、尿、粪常规，生化全套：均在正常范围。

●12导联心电图：心率98次/分，心房颤动，**左心房负荷过重**。

●二维超声心动图检查：**心脏扩大，以左心房、右心室为主，二尖瓣增厚、卷曲、明显狭窄伴关闭不全，三尖瓣环扩大，轻-中度关闭不全。肺动脉压56mmHg**。

●血培养：已抽血2次，未见明显异常。

●腹部B超：**肝脏稍大、淤血**，其他正常。

【实验室检查及辅助检查思考题】 若李女士对做这么多实验室检查和辅助检查项目表示疑虑和不满，你怎样与他沟通？(提示：观察类似医患交流场景，请教上级医师。)

上级医师：根据病史、体检、实验室检查和辅助检查结果。该病人的诊断、诊断依据和鉴别诊断分别是什么？

下级医师：

●诊断：风湿性心脏病，二尖瓣狭窄伴关闭不全，三尖瓣关闭不全；肺动脉高压；心房颤动；心功能Ⅲ～Ⅳ级。

●诊断依据

(1) 20年前得过风湿性关节炎，关节肿胀、疼痛，以大关节为主，治疗后好转，但每年发作1～2次。

(2) 从10岁开始，有扁桃体炎、咽炎经常发作。

(3) 最近1个月活动后心慌、胸闷明显加重，下肢出现水肿，夜间常不能平卧，咳白色泡沫痰。

(4) 心率98次/分，心律绝对不齐，心音强弱不等，心尖部可闻及Ⅲ级舒张期杂音及Ⅲ～Ⅵ级收缩期杂音，并可闻及“海鸥音”，三尖瓣区可闻及Ⅱ～Ⅲ级收缩期杂音。心尖部可触及轻度震颤，心脏叩诊明显扩大。

(5) 二维超声心动图检查示心脏扩大，以左心房、右心室为主，二尖瓣增厚、卷曲、明显狭窄伴关闭不全，三尖瓣环扩大，轻-中度关闭不全。肺动脉压56mmHg。

●鉴别诊断

(1) 左心房黏液瘤：病史相对较短，常有晕厥、低热，甚至栓塞史，喜右侧卧位。听诊心尖部有舒张期杂音，有时可闻及收缩期杂音，杂音的性质常随体位改变。左心房黏液瘤病人由于病程较短，很少出现心房颤动。超声心动图发现左心房内云雾状光团便可诊断。

(2) 感染性心内膜炎：呼吸道感染常常是感染性心内膜炎的诱因，常表现为咳嗽、发热、痰多，有时可咳脓痰，胸部X线检查有助于鉴别诊断，血培养、超声心动图检查有重要诊断价值。

（3）先天性心脏病：包括亚型较多，出生时即可发病，轻者可至年龄增大出现症状而就诊，心脏杂音及超声心动图可鉴别。

（4）冠心病：多发生在年龄较大，合并高血压、糖尿病、高血脂等危险因素人群。典型表现为体力活动、情绪激动等诱发，突感心前区疼痛，多为发作性绞痛或压榨痛，也可为憋闷感。疼痛从胸骨后或心前区开始，向上放射至左肩、臂，甚至小指和无名指，休息或含服硝酸甘油可缓解。双源 CT 及冠状动脉造影可鉴别诊断。

上级医师：请你列出治疗原则。

下级医师：

● 治疗原则：手术治疗。

上级医师：根据病人上述病情，你准备采取何种手术方式进行治疗？

下级医师：根据国际及国内《心脏瓣膜病诊疗指南》，对于风湿性心脏病病人，尤其是心功能不全的病人，建议先进行药物治疗调整心脏功能，待心脏功能改善后，采用微创手术治疗，如果病人经济条件许可，上述病人可考虑采用胸腔镜下二尖瓣置换 + 三尖瓣成形 + 心房颤动射频消融术。

〖上级医师评述〗

随着国人生活水平的改善，风湿性心脏病的发病率已呈下降趋势。风湿性心脏病的诊断主要依靠病史、症状、心脏听诊、心电图、二维超声心动图。一旦确诊，应采取积极、合理、有效的综合治疗措施，临床医师应根据病人心功能状态，药物治疗改善心脏功能，加强全身支持治疗，待心脏功能改善后行手术治疗。目前手术治疗方案多采用微创手术，包括胸腔镜、机器人、杂交手术等，可明显减轻手术创伤，加快术后恢复。

（吴卫兵　许　晶）

第三节　消化系统疾病

病例一

〖病人诉说〗

我叫张 ××（男），今年 43 岁，是本市职员。我胃里反酸、烧心一个多月了。

〖医师思维导引〗

上级医师：围绕张先生反酸、烧心，你应考虑到可能是哪些疾病？

下级医师：老师，我想张先生有可能是下列疾病：

● 消化系统疾病：胃食管反流病、食管憩室、食管痉挛、胃潴留、功能性消化不良。

● 心血管系统疾病：冠心病、心绞痛、心包炎。

● 呼吸系统疾病：肺梗死、肺炎、胸膜炎。

● 胸壁：肌肉痛、肋间神经痛、带状疱疹。

上级医师：根据病人诉说，你应如何进一步问诊？

下级医师：“张先生，请您说说您是怎么不舒服？”

张先生："就是最近一个多月来，经常有酸水从胃里反到嘴里，胸口有火辣辣的烧灼感。"

下级医师："张先生，您这种反酸、烧心在什么情况下有？"

张先生："我一般情绪紧张的时候，饮酒、饱食后也容易，夜里有很多。"

下级医师："张先生您有没有胸痛呢？"

张先生："烧心厉害的时候胸骨这里痛，喝点水后会好一点。"

下级医师："张先生您有没有恶心、呕吐或呕血、吞咽困难呢？"

张先生："都没有。"

下级医师："张先生您有没有心慌、胸闷呢？"

张先生："也没有。"

下级医师："那您还有什么不舒服的地方？"

张先生："有时有咳嗽，特别是早晨，去呼吸科看了，胸片也没有什么大问题。"

下级医师："您最近去消化科门诊看过吗？"

张先生："看过，消化科医生考虑是什么'胃食管反流病'。"

下级医师："那您做了什么检查，服了什么药？"

张先生："医生没有给我做什么检查，只给我服了 3 种药，服用的时候有效果，停药了又有反酸、烧心，所以我又来了。"

下级医师："张先生，您服用的是哪几种药，服了多长时间了？"

张先生："嗯，一个是奥美拉唑，一个是达喜，还有一个是莫沙必利，三个药一共服了 2 周。"

下级医师："张先生，再问一下，最近大小便如何？"

张先生："基本正常。"

上级医师：根据张先生现病史所获取的资料，在既往史和个人史的询问中，你还应重点询问哪些内容？为什么？

下级医师："张先生，您以前有没有高血压、高血脂、糖尿病、哮喘？"

张先生："我血压基本正常，胆固醇、血脂偏高，体检 B 超说有轻度的脂肪肝，没有糖尿病、哮喘。"

下级医师："您有没有食管、胃肠道、心肺方面的疾病？"

张先生："这些病没得过。"

下级医师："您有没有烟酒嗜好？"

张先生："我抽烟 20 年了，每天大约 30 支；每周喝酒 2～3 次，每次半斤白酒。"

下级医师：老师，我问张先生以上病史，目的是调查有无胃食管反流病的易患因素，并协助排除其他消化系统、心肺系统相关疾病。

【问诊思考题】 胃食管反流病除了反酸、烧心及胸痛外，还可能有哪些症状？这些症状说明什么？

上级医师：根据所获得的病史，你体检中应重点检查哪些部位？应注意哪些阳性体征？

下级医师：老师，我重点检查了病人下列项目，但没有发现特别有价值的体征。

●体态：稍肥胖。

●**咽喉部稍充血，有少许淋巴滤泡增生**，未见扁桃体肿大。

●颈部淋巴结：未见明显肿大和增多。

●心肺：未见明显异常。

●腹部：腹部外形稍饱满，全腹软，无压痛和反跳痛，肝脾肋下未触及，未见明显肿块，振水音阴性。

●其他：胸壁、肋骨、肋软骨处有无红肿、压痛，皮肤未见皮疹。

【查体思考题】　胃食管反流病可能有哪些体征？

上级医师：根据以上张先生的病历资料，你认为他应做哪些实验室检查及其他辅助检查？若医患双方条件允许，还可以做哪些特殊检查？

下级医师：老师，我认为他应该做下列检查，并获得了相关检查结果：

●胃镜检查：食管下段距门齿35cm、至贲门40cm有**数个条状黏膜充血潮红，部分有糜烂形成**。内镜诊断为反流性食管炎。

● 24小时食管pH监测：**总分37.4**，正常值<12.72（DeMeester评分法）。

【实验室检查及辅助检查思考题】　胃食管反流病有哪些诊断方法？

上级医师：根据病史、体检、实验室检查和辅助检查结果，该病人的诊断、诊断依据和鉴别诊断分别是什么？

下级医师：

●诊断：胃食管反流病。

●诊断依据

（1）有反酸、烧心及胸痛症状。

（2）胃镜检查：食管下段条状充血糜烂。

（3）胃食管24小时pH监测：胃食管反流阳性。

●鉴别诊断

（1）食管其他疾病如食管憩室，因憩室内食物潴留也可引起反酸、烧心以及胸骨后方疼痛。食管憩室内镜下可见憩室及食物潴留。食管痉挛也可以有胸痛，并且会非常剧烈，但一般没有反酸、烧心，内镜下没有食管黏膜糜烂，可以相鉴别。

（2）消化系统中胃及十二指肠病变如幽门梗阻引起胃潴留，由于胃内容物增多，导致胃食管反流，也可引起反酸、烧心。内镜下相应表现可助鉴别。消化性溃疡有时也表现为胸骨下段闷痛不适，但更多表现为上腹部胀气、疼痛，胃脘部灼热感或嘈杂感。

（3）呼吸系统疾病中肺炎、气胸、胸膜炎也可引起胸痛，但常伴全身和呼吸道症状，如咳嗽、咳痰。疼痛位置也并不局限在胸骨后，并与呼吸有关，且疼痛持续时间长。全身可有畏寒、发热。此种胸痛用质子泵抑制剂（PPIs）不能缓解。该病人病史中无呼吸道症状，可排除因呼吸道症状所致胸痛。

（4）心血管系统疾病如冠心病等也可引起胸痛，需要鉴别。冠心病心绞痛时没有反酸、烧心，而有心慌、胸闷。胸痛一般为劳累或情绪激动所诱发，硝酸甘油可缓解，心电图、冠状动脉CT或造影有特征性表现。

上级医师：请你列出治疗原则，开出医嘱。

下级医师：

●治疗原则：改变生活和饮食习惯，抑酸，控制症状，提高生活质量。

●医嘱

(1) PPIs 类

1) 奥美拉唑，20mg/次，2次/日。

2) 埃索美拉唑，20mg/次，2次/日。

3) 雷贝拉唑，10mg/次，2次/日。

4) 兰索拉唑，30mg/次，1～2次/日。

(2) 黏膜保护类

1) 铝碳酸镁(达喜)，1g/次，3次/日。

2) 磷酸铝凝胶(洁维乐)，1袋/次，2～3次/日。

上级医师：根据食管黏膜改变，反流性食管炎如何分型？

下级医师：反流性食管炎的分类方法有很多，现在常用的还是洛杉矶分型。A级：局限于一条黏膜皱襞上，黏膜破损长度≤5mm；B级：至少有一条黏膜破损长度>5mm，但两条黏膜破损间无相互融合；C级：两条或两条以上的黏膜破损存在相互融合现象，但非全周性；D级：融合为全周性的黏膜破损。

〖上级医师评述〗

随着生活方式和饮食习惯的改变，胃食管反流病(GERD)的发病率逐年升高。GERD根据胃镜下有无黏膜充血糜烂分为反流性食管炎(RE)和非糜烂性胃食管反流病(NERD)。其症状分为典型症状(反酸、烧心)、非典型症状(胸痛、上腹痛、上腹烧灼感、嗳气)以及食管外症状(咳嗽、咽喉症状、哮喘和牙蚀症等)。其危险因素有肥胖、吸烟、饮酒、进食过饱、辛辣饮食、食管裂孔疝等。

临床诊断主要依靠症状、内镜检查以及PPI试验。PPI试验即诊断性治疗，对拟诊病人或疑有反流相关食管外症状的病人，尤其是上消化道内镜检查阴性时可采用此法，简便、有效，可作为GERD的初步诊断方法。有条件者也可行食管24小时pH监测进行诊断。在诊断GERD时要注意有无食管溃疡、出血、狭窄等并发症。

GERD除了改变生活和饮食习惯，治疗主要依靠PPIs，剂量需要较常规剂量加倍，疗程8周以上。也可加用黏膜保护剂有助于改善症状，保护食管黏膜。如双倍剂量的PPIs治疗8～12周后烧心和(或)反酸等症状无明显改善，则称为难治性GERD，此时，可以考虑抗反流手术，如腹腔镜下胃底折叠术。

(徐顺福)

病例二

〖病人诉说〗

我叫刘××(女)，今年45岁，是一名营业员。我肚子上面这里隐隐地疼了有2年了，还总是肚子胀，最近2周特别厉害，是不是癌症啊？！

〖医师思维导引〗

上级医师：围绕刘女士2年来发生的上腹部隐痛和饱胀症状，你应考虑到可能是哪些疾病？

下级医师：老师，我想刘女士有可能是下列疾病：

●消化系统疾病：慢性胃炎、胃下垂、消化性溃疡、慢性胰腺炎、慢性胆囊炎、胆道结石、慢性肝炎、肝硬化、功能性消化不良、食管裂孔疝。

●泌尿系统疾病：输尿管结石。

●循环系统疾病：充血性心力衰竭、肠系膜动脉硬化症。

●神经系统疾病：胃肠神经症。

上级医师：根据病人诉说，你应如何进一步问诊？

下级医师：“刘女士，您别怕啊，我好好给您看看。您疼的时候是在肚子的哪个位置呢？其他地方有没有同时疼痛？”

刘女士：“主要在肚子上面这块，靠近胸部的位置，在正中央这里。其他地方不疼。”

下级医师：“那您这次加重之前有没有受凉或者吃过什么变质或生冷的食物吗？”

刘女士：“哦，我2周前宴席上吃了不少生冷的凉菜，之后症状就加重了，至今都没好。”

下级医师：“那您一般是在什么时候出现上腹部隐痛呢？持续多长时间呢？”

刘女士：“一般是在吃过饭后半小时开始，疼痛1～2小时。”

下级医师：“您除了上腹隐痛之外还有没有其他消化道方面的问题啊，例如反酸、嗳气、恶心、呕吐等症状？饥饿或者夜间的时候有没有过腹痛啊？”

刘女士：“偶尔会有反酸、嗳气，别的都没有。”

下级医师：“那您这2年有没有去医院看过？诊断什么病？开了哪些药？您有没有按照医嘱吃药？吃药后腹痛可以缓解吗？”

刘女士：“我曾经去××医院看过，就说我是胃病，给我开了些药，吃过以后暂时不痛了。”

上级医师：根据刘女士现病史所获取的资料，在既往史和个人史的询问中，你还应重点询问哪些内容？为什么？

下级医师：“刘女士，您之前有过类似的疼痛吗？如果有的话是在什么情况下发生的？是什么样的疼痛？怎样做疼痛可以减轻呢？”

刘女士：“之前只要一劳累，或者吃得过多或喝浓茶、咖啡之类的就会疼，疼的时候吃点奥美拉唑也就好了。”

下级医师：“您有没有烟酒嗜好？”

刘女士：“我不抽烟的，只有不定期少量喝点酒。”

下级医师：“您之前得过肝炎或者肝硬化吗？有没有过呕血或者便血、黑便？”

刘女士：“哦，这些都没有。”

下级医师：“您家里人，比如您的父母、兄弟姐妹有没有过类似的症状？”

刘女士：“我母亲和弟弟都有相同症状，发作时需要吃药才能控制症状。”

下级医师：“您近期有没有使用过阿司匹林、止疼药之类的或者激素类的药物啊？”

刘女士：“这些都没有。”

上级医师：根据所获得的病史，你体检中应重点检查哪些部位？应注意哪些阳性体征？

下级医师：老师，我重点检查病人下列项目，观察是否有相关阳性体征，结果如下：

●体位：是否自动体位。刘女士是自动体位。

●皮肤、黏膜：有无苍白（排除贫血），有无黄疸（排除胆道疾病）。刘女士无异常。

●淋巴结：浅表淋巴结有无肿大。刘女士无异常。

●心脏：心尖搏动位置、强度，心脏相对浊音界，心脏听诊有无杂音及额外心音。刘女士没有异常。

●肺脏：胸廓是否对称，气管是否居中，肺脏下界，语音震颤，语音传导，呼吸音，有无啰音。刘女士肺脏检查无阳性发现。

●腹部：有无压痛、反跳痛、肌紧张及其位置，有无包块，有无上腹部震水音及胃型，肝脏下界，墨菲征是否阳性，移动性浊音是否阳性。**刘女士上腹部有轻度压痛，无反跳痛**。全腹未触及包块。无腹膜炎体征、上腹部震水音及胃型。肋缘下未触及肝脏与脾脏。移动性浊音阴性。

上级医师：根据以上刘女士的病历资料，你认为她应做哪些实验室检查及其他辅助检查？若医患双方条件允许，还可以做哪些特殊检查？

下级医师：老师，我认为她应该做下列检查，并获得了相关检查结果：

●血常规：各项指标均在正常范围。

●粪常规：未见红细胞和脓细胞，隐血试验阴性。

●胃镜检查：**胃体黏膜充血，胃窦黏膜皱襞增粗，色泽红白相间，以红相为主**。十二指肠球部及球后无异常。

●病理检查：**胃体黏膜轻度慢性炎症，胃窦部黏膜中度慢性炎症，急性活动中度，灶性肠上皮化生**。

●幽门螺杆菌检查：**快速尿素酶试验阳性，幽门螺杆菌培养阳性**。

●超声波检查：肝、胆、胰、脾无异常。

上级医师：根据病史、体检、实验室检查和辅助检查结果，该病人的诊断、诊断依据和鉴别诊断分别是什么？

下级医师：

●诊断：慢性浅表性胃炎。

●诊断依据

(1) 中年发病。

(2) 反复上腹部隐痛、饱胀，偶有反酸、嗳气，腹痛无明显节律性，无放射痛。

(3) 查体除上腹部轻度压痛外，无异常发现。

(4) 实验室检查及辅助检查：血清促胃液素（胃泌素）正常，消化道钡餐检查诊断为胃窦炎，胃镜检查诊断为慢性浅表性胃炎，Hp(+)。

●鉴别诊断

(1) 胃溃疡：两者的症状有某些相似之处，如病人为中年女性，有反复上腹隐痛，伴反酸、嗳气，服奥美拉唑症状可缓解，应考虑胃溃疡的可能。但胃溃疡上腹痛多有节律性和周期性，胃镜检查可明确诊断。本例胃镜检查未发现胃溃疡，故可排除。

(2) 胃癌：早期胃癌可无临床症状或症状无特异性，如上腹隐痛、饱胀等消化不良症状易与慢性胃炎混淆。胃肠道X线检查有助于鉴别诊断，胃镜及胃黏膜活检可明确诊断。本例可以排除胃癌。

(3) 慢性肝病：慢性肝病亦有上腹不适、食欲下降、乏力、消瘦等消化不良症状，特别在肝功能失代偿期，可伴有门静脉高压性胃病，两者的症状更为相似。但本例病人否认肝病史，体检及B超无慢性肝病或门静脉高压的表现，肝功能亦正常，故可排除慢性肝病的诊断。

【鉴别诊断思考题】 慢性胃炎病人应与哪些疾病进行鉴别？

上级医师：请你列出治疗原则，开出医嘱。

下级医师：

●治疗原则：去除病因，杀灭幽门螺杆菌，缓解症状，提高生活质量。

●医嘱

(1) 医嘱一：根除幽门螺杆菌四联疗法，用于幽门螺杆菌相关性慢性胃炎。

1) 埃索美拉唑，20mg/ 次，2 次 / 日，口服。

2) 阿莫西林，1g/ 次，2 次 / 日，口服。

3) 克拉霉素，500mg/ 次，2 次 / 日，口服。

4) 胶体果胶铋，200mg/ 次，3 次 / 日，口服。

疗程 10～14 天，埃索美拉唑可用其他 PPIs 替代，阿莫西林或克拉霉素分别可用左氧氟沙星、呋南唑酮或四环素替代。

(2) 医嘱二：制酸剂。

1) 奥美拉唑，20mg/ 次，1 次 / 日。

2) 埃索美拉唑，20mg/ 次，1 次 / 日。

3) 雷贝拉唑，10mg/ 次，1 次 / 日。

4) 兰索拉唑，30mg/ 次，1 次 / 日。

5) 雷尼替丁，150mg/ 次，2 次 / 日。

6) 法莫替丁，20mg/ 次，2 次 / 日。

(3) 医嘱三：胃黏膜保护剂。

1) 铝碳酸镁（达喜），0.5～1.0g/ 次，3 次 / 日，口服。

2) 铋剂（胶体果胶铋等），150mg/ 次，3 次 / 日，口服。

3) 瑞巴派特（膜固思达），1 片 / 次，3 次 / 日，口服。

4) 替普瑞酮（施维舒），1 片 / 次，3 次 / 日，口服。

5) 麦滋林 -S，0.67g/ 次，3 次 / 日，餐前空腹服用。

(4) 医嘱四：促动力药。

1) 莫沙必利，5mg/ 次，3 次 / 日，餐前半小时口服。

2) 多潘立酮（吗叮啉），10mg/ 次，3 次 / 日，餐前半小时口服。

(5) 医嘱五：中成药。

1) 胃苏冲剂，0.3g/ 次，3 次 / 日，口服。

2) 胃复春，4 片 / 次，3 次 / 日，口服。

3) 三九胃泰，1 片 / 次，2 次 / 日，口服。

4) 气滞胃痛颗粒，1 包 / 次，3 次 / 日，口服。

上述不同种类药物可根据病人临床表现选用。

【治疗思考题】 慢性胃炎的治疗原则是什么？胃肠动力药可用于哪一类慢性胃炎？

〖上级医师评述〗

慢性胃炎是由多种原因引起的胃黏膜弥漫性或局限性慢性炎症，包括慢性非萎缩性胃炎和慢性萎缩性胃炎。慢性胃炎诊断包括内镜诊断和病理诊断，内镜下可见黏膜红斑、黏膜出血点或斑块、黏膜粗糙、伴或不伴水肿、充血渗出等基本表现。慢性萎缩性胃炎内镜下可见黏膜红白相间，以白相为主，皱襞变平甚至消失，部分黏膜血管显露，可伴有黏膜颗粒或结节状等表现。内镜下判断的萎缩与病理诊断的符合率较低，确诊应以病理诊断为依据。

每个胃镜检查者黏膜活检病理诊断至少为轻度慢性炎症，因此每个胃镜检查者都可诊断为慢性胃炎。在比较严重的胃炎基础上，病人可以发展成消化性溃疡，甚至胃癌等疾病，在此情况下一般诊断为消化性溃疡、胃癌等，而不再强调慢性胃炎这一诊断。因此临床上慢性胃炎是一个最基本诊断或者是一个排他性诊断。

慢性胃炎病人可出现上腹痛、饱胀等消化不良症状，部分慢性胃炎病人可同时存在胃食管反流病和消化道动力障碍。但多数慢性胃炎病人无任何症状，即使有症状也缺乏特异性，且缺乏特异性体征，因此根据症状和体征难以作出慢性胃炎的正确诊断。慢性胃炎的确诊主要依赖内镜检查和胃黏膜活组织检查。慢性胃炎与功能性消化不良在症状、内镜、病理等方面都非常相似，难以鉴别。

慢性胃炎的治疗目的是缓解症状和改善胃黏膜炎症，幽门螺杆菌是慢性胃炎的主要致病因素，因此幽门螺杆菌诊治是慢性胃炎有效治疗的关键。根据病人症状可选用 PPIs、促动力药、消化酶制剂、中医中药等治疗，有明显精神心理因素的慢性胃炎病人可用抗抑郁药或抗焦虑药。

由于慢性胃炎是一种慢性病，因此在症状控制后还应注意预防复发，要戒烟忌酒，并避免服用对胃黏膜有刺激的药物。饮食方面也应加以注意，避免进食过于粗糙、过热、盐渍、烟熏及不新鲜食物。一般认为，中 - 重度慢性萎缩性胃炎有一定的癌变率，有必要定期随访。伴有低级别上皮内瘤变，应每 6 个月左右随访一次；而高级别上皮内瘤变须立即确认，证实后行内镜下治疗或手术治疗。

（徐顺福）

病例三

〖病人诉说〗

我叫李 ××（男），今年 26 岁，是一位工程师。我肚子上面这块疼了 3 年了，经常发作，最近 1 个月疼得特别厉害，难以忍受。

〖医师思维导引〗

上级医师：围绕李先生 3 年来反复出现的上腹部疼痛，你应考虑到可能是哪些疾病？

下级医师：老师，我想李先生有可能是下列疾病：

●消化系统疾病：慢性胃炎、消化性溃疡、慢性胆囊炎、胆道结石、功能性消化不良、反流性食管炎、慢性胰腺炎、慢性肝炎、食管裂孔疝。

●泌尿系统疾病：输尿管结石。

●循环系统疾病：腹主动脉瘤、肠系膜动脉硬化。

上级医师：根据病人诉说，你应如何进一步问诊？

下级医师：“李先生，您放松一些，我来看看。您什么情况下肚子疼发作或加重？”

李先生：“我吃饭时间不规律或饥饿时很容易发作并加重。”

下级医师:“那您发作的时候一般是在饭后多长时间呢?”

李先生:“一般是在饭后 2～3 小时出现,有时在凌晨发生。”

下级医师:“您疼的时候具体是在肚子的哪个位置呢?”

李先生:“在肚子上面这块,主要靠右侧。”

下级医师:“您右上腹部疼时有没有其他地方同时疼?”

李先生:“噢,这倒没有,按您说的,只有右上腹疼。”

下级医师:“那您的这种疼痛是隐隐的痛、胀痛、烧灼样痛、刀绞样痛还是其他性质的痛呢?”

李先生:“主要是隐隐的痛,有时是烧灼样痛。”

下级医师:“您疼痛时程度可不可以忍受?”

李先生:“不剧烈,可以忍受。”

下级医师:“您在腹痛的这段时间里,大便正常吗?有没有黑便、血便之类的情况?”

李先生:“曾经有过黑便,但我并没有当回事。”

下级医师:“您除了右上腹痛之外还有没有其他消化道方面的问题,例如上腹部饱胀、反酸、嗳气、恶心、呕吐等症状?”

李先生:“噢,我常有上腹部饱胀、反酸、嗳气、恶心、呕吐这些症状。”

下级医师:“那您这 3 年有没有去医院看过?去的哪家医院?诊断为什么病?给您开了哪些药?您有没有按照医嘱规律吃药?吃药后腹痛可以缓解吗?”

李先生:“我之前在 ×× 医院看过,说我是‘胃病’,开了一些药,但我没有规律吃,吃完暂时性地不疼了。”

上级医师:根据李先生现病史所获取的资料,在既往史和个人史的询问中,你还应重点询问哪些内容?为什么?

下级医师:“李先生,您 3 年前有过类似的疼痛吗?如果有的话,是在什么情况下发生的?是什么样的疼痛?怎样做疼痛可以减轻呢?有没有其他症状,如反酸、嗳气?有没有去医院看过?诊断是什么?有没有正规治疗过?”

李先生:“我 3 年前开始常于饥饿时感到上腹隐痛,有时呈烧灼样,吃少许饼干或服用硫糖铝可缓解;伴有反酸、嗳气,没能明确诊断,也没进行正规治疗。”

下级医师:“您每次发病都是因为饥饿吗?一般在餐后多长时间发作呢?吃东西后会不会缓解?夜里有没有疼过?”

李先生:“疼痛的出现大多与饥饿有关,常于早餐后 2～3 小时疼,午餐后缓解,下午 3～4 时又疼,吃少许饼干可缓解。还常有夜间疼,尤以午夜或凌晨为重。”

下级医师:“那您哪个季节容易发病呢?”

李先生:“每年秋冬交替或冬春交替时都容易发生,夏天则较轻。”

下级医师:“您有没有烟酒嗜好?”

李先生:“我抽烟 5 年了,每天大约 10 支,基本不喝酒。”

下级医师:“那您家里人,比如您的父母、兄弟姐妹有没有过类似的症状?”

李先生:“我父亲有类似症状,曾发生过上消化道出血。”

下级医师:“那您近期有没有服用阿司匹林、止疼药之类的或者激素类的药物啊?”

李先生:“这些近期都没有用过。”

上级医师：根据所获得的病史，你体检中应重点检查哪些部位？应注意哪些阳性体征？

下级医师：老师，我重点检查了病人下列项目，体征如下：

●体位：是否自动体位。李先生是自动体位。

●皮肤、黏膜：有无苍白（排除贫血），有无黄疸（排除胆道疾病）。李先生无异常。

●心脏：心尖搏动位置、强度，心脏相对浊音界，心脏听诊有无杂音及额外心音。李先生没有异常。

●肺脏：胸廓是否对称，气管是否居中，肺脏下界，语音震颤，语音传导，呼吸音，有无啰音。李先生肺脏无阳性发现。

●腹部：有无压痛、反跳痛、肌紧张及其位置，有无包块，有无上腹部震水音及胃型，肝脏下界；墨菲征是否阳性。**李先生中上腹轻度压痛，以脐右上方为重**，无反跳痛。全腹未触及包块。无腹膜炎体征、上腹部震水音及胃型。肋缘下未触及肝脏与脾脏。

上级医师：根据以上李先生的病历资料，你认为他应做哪些实验室检查及其他辅助检查？若医患双方条件允许，还可以做哪些特殊检查？

下级医师：老师，我认为他应该做下列检查，并获得了相关检查结果：

●血常规：**Hb 112g/L**，RBC 4.2×10^{12}/L，WBC 5.4×10^{9}/L，N 0.58，L 0.40，M 0.02，PLT 110×10^{9}/L。

●粪便隐血试验：阴性。

●胃镜检查：**十二指肠球部变形，前壁见 0.8cm×0.8cm 溃疡一枚，边缘光整，有白苔覆盖，周围黏膜明显充血、水肿**。

●上消化道钡餐造影：**十二指肠球部变形，有龛影及激惹等征象**。

●幽门螺杆菌检查：**快速尿素酶试验阳性**。

●超声波检查：肝、胆、胰、脾无异常。

●若条件允许，可做血清促胃液素测定：血清促胃液素 43ng/L（正常值为 15～105ng/L）。

【实验室检查及辅助检查思考题】 若李先生对做这么多实验室检查和辅助检查项目表示疑虑和不满，怎样与他沟通？

上级医师：根据病史、体检、实验室检查和辅助检查结果，该病人的诊断、诊断依据和鉴别诊断分别是什么？

下级医师：

●诊断：十二指肠球部溃疡。

●诊断依据

（1）青年起病。

（2）慢性、周期性、节律性中上腹痛 3 年，加重 1 个多月。

（3）疼痛节律为疼痛—进食—缓解。

（4）有空腹痛及夜间痛，有黑便史。

（5）中上腹有轻度压痛，以脐右上方为重。

（6）内镜检查发现有十二指肠球部溃疡，上消化道钡餐检查提示有十二指肠球部龛影及球部变形。

（7）喜甜食、吸烟、幽门螺杆菌阳性均可能为本病的病因。

●鉴别诊断

（1）胃溃疡：疼痛部位多在上腹部，疼痛节律为进食—疼痛—缓解，无空腹痛与夜间痛，上消化道钡餐检查及内镜检查可确诊。本例临床表现与上述不符，内镜及上消化道钡餐检查未见胃溃疡，因此可以排除。

（2）幽门管溃疡：溃疡发生于幽门环前方 2.5cm 以内，症状酷似十二指肠球部溃疡，但缺乏典型的节律性，餐后常立即出现疼痛。由于可导致幽门水肿，故易产生恶心、呕吐。抗酸剂治疗常不能使症状缓解，内镜或上消化道钡餐检查可确诊。本例不具备上述特点，故可排除。

（3）慢性胃炎：本病常有上腹痛和其他消化不良症状，易与消化性溃疡相混淆，两者的鉴别主要依靠胃镜检查。

（4）功能性消化不良：是一种有消化不良症状而无器质性病变的疾病。本病有上腹痛、饱胀、嗳气、反酸、食欲减退、烧心等消化不良症状，与消化性溃疡有相似之处。此症多见于年轻妇女，与十二指肠球部溃疡的鉴别有赖于胃镜和 X 线检查。

（5）促胃液素瘤：症状与十二指肠球部溃疡相似。该病因系促胃液素肿瘤而导致胃酸分泌增多，产生多发性、非常见部位的溃疡，并可能伴有腹泻，常规剂量抗酸剂治疗不易控制。与消化性溃疡的鉴别在于胃镜或 X 线检查发现在不典型部位有多发性、穿透性溃疡存在，并且有高胃酸分泌，血清促胃液素可明显增高（超过 200ng/L）。本例血清促胃液素正常，内镜仅见球部溃疡，故可以排除促胃液素瘤。

（6）胆囊炎和胆石症：本病腹痛常为阵发性发作，并常与进食油腻食物有关。查体可有右季肋部叩痛或 Murphy 征阳性，偶可伴黄疸，B 超可见胆囊壁毛糙、增厚或胆囊内结石。本例可除外。

（7）十二指肠癌：本病临床症状无特异性，内镜检查时多认为十二指肠球部不会或绝少发生癌变而放弃活检，易导致漏诊。因此，当内镜发现十二指肠溃疡较大、边缘不规则且容易出血时，应进行组织活检。

【鉴别诊断思考题】 最容易与十二指肠球部溃疡混淆的疾病有哪些？

上级医师：请你列出治疗原则，开出医嘱。

下级医师：

●治疗原则：控制症状，促进溃疡愈合，防治并发症和防止溃疡复发。

●医嘱：主要包括抑制胃酸、保护胃黏膜及根除幽门螺杆菌。

（1）医嘱一：伴幽门螺杆菌感染，抗 Hp 治疗，具体方案见慢性胃炎的治疗。

（2）医嘱二：制酸剂。

1）西咪替丁（甲氰咪胍，泰胃美），800mg/ 次，每晚 1 次，口服。

2）奥美拉唑，20mg/ 次，1 次 / 日。

3）埃索美拉唑，20mg/ 次，1 次 / 日。

4）雷贝拉唑，10mg/ 次，1 次 / 日。

5）兰索拉唑，30mg/ 次，1 次 / 日。

6）雷尼替丁，150mg/ 次，2 次 / 日。

7）法莫替丁，20mg/ 次，2 次 / 日。

上述药物选其中之一即可，一般 PPIs 优于 H_2 受体拮抗剂。

【治疗思考题】 十二指肠球部溃疡的治疗方法有何共性与个性？

〖上级医师评述〗

消化性溃疡是一种常见的慢性消化系统疾病，原则上，凡能与酸接触的胃肠道任何部位均可发生溃疡，但常见的是胃溃疡和十二指肠球部溃疡，两者占全部消化性溃疡的98%，特别是十二指肠球部溃疡较多见，两者之比约为3∶1，男性多见。消化性溃疡的发病机制较为复杂，迄今尚未完全阐明。一般讲本病是因致溃疡因素（致胃、十二指肠黏膜损害）和黏膜抵抗因素（黏膜保护）之间失去平衡所致。致溃疡因素包括胃酸-胃蛋白酶的消化作用、情绪应激、促胃液素增高、胃窦部滞留、幽门螺杆菌存在、饮食失调、药物和吸烟等。减弱黏膜抵抗因素则包括黏液-黏膜屏障破坏、黏膜血运障碍、前列腺素缺乏、胃和十二指肠炎症等。

消化性溃疡的治疗方法目前已有很大发展，因幽门螺杆菌是其主要的致病因素，根除幽门螺杆菌可促进溃疡愈合，其后溃疡的复发率也明显下降，从而达到溃疡痊愈。因此对于消化性溃疡来说，诊断与治疗幽门螺杆菌是关键。一小部分溃疡病人与幽门螺杆菌无关，而与NSAIDs使用有关，则需要停用NSAIDs，不能停用者则维持治疗或间歇治疗。

使用药物以PPIs为主，疗效确切，包括奥美拉唑、兰索拉唑、雷贝拉唑，潘妥拉唑。部分病人可用H_2受体拮抗剂，价格便宜，如西咪替丁、雷尼替丁或法莫替丁，对于胃溃疡病人可同时加用胃黏膜保护剂，如铝碳酸镁（达喜）、瑞巴派特（膜固思达）、替普瑞酮（施维舒）、铋剂等，治疗时要也可加用一些中成药来缓解症状，促进黏膜修复。

十二指肠球部溃疡经过一段时间的正规治疗绝大多数可在4～6周愈合，胃溃疡可在8周愈合，但也有5%～10%的消化性溃疡对治疗的反应不好，病变愈合较慢，溃疡持续8～12周仍不愈合，这类溃疡就称为“难治性”或“顽固性”溃疡。这时应首先排除胃癌、胃淋巴瘤和卓-艾综合征，复查幽门螺杆菌，排除假阴性，然后更换药物，加大剂量，并加用黏膜保护剂。如果治疗效果仍不好，可考虑手术治疗。

（徐顺福）

病例四

〖病人诉说〗

我叫王××（男），今年42岁，是一名教师。我肚子上面不舒服、浑身没力气、没有食欲5年了。最近2～3天我的眼球发黄，便稀，人特别困，就是想睡觉，对什么都提不起兴趣。我的病是不是很重了？

〖医师思维导引〗

上级医师：围绕王先生上腹部不适、乏力、食欲减退5年，腹泻、眼球发黄、嗜睡伴表情淡漠3天，你应考虑到可能是哪些疾病？

下级医师：老师，我想王先生有可能是下列疾病：

- 消化系统疾病：肝硬化、原发性肝癌、慢性肝损害、慢性胰腺炎、胆道感染、结核性腹膜炎。
- 循环系统疾病：充血性心力衰竭、巴德-吉亚利综合征（布-加综合征）。
- 神经系统疾病：中枢神经系统感染。

●感染性疾病：血吸虫病、传染性单核细胞增多症、慢性病毒性肝炎。

上级医师：根据病人诉说，你应如何进一步问诊？

下级医师："王先生，您的病情需要全面检查才能确定，不过不要过于担心。您的上腹部不舒服具体是指饱胀还是痛呢？如果是痛，是怎样的痛呢？"

王先生："我就是常常感觉到上腹部饱胀感，还有一阵一阵的隐痛。"

下级医师："您近期体重有没有明显减轻呢？"

王先生："最近2年来我的体重减轻了4公斤左右。"

下级医师："您食欲减退的症状是什么时候出现的呢？目前您的饭量多大呢？"

王先生："自5年前就有食欲减退的症状，目前的饭量只有原来的一半左右，有时还出现恶心、呕吐。"

下级医师："您近期有没有过腹泻的情况呢？如果有的话每天几次？大便是水状的还是糊状的呢？其中含有脓血吗？"

王先生："我在住院前2～3天有过腹泻，大便是稀水样的，表面没有脓血，每天3～4次吧。"

下级医师："您这5年有没有去医院看过？诊断为什么病？医生给您开了哪些药？您有没有按照医嘱吃药？"

王先生："我曾在××医院诊断为'慢性肝炎'，但我并没有完全听从医嘱，吃药不规律。"

上级医师：对病人的嗜睡、表情淡漠症状，应注意哪些问题？

下级医师："王先生，您的这种特别困、特别想睡觉、对什么都提不起兴趣是在什么情况下才发生的啊？"

王先生："因为腹泻，所以就吃了'黄连素'，之后腹泻次数减少了，但是从昨天起我就特别特别困，想睡觉。"

上级医师：根据所获得的病史，你认为病人的嗜睡有哪些可能的病因？

下级医师：老师，我认为王先生可能为肝性脑病、中枢神经系统感染或严重电解质紊乱。

上级医师：根据现病史所获取的资料，在既往史、个人史和家庭史的询问中，应重点询问哪些内容？

下级医师："王先生，您有没有得过肝病或者胃病啊？如果有的话怎么诊断治疗的？"

王先生："我在5年前因为浑身没力气、吃不下去东西、恶心、讨厌油腻去医院检查，发现ALT>400U/L，诊断为'急性肝炎'，给予药物治疗，并休息了2个多月，ALT恢复正常，症状基本消失。"

下级医师："那您肝炎恢复后病情是否又有反复呢？"

王先生："就是近年来经常会觉得没有力气、没有食欲、肚子右上方疼痛，还会常常鼻出血、牙龈出血，轻微碰撞后皮肤就出现瘀斑。"

下级医师："您历年来肝功能检查情况如何呢？"

王先生："曾经多次查肝功能，除ALT及AST轻度增高外，白蛋白逐渐减少，球蛋白逐渐增多，白/球比例下降。"

下级医师："您有没有烟酒嗜好呢？有的话每天量多少？有多少年了？"

王先生："我不抽烟，但喝酒有 10 年了。大概每天喝 2 两白酒，自从患'肝炎'后就戒酒了。"

下级医师："那您家里人，比如您的父母、兄弟姐妹有没有过类似的症状？"

王先生："我母亲是因肝癌去世的，我担心自己也是这个病。"

下级医师："王先生，您的肝脏确实有问题，但是现在医疗水平比以前高多了，我们会尽心尽力给您制订恰当的治疗方案，您的配合也很重要。"

上级医师：根据所获得的病史，你体检中应重点检查哪些部位？应注意哪些阳性体征？

下级医师：老师，我重点检查了病人下列项目，得到了一些阳性体征如下：

- 一般情况：发育正常，**营养欠佳，慢性肝病面容**。
- 神志：**神志恍惚，计算能力差，简单的四则运算也无法正确计算**。
- 皮肤、黏膜：**巩膜有轻度黄染，面部可见毛细血管扩张，颈部可见 3 个蜘蛛痣，肝掌(+)**。
- 心肺：心肺无明显异常。
- 腹壁：**腹部膨隆呈半球形，腹壁静脉曲张，血流方向脐以上向上，脐以下向下**。
- 肝脏：肝脏肋下未触及。
- 脾脏：**脾脏右侧卧位肋下 4cm，质地Ⅱ度，可触及脾切迹**。
- 腹部包块：无。
- 移动性浊音：**阳性**。
- 神经系统：脑膜刺激征阴性，未引出病理性反射。
- 脊柱四肢：**双手扑翼样震颤阳性**。

【问诊和查体思考题】 肝硬化的临床特点有哪些(包括症状和体征)？

上级医师：根据以上王先生的病历资料，你认为他应做哪些实验室检查及其他辅助检查？若医患双方条件允许，还可以做哪些特殊检查？

下级医师：老师，我认为他应该做下列检查，并获得了相关检查结果：

- 血常规：**RBC 3.1×10^{12}/L，Hb 89g/L，PLT 72×10^{9}/L，WBC 3.2×10^{9}/L**，N 0.70，L 0.27，M 0.03。
- 尿常规：未见脓细胞和红细胞，**尿胆原(+)，尿胆红素(+)**。
- 粪常规：黄色稀便，显微镜下可见少许白细胞，未见吞噬细胞，隐血试验阴性。
- 肝生化检查：**总胆红素 48mmol/L，结合胆红素 30mmol/L，ALT 82U/L，AST 120U/L，ALP 143U/L，GGT 67U/L，总蛋白 60g/L，白蛋白 28g/L，球蛋白 32g/L，A/G 为 0.87**。
- 血液生化检查：K^+ 3.4mmol/L，Na^+ 142mmol/L，Cl^- 95mmol/L，**血氨 75mmol/L**(正常<35mmol/L)。
- 空腹血糖：5.8mmol/L。
- 肾功能检查：血 BUN 6.1mmol/L，Cr 102mmol/L。
- 病毒性肝炎免疫学指标：HBsAg(+)、HBsAb(-)、HBeAg(-)、**HBeAb(+)、HBcAg(+)**，抗 HCV(-)。
- AFP：32μg/L。
- 凝血酶原时间(PT)：**15 秒**(对照 11 秒)。

●腹水常规检查：细胞总数 0.21×10^9/L，多核细胞 0.67，单核细胞 0.33，Rivalter 试验阴性，比重 1.017。

●腹水脱落细胞：未找到肿瘤细胞。

●胃镜检查：**食管下段见 3 条串珠状曲张静脉，胃底亦见静脉曲张，胃体和胃窦黏膜中度红白相间，有局灶性糜烂。**

●B 超检查：**肝区光点增粗，回声不均匀，脾大，门脉内径 1.7cm，有中等量腹水。**

上级医师：根据病史、体检、实验室检查和辅助检查结果，该病人的诊断、诊断依据和鉴别诊断分别是什么？

下级医师：

●诊断

（1）乙型肝炎后肝硬化失代偿期；肝性脑病（Ⅱ期）。

（2）肠道感染。

（3）脾功能亢进。

●诊断依据

（1）中年男性，5 年前曾患急性乙型肝炎，有饮酒史，其母亲死于"肝癌"。

（2）乏力、纳差 5 年，体力逐渐下降，近 2 年来体重减轻了 4kg，有时还出现恶心、呕吐。曾诊断为"慢性肝炎"，不规则治疗后发展为"肝硬化"。

（3）间歇性发生鼻出血、牙龈出血及皮下瘀斑等。

（4）一天前嗜睡，神志恍惚。

（5）体格检查：面部毛细血管扩张，有肝掌及蜘蛛痣，腹部膨隆，腹壁静脉曲张，脾大，移动性浊音（+），扑翼样震颤（+）。

（6）实验室及辅助检查：白细胞、红细胞及血小板减少；白 / 球比例倒置，ALT 和 AST 轻度增高，PT 延长，血清总胆红素升高；腹水为漏出液；尿胆原、尿胆红素均为阳性；乙肝两对半呈"小三阳"；血氨增高；内镜证实有食管下段及胃底静脉曲张；B 超检查提示脾大、腹水、门静脉内径增粗。

●鉴别诊断

（1）慢性肝炎：肝硬化肝功能失代偿期与慢性肝炎活动期的临床表现十分相似，如两者均可出现乏力、食欲不振、恶心、呕吐等症状，均有肝功能异常，"两对半"可呈"大三阳"或"小三阳"等表现。但肝硬化一旦有明显的门静脉高压表现时即不易与慢性肝炎相混淆。本例因有明显的门静脉高压表现，因此此病人不仅有慢性肝炎，更重要的是已有肝硬化。有一点需要注意，即肝性脑病并非肝硬化所特有的并发症，在慢性肝炎、原发性肝癌时也可发生。

（2）肝静脉阻塞综合征（布 - 加综合征）：布 - 加综合征是一种血管病变，因肝静脉或下腔静脉发生梗阻而造成门静脉高压，病人常有腹壁静脉曲张及腹水。与肝硬化的鉴别点在于 B 超与 CT 可发现肝大、肝静脉或下腔静脉阻塞，血管造影可明确诊断。本例可排除布 - 加综合征。

（3）原发性肝癌：原发性肝癌基本上都是在肝硬化的基础上发生的，因此肝功能异常、黄疸、门静脉高压和肝性脑病都可在两种疾病时出现，准确的诊断往往需要影像学检查的协助，当 B 超或 CT 见到肝内有占位性病变，加上 AFP 超过 400μg/L 即可确诊。本例无原发性肝癌的证据，基本可排除。

（4）肝硬化时引起神志改变的其他原因

1）肝硬化伴低血糖：肝硬化病人的糖原合成及肝糖原分解均有障碍，若进食减少，就有发生低血糖的可能性，导致嗜睡或神志障碍，可能会误诊为肝性脑病。但本例病人的血糖正常，也无心悸、出汗等症状，可以排除低血糖发作。

2）肝硬化伴低钠血症：肝硬化病人常因腹水而长期限制钠盐的摄入，若再过多地使用排钠利尿剂就可导致低钠血症。低钠血症表现为厌食、表情淡漠、嗜睡或昏迷，这时就可能误诊为肝性脑病。本例血钠不低，且无引起低钠的因素，可排除低钠血症。

【诊断思考题】 肝性脑病分几期？每期的主要特点是什么？

上级医师：请你列出治疗原则，开出医嘱。

下级医师：

●治疗原则：注意休息，流质饮食，限水、限盐，增加营养，保护肝脏，治疗并发症。

●医嘱

（1）休息：肝硬化肝功能代偿期时病人可参加一般性的轻微工作，但进入肝功能失代偿期或出现并发症者，则需卧床休息。

（2）饮食：以高蛋白质、高热量、维生素丰富而易消化的食物为宜，禁烟酒。有食管胃底静脉曲张者，应避免进食坚硬、粗糙的食物，有腹水者则应低钠盐饮食。一旦出现肝性脑病的先兆即应严格限制蛋白质摄入量。

（3）药物治疗

1）医嘱一：保护肝细胞和促进肝细胞再生。

A. 还原型谷胱甘肽（古拉定）。

B. 异甘草酸镁注射液（天晴甘美）0.1～0.2g，加入5%生理盐水250ml静脉滴注，1次/天。

C. 水飞蓟素（利加隆），起始剂量为140mg/次，3次/日；维持剂量为70mg/次，3次/日，口服。

D. 多烯磷脂酰胆碱（易善复），1～2片/次，3次/日，口服。

2）医嘱二：用于伴有腹水者。

A. 螺内酯（安体舒通），20～160mg/d，分次服用。

B. 呋塞米（速尿），20～400mg/次，分次口服。

C. 白蛋白10g或血浆200～400ml静脉滴注，每周2～3次。

3）医嘱三：用于并发肝性脑病者。

A. 乳果糖，10～30ml/次，3次/日，口服；或乳果糖60ml加水500ml灌肠。

B. 复方氨基酸（安平），500ml/次，静脉滴注，1次/日。

C. 精氨酸，25%精氨酸40～80ml加入5%葡萄糖溶液250ml中静脉滴注。

D. 注射用门冬氨酸鸟氨酸（瑞甘、雅博司）5～10g，加入5%葡萄糖溶液250ml中静脉滴注，1次/日。

〖上级医师评述〗

肝硬化是一种常见的由不同病因引起的慢性、进行性、弥漫性肝病。其病理特点为广泛的肝细胞变性和坏死，有纤维组织弥漫性增生和再生小结节形成，正常的肝小叶结构被破坏，导致肝脏逐渐变形、变硬而成为肝硬化。临床早期可无症状，后期可出现肝功能减退、门静脉高压和多系统受累的各种表现。

门静脉高压是肝硬化病人迟早要出现的变化，因此对门静脉高压要给予足够的重视，尽量延迟其出现的时间，以避免严重并发症（如食管胃底静脉曲张破裂出血、大量腹水、脾功能亢进等）的发生。当肝硬化病人出现脾大、侧支循环形成（如腹壁、食管胃底静脉曲张），B 超提示门静脉主干内径大于 1.4cm、脾静脉内径大于 0.8cm，即可诊断为门静脉高压。

有一个问题必须注意，即周围血中的三系减少与脾功能亢进不能划等号，因为这种情况也可见于再生障碍性贫血或骨髓增生异常综合征等疾病，主要的确认依据是骨髓检查。若骨髓中见红系、粒系和巨核系的增生均明显活跃，而周围血中三系减少才考虑为脾功能亢进。

肝性脑病是肝硬化常见的并发症，临床表现变化较大，可表现为睡眠障碍、计算能力下降、行为异常、神志恍惚，甚至昏迷，有时会误诊为精神病或其他原因引起的昏迷。因此，当出现上述变化时，即使没有明确的肝硬化病史，也应考虑到肝性脑病的可能，并给予进一步检查。肝性脑病的治疗主要是消除诱因（如高蛋白饮食、消化道出血、感染、低钾、手术创伤、肝损伤药物、大量放腹水或利尿等）、消除肠内积食或积血、降低血氨、纠正氨基酸失衡及电解质紊乱等。

肝硬化的另一个常见并发症是腹水，根据腹水量的大小可采取不同的治疗方案。小量腹水者：休息，限钠，应用小量利尿剂。中等量腹水者：休息，限钠，联合应用利尿剂，通常是保钾利尿剂与排钾利尿剂联合应用。大量腹水者：休息，控制水和钠盐，联合利尿、输血浆或白蛋白。

（徐顺福）

病例五

〖病人诉说〗

我叫程 ××（女），今年 40 岁，机关干部。我肚子中间偏上一点儿处疼了 1 天了，疼得特别厉害也有半天了，还恶心，吐了 2 次，我怕死了。

〖医师思维导引〗

上级医师：围绕程女士短时间内发生中上腹部疼痛，并伴恶心、呕吐，应考虑到哪些疾病？

下级医师：老师，我想程女士有可能是下列疾病：

- 消化系统疾病：急性胃肠炎、消化性溃疡活动期、急性胰腺炎、急性胆囊炎、幽门梗阻、肠系膜上动脉压迫所致十二指肠壅滞、机械性肠梗阻、急性肝炎等。
- 泌尿系统疾病：输尿管结石、急性肾盂肾炎、肾周围脓肿。
- 循环系统疾病：急性心肌梗死、急性心包炎、肺梗死、脾梗死。
- 感染：肠道细菌感染、肠道寄生虫感染。

上级医师：根据病人诉说，你应如何进一步问诊？

下级医师：“程女士，您来医院就别怕了。您这次发病前有吃什么油腻、生冷、变质的食物或者喝酒了吗？”

程女士:“我前天晚上参加宴会时吃了较多的油腻食物,并且喝了大概3两白酒。”

下级医师:“您是饭后多久出现症状的呢?是什么样的疼痛?疼痛加重之前您有没有吃什么呢?”

程女士:“我饭后马上就觉得肚子胀,不舒服,大概饭后1小时左右,肚子上面偏左的位置就开始疼了,起初是一阵一阵的隐痛,后来就疼得越来越厉害,但还是可以忍受的。到了第二天,早餐的时候我喝了些牛奶,之后肚子就疼得特别厉害,难以忍受。”

下级医师:“您除了所指的部位疼痛外还有没有其他地方同时疼痛?”

程女士:“噢,疼得特别厉害的时候左腰、左背都跟着疼。”

下级医师:“您当时呕吐的时候是什么情况呢?吐了几次?吐的是什么?有没有食物?是什么颜色的?”

程女士:“发病的当天晚上我就吐了1次,是当天吃的食物,第二天的时候我又吐了2次,还是食物,颜色是黄色的。”

下级医师:“您发病后有没有去医院看过?诊断为什么病?医生给您开了哪些药?您有没有按照医嘱吃药?吃药后腹痛可以缓解吗?”

程女士:“发病当晚我去了附近的卫生院,说我是‘胃痉挛’,给我打了一针654-2,之后肚子痛稍微好点,但是2小时后疼痛又逐渐厉害了。”

【问诊思考题】 急性胰腺炎的常见病因有哪些?国内与国外的情况有无差别?

上级医师:根据程女士现病史所获取的资料,在既往史和个人史的询问中,你还应重点询问哪些内容?为什么?

下级医师:“程女士,您既往有没有胃肠道或者肝脏、胆囊、胆道、胰腺方面的疾病呢?”

程女士:“我有‘慢性浅表性胃炎’,另外就是之前体检时做过B超,说是‘胆囊内有数枚结石,直径为0.3~0.6cm’。其他的都没有。”

下级医师:“您既往有过类似的症状吗?”

程女士:“没有,这是第一次。”

下级医师:“您有没有烟酒嗜好?”

程女士:“我不抽烟,只偶尔在亲朋好友聚会或社交应酬时喝一定量的酒,但量不大。”

上级医师:根据所获得的病史,你体检中应重点检查哪些部位?应注意哪些阳性体征?

下级医师:老师,我重点检查了病人下列项目,获得了一些阳性体征如下:

- 生命体征:T 37.9℃,BP 112/70mmHg,R 26次/分,P 88次/分。
- 面容表情:**急性痛苦面容**。
- 体位:病人是否采取特殊体位以缓解症状,如俯卧位、胸膝卧位等。程女士是自动体位。
- 皮肤、黏膜:巩膜及皮肤无黄染,头颈部未见蜘蛛痣。
- 心肺:心肺检查无异常。
- 腹壁:腹壁静脉无曲张,Grey-Turner征(-),Cullen征(-)。
- 腹部压痛与反跳痛:**上腹部及偏左腹肌稍紧张,压痛明显,并有轻度反跳痛**。
- 肝、脾、胆囊:肝、脾肋下未触及,肝区叩痛不明显,肝浊音界位于右第6肋间,Murphy征(-)。

●腹部包块：未触及包块，移动性浊音(-)。

●神经系统：神经系统检查无阳性体征。

●四肢：下肢无水肿。

上级医师：根据以上程女士的病历资料，你认为她应做哪些实验室检查及其他辅助检查？若医患双方条件允许，还可以做哪些特殊检查？

下级医师：老师，我认为她应该做下列检查，并获得了相关检查结果：

●血常规：Hb 122g/L，RBC 4.6×10^{12}/L，**WBC 13.2×10^{9}/L**，N 0.85，L 0.15。

●尿常规：无异常。

●淀粉酶：**血淀粉酶1200U/L，尿淀粉酶2100U/L**（均为Somogyi法）。

●淀粉酶-肌酐清除率比率（**Cam/Ccr**）：**8.9%**（正常值小于5%）。

●血糖：5.8mmol/L。

●血电解质：血清钾、钠、钙、磷及氯化物均在正常范围。

●B超：**胆囊：胆囊内见1.3cm×1.6cm强光团，并伴有声影。胰腺：胰腺体积稍增大，回声均匀，边缘清晰，胰腺周围无低回声区。**

●X线腹部平片：无明显异常。

●若医患双方条件允许，可做**CT检查：胰腺体积增大，轮廓清晰，胰腺周围无渗液，肾前筋膜无增厚。**

上级医师：根据病史、体检、实验室检查和辅助检查结果，该病人的诊断、诊断依据和鉴别诊断分别是什么？

下级医师：

●诊断：急性胰腺炎（水肿型）。

●诊断依据

(1) 突发性中上腹痛，持续存在并逐渐加重，伴有恶心、呕吐。

(2) 发病前曾进食较多量的油腻食物，并饮白酒150g（3两）。

(3) 上腹部腹肌紧张，压痛明显，并有轻度反跳痛。

(4) 血白细胞总数及中性粒细胞百分比增高；血、尿淀粉酶增高。

(5) B超检查发现胆囊结石，并见胰腺轻度肿大。腹部CT检查发现胰腺体积增大。

●鉴别诊断

(1) 急性胃肠炎：常有不洁饮食史，病人通常除有恶心、呕吐外还伴有腹泻，血、尿淀粉酶均无升高，本例可排除。

(2) 消化性溃疡穿孔：一般来说，消化性溃疡均有较典型的症状，如上腹痛的规律性，但也有部分消化性溃疡可无明显症状，直至发生穿孔后才就诊。鉴别要点在于本病肝浊音界消失，出现腹膜刺激征。X线腹部平片检查可见膈下存在游离气体。

(3) 急性胆囊炎：本病也可在进食油腻食物后发作，症状以右上腹痛为主，有胆囊结石者易发生，也可有白细胞及血清淀粉酶的增高，应注意鉴别。但急性胆囊炎的腹痛以右上腹为主，Murphy征常阳性，且血清淀粉酶多轻度升高，因此本例可排除。

(4) 宫外孕破裂：因其有剧烈腹痛、血清淀粉酶升高而需与急性胰腺炎鉴别。诊断宫外孕的主要依据有：育龄妇女、有停经史、腹腔穿刺有不凝固血性液体。本例可排除。

上级医师：请你列出治疗原则，开出医嘱。

下级医师：

●治疗原则：去除诱因，抑制胰腺分泌，对症处理和防治并发症。

●医嘱

（1）一般治疗：加强护理，禁食，监测生命体征。

（2）体液复苏，维持水、电解质及酸碱平衡，营养支持。

如：生理盐水 500ml，5% 葡萄糖氯化钠溶液 500ml，10% 葡萄糖溶液 500ml，50% 葡萄糖溶液 100ml，8.5% 复方氨基酸注射液（乐凡命）500ml，注射用水溶性维生素（水乐维他）10ml，脂溶性维生素注射液（维他利匹特）10ml，10% 氯化钾 30ml，普通胰岛素 30U。以上药物放入"三升袋"中静脉滴注，1 次 / 日。如无血脂升高，可加用脂肪乳，低钙者可加葡萄糖酸钙。

（3）药物治疗

1）奥美拉唑 40mg，2 次 / 日，静脉注射。

2）加贝酯 100mg，加入 5%～10% 葡萄糖溶液 500ml 静脉滴注，1～2 次 / 日；或乌司他丁（尿胰蛋白酶抑制剂）5 万～10 万 U，加入 5%～10% 葡萄糖溶液 500ml 静脉滴注，2～3 次 / 日。

3）生长抑素类，如奥曲肽（善宁）0.6mg 或施他宁 6mg 加入 5% 葡萄糖溶液 250ml 中 24 小时静脉滴注。

4）注射用头孢哌酮钠舒巴坦钠（舒普深）2g，加入生理盐水 100ml 中静脉滴注，2 次 / 日，或加替硝唑 0.4g 静脉滴注，2 次 / 日。

【治疗思考题】 如何看待急性胰腺炎病人的禁食问题？

〖上级医师评述〗

急性胰腺炎是一种由各种原因引起的胰腺消化酶在胰腺内被激活，继而发生胰腺自身消化的胰腺化学性炎症。临床上通常有急性上腹痛、血清和尿淀粉酶升高等表现。常见的病因为胆道疾病、酗酒和暴饮暴食等。根据器官功能衰竭及局部或全身并发症情况，急性胰腺炎可分为轻度、中度和重度，本例为轻度。重度虽较少见，但病情严重，死亡率高，且可发生多种器官的功能衰竭，对此必须高度重视。

急性胰腺炎诊断相对不复杂，临床上符合以下 3 项特征中的 2 项，即可诊断为急性胰腺炎。①与急性胰腺炎符合的腹痛（急性、突发、持续、剧烈的上腹部疼痛，常向背部放射）；②血清淀粉酶和（或）脂肪酶活性至少 >3 倍正常上限值；③增强 CT/MRI 或腹部超声呈急性胰腺炎影像学改变。

临床上仅仅作出急性胰腺炎的简单诊断是不够的。完整的急性胰腺炎诊断应包括疾病诊断、病因诊断、分级诊断、并发症诊断，例如"急性胰腺炎（胆源性、重度、ARDS）"。并应注意一部分急性胰腺炎病人有从轻型急性胰腺炎转化为重症急性胰腺炎的可能。因此，必须对病情作动态观察的病情评估。

临床上有时会发生急性胰腺炎的误诊和漏诊，究其原因不外乎以下几点：①腹痛的病因相当多，不注意鉴别；②淀粉酶的升高不单单是急性胰腺炎的表现，其他诸如腮腺炎、急性阑尾炎、宫外孕等也可出现淀粉酶升高；③急性胰腺炎时血淀粉酶并非在腹痛开始时即增高，而是在发病后逐渐增高，72 小时开始下降，抽血时间过早或过晚均不能准确诊断；④血清淀粉酶水平与急性胰腺炎严重程度不成正比。

急性胰腺炎的治疗，发病初期主要进行液体复苏，纠正水、电解质紊乱，支持治疗，维护脏器功能，防止局部及全身并发症。同时应用胰腺外分泌和胰酶抑制剂，如 PPIs、生长抑素及其类似物（奥曲肽），生长抑素可以通过直接抑制胰腺外分泌而发挥作用，对于预防经内镜逆行性胰胆管造影（ERCP）术后胰腺炎也有积极作用。

（徐顺福）

病例六

〖病人诉说〗

我叫盛××（男），今年 29 岁，农民。我肚子痛、肚子胀有 1 年了，最近 2 个月比之前厉害了，还发低烧。

〖医师思维导引〗

上级医师：围绕盛先生的腹痛、腹胀症状，应考虑到哪些疾病？

下级医师：老师，我想盛先生有可能是下列疾病：

- 胃部疾病：慢性胃炎、功能性消化不良、消化性溃疡。
- 肠道疾病：肠易激综合征、慢性肠炎、不全肠梗阻、肠系膜上动脉综合征、习惯性便秘。
- 腹腔疾病：结核性腹膜炎、腹腔肿瘤。
- 心血管疾病：充血性心力衰竭、肠系膜血管栓塞。
- 其他：腹部手术后，风湿性疾病。

上级医师：根据病人诉说，你应如何进一步问诊？

下级医师：“盛先生，您疼的时候具体是在肚子的哪个位置呢？”

盛先生：“我满肚子都疼，肚脐周围疼得最厉害。”

下级医师：“您能具体说说是怎么痛呢？”

盛先生：“一阵一阵地疼，隐隐地疼，偶尔是那种绞着疼。”

下级医师：“您不吃东西的时候肚子也胀吗？”

盛先生：“是的，肚子饿的时候也胀。”

下级医师：“您近期大便正常吗？有没有黏液、脓血？”

盛先生：“不正常。这 2 个月来大便变稀了，次数也变多了，一天解个 2～3 次，表面带着一点点黏液，没有脓血。”

下级医师：“您大便不正常这个问题有没有去医院看过？”

盛先生：“看过，给我查了大便，说是没问题。最后说我是‘肠道感染’，但是也给我治了，之后我还是和以前一样肚子胀、肚子痛。”

下级医师：“您除了肚子痛、肚子胀之外，有没有其他的症状啊？”

盛先生：“我最近一到下午就发低烧，一到夜里就出汗。”

下级医师：“您最近食欲怎样？体重有没有下降？”

盛先生：“我最近食欲差得很，人大概瘦了 6 斤左右。”

下级医师：“您有没有去医院看过？诊断为什么病？开了哪些药？您有没有按照医嘱吃药？吃药后腹痛可以缓解吗？”

盛先生：“到××医院去了，说我是‘胃病’，给我开了药，但没什么作用啊。”

上级医师：根据现病史所获取的资料，在既往史和个人史的询问中，应重点询问哪些内容？

下级医师：“盛先生，您过去有没有过类似的病史呢？”

盛先生：“我大概在1年前开始隔一段时间就肚子痛、肚子胀，但我也没在意，没管它。”

下级医师：“您肚子上有没有做过什么手术呢？”

盛先生：“我在10年前做过阑尾手术。”

下级医师：“您有没有得过结核呢？”

盛先生：“我在4年前得过‘肺结核病’。”

下级医师：“那么当时医院给您采用什么治疗呢？”

盛先生：“当时给我用异烟肼、链霉素及利福平治疗了一年。”

下级医师：“您有没有得过肝炎等传染病呢？”

盛先生：“哦，没有得过。”

下级医师：“您有没有接触过血吸虫或者疫水啊？”

盛先生：“没有过。”

下级医师：“您抽烟喝酒吗？”

盛先生：“不抽烟、不喝酒。医生，我是农村的，到你们医院看病要花多少钱啊？”

下级医师：“您放心，我们医院不会乱向您收医药费的，会考虑您家经济条件的。”

上级医师：根据所获得的病史，你体检中应重点检查哪些部位？应注意哪些阳性体征？

下级医师：老师，我重点检查了病人下列项目，获得了一些阳性体征如下：

- 面容：**慢性病容，轻度贫血貌**。
- 皮肤、黏膜：巩膜无黄染。
- 心肺：心肺检查无异常。
- 腹壁：**腹壁平软，触诊有柔韧感**，腹壁静脉无曲张。
- 腹部压痛与反跳痛：**全腹均有轻度压痛**，无明显反跳痛。
- 肝脾：肝脾肋下未触及。
- 移动性浊音：**移动性浊音(+)**。
- 腹部包块：未触及包块。

上级医师：根据以上盛先生的病历资料，你认为他应做哪些实验室检查及其他辅助检查？若医患双方条件允许，还可以做哪些特殊检查？

下级医师：老师，我认为他应该做下列检查，并获得了相关检查结果：

- 血常规检查：**RBC 2.9×10^{12}/L，Hb 98g/L**，WBC 4.1×10^{9}/L，N 0.52。
- 粪常规：粪常规无异常，隐血试验阴性。
- 血沉：**42mm/h**。
- 肝生化检查：正常。
- 腹水常规检查：**细胞总数 0.86×10^{9}/L，多核粒细胞 0.23，单核细胞 0.77，间皮细胞(+)，Rivalter 试验(+)，比重 1.021**。
- 腹水脱落细胞：未查到肿瘤细胞。
- PPD 试验：**强阳性(+++)**。

●T-spot（γ-干扰素释放试验）：阳性。

●X线胸片：**右上肺见2处钙化灶**。

●全消化道钡餐造影：无异常发现。

●B超检查：肝、胆、胰、脾无异常，**腹腔内可见中等量液性暗区**。

●小肠CT（平扫＋增强）：**部分小肠壁强化、增厚，腹腔内可见中等量液性**，余未见明显异常发现。

●腹腔镜检查：若经以上检查仍未能明确诊断，可考虑做腹腔镜检查，因腹腔镜直视下活检的阳性率很高。该病人因基本可明确诊断，故未做此项检查。

上级医师：根据病史、体检、实验室检查和辅助检查结果，该病人的诊断、诊断依据和鉴别诊断分别是什么？

下级医师：

●诊断：结核性腹膜炎（渗出型）。

●诊断依据

（1）青年男性，以腹痛、腹胀、稀便为主要临床表现。近2个月症状逐渐加重，并出现低热、盗汗、体重减轻等情况。

（2）既往有肺结核病史，X线胸片在右上肺发现2处结核钙化灶。

（3）腹壁检查有柔韧感，全腹均有轻度压痛，但无明显反跳痛，符合结核性腹膜炎的体征特点。

（4）PPD试验（+++）；T-spot阳性；血沉42mm/h；腹水检查符合渗出液，且单核细胞数高达0.77。

●鉴别诊断

（1）肝硬化失代偿期：肝硬化门静脉高压时可有腹水。但本例无慢性肝脏病史，体格检查未发现门静脉高压的体征，腹水为渗出液而不是漏出液，故可以排除。

（2）细菌性腹膜炎：本病的全身毒血症症状明显，发热常为高热，腹部检查有腹膜刺激征表现，且腹水中细胞以多核粒细胞为主。本例可以排除。

（3）腹膜间皮瘤：本例因在腹水中找到间皮细胞，所以应除外腹膜间皮瘤。良性间皮细胞瘤多见于女性，常为单发，最常见于输卵管、子宫颈部的腹膜，其他部位少见。恶性间皮细胞瘤的腹水呈浆液纤维素性或血性，有时呈胶质状，病人食欲减退，体重明显减轻，无发热，血沉很少增快。本例无上述特征，可以排除。

（4）腹膜继发性肿瘤：腹膜肿瘤常继发于胃癌、肝癌或结肠癌，腹水为渗出液，常为血性，有时可找到肿瘤细胞。本例不符，可以排除。

【鉴别诊断思考题】 结核性腹膜炎应重点与哪些疾病进行鉴别？如何鉴别？

上级医师：请你列出治疗原则，开出医嘱。

下级医师：

●治疗原则：必须坚持早期、联合、全程、规律和适量的原则进行抗结核治疗，并注意对症治疗和支持治疗。

●医嘱

（1）一般治疗：饮食以营养丰富、易消化、少刺激性为宜，有脂肪泻者应减少脂肪的摄入，并注意补充各类维生素。

（2）药物治疗

1）医嘱一：一般治疗。

维生素C，0.2g/次，3次/日，口服。

复合维生素B，2片/次，3次/日，口服。

维生素A，每日3万～5万U，分2～3次口服，症状改善后减量。

维生素D，每日2500～5000U，分2～3次口服，症状改善后减量。

2）医嘱二：2SHRZ/4HR方案，用于初治病人。

链霉素，0.75g/次，肌内注射，1次/日×30天；异烟肼，0.3g/次，口服，1次/日；利福平，0.45g/次，口服，1次/日；吡嗪酰胺，0.5g/次，空腹口服，3次/日。

治疗2个月后继续以下治疗4个月：异烟肼，0.3g/次，口服，1次/日；利福平，0.45g/次，口服，1次/日。

3）医嘱三：2EHRZ/4HR方案，用于初治病人。

乙胺丁醇，0.75g/次，口服，1次/日；异烟肼，0.3g/次，口服，1次/日；利福平，0.45g/次，口服，1次/日；吡嗪酰胺，0.5g/次，口服，3次/日，空腹。

治疗2个月后继续以下治疗4个月：异烟肼，0.3g/次，口服，1次/日；利福平，0.45g/次，口服，1次/日。

4）医嘱四：用于复治病人，即再使用2HRZ/4HR方案治疗6个月。

异烟肼，0.3g/次，口服，1次/日；利福平，0.45g/次，口服，1次/日；吡嗪酰胺，0.5g/次，口服，3次/日，空腹。

治疗2个月后继续以下治疗4个月：异烟肼，0.3g/次，口服，1次/日；利福平，0.45g/次，口服，1次/日。

【治疗思考题】 怎样理解抗结核治疗“早期、联合、全程、规律、适量”的原则？

〖上级医师评述〗

不同类型结核性腹膜炎的临床表现差异较大，如伴有干酪样坏死的结核性腹膜炎，因其中毒症状明显，腹痛较剧烈，可误诊为伤寒或急腹症；而粘连型腹膜炎可误诊为肠梗阻，甚至因腹膜及肠管粘连，形成包裹性积液而误诊为腹腔肿瘤。因此不能把诊断单纯建立在辅助检查上，一定要对病史、体征、实验室检查、辅助检查进行系统综合分析，特别对非典型病例更应如此。T-spot、腹水常规和生化检查，特别是腺苷脱氨酶（ADA）、肿瘤标志物、IFN-γ检测等对结核性腹膜炎诊断和鉴别诊断价值较大，必要时还可通过腹腔镜进行腹膜活检，以协助诊断。

结核性腹膜炎常因结核的肠源性、血源性或直接蔓延而发病，本例病人4年前曾患肺结核，可能当时的肺结核有过血行播散，在腹腔内形成了肠系膜淋巴结结核，近期因机体抵抗力下降，淋巴结结核破溃形成了腹膜结核，因此应属于血源性感染。

结核性腹膜炎治疗成功的关键在于抗结核治疗必须坚持早期、联合、全程、规律和适量的原则。①早期：早期发现后立即应用抗结核药物，因为此时病灶内的结核杆菌代谢旺盛，抗结核药可发挥最大的杀菌或抑菌作用；②联合：由于单用一种抗结核药物可能会形成少数耐药菌，而联合用药则不会留下耐药菌，并能增强疗效；③全程：疗程至少1年，疗程过短易于复发；④规律：不规律治疗是造成失败和复发的主要原因；⑤适量：一般将一日的剂量一次应用，可提高血内药物浓度，增强杀菌作用。

结核性腹膜炎的预防非常重要，首先应积极、尽早、彻底治愈活动性肺结核，并养成良好的卫生习惯，勿将含有结核菌的痰液咽下。另外，还应注意个人卫生，加强身体锻炼，提高机体抗病能力。

（徐顺福）

病例七

〖病人诉说〗

我叫王 ××（男），今年 36 岁，是机关干部。我腹痛、腹泻 5 年了，反反复复，这半年又发作了，并且比之前严重，我这么年轻怎么会这样呢？

〖医师思维导引〗

上级医师：围绕该病人 5 年来反复发作的腹痛、腹泻，你应考虑到哪些疾病？

下级医师：老师，我想王先生有可能是下列疾病：

- 消化系统疾病：溃疡性结肠炎、克罗恩病（Crohn 病）、结肠家族性多发性息肉病、肠易激综合征、小肠吸收不良综合征、肠易激综合征、慢性胰腺炎等。
- 感染性疾病：慢性细菌性痢疾、结核性腹膜炎、阿米巴痢疾、血吸虫病、肠结核等。
- 全身性疾病：系统性红斑狼疮、尿毒症、系统性硬化症等。

上级医师：根据病人诉说，你应如何进一步问诊？

下级医师：“王先生，您放松一些啊，我给您查查。腹痛的部位在哪里？”

王先生：“主要在左下腹。”

下级医师：“您这次腹痛前有没有什么刺激因素啊？”

王先生：“我半年来每遇受凉或进食刺激性饮食即出现腹痛，每日约 3～5 次。”

下级医师：“您可以详细描述一下腹痛吗？疼痛可以忍受吗？”

王先生：“一阵阵的隐痛，可以忍受。”

下级医师：“您腹痛有没有什么规律啊？”

王先生：“每次一腹痛我就有便意，只要解了大便，腹痛马上就缓解了。”

下级医师：“您腹痛以后就要有腹泻？腹泻的时候大便是什么样的啊？”

王先生：“每次一腹痛，我就会腹泻，拉的是黄色大便，上面还有黏液，病情加重时还会有血，还总有想拉拉不出来的感觉。”

下级医师：“您还有其他消化道症状吗？例如恶心、呕吐、反酸、食欲减退等？”

王先生：“腹痛严重的时候会有食欲减退、恶心、呕吐。”

下级医师：“您同时还有没有其他不舒服啊？例如眼睛、口腔、关节、皮肤等地方？”

王先生：“有的，我总是口腔溃疡。”

下级医师：“您曾做过哪些检查及治疗啊？”

王先生：“查过，化验单在这里（大便常规：白细胞 5～10/HP，红细胞满视野，有吞噬细胞；粪便细菌培养：无致病菌生长）。在 ×× 医院拟诊为‘慢性肠炎’，应用多种抗生素治疗没有明显效果，后来又自己缓解了一点儿。”

上级医师：根据现病史所获取的资料，在既往史、个人史和家族史的询问中，应重点询问哪些内容？

下级医师：“您既往有没有类似症状发生呢？”

王先生:“大概5年前开始我就有类似症状发生,曾被诊断为‘慢性结肠炎’。服用过多种抗生素及甲硝唑,后来2周左右好了。”

下级医师:“您有没有烟酒嗜好?”

王先生:“没有。”

下级医师:“您既往有没有血吸虫疫水接触史或者慢性细菌性痢疾病史?”

王先生:“没有。”

下级医师:“您的家族中有没有其他人有类似病史?”

王先生:“没有。”

上级医师:根据所获得的病史,你体检中应重点检查哪些部位?应注意哪些阳性体征?

下级医师:老师,我重点检查了病人下列项目,获得了一些阳性体征如下:

●体位:自动体位。

●皮肤、黏膜:**轻度贫血貌**,巩膜和皮肤无黄染,**口腔内有多发性溃疡**。

●心肺:心肺检查无异常。

●腹部情况:腹平软,**左下腹有压痛**。

●肝脏与脾脏:**肝肋下2cm,剑突下4cm**,质软,无触痛。脾肋下未触及。

●腹部包块:全腹未触及包块,**左下腹可触及条索状肠型**。

●直肠指检:**直肠壁有触痛,指套上见少许黏液及血液**。

上级医师:根据以上病人资料,该病人应做哪些实验室检查及辅助检查?若医患双方条件允许,还可以做哪些特殊检查?

下级医师:老师,我认为他应该做下列检查,并获得了相关检查结果:

●血常规:RBC 4.2×10^{12}/L,**Hb 97g/L,WBC 10.3×10^{9}/L,N 0.78**,L 0.19,M 0.03,PLT 134×10^{9}/L。

●粪常规:**红细胞(+++),白细胞(+++)**。

●粪需氧菌培养:无细菌生长。

●肝功能检查:**ALT 188U/L,AST 162U/L,总胆红素21.1mmol/L,直接胆红素5.4mmol/L**,总蛋白65g/L,白蛋白33g/L,A/G为1.0。

●乙肝病毒标志物检测:HBsAg(−),抗HBs(−),HBeAg(−),抗HBe(−),抗HBc(−)。

●钡剂灌肠:**钡剂通过降结肠迅速,乙状结肠袋消失,可见多处细小圆形缺损**。

●结肠镜检查:**降结肠、乙状结肠和直肠黏膜充血、水肿,有轻度糜烂及浅小溃疡,乙状结肠有多处黄豆大息肉样隆起**。

●病理检查:**黏膜下层见大量淋巴细胞、浆细胞浸润,并有隐窝脓肿形成**。

●肝活检:**符合慢性活动性肝炎改变**。

上级医师:根据病史、体检、实验室检查和辅助检查结果,该病人的诊断、诊断依据和鉴别诊断分别是什么?

下级医师:

●诊断

(1)溃疡性结肠炎(左半结肠,慢性复发型,活动期,中度)。

(2)复发性口腔溃疡。

(3) 慢性活动性肝炎。

●诊断依据

(1) 反复发作性腹痛5年，再次发作并加重半年。

(2) 腹痛发作时伴有腹泻，为黄色黏液便或黏液血便，并有里急后重感，符合左半结肠炎症的表现。

(3) 粪常规、钡剂灌肠、结肠镜检查和病理检查结果均提示为溃疡性结肠炎。

(4) 肝功能检查、肝活检检查结果则提示有慢性活动性肝炎的存在。

●鉴别诊断

(1) 克罗恩病(Crohn病)：其主要病变多位于回肠末端及升结肠，但也可累及全结肠和肛门部，此时其临床表现类似于溃疡性结肠炎，应注意鉴别。但克罗恩病结肠镜检查可发现病损为节段性分布，呈铺路石样，活组织检查为非干酪肉芽肿，这些是其独有的特点，可与溃疡性结肠炎鉴别。

(2) 慢性细菌性痢疾：该病为痢疾杆菌所致，其病变主要分布在左半结肠，尤其是乙状结肠，可有腹痛、腹泻、脓血样大便和里急后重等症状，且可因细菌耐药而久治不愈，这些均与溃疡性结肠炎有相似之处。鉴别点在于进行反复的粪便培养，若发现病原菌如痢疾杆菌，则可明确诊断。

(3) 慢性阿米巴肠炎：该病是由溶组织阿米巴引起的消化道传染病，可有腹痛、腹泻、里急后重等症状，且症状反复发作，应与溃疡性结肠炎相鉴别。但阿米巴肠炎的病变以右半结肠为主，粪便呈果酱色，可找到溶组织阿米巴滋养体，肠镜检查可协助诊断。

(4) 血吸虫病：病人一般均有与流行区疫水接触的病史，粪便可检出血吸虫卵，并伴有脾大，若在乙状结肠镜检查中发现血吸虫虫卵即可确诊。

(5) 肠易激综合征：粪便中可有大量黏液，但无脓血，钡剂灌肠和结肠镜检查无异常发现，病人常有胃肠道以外的躯体症状。

【鉴别诊断思考题】 慢性炎症性肠病包括哪几种？应如何进行鉴别诊断？

上级医师：请你列出治疗原则，开出医嘱。

下级医师：

●治疗原则：控制症状，预防复发，防治并发症。

●医嘱

(1) 医嘱一：用于腹泻明显者。

1) 水杨酸偶氮磺胺吡啶(SASP)，每日4～6g，分4次口服；或5-氨基水杨酸，每日1～4g，分4次口服。

2) 乳酸菌素片，1.2～2.4g/次，3次/日，口服；或地衣芽胞杆菌(整肠生、肠炎灵)，0.5g/次，3次/日，口服；或双歧杆菌(培菲康)，2片/次(0.5亿活菌/片)，2次/日，口服。

(2) 医嘱二：用于SASP治疗效果不佳者。

泼尼松，40～60mg/d，分3～4次口服，病情控制后逐周减量5mg，直至停药；或氢化可的松，200～300mg/d，静脉滴注，疗程一般为10～14天，病情稳定后改用口服制剂。

(3) 医嘱三：适用于左半结肠病变的病人。

琥珀酸氢化可的松100mg(或地塞米松5mg)，庆大霉素8万U，2%利多卡因5ml，锡类散0.9g，生理盐水100ml。用法：保留灌肠，每晚睡觉前1次，疗程1～2个月。

（4）医嘱四：磺胺类药物及激素治疗效果欠佳者可试用免疫抑制剂。

硫唑嘌呤，每日 1.5mg/kg，分 2～3 次口服；或巯嘌呤，每日 1.5mg/kg，分 2～3 次口服。

（5）医嘱五：磺胺类药物及激素治疗效果欠佳者也可试用英利西单抗（类克），5mg/kg，第 0、2、6 周各给予一次，后每 8 周静脉滴注一次。

【治疗思考题】 溃疡性结肠炎的治疗原则是什么？肾上腺皮质激素在何种情况下可以使用？

〖上级医师评述〗

多数溃疡性结肠炎病人均表现为缓慢起病，呈活动期与缓解期交替的慢性过程。但也有 5% 左右的病人起病急骤，病情发展较快，全身中毒症状严重，并发症多，死亡率高。病情的轻重悬殊大是本病的特点之一，要引起足够的重视。其预后的好坏取决于临床分型、有无并发症发生和治疗条件等。溃疡性结肠炎的肠外表现不可忽视，如虹膜睫状体炎、慢性活动性肝炎、硬化性胆管炎、关节炎等，本例即有慢性活动性肝炎。

一个完整的溃疡性结肠炎的诊断应包括“五定”，即定性、定位、定型、定期、定度。例如：溃疡性结肠炎、左半结肠、慢性复发型、活动期、中度。

本例病人有慢性腹泻，粪便中出现血、脓和黏液，并有腹痛症状和不同程度的全身症状，加之肠镜及钡剂灌肠均有阳性发现，可以确诊，经正规治疗后，病人的症状也能得到缓解。但问题是不能保证病人的症状不会再次出现，为此应继续口服 5- 氨基水杨酸（5-ASA）或水杨酸偶氮磺胺吡啶，由发作期的每日 4～6g 减为缓解期的每日 2g，疗程 1 年以上，同时继续服用微生态制剂，并预防诱发因素和加重病情的各种因素，如劳累、肠道感染、摄入易致敏的食物、精神刺激、焦虑等。

对 5-ASA 治疗效果不佳者，可加用糖皮质激素，如泼尼松 30～50mg/d，等病情控制后应逐渐减量，并用 5-ASA 进行维持治疗。对于激素依赖者或氨基水杨酸制剂不耐受者可考虑英利西单抗治疗，或用巯嘌呤类药物维持治疗。

（徐顺福）

病例八

〖病人诉说〗

我叫吴 ×（男），今年 56 岁，是码头工人。我一个月前开始出现吃干饭、馒头比较困难，需要喝汤才能咽下，而且有胸口痛，打嗝也比较多，到当地医院做了胃镜发现食管有问题，医师建议手术治疗，今天刚住院。

〖医师思维导引〗

上级医师：围绕吴先生的食管病变，你应考虑到可能是哪些疾病？

下级医师：老师，我想吴先生可能是下列疾病：

- 食管癌。
- 食管平滑肌瘤。
- 贲门失弛缓症。
- 腐蚀性食管灼伤。
- 食管静脉曲张。
- 食管憩室。

●癔症。

上级医师：根据病人诉说，你应如何进一步问诊？

下级医师：“吴先生，您一个月前是突然出现进食干饭、馒头比较困难，需要喝汤送服的情况吗？”

吴先生：“是的，以前就是感觉吃完饭总是往上反，上个月开始出现吃饭不顺畅的情况。”

下级医师：“吴先生，您一般是什么时候出现胸口痛，和吃饭有关系吗？”

吴先生：“我以前都是吃完饭以后出现胸口微微有点痛，现在吃饭的时候和吃完饭都痛，而且痛得更厉害了。”

下级医师：“有没有出现呕血、大便较黑的情况呢？”

吴先生：“没有。”

下级医师：“那您最近体重有变化吗？”

吴先生：“最近吃饭都不怎么香，刚才称了下体重，减轻了3公斤。”

下级医师：“您以前有什么病吗？如高血压、糖尿病这些？”

吴先生：“没有。”

上级医师：根据吴先生现病史所获取的资料，在既往史和个人史的询问中，你还应重点询问哪些内容？为什么？

下级医师：“吴先生，请问您以前有没有吸烟、饮酒的习惯，持续多长时间啦？”

李先生：“有的，我一般每天抽20支烟，大概抽了20年了；每天1斤酒，大概也有20年了。”

下级医师：“您以前有误服过化学制剂或被鱼刺卡住的情况吗？”

吴先生：“没有。”

下级医师：“您饮食方面有什么习惯吗，比如热食、腌制食品？”

吴先生：“我吃饭速度比较快，而且爱喝热汤，特别喜欢吃腌鱼和腊肉。”

下级医师：“您以前有没有得过肿瘤性疾病或者亲属中有没有得过肿瘤的情况？”

吴先生：“都没有，以前我身体蛮好的。”

下级医师：老师，我问吴先生以上病史，目的是调查有无食管癌的易患因素，并协助排除因腐蚀性食管灼伤导致的进食困难。

【问诊思考题】①吴先生先出现进食后反酸而后出现进食困难，说明什么？②吴先生以前进食后胸痛说明什么？而现在进食时及进食后都出现胸痛又说明了什么？（提示：查阅教材，请教上级医师。）

上级医师：根据所获得的病史，你体检中应重点检查哪些部位？

下级医师：老师，我重点检查了下列项目，结果如下：

●胸部：胸廓是否对称，有无畸形，气管是否居中，语音震颤、语音传导是否正常，两肺叩诊呈清音、鼓音还是实音，呼吸音如何，有无干湿啰音。病人胸部检查无阳性发现。

●心脏：心率快慢，是否有心律失常，心音强弱，有无杂音，心界是否扩大。病人心率71次/分，其他无阳性体征。

●腹部：有无压痛、反跳痛及肿块，有无移动性浊音，重点检查肝脏、肾脏区域。病人腹部无阳性体征。

●淋巴结：全身浅表淋巴结有无肿大、压痛，重点检查颈部及锁骨上淋巴结区域。病人淋巴结未见明显肿大及压痛。

●胸壁、脊柱、四肢：活动是否良好，有无压痛。病人无阳性体征。

●声音：发声是否良好，有无声音嘶哑。病人发声良好。

【查体思考题】 若吴先生有声音嘶哑而无颈部、锁骨上淋巴结肿大，你如何考虑？查体和实验室检查中还要注意什么？

上级医师：根据以上吴先生的病历资料，你认为他应做哪些实验室检查及其他辅助检查？若医患双方条件允许，还可以做哪些特殊检查？

下级医师：老师，我认为应该做下列检查，并获得了一些相关检查结果：

●血、尿、粪常规，生化全套：均在正常范围。

●12 导联心电图：正常心电图。

●食管钡餐检查：**食管下段黏膜粗糙、紊乱，局限性管壁僵硬**。

●超声胃镜检查：**距门齿 36～38cm 处的食管前壁发现新生物，已侵及食管壁肌层，触之易出血，活检结果为鳞状细胞癌**。

●肺功能及血气分析：正常范围，能够耐受胸部手术。

●肿瘤标志物：正常范围。

●全身 PET-CT：**可见食管下段高摄取**，全身未见明显异常。

【实验室检查及辅助检查思考题】 若吴先生对做这么多实验室检查和辅助检查项目表示疑虑和不满，你怎样与他沟通？（提示：观察类似医患交流场景，请教上级医师。）

上级医师：根据病史、体检、实验室检查和辅助检查结果，该病人的诊断、诊断依据和鉴别诊断分别是什么？

下级医师：

●诊断：食管下段鳞状细胞癌。

●诊断依据

（1）进食时哽噎感伴胸骨后疼痛 1 个月，且症状逐渐加重。

（2）每天吸烟 20 支，持续 20 年，每天 1 斤酒，持续 20 年，并且有吃饭速度比较快、爱喝热汤、喜欢吃腌鱼和腊肉等食管癌危险因素。

（3）食管钡餐检查显示食管下段黏膜粗糙、紊乱，局限性管壁僵硬。

（4）超声胃镜检查显示距门齿 36～38cm 处的食管前壁发现新生物，已侵及食管壁肌层，触之易出血，活检结果为鳞状细胞癌。

（5）全身 PET-CT 显示食管下段高摄取，全身未见明显异常。

●鉴别诊断

（1）食管良性肿瘤：以食管平滑肌瘤多见，病史相对较长，钡餐检查有半月状压迹，但食管黏膜基本正常，胃镜检查可见肿块，但黏膜正常、光滑，切勿活检。

（2）贲门失弛缓症：发病年龄相对较轻，病史较长，症状时轻时重。食管钡餐检查有特征性改变：食管体部蠕动消失，食管下段贲门呈鸟嘴样改变，边缘光滑、整齐，狭窄以上食管扩张。胃镜检查有鉴别意义。

（3）腐蚀性食管灼伤：多有误服或服用腐蚀性化学制剂或药品病史，亦可见于长期反流性食管炎的病人。化学烧伤常在食管的三个生理狭窄处最严重，反流性食管炎的狭窄多见于食管下段，食管钡餐、胃镜检查有意义，一般鉴别诊断并不困难。

(4) 食管静脉曲张：多有肝炎、肝硬化，甚至有上消化道出血病史，体检、肝脏 B 超、胃镜检查有鉴别意义。

(5) 食管憩室：病史较长，症状时轻时重，反反复复，当局部发生炎症或憩室较大产生压迫时，可出现吞咽困难、胸骨后疼痛，但由于憩室内食物滞留、腐败，反流呕吐物常有恶臭，食管钡餐检查可明确诊断，食管镜可排除癌变。

(6) 癔症：有吞咽困难，诉说较重，症状与情绪有关，女性多见，检查无特殊发现。

上级医师：请你列出治疗原则。

下级医师：

●治疗原则：手术治疗。

上级医师：根据病人上述病情，你准备采取何种手术方式进行治疗？

下级医师：根据国际及国内食管癌治疗指南，内镜治疗仅适合黏膜上皮层和黏膜固有层的病变。本例病人超声胃镜显示，肿瘤已侵及食管壁肌层，并且全身 PET-CT 显示未见明显淋巴结及远处转移，拟采用全胸腹腔镜下 Ivor-Lewis 食管癌根治术＋三野淋巴结清扫术。

〖上级医师评述〗

食管癌发生的病因较为复杂，目前认为是环境与遗传共同作用的结果。我国作为食管癌的高发区域，食管癌的发病率和死亡率在所有恶性肿瘤中仍位于前列。食管癌的诊断并不困难，关键在于早期发现、早期诊断、早期治疗。凡遇进食后哽噎感或胸骨后疼痛或食管内异物感、烧灼感者，均应考虑食管癌的可能。一旦怀疑应重点询问病史，仔细进行体格检查，选择特异的检查方法，尽快明确诊断。最常用的检查方法为胃镜检查，既能观察肿瘤形态，又能取得病理学依据。食管癌一旦诊断明确，除少数黏膜上皮层和黏膜固有层病变可行内镜治疗外，均应争取手术治疗。

(吴卫兵　许　晶)

病例九

〖病人诉说〗

我叫王 ××(男)，48 岁，农民。我腹痛、腹胀、没有大便也不放屁 1 周了，腹痛为一阵一阵的，逐渐加重，又呕吐，到当地医院治疗效果不好，刚刚入院。

〖医师思维导引〗

上级医师：围绕王先生的腹痛、腹胀伴肛门停止排气、排便，你应考虑到可能是哪些疾病？

下级医师：老师，结合病人痛、吐、胀、闭，我想王先生有肠梗阻。

(1) 机械性肠梗阻：外来压迫，如腹腔巨大肿瘤或脓肿、粘连带、肠套叠、肠扭转、嵌顿疝、先天性肠旋转不良；肠腔堵塞，如肿瘤、结石、蛔虫等；肠壁本身病变或损伤，先天性肠隔膜或肠闭锁、炎症(克罗恩病、憩室炎、溃疡性结肠炎和肠结核等)、狭窄、放射性损伤、其他创伤。

(2) 功能性肠梗阻：麻痹性肠梗阻和痉挛性肠梗阻。麻痹性肠梗阻：腹腔手术后、腹腔感染、腹腔炎症、腹膜后血肿、电解质紊乱，以及使用阿片类药物、拟交感药、副交感阻断药物后。痉挛性肠梗阻：铅中毒。

(3) 缺血性肠梗阻：肠系膜血管血栓形成或栓塞。

上级医师：根据病人诉说，你应如何进一步问诊？

下级医师："王先生，能具体描述一下你肚子疼是怎么样的疼吗？"

王先生："绞痛，一阵一阵的。"

下级医师："有恶心、呕吐吗？吐的什么东西？"

王先生："有恶心、呕吐，开始吐吃的东西，后来渐渐有胆汁样黄色液体。"

下级医师："有肚子胀吗？"

王先生："有，开始比较轻，后来慢慢加重。"

下级医师："肛门有排便、排气吗？"

王先生："开始一两天有少量排便，后来完全没有了。"

下级医师："肛门有没有排血？"

王先生："没有。"

下级医师："有没有发烧？"

王先生："没有。"

上级医师：根据王先生现病史所获取的资料，在既往史和个人史的询问中，你还应重点询问哪些内容？为什么？

下级医师："王先生，您以前有没有高血压、高血脂、糖尿病、血液病、肝硬化、胃溃疡之类的病？"

王先生："没有。"

下级医师："王先生，您以前有过腹部外伤、手术等其他情况吗？"

王先生："我十年前因为胃癌做过胃大部切除术。"

下级医师："您有没有烟酒嗜好？"

王先生："没有。"

下级医师："家里父母、兄弟姐妹及其他亲属有没有得过肿瘤的？"

王先生："没有，父母都健在。"

上级医师：根据所获得的病史，你体检中应重点检查哪些部位？应注意哪些阳性体征？

下级医师：老师，我重点检查了下列项目，并获得了一些阳性体征如下：

●生命体征：血压 112/78mmHg，心率 80 次 / 分，呼吸 20 次 / 分，体温 36.7℃。

●皮肤、黏膜巩膜：皮肤无苍白，巩膜无黄染。

●腹部：**腹部膨隆**，上腹部正中有切口瘢痕，愈合良好，可见肠型、肠蠕动波，腹软，全腹压痛，无反跳痛、肌紧张，未触及肿块，**叩诊鼓音**，移动性浊音阴性，**肠鸣音亢进，可闻及气过水声**。直肠指检：肛门外观大体正常，直肠内未触及肿块，指套无染血。

上级医师：根据以上王先生的病历资料，你认为他应做哪些实验室检查及其他辅助检查？若医患双方条件允许，还可以做哪些特殊检查？

下级医师：老师，我认为王先生应该做下列检查，并获得了相关检查结果：

●血、尿、粪常规：尿常规在正常范围；血常规示 WBC 8.7×10^9/L，N 85%，Hb 132g/L。

●血糖、血脂、肝、肾功能：均在正常范围。

● 电解质：**Na^+ 130mmol/L，K^+ 2.9mmol/L**，Cl^- 95mmol/L。

● 12 导联心电图：正常范围心电图。

● 凝血功能、输血前八项：正常。血型：B 型，Rh（+）。

● 立位腹部平片：**可见多个气 - 液平面和扩张肠襻**。

● 全腹部 CT（平扫）：**肠梗阻**。

上级医师：根据病史、体检、实验室检查和辅助检查结果，该病人的诊断、诊断依据和鉴别诊断分别是什么？

下级医师：

● 诊断：肠梗阻。

● 诊断依据

（1）腹痛、腹胀伴肛门停止排便、排气 1 周，伴恶心、呕吐。

（2）腹部膨隆，上腹部正中有切口瘢痕，愈合良好，可见肠型、肠蠕动波，腹软，全腹压痛，无反跳痛、肌紧张，未触及肿块，叩诊鼓音，移动性浊音阴性，肠鸣音亢进，可闻及气过水声。直肠指检：肛门外观大体正常，直肠内未触及肿块，指套无染血。

（3）血常规：WBC 8.7×10^9/L，N 85%，Hb 132g/L。

（4）电解质：Na^+ 130mmol/L，K^+ 2.9mmol/L，Cl^- 95mmol/L。

（5）立位腹部平片：可见多个气 - 液平面和扩张肠襻。

（6）全腹部 CT（平扫）：肠梗阻。

● 鉴别诊断

（1）单纯性肠梗阻或绞窄性肠梗阻：下列情况应考虑绞窄性肠梗阻：

1）全身情况：腹痛早期出现休克，一般抗休克治疗无效，体温高，脉率>100 次 / 分，白细胞计数增加，血淀粉酶升高，代谢性酸中毒。

2）腹痛：腹痛骤起，剧烈，伴或不伴腹膜刺激征。腹痛呈持续性阵发性加重伴腰痛或腹膜刺激征。

3）呕吐：出现早、频繁。

4）腹胀：腹胀不对称，可扪及固定性痛性肿物。

5）肠鸣音消失。

6）血性液体：呕吐物、大便、腹腔穿刺液中或直肠指检发现血性液体。

7）影像检查：X 线片示扩张肠襻不随时间改变、空回肠转位、假肿瘤影、肠壁增厚、肠壁积气。CT 提示梗阻处呈鸟嘴样狭窄、肠系膜水肿、血管充血、肠壁中重度增厚和肠壁积气。超声示腹水多，肠襻扩张、无蠕动。

（2）梗阻病因：可根据年龄、病史、体征作出诊断。如新生儿以肠道先天畸形多见；婴幼儿以肠套叠和疝多见；儿童以蛔虫性梗阻多见；青年以粘连性肠梗阻、疝、肠扭转多见；老年人以肿瘤多见。小肠梗阻病因中 60% 为术后肠粘连；20% 为嵌顿疝，其他原因有克罗恩病、肠套叠、肠扭转和肠肿瘤等。

上级医师：请你列出治疗原则，开出医嘱。

下级医师：

● 治疗原则：解除梗阻，治疗缺水、酸中毒、感染、休克等合并症。

● 医嘱

（1）一般治疗：所有疑诊肠梗阻的病人都应该禁食，纠正水、电解质失衡；置入胃管进行胃肠减压。禁用强导泻剂，禁用强镇痛剂。

（2）非手术疗法：适用于麻痹性肠梗阻和部分单纯性肠梗阻，有针灸、低压灌肠和应用解痉剂等。

（3）手术治疗：适应证：绞窄性肠梗阻、闭襻性肠梗阻或极度扩张的结肠梗阻和非手术治疗无效或恶化的单纯性肠梗阻。有手术适应证的要尽早手术。

〖上级医师评述〗

肠梗阻是临床常见病、多发病，所有肠内容物不能正常运行或通过发生障碍都称为肠梗阻。在肠梗阻的诊断过程中必须查明以下几个问题：①疼痛的症状与体征是否符合；②腹痛的症状和体征发生的迅猛程度；③病人有无缺水、电解质改变或血 pH 改变；④梗阻是否为完全性；⑤是单纯性肠梗阻还是绞窄性肠梗阻。在基本明确病因和病情严重程度的基础上确定相应的治疗方法。

（杨小冬 封益飞 缪苏宇 肇 毅）

病例十

〖病人诉说〗

我叫梁 ×（男），60 岁，干部。我反复右上腹痛 1 个月了，并且最近 3 天怕冷，还有发烧，皮肤也发黄了，有点担心。

〖医师思维导引〗

上级医师：围绕梁先生反复发作右上腹痛，你应考虑哪些疾病？

下级医师：老师，我想梁先生有可能是下列疾病：

- 胆道系统疾病：胆结石。
- 泌尿系统疾病：右肾绞痛。
- 消化系统疾病：肠绞痛、壶腹部肿瘤以及胰头癌等。

上级医师：根据病人诉说，你应如何进一步问诊？

下级医师：“梁先生，到医院了，您放松一些啊，我给您看看。您右上腹疼痛有什么特别的地方吗？”

梁先生：“一开始是右上腹痛，同时向右肩胛部牵扯，再后来疼痛遍及整个上腹部，后来一直很痛。”

下级医师：“您在出现畏寒、发热、黄疸的同时还有哪些症状？”

梁先生：“我现在总是感觉恶心、想吐，胃口也不好了。”

下级医师：“大小便有变化吗？”

梁先生：“小便很浓。大便倒是没什么问题。”

上级医师：根据梁先生现病史所获取的资料，在既往史和个人史的询问中，你还应重点询问哪些内容？为什么？

下级医师：“梁先生，您以前有没有做过什么手术呢？”

梁先生：“10 年前曾切过阑尾，2 年前得过胆囊炎和胆结石，但是没有做手术。”

下级医师：“您肾脏方面有没有做过什么检查？”

梁先生：“也拍过片子，说是没问题。”

下级医师："在来本院之前，您有没有在外院就诊过？有没有做什么检查呢？"

梁先生："之前在地方上看的，说是'阻塞性黄疸、胆道感染'，他们没有给我动手术，结果我还是疼。"

下级医师：老师，我问梁先生以上病史，目的是调查病人的既往情况，并协助排除因泌尿系统导致的疼痛等症状。

【问诊思考题】 如果梁先生没有胆结石病史，而小便发红，考虑什么？

上级医师：根据所获得的病史，你体检中应重点检查哪些部位？应注意哪些阳性体征？

下级医师：老师，我重点检查了下列项目，并获得了一些阳性体征如下：

● 皮肤、黏膜：有无黄染。梁先生**皮肤、巩膜中至重度黄染**。

● 体位：是否强迫体位。梁先生没有。

● 病容：是否急性病容。梁先生神志清，**痛苦面容**。

● 腹部：腹部腹膜炎的范围、压痛点的位置、有无腹部包块等；叩击痛的范围、最明显的位置、有无移动性浊音；肠鸣音是否正常。梁先生 **Murphy 征阳性**。**可扪及包块，其表面光滑，形状不规则**。**腹部弥漫性叩击痛，最明显处在右上腹**。腹部移动性浊音(−)。右肾区叩击痛(−)。**肠鸣音活跃，未闻及气过水声**。

【查体思考题】 若梁先生肾区有叩击痛，你如何考虑？查体和实验室检查中还要注意什么？

上级医师：根据以上梁先生的病历资料，你认为他应做哪些实验室检查及其他辅助检查？若医患双方条件允许，还可以做哪些特殊检查？

下级医师：老师，我认为梁先生应该做下列检查，并获得了相关检查结果：

● 血、尿、粪常规：尿、粪常规在正常范围内；**血常规白细胞升高**。

● 肝功能：**血清丙氨酸转移酶、碱性磷酸酶升高，血清胆红素增高**。

● 超声检查：**胆囊增大、囊壁增厚，可见"双边征"，囊内结石显示强回声，其后有声影**。

● 医患条件允许，可行胆道磁共振检查。

上级医师：根据病史、体检、实验室检查和辅助检查结果，该病人的诊断、诊断依据和鉴别诊断分别是什么？

下级医师：

● 诊断：胆石症；急性胆道感染。

● 诊断依据

(1) 既往史充分支持目前诊断。

(2) 查科(Charcot)三联征：腹痛、寒热、黄疸。

(3) 上腹部腹膜炎体征，Murphy 征阳性。

(4) B 超示胆囊炎、胆囊结石，胆总管扩张伴结石。

● 鉴别诊断

(1) 急性胆囊炎：除有全身炎性反应和右上腹刺激征外，到病程的后期，可出现轻度黄疸、右肩胛部的放射痛及 Murphy 征阳性，是其特征性表现。B 超检查可发现胆囊肿大和囊壁水肿，胆囊内还可能有结石，可明确诊断。

(2) 溃疡穿孔：病人表现为突发的上腹疼痛，剧烈，然后遍及全腹。该类病人过去多有溃疡病史。体格检查为板样腹是其特征。通过腹部透视见膈下游离气体，或腹腔穿刺见胃内容物即可明确诊断。

（3）右肾结石：病人有右侧腰背部的绞痛，向下腹部放射，同时可伴有恶心、呕吐及尿急、尿痛等表现。这类病人过去多有肾结石病史。尿常规可见红细胞明显增多及少量的脓细胞。B超可作出明确的诊断，静脉肾盂造影检查可判断结石的位置，指导治疗。

上级医师：请你列出治疗原则，开出医嘱。

下级医师：

（1）对于轻型急性胆管炎，如病变是由蛔虫病所致，可先用内科驱虫的办法进行治疗或十二指肠镜取虫治疗，无效者可做胆总管切开取石加T管引流术。胆石所致者可先行内科保守治疗，有条件者可行Oddis括约肌切开取石。

（2）对于重型急性胆道感染病人，在进行必要的术前准备的同时积极纠正水、电解质紊乱以及生命脏器的功能障碍等。对于肝外低位的结石，有条件者可行急症Oddis括约肌切开取石术，无此内镜技术的医疗单位可行急症胆总管切开取石加T管引流术，同时争取一期做胆囊切除术。对于肝内多发性结石，可行肝胆管切开取石或部分肝切除加胆管空肠吻合术。

〖上级医师评述〗

急性胆道感染尤其是重型急性胆道感染病人，其病变不仅是胆管炎症的问题，而且涉及多个脏器系统的病变，如肾脏、凝血机制的影响等，因此对其进行准确无误的诊断和治疗极为重要。Charcot三联征及Raynaud五联征分别是轻型和重型急性胆道感染的特征性临床表现。超声检查可明确诊断。一旦诊断明确即要进行与本医疗单位技术条件相一致的胆道引流手术，尤其对于重型急性胆道感染病人，及时、迅速的胆道引流手术是挽救生命的唯一办法。

（杨小冬　封益飞　缪苏宇　肇　毅）

病例十一

〖病人诉说〗

我叫王××（女），38岁，机关职工。我4小时前不小心摔伤后出现左上腹痛、腰痛、呕吐、心慌被送到医院急诊室。

〖医师思维导引〗

上级医师：围绕王女士外伤，可能损伤哪些脏器？在诊疗过程中应注意哪些？

下级医师：老师，多数腹部损伤同时有严重的内脏损伤。如伴有腹腔实质脏器或大血管损伤可因大出血而导致死亡；而空腔脏器受损伤破裂时，易发生严重的腹腔感染而威胁生命，病情急，变化快，多需外科及时诊治处理。

首先应了解生命体征：以血压、脉搏、呼吸及神志变化最为重要；其次要注意有无开放性伤口、皮下气肿。在闭合性腹部损伤时，由于体表无伤口，确定是否伴有内脏损伤有时较为困难。

如伤情严重、时间紧迫，为了尽可能正确地诊断和及时地治疗，应一边询问病史，一边进行体格检查，同时采取一些必要的救治措施，如保持呼吸道通畅、暂时控制出血、输血补液及抗休克等。如遇神志不清，应观察瞳孔和定位体征，以便及早发现合并的脑外伤、胸部外伤。

上级医师：根据病人诉说，你应如何进一步问诊？

下级医师：“王女士，您是怎么摔伤的？摔哪里了？”

王女士：“地面不平，走路的时候不小心，左侧上面肚子和肋骨撞到桌子后摔倒了。”

下级医师：“皮肤有没有破啊？”

王女士：“皮肤倒是没有破，就是皮下有淤血，不能按，一按就疼。”

下级医师：“胸部疼不疼？有没有咯血？”

王女士：“左侧胸部疼，倒没有咯血。”

下级医师：“肚子疼是怎样的疼？”

王女士：“就是隐隐的有点左上腹疼。”

下级医师：“受伤后有没吐过，或者腹泻、大便带血？”

王女士：“受伤后恶心，吐过一次，是少量胃里的东西，腹泻、便血都没有。”

下级医师：“腰疼不疼？小便有没有血？”

王女士：“腰疼，小便没有血。”

下级医师：“您除了腹痛外，还有没心悸、心慌、口渴？”

王女士：“有心悸、心慌、口渴。”

上级医师：根据所获得的病史，你体检中应重点检查哪些部位？应注意哪些阳性体征？

下级医师：老师，我重点检查了下列项目，并获得了一些阳性体征如下：

●生命体征：**血压 80/52mmHg，心率 110 次 / 分，呼吸 30 次 / 分，**体温 37.5℃。

体检原则上以腹部检查为主，按视、触、叩、听进行。

●视诊：观察表情是否痛苦；行走姿势如何；胸部有无挫伤或擦伤的痕迹，胸廓有无畸形、反常呼吸；有无腹壁伤口、皮下淤血、局部隆起、流血，是否有腹胀或膨隆，腹式呼吸是否减弱或消失，有无胃型、肠型、蠕动波。王女士**痛苦面容，左季肋部皮下淤血，轻度疼痛，**胸廓无畸形和反常呼吸，**有腹胀，腹式呼吸减弱，**无胃型、肠型、蠕动波。

●触诊：有无肌紧张、压痛、反跳痛；有无“木板样”强直；是否触及包块；触痛的部位与范围。王女士**全腹肌稍紧张，压痛、反跳痛存在，以左上腹压痛为重。**

●叩诊：肝脾区有无叩击痛；叩诊有无移动性浊音；肝浊音界是否正常；有无鼓音、实音。王女士**脾区有叩击痛，移动性浊音阳性，肝浊音界缩小。**

●听诊：肠鸣音正常、减弱或消失。王女士**肠鸣音明显减弱。**

●直肠指检：有无压痛、波动感或指套染血。王女士**直肠指检发现前壁有压痛及波动感。**

上级医师：根据以上王女士的病历资料，你认为她应做哪些实验室检查及其他辅助检查？若医患双方条件允许，还可以做哪些特殊检查？

下级医师：老师，我认为王女士应该做下列检查，并获得了相关检查结果：

●脾破裂：血常规、腹部 B 超或 CT 检查、诊断性腹腔穿刺术或腹腔灌洗术。**检查示红细胞、血红蛋白、血细胞比容等数值明显下降，腹腔穿刺抽出不凝血，B 超或 CT 证实脾破裂。**

●肝破裂：血常规、腹部 B 超或 CT 检查、诊断性腹腔穿刺术或腹腔灌洗术。B 超或 CT

检查可帮助鉴别有无肝破裂。

●胰腺损伤：血、尿淀粉酶，诊断性腹腔穿刺术或腹腔灌洗术及腹部 CT 或 B 超检查。血、尿淀粉酶值多有升高，穿刺液中淀粉酶含量增高，CT 检查可帮助鉴别有无胰腺损伤。

●肝、脾包膜下破裂：腹部 B 超或 CT 检查。**可发现直径 1～2cm 的实质内血肿，并可发现脏器包膜连续性中断和实质破裂等情况**。

●系膜或网膜内出血：血常规、选择性血管造影或放射性核素扫描、腹腔镜。选择性血管造影可帮助鉴别诊断。

●泌尿系脏器损伤：尿常规检查、B 超或 CT 检查。尿常规检查未发现血尿，B 超可鉴别有无泌尿系脏器损伤。

●空腔脏器破裂或穿孔：血常规、立位腹部平片、诊断性腹腔穿刺术或腹腔灌洗术、腹腔镜。空腔脏器破裂时，白细胞计数明显上升，腹腔穿刺液可有胃肠内容物、混浊腹水等，本例无。

●多发性损伤：血、尿常规，B 超或 CT 检查，X 线检查，诊断性腹腔穿刺术等。本例无多发性损伤。

●创伤性或出血性休克与感染性休克：生命体征如体温、呼吸、心率和血压的测定，血常规检查。王女士**血压 80/52mmHg，心率 110 次 / 分，少尿**。血常规检查有助于出血性与感染性休克的诊断。

【实验室检查及辅助检查思考题】 若王女士对做这么多实验室检查和辅助检查项目表示疑虑和不满，你怎样与她沟通？

上级医师：根据病史、体检、实验室检查和辅助检查结果，该病人的诊断、诊断依据和鉴别诊断分别是什么？

下级医师：

●诊断：闭合性腹部外伤；脾破裂；出血性休克。

●诊断依据

（1）闭合性腹部外伤：外伤史，左季肋部皮下淤血，轻度疼痛，左上腹痛。

（2）脾破裂：外伤史，全腹肌稍紧张，压痛、反跳痛存在，腹腔穿刺抽出不凝血，B 超及 CT 证实脾破裂。

（3）出血性休克：外伤史，面色苍白，脉搏细速，血压 80/52mmHg，心率 110 次 / 分，少尿，腹腔穿刺抽出不凝血。

上级医师：如何分析腹内脏器损伤的性质？哪些情况应考虑到腹内脏器损伤的存在？分析穿透伤或贯通伤与内脏损伤的关系。多发损伤的形式有哪些？

下级医师：实质性脏器破裂的临床表现主要是内出血，而空腔脏器破裂时腹膜炎的表现较明显。单纯实质性器官损伤时，腹痛一般不重，压痛和肌紧张也不很明显。出血量多时常有腹胀和移动性浊音。空腔器官破裂所致腹膜炎不一定在伤后很快出现，尤其是下消化道破裂，腹膜炎体征通常出现得较迟。如果实质性脏器和空腔脏器两类器官同时破裂，则出血和腹膜炎两种临床表现可以同时出现。有恶心、呕吐、便血和腹腔积气者多为胃肠道损伤；有排尿困难、血尿、外阴或会阴部牵涉痛者，常为泌尿系统脏器损伤；有膈面腹膜刺激表现（同侧肩部牵涉痛）者，多为上腹脏器损伤，尤以肝和脾的破裂多见。如下情况应考虑腹腔内脏器损伤的可能：腹部疼痛较重，呈持续性并有进行性加重的趋势，同时伴有恶心、呕吐等消化道症状者；早期出现失血性休克者；腹膜刺激征明显者；腹腔积有气体，肝浊音界缩小或消失者；腹部明显胀气，肠蠕动减弱或消失者；腹部出现移动性浊音者；有便血、呕吐或血尿者或直肠指检发现前壁有压痛或波动感，或指套染血者。

穿透伤或贯通伤与内脏损伤有如下常见关系：伤口（入口或出口）可能不在腹部，而在胸、背、肩、腰、臀或会阴部等；伤口大小与伤情严重程度不一定成正比；伤口与伤道不一定呈直线关系；伤口未穿透腹膜并不排除存在内脏损伤的可能。多发损伤的常见形式有：可合并腹部以外的损伤；某一脏器的多处破裂；多个脏器同时损伤。在诊断和治疗中，应注意避免漏诊。

●鉴别诊断

（1）闭合性腹部外伤与开放性腹部外伤：鉴别比较容易，主要看有无伤口。

（2）腹部外伤合并其他外伤：根据病史、体验、特殊检查，排除颅脑外伤、胸外伤、骨盆骨折等。

（3）空腔脏器破裂与实质性脏器破裂：根据病史、体检、特殊检查、腹腔穿刺液的性状与性质等可明确诊断。

（4）出血性休克与感染性休克：鉴别并不困难，如穿刺抽到不凝血则为出血性休克，如穿刺抽到脓液及有高热、中毒症状等则为感染性休克。

上级医师：请你列出治疗原则，开出医嘱。

下级医师：

●治疗原则

（1）抗休克：去除病因、补液、输血。

（2）非手术治疗：对于轻度的单纯脾破裂或包膜下脾破裂，可以在严密观察下进行非手术治疗。可酌情采用绝对卧床休息、禁食、胃肠减压（疑有空腔脏器破裂或有明显腹胀时）、纠正水和电解质紊乱、输血补液、补充热量和营养支持、吸氧及抗生素治疗，未明确诊断者不注射止痛剂。

（3）手术治疗：对已确定腹腔内脏器破裂者，应及时进行手术治疗。手术方法有两类，通常采用脾切除术，对于表浅或局限的脾破裂，可试用裂口修补或脾部分切除术；破损严重而难以修补或保留的粉碎性脾破裂，可将切除的脾切成小薄片，移植于大网膜囊内，以恢复脾功能。也有采用经腹腔镜电灼止血或缝合裂口获得成功的报道。

●医嘱

（1）监测生命体征。

（2）吸氧，保持呼吸道通畅。

（3）绝对卧床、禁食、胃肠减压。

（4）抗休克。

（5）明确诊断后止痛。

（6）抗生素使用。

（7）支持治疗。

（8）手术治疗。

（9）心理治疗。

（10）治疗并发症。

〖上级医师评述〗

腹部外伤涉及循环与消化系统，病情重，发展快，极易造成休克而危及生命。要建立快速静脉通道，重点询问病史，及时发现有意义的体征，选择最特异的检查方法，尽快明确诊断，正确、及时处理，分秒必争。腹部损伤的范围及严重程度、是否涉及内脏、涉及什么内脏等情况，在很大程度上取决于暴力的强度、速度、着力部位和作用力方向等因素。此外，内脏的解剖特点、功能状态以及是否有病理改变等内在因素对上述情况也有影响。诊断性腹腔穿刺术或腹腔灌洗术及B超或CT检查尤为重要。明确诊断后，应按轻重缓急处理伤情。抗休克、保持呼吸道通畅、吸氧、合理补充有效血容量，会使大多数病人情况好转，此时进行手术，可增加手术安全性。一旦决定手术，就应尽快完成手术前准备：建立通畅的输液通道、交叉配血、放置鼻胃管及尿管。对有空腔脏器破裂与实质性脏器破裂者应及时手术。腹部外伤如能及时、准确、全面地诊断，采取积极、有效、合理的治疗方案，多能抢救成功。

【思考题】

(1) 自发性脾破裂与延迟性脾破裂如何诊断及治疗？

(2) 外伤后保脾治疗的临床意义有哪些？目前有哪些保脾手术方式？

(3) 对外伤性脾破裂活动性出血伴失血性休克者，应如何抢救？

（杨小冬　封益飞　缪苏宇　肇　毅）

病例十二

〖病人诉说〗

我叫李×(女)，今年46岁，是本地农民。我5天前肚子不舒服，肚子不时地疼痛，吐了好几次，右边大腿根上面长了一个疼痛的肿块，今天刚入院。

〖医师思维导引〗

上级医师：以阵发性腹痛、呕吐、右侧大腿根部肿块为主诉的李女士，你在诊疗时应充分考虑到什么？

下级医师：老师，我想诊疗李女士的疾病要从以下几个方面考虑：

- 询问病史和体格检查时应充分考虑到引起腹痛的各种情况及诱因，同时应考虑到右侧大腿根部肿块的存在及其可能的原因。
- 仔细询问过去史，从中找到突破口。
- 尽快确定选用何种辅助检查，明确诊断。
- 制定治疗策略，包括手术时机的掌握、术前术后的处理、并发症的处理等。

上级医师：根据病人诉说，你应如何进一步问诊？

下级医师：“李女士，你是在什么情况下出现腹痛或加重？”

李女士：“我在家里干农活的时候突然右边肚子痛。”

下级医师：“你呕吐是在肿块出现前还是肿块出现后发生？”

李女士：“大概在肿块出来后。”

下级医师：“呕吐的次数多不多？呕吐物量多不多？什么颜色？”

李女士：“吐了好几次，吐的东西蛮多的。”

下级医师：“你在呕吐前有没有腹痛的症状？”

李女士："一般吐之前肚子都会不舒服，疼。"

下级医师："你现在大小便怎么样啊？肛门能正常排气吗？有没有腹胀的感觉？"

李女士："肚子痛后解了一次大便，后来就没有了，也没有排过气，小便黄色的，很少，后来就没有解过小便。肚子痛后腹部发胀，吐过后就好了。"

下级医师："你是什么时候开始咳嗽的？痰液什么颜色的？"

李女士："最近两天感冒了，开始咳嗽。没有痰液。"

下级医师："一直咳嗽吗？有没有出虚汗、无力的症状？"

李女士："这些没有。"

下级医师："在这之前你有没有在大腿根部那里看到肿块？"

李女士："在这之前一直没有看到过。"

下级医师："来我院前，你有没有去其他的医院就诊过？"

李女士："在当地医院看过，他们说是大腿脓肿，给我输液了，没有效果，就到这里来看病了。"

下级医师："你右侧大腿以前有没有受过伤或者感染？"

李女士："没有。"

下级医师："你是什么年龄结婚的？有几个子女？"

李女士："我23岁结婚，有3个儿子。"

下级医师："以前你有没有得过什么其他疾病，比如结核病之类的传染病有没有得过？"

李女士："没有得过。"

【问诊思考题】 ①如果李女士能正常排便，说明什么？②呕吐与腹痛之间的关系说明什么？

上级医师：根据所获得的资料，体检中应重点检查哪些部位？应注意哪些阳性体征？

下级医师：老师，应该注意腹部和右侧大腿部的局部检查，让病人平卧，充分暴露进行比较。我重点检查了下列项目，并获得了一些阳性体征如下：

●腹部检查

(1) 望：腹部轮廓尚对称，无明显隆起，**可见肠型及蠕动波**。

(2) 触：**右侧腹部压痛、轻微反跳痛及肌紧张，可扪及胀大的肠型**，未触及明显包块。

(3) 叩：**叩诊呈鼓音**，无明显移动性浊音。

(4) 听：**肠鸣音亢进，可闻及气过水声**。

●局部检查

(1) 望：**右侧大腿根部见一肿块，约3.5cm×3.0cm×3.0cm大小，表面及周围皮肤略发红，未见破溃**。

(2) 触：**触诊发现右侧大腿根部肿块，边界尚清楚，质软，饱满，根部固定不能活动，局部有压痛，无明显波动感，不可回纳**。

(3) 听：未听到肠鸣音及其他杂音。

【查体思考题】 如果大腿根部肿块有波动感，要如何考虑？查体中还要注意什么？

上级医师：根据病人诉说、病史和必要的体格检查，推断可能的诊断。

下级医师：该病人可能的疾病有：

●嵌顿性股疝。

●股部脓肿。

●髂腰部结核性脓肿。

●股部淋巴结炎。

●股部脂肪瘤。

上级医师：根据以上李女士的病历资料，为了进行鉴别诊断，你认为她应做哪些实验室检查及其他辅助检查？

下级医师：老师，我认为李女士应该做下列检查，并获得了相关检查结果：

●嵌顿性股疝

（1）腹部平片及X线透视检查：可明确肠梗阻存在与否。李女士**腹部X线检查示肠腔积气，可见胀大的肠襻及气-液平面等肠梗阻表现**。

（2）全血常规检查：股疝时因肠梗阻的存在，会造成血液浓缩；感染可使白细胞升高。李女士**全血常规检查有血液浓缩表现及白细胞升高**。

（3）血电解质、血液生化检查：**电解质检查提示有电解质、酸碱平衡紊乱**。

●股部脓肿

（1）全血常规检查：感染可有白细胞升高，但不应有血液浓缩表现。

（2）可做局部穿刺：抽出脓液可作参考，同时可行脓液检查，但穿刺应慎重。

（3）B超检查：**脓肿呈液性暗区**。

●髂腰部结核性脓肿

（1）胸腰椎CT检查：明确结核病灶的存在。

（2）结核菌素（OT）试验。

（3）胸片或胸部CT检查：明确肺部是否存有结核病灶。

（4）可做局部穿刺：抽出脓液可作参考，同时行脓液检查及脓液结核菌培养，穿刺应慎重。

●股部淋巴结炎

（1）主要行全血常规检查：感染可使白细胞升高，但不应有血液浓缩表现。

（2）B超检查。

（3）同时可伴有右下肢及局部存有的感染灶。

●股部脂肪瘤：主要根据局部表现，一般较易鉴别，也可做B超检查。

【实验室检查及辅助检查思考题】 如果李女士拒绝鉴别诊断的实验室检查项目，该如何沟通和处理？

上级医师：根据病史、体检、实验室检查和辅助检查结果，该病人的诊断、诊断依据和鉴别诊断分别是什么？

下级医师：

●诊断：嵌顿性股疝。

●诊断依据

（1）女性，46岁，上腹部不适，右侧大腿根部有圆形肿块，疼痛，发病5天后就诊。经抗感染治疗无效，同时有阵发性腹痛伴多次呕吐，肛门停止排便、排气等肠梗阻的表现。嵌顿性股疝多见于中年妇女，特别是生育多的妇女，这是因为女性盆骨较宽、联合肌腱的腔隙韧带较薄弱，以致股管上口宽大松弛，多次妊娠是腹压增高的重要原因。咳嗽前重体力劳动也是诱因之一。嵌顿造成了肠梗阻。

(2) 右侧大腿根部见一肿块，约 3.5cm×3.0cm×3.0cm 大小，表面皮肤发红，皮温升高，无破溃；触诊发现边界尚清楚，质软，饱满感，不能活动，局部有压痛，无明显波动感，不可回纳。股疝发生后经股管上口股环突向下口卵圆窝，在股部形成肿块。由于股管几乎是垂直的，疝块在卵圆窝处向前转折时形成一锐角，且股环本身较小，周围又有坚韧的韧带，故易嵌顿；嵌顿后便会出现局部肿块及肠梗阻的表现；因局部肿块为疝内容物，该病人内容物主要为肠腔，故包块表现为边界尚清楚，质地软，有饱满感，不能活动，局部有压痛，无明显波动感，不可回纳等。

(3) 实验室检查显示有血液浓缩表现及白细胞升高；腹部 X 线片显示肠腔积气，可见胀大的肠襻及气 - 液平面等肠梗阻表现。股疝发生嵌顿后，疝内容物如果为肠管则可引起机械性肠梗阻，且很易发生绞窄，故辅助检查有相关表现。

●鉴别诊断

(1) 股部脓肿：一般脓肿都有红、肿、热、痛等表现，血象高，穿刺抽出脓液可作参考。

(2) 髂腰部结核性脓肿：脊柱或骶髂关节结核所致的寒性脓肿可沿腰大肌流至腹股沟区，并表现为一肿块。肿块可有咳嗽冲击感，且平卧时也可缩小，易与股疝相混淆，但这种脓肿多位于腹股沟外侧部分，偏髂窝处，且有波动感，同时脊柱可有原发病灶；可通过 X 线片、CT 检查、OT 试验等检查进行鉴别。

(3) 股部淋巴结炎：淋巴结炎可时常在同侧下肢找到原发感染灶，外形多呈椭圆形；股疝常呈半球形，嵌顿时常伴有急性机械性肠梗阻。

(4) 股疝脂肪瘤：股疝疝囊外有脂肪组织，有被误诊为脂肪瘤的可能，但脂肪瘤的基底并不固定，而股疝的基底固定且不能被推动。

上级医师：请你列出治疗原则，开出医嘱。

下级医师：

●治疗原则：股疝容易发生嵌顿，一旦嵌顿又可迅速发展为绞窄性股疝。因此，股疝诊断确定后，应及时进行手术治疗。对于嵌顿性或绞窄性股疝，则更应进行紧急手术。

●医嘱

(1) 明确诊断后及时入院。

(2) 对于非嵌顿性股疝，入院后经一般术前准备后行股疝修补术；最常用的手术为 Mc Vay 修补术。

(3) 对于嵌顿性股疝：①入院后须立即监测病人生命体征，行胃肠减压，纠正水、电解质平衡紊乱，预防性使用抗生素等对症处理；②积极术前准备；③紧急手术处理，手术的关键在于正确判断疝内容物的生命力，然后根据病情确定具体处理办法；④术后继续监测生命体征及抗炎，补液，纠正水、电解质和酸碱平衡紊乱等；⑤积极预防和处理并发症。

〖上级医师评述〗

疝囊经股环、股管向股部卵圆窝突出的疝为股疝。其发生率约占腹外疝的 3%～5%，其中 80% 发生于中年以上的妇女。该种疝易发生嵌顿，且一旦嵌顿，可迅速发展为绞窄性疝。在腹外疝中，股疝嵌顿者最多。

股疝的发生有其内在的解剖因素，也有外在的诱因。在腹内压增高的情况下，对着股管的腹膜被下坠的腹内脏器推向下方，经股环进入股管而形成股疝。股疝经股管下口顶出筛状板而至皮下。外在诱因主要包括各种诱发腹内压增高的因素，如剧烈咳嗽、用力排便、多次妊娠等。易复性股疝通常较小，症状轻微，常不为病人所注意，尤其是肥胖者更易疏忽。股疝如发生嵌顿，除引起局部明显疼痛外，也常伴有较明显的急性机械性肠梗阻，严重者甚至掩盖股疝的局部症状，造成误诊，故遇到急性机械性肠梗阻的病人应注意有无股疝的存在。股疝诊断明确后应及时手术治疗，对嵌顿性股疝更应进行紧急手术。同时应及时纠正肠梗阻引起的水、电解质紊乱，改善中毒情况，积极治疗与预防感染。

【思考题】

（1）如何对股部肿块进行鉴别诊断？

（2）股疝发生嵌顿后应如何处理？

（杨小冬　封益飞　缪苏宇　肇　毅）

病例十三

〖病人诉说〗

我叫宋××（男），今年41岁，农民。近两年来我感觉没有力气，胃口也不好，大概两个月前开始感到右上腹有点疼。

〖医师思维导引〗

上级医师：围绕宋先生乏力、纳差2年，右上腹疼痛2个月，你应考虑到可能是哪些疾病？

下级医师：老师，我想宋先生有可能是下列疾病：胆道炎症、结石、肿瘤，慢性肝炎、肝脏肿瘤，胰腺炎、胰腺肿瘤，胃炎、胃部肿瘤等。

上级医师：根据病人诉说，你应如何进一步问诊？

下级医师：“宋先生，您是怎么感觉自己没有力气的呢？”

宋先生：“这两年来我感到自己体力慢慢变差了，干活的时候常常使不上劲。最近半年变得更加明显，我现在基本上已不能干体力活了。”

下级医师：“您胃口不好是怎么个情况？”

宋先生：“在我感到自己没有力气的同时，我的胃口慢慢也变得不好了，这几年来我饭量减少了一半还多。”

下级医师：“除了没有力和胃口不好，您还有肚子疼的情况，那是什么样子的疼，能描述一下吗？”

宋先生：“刚开始的时候是感觉有点隐痛和胀痛，一阵一阵的，最近一个月慢慢变成了持续性的刺痛，并且有时候会突然痛得很厉害。”

下级医师：“宋先生，除了这些，您还有其他什么不舒服吗？”

宋先生：“我隔三差五会感到肚子胀、恶心，还经常会呕吐、拉肚子，有时还会没有什么原因地发烧，体温也不是很高。”

上级医师：根据宋先生现病史所获取的资料，在既往史、个人史和家族史的询问中，你应重点询问哪些内容？

下级医师：“宋先生，您以前有什么肝脏方面的疾病吗？”

宋先生：“我在两年前因为没有力气、胃口差、转氨酶增高到医院去看病，他们说我是

'病毒性乙型肝炎'，后来经过治疗后感觉好了。"

下级医师："在确诊肝炎经过治疗后，您肝炎有再发吗？"

宋先生："我最近一年来觉得更加没有力气了，胃口也更加不好，右上腹疼痛比以前厉害了，而且有时会流鼻血和牙龈出血。"

下级医师："在这期间您有复查肝功能吗？结果怎么样？"

宋先生："我肝功能复查过很多次，每次都发现转氨酶偏高，并且白蛋白逐渐减少，球蛋白逐渐增多，有白/球比例倒置的情况。"

下级医师："宋先生，您有抽烟喝酒的习惯吗？"

宋先生："我抽烟有15年了，每天20支左右。从来不喝酒。"

下级医师："您家里人有没有谁得过肝炎，或和您有类似的情况吗？"

宋先生："我的哥哥和父亲都得过'黄疸性肝炎'，我哥哥8年前因为'鼓胀病'去世了。"

上级医师：根据所获得的病史，你在体检中应重点检查哪些部位？应注意哪些阳性体征？

下级医师：老师，我重点检查了下列项目，并获得了一些阳性体征如下：

- 一般情况：**慢性肝病面容，轻度贫血貌**。
- 皮肤、黏膜：**巩膜轻度黄染，肝掌明显，颈部及前胸部可见6～7枚蜘蛛痣**。
- 心肺：心肺检查无异常。
- 腹壁：**腹壁稍膨隆，腹壁静脉显露，右上腹有压痛**，无反跳痛。
- 移动性浊音：**移动性浊音(+)**。
- 肝脏：**右肋下4cm，剑突下4cm，质地Ⅲ度，表面尚光滑，肝区有叩击痛**。
- 脾脏：**肋下3cm，质地韧**。
- 其他：**下肢有轻度可凹性水肿**。

上级医师：根据以上宋先生的病史资料，你认为他应做哪些实验室检查及其他辅助检查？若医患双方条件允许，还可以做哪些特殊检查？

下级医师：老师，我认为宋先生应该做下列检查，并获得了相关检查结果：

- 血常规：**RBC 3.8×10^{12}/L，Hb 92g/L**，WBC 4.2×10^{9}/L，**PLT 53×10^{12}/L**，N 0.74，L 0.26，M 0.02。
- 尿常规：未见异常。
- 肝功能检查：**总胆红素45mmol/L，直接胆红素21mmol/L，ALT 128U/L，ALP 139U/L，γ-GT 342U/L**，总蛋白66g/L，**白蛋白30g/L，球蛋白36g/L，A/G为0.83**。
- 血清电解质检查：K^+ 3.5mmol/L，Na^+ 138mmol/L，Cl^- 99mmol/L，Ca^{2+} 2.2mmol/L。
- 血糖：5.8mmol/L。
- 肾功能：BUN 6.1mmol/L，Cr 102μmol/L。
- 病毒性肝炎免疫学指标：**HBsAg(+)**、HBsAb(−)、**HBeAg(+)**、HBeAb(−)、**HBcAb(+)**。
- AFP：**1200μg/L**。
- 腹部B超检查：**肝脾大，肝右叶可见6.2cm×5.2cm低回声区。门静脉内径1.6cm**。
- 腹部CT检查：**平扫见肝右叶有6.5cm×5.6cm低密度影，边界模糊，注射造影剂后见病灶较前缩小，边界清楚**。

●选择性腹腔动脉造影：为目前诊断原发性肝癌最准确的检查手段，但该病人家庭经济状况欠佳，加之通过以上检查已基本明确诊断，因此未做此项检查。

【实验室检查及辅助检查思考题】 ①原发性肝癌最准确的检查方法是哪一项？AFP 升高即可诊断为原发性肝癌吗？②若宋先生对做这么多实验室检查和辅助检查项目表示疑虑和不满，你怎样与他沟通？（提示：观察类似医患交流场景，请教上级医师。）

上级医师：根据病史、体检、实验室检查和辅助检查结果，该病人的诊断、诊断依据和鉴别诊断分别是什么？

下级医师：

●诊断：原发性肝癌。

●诊断依据

（1）中年男性，曾患病毒性肝炎，转氨酶反复异常。

（2）近 2 个月来症状加重，除乏力、纳差外，右上腹疼痛逐渐加剧，有时还出现剧痛。

（3）体格检查：发现有肝掌、蜘蛛痣和腹壁静脉显露等慢性肝病的表现，还有肝脾大。

（4）肝功能检查：总胆红素、直接胆红素、转氨酶、ALP 及 γ-GT 增高，A/G 倒置，HBsAg、HBcAb、HBeAg 均为阳性，且 AFP 高达 1200μg/L（超过 400μg/L 即有诊断价值）。

（5）B 超及 CT 检查：提示肝右叶有占位性病变。

●鉴别诊断

（1）肝硬化：原发性肝癌绝大多数是在肝硬化的基础上演变而来，两者在临床表现上有不少相似之处，因此需注意鉴别。鉴别诊断主要依靠症状、体征、实验室检查和有关特殊检查。

（2）肝囊肿：肝囊肿多无临床症状，体格检查亦无异常发现，确诊需依靠 B 超或 CT 检查。

（3）肝脓肿：肝脓肿包括细菌性、结核性及阿米巴性三类，多有发热、肝区叩击痛、血白细胞增多等表现，B 超可发现肝内存在液性暗区，肝穿刺检查可明确诊断。

（4）肝棘球蚴病（肝包虫病）：肝包虫病病人常生活于畜牧区，有吃生肉史，肝内占位可能为多个，肝包虫血清试验阳性即可确诊。

（5）继发性肝癌：继发性肝癌往往是胃肠道、泌尿道等处肿瘤转移到肝脏所致，腹部 B 超可见肝内有多发性大小相仿的占位性病变，AFP 无增高，有时可发现原发病灶。如诊断有困难，可在 B 超引导下行肝穿针吸细胞学检查，但需谨慎操作，防止出现并发症。

（6）结肠肝曲肿瘤：有结肠癌的相关临床表现，如大便规律改变、解脓血便和黏液血便、下腹痛等，钡灌肠检查和结肠镜检查可确诊。

（7）其他导致 AFP 升高的疾病：除了原发性肝癌外，妊娠、活动性肝炎、生殖腺胚胎肿瘤等也可有 AFP 升高，但其升高的幅度有限，只要动态观察 AFP 的变化，其诊断价值还是很大的。一般来说，若 AFP 的浓度超过 200μg/L 并持续 8 周，或超过 400μg/L 并持续 4 周，基本可以诊断为原发性肝癌。当然，为了准确起见，还应结合其他检查结果来综合判断。

上级医师：请你列出治疗原则，开出医嘱。

下级医师：

●治疗原则：早诊断、早治疗、根据不同病情进行综合治疗是提高疗效的关键。中晚期病例不能根治时，则以延长生存期和改善生活质量为主要治疗目的。

●医嘱

(1) 手术治疗：手术切除是目前根治原发性肝癌最有效的方法。当然手术治疗的方法一定要根据病情来确定，能切除者应尽量将肿瘤组织完全切除，对于肿瘤过大难以切除者，可先行肝动脉结扎、动脉灌注化疗及免疫疗法等综合治疗，待肿瘤缩小后再行二期切除。

(2) 肝动脉插管栓塞化疗：常用化疗药物的单次给药剂量为5-氟尿嘧啶（5-FU）1000～2000mg、丝裂霉素（MMC）10～20mg、阿霉素（ADM）40～60mg、表阿霉素（EPI）60～100mg、顺铂（DDP）50～100mg等。栓塞剂多采用碘油，因其可长时间积聚在肿瘤血管内，又是化疗药的载体，可使化疗药在肿瘤内缓慢释放。

(3) 全身化疗：现多采用联合用药，如FAM、MFP、AFP或MF方案。4周左右重复进行化疗一次。一般3次为一疗程。

(4) 其他治疗：包括小肝癌的乙醇注射治疗、免疫治疗、生物治疗、微波或射频治疗及中医中药治疗等。

〖上级医师评述〗

原发性肝癌起病较隐匿，病程短促，一般估计自起病到出现症状直至死亡的自然病程约为2年，而自出现症状到死亡则仅为4～6个月。从治疗角度考虑，肝癌发现得越早、体积越小，其手术治疗的远期疗效就越好。早诊断的目的就是尽可能多地发现亚临床肝癌。亚临床肝癌是指无症状及体征，仅有AFP增高的病例，大多数是通过健康体检或对高危人群（有慢性乙型肝炎、丙型肝炎或肝硬化病史者）的普查而发现的。本例病人系在乙型肝炎基础上发生。对AFP持续低浓度增高（测定值在200mg/L左右，持续时间在8周以上），并能除外慢性肝病活动及胚胎生殖系肿瘤者，可初步诊断为原发性肝癌，但仍需进一步检查以明确诊断（如腹部CT或选择性腹腔动脉造影）。由于30%左右的原发性肝癌病人AFP测定值可不增高，对这部分病人，除了进行影像学检查（B超、CT及MRI）外，还可借助于谷氨酰转肽酶（GGT）同工酶、碱性磷酸酶（ALP）同工酶、5-核苷酸磷酸二酯酶同工酶、糖类抗原50（CA50）、糖类抗原19-9（CA19-9）、糖类抗原125（CA125）等来协助诊断。

肝动脉栓塞化疗是仅次于手术切除的治疗方法，因为原发性肝癌的血供有90%～95%来自肝动脉，只要对肝动脉进行栓塞，就可使肿瘤发生坏死、缩小，以至消失，并减少对正常肝组织的损害，从而显著地提高肝癌的疗效。鉴于化疗药物的疗效与肿瘤所在部位的有效血药浓度呈正相关，目前多在肝动脉栓塞的同时经导管灌注化疗药物。肝动脉栓塞化疗主要用于以下情况：①无手术指征或不愿意接受手术切除者；②肿瘤体积较大，术前进行栓塞化疗可使瘤体减小，便于手术进行，并减少肿瘤的播散发生率；③在非根治性肝肿瘤切除术后作为辅助治疗的手段，为再次进行根治切除术创造条件。当然，与其他治疗方法一样，本疗法也有其局限性，如果病人有严重的肝肾功能不全、重度黄疸和腹水、全身情况极差、门静脉主干完全阻塞等情况就不宜使用。

（杨小冬　封益飞　缪苏宇　肇　毅）

病例十四

〖病人诉说〗

我叫申××（女），36岁，公司员工。我肛门部有脱出物2年多了，偶有便血，色鲜红，量少，大便正常。近2个月加重了。

〖医师思维导引〗

上级医师：围绕申女士的大便带血，你应考虑到可能是哪些疾病？

下级医师：老师，我想申女士有可能是下列疾病：

- 结直肠肛门疾病：肛裂、痔疮、结直肠息肉、结直肠癌、结直肠炎、溃疡性结肠炎、克罗恩病。
- 上消化道疾病：食管、胃、十二指肠、小肠炎症、溃疡、损伤、血管病变、肿瘤等。
- 感染性疾病：细菌性痢疾、流行性出血热、出血性坏死性肠炎、阿米巴肠病。
- 其他肠道疾病：肠套叠、肠系膜动脉栓塞。
- 血液系统疾病：血小板减少性紫癜、再生障碍性贫血、白血病、血友病等。

上级医师：根据病人诉说，你应如何进一步问诊？

下级医师：“申女士，您主要是怎么不舒服来医院的？”

申女士：“肛门口老是有东西脱出来。”

下级医师：“有多长时间了？”

申女士：“2年多了。”

下级医师：“一开始就这么重吗？”

申女士：“没有，一开始脱出比较小，大便的时候下来，能自己上去，后来就要人工托回去，再后来托上去也没用，很快就又脱下来了。”

下级医师：“申女士，您大便带血吗？”

申女士：“有时候有，特别是吃了辣的东西后比较明显，喝酒之后也会有。”

下级医师：“申女士，您大便带血是什么颜色的？”

申女士：“都是鲜红的。”

下级医师：“一般量有多少？”

申女士：“有时候多点儿，有时候少，多的时候直接往下滴或者喷出来，少的时候就是擦的时候有一点儿。”

下级医师：“血和大便混在一起吗？”

申女士：“没有，一般都在大便表面，大便本身还好。”

下级医师：“大便成形吗？”

申女士：“成形的，不干，也不稀，形状也没有变化。”

下级医师：“大便次数呢？跟以前比有没明显的变化？”

申女士：“没有，以前一天一次，现在也是一天一次吧。”

下级医师：“表面有没有黏液？”

申女士：“没有。”

下级医师：“您除了大便带血外还有没有恶心、呕吐、腹痛、腹泻、腹胀？有没有发烧？”

申女士：“这些都没有。”

下级医师：“体重有没有下降？小便正常吗？”

申女士：“没有体重下降，小便也是正常的。”

上级医师：根据申女士现病史所获取的资料，在既往史和个人史的询问中，你还应重点询问哪些内容？为什么？

下级医师：“申女士，您以前有没有高血压、高血脂、糖尿病、血液病、肝硬化、胃溃疡之类的病？”

申女士：“没有，我以前都很健康的，很少往医院跑。”

下级医师：“申女士，您以前有过腹部外伤吗？做过腹部手术或其他情况吗？”

申女士：“都没有。”

下级医师：“您有没有烟酒嗜好？”

申女士：“没有。”

下级医师：“家里父母、兄弟姐妹及其他亲属有没有得过肿瘤的？”

申女士：“没有，父母都健在。”

下级医师：老师，我问申女士以上病史，目的是调查其有无血液系统疾病、肝硬化、手术等原因引起的便血。

上级医师：根据所获得的病史，你体检中应重点检查哪些部位？应注意哪些阳性体征？

下级医师：老师，我重点检查了下列项目，并获得了一些阳性体征如下：

- 血压：115/68mmHg。
- 体位：自动体位。
- 皮肤、黏膜、巩膜：皮肤无苍白，巩膜无黄染。
- 腹部：腹软，皮肤未见静脉曲张、手术瘢痕，未见肠型、胃型，全腹无压痛、反跳痛、肌紧张，未触及肿块，墨菲征阴性，移动性浊音阴性，肠鸣音正常。直肠指检：肛门外观大体正常，未见溃疡、出血、糜烂、瘘管，**用力后肛门一周脱出，紫红色，伴局部充血、水肿**，直肠内未触及肿块，指套无染血。

上级医师：根据以上申女士的病历资料，你认为她应做哪些实验室检查及其他辅助检查？若医患双方条件允许，还可以做哪些特殊检查？

下级医师：老师，我认为申女士应该做下列检查，并获得了相关检查结果：

- 血、尿、粪常规：尿常规正常；血常规：Hb 123g/L；粪便常规+隐血：**大便隐血(+)**。
- 血糖、血脂、肝肾功能、电解质：均在正常范围。
- 12导联心电图：正常范围心电图。
- 正侧位X线胸片：正常。
- 凝血功能、输血前八项：正常；血型：A型，Rh(+)。
- 血CEA：2.1U/L。
- 电子肠镜：所见的结直肠黏膜未见明显异常。**齿状线上见一周痔疮，充血、水肿**。

上级医师：根据病史、体检、实验室检查和辅助检查结果，该病人的诊断、诊断依据和鉴别诊断分别是什么？

下级医师：

- 诊断：内痔（Ⅳ度）。
- 诊断依据

（1）反复肛门部脱出物2年，加重伴便血2个月，便血色鲜红。

（2）直肠指检：肛门外观大体正常，未见溃疡、出血、糜烂、瘘管，用力后肛门一周脱出，紫红色，伴局部充血、水肿，直肠内未触及肿块，指套无染血。

(3) 电子肠镜：所见的结直肠黏膜未见明显异常。齿状线上见一周痔疮，充血、水肿。

●鉴别诊断

(1) 直肠癌可引起便血。直肠癌便血一般都是色暗红，位于大便表面，伴有大便习惯改变，大便次数增多，大便性状改变。持续时间长，一般不能自愈。直肠癌与痔疮常同时存在，应引起注意。

(2) 肛裂也会引起便血，但肛裂引起的便血色鲜红，量少，主要特点是合并有便秘，并且大便时疼痛明显。

(3) 细菌性痢疾：腹泻多为黏液脓血便，有发热和腹部剧痛，粪便检查可发现大量脓细胞及红细胞，细菌培养可培养出痢疾杆菌。

(4) 直肠血吸虫病：有血吸虫疫水接触史，急性期可有脓血便，缓解期有时与肿瘤难以鉴别，黏膜活检找到血吸虫虫卵即可确诊。应注意直肠血吸虫病常可合并直肠癌。

(5) 直肠腺瘤：临床比较多见，亦可引起出血，但外观光整，境界清晰，分为无蒂、亚蒂和有蒂三种，病理包括管状腺瘤、绒毛状腺瘤及绒毛管状腺瘤。直肠腺瘤可以发生恶性变。

(6) 溃疡性结肠炎：病因尚不明确，起病缓慢，病程较长，有腹泻、里急后重感，腹痛不明显。病变以直肠及左半结肠为主，有时可发生于全结肠。肠道病变癌变率可高达30%。

上级医师：请你列出治疗原则，开出医嘱。

下级医师：

●治疗原则：Ⅰ度、Ⅱ度内痔以保守治疗为主，Ⅲ度、Ⅳ度内痔以手术治疗为主。

●医嘱

(1) 非手术治疗

1) 多食富含纤维素食物，少食辛辣食物，保持肛门部清洁干燥，养成良好的排便习惯，热水坐浴等是各种治疗方法的基础。

2) 缓解症状的治疗：目的是解除症状，包括内服药物，保护黏膜的栓剂、膏剂、蒸洗剂等。

3) 注射治疗：用于Ⅰ～Ⅱ度内痔，目的是控制出血及脱出。

4) 冷冻治疗。

5) 激光治疗。

6) 红外线凝固治疗。

7) 圈套疗法。

(2) 手术治疗：限于一般治疗无效者。

〖上级医师评述〗

痔是一种常见的疾病，诊断并不难，治疗目的在于减轻和消除症状，解除痔的症状较改变痔的大小更有意义。养成良好的排便习惯，多食粗纤维食物，保持会阴部清洁均可预防痔的发生、发展。手术治疗方法较多，但多在一般治疗无效时采取手术，无论何种手术方法，均应避免术后出血、肛门狭窄、肛门功能不全及尿潴留等并发症。近年来，吻合器痔上黏膜环切术(PPH)因具有安全、有效、手术时间短、住院时间少、复发率低、恢复快等优点，有望替代传统手术治疗方法。

(杨小冬　封益飞　缪苏宇　肇　毅)

病例十五

〖病人诉说〗

我叫陈××(女),40岁,是坐办公室的。我肚子疼了一天了,刚刚更疼了,还吐过。

〖医师思维导引〗

上级医师:围绕陈女士逐渐增强的上腹部疼痛,你应考虑到可能是哪些疾病?

下级医师:老师,我想陈女士有可能是下列疾病:

- 消化系统疾病:急性胃肠炎、消化性溃疡活动期、幽门梗阻、肠系膜上动脉压迫所致十二指肠壅滞、机械性肠梗阻、急性胆囊炎、急性肝炎、急性胰腺炎等。
- 泌尿系统疾病:输尿管结石、急性肾盂肾炎、肾周围脓肿。
- 循环系统疾病:急性心肌梗死、急性心包炎、肺梗死、脾梗死。
- 感染:肠道细菌感染、肠道寄生虫感染。

上级医师:根据病人诉说,你应如何进一步问诊?

下级医师:"陈女士,您什么情况下肚子疼痛发作或加重?"

陈女士:"我在前天晚上参加宴会时吃了一顿大餐,当时就开始疼了。"

下级医师:"那次喝酒了吗?"

陈女士:"喝了几杯白酒,大约三两吧。"

下级医师:"您疼痛持续多长时间了?是否有不疼的时候?"

陈女士:"几乎没有缓解的时候。一开始是一阵一阵隐隐作痛,后来疼痛逐渐加重,但还能忍受。第二天早餐喝了一杯牛奶后,疼得受不了,就来医院了。"

下级医师:"您肚子疼时有没有其他地方同时疼痛?"

陈女士:"有时候左侧腰背部也会疼。"

下级医师:"您能形容一下呕吐物的情况吗?"

陈女士:"发病当晚呕吐1次,是之前吃的食物;次日呕吐2次,是暗黄色的液体。"

下级医师:"在来我们医院之前,有没有去别的地方治疗过?"

陈女士:"发病当晚曾去附近卫生院就诊,说是'胃痉挛',打了一针后上腹痛稍有缓解,但没过多久疼痛又逐渐加重了。"

上级医师:根据陈女士现病史所获取的资料,在既往史和个人史的询问中,你还应重点询问哪些内容?为什么?

下级医师:"您以前有没有胃肠道疾病或者肝、胆、胰腺疾病?"

陈女士:"在进行健康体检时曾做B超检查,说有胆结石,还有一点儿胃炎,有时候胃疼。其他没什么毛病了。"

下级医师:"那您之前有没有类似的发作情况呢?"

陈女士:"没有过。"

下级医师:"抽烟吗?酒呢?"

陈女士:"从没有抽过烟。在亲朋好友聚会或社交应酬时可喝点儿的酒,但量不大。"

【问诊思考题】 如果陈女士腹痛没有明显影响因素,说明什么?

上级医师:根据所获得的病史,你体检中应重点检查哪些部位?应注意哪些阳性体征?

下级医师：老师，我重点检查了下列项目，并获得了一些阳性体征如下：

●生命体征：**T 37.9℃**，BP 112/70mmHg，R 26 次 / 分，P 88 次 / 分。

●面容表情：**急性痛苦面容**。

●体位：陈女士是否采取特殊体位以缓解症状，如俯卧位、胸膝卧位等。陈女士是自动体位。

●皮肤、黏膜：巩膜及皮肤无黄染，头颈部未见蜘蛛痣。

●心肺：心肺检查无异常。

●腹壁：腹壁静脉无曲张，Grey-Turner 征（-），Cullen 征（-）。

●腹部压痛与反跳痛：**上腹部及偏左腹肌稍紧张，压痛明显，并有轻度反跳痛**。

●肝、脾、胆囊：肝脾肋下未触及，肝区叩痛不明显，**肝浊音界位于右第 6 肋间**，Murphy 征（-）。

●腹部包块：未触及包块，移动性浊音（-）。

●神经系统：神经系统检查无阳性体征。

●四肢：下肢无水肿。

【查体思考题】 若陈女士胸壁有压痛，你如何考虑？查体和实验室检查中还要注意什么？

上级医师：根据以上陈女士的病历资料，你认为她应做哪些实验室检查及其他辅助检查？若医患双方条件允许，还可以做哪些特殊检查？

下级医师：老师，我认为陈女士应该做下列检查，并获得了相关检查结果：

●血、尿常规：Hb 122g/L，RBC 4.6×10^{12}/L，**WBC 13.2×10^{9}/L，N 0.85**，L 0.15；尿常规无异常。

●淀粉酶：**血淀粉酶 1200U/L，尿淀粉酶 2100U/L（均为 Somogyi 法）**。

●淀粉酶 - 肌酐清除率比率（Cam/Ccr）：**8.9%（正常值小于 5%）**。

●血糖：5.8mmol/L。

●血电解质：血清钾、钠、钙、磷及氯化物均在正常范围。

● B 超：**胆囊：胆囊内见 1.3cm×1.6cm 强光团，并伴有声影**。**胰腺：胰腺体积稍增大，回声均匀，边缘清晰，胰腺周围无低回声区**。

● X 线腹部平片：无明显异常。

●若医患双方条件允许，可做 CT 检查：**胰腺体积增大，轮廓清晰，胰腺周围无渗液，肾前筋膜无增厚**。

【实验室检查及辅助检查思考题】 若陈女士对做这么多实验室检查和辅助检查项目表示疑虑和不满，你怎样与她沟通？

上级医师：根据病史、体检、实验室检查和辅助检查结果，该病人的诊断、诊断依据和鉴别诊断分别是什么？

下级医师：

●诊断：急性胰腺炎（水肿型）。

●诊断依据

（1）突发性中上腹痛，持续存在并逐渐加重，伴有恶心、呕吐。

（2）发病前曾进食较多量的油腻食物，并饮白酒 150g（3 两）。

(3) 上腹部腹肌紧张，压痛明显，并有轻度反跳痛。

(4) 血白细胞总数及中性粒细胞百分比增高；血、尿淀粉酶增高；淀粉酶 - 肌酐清除率比率超过正常。

(5) B 超检查发现胆囊结石，并见胰腺轻度肿大。腹部 CT 检查发现胰腺体积增大。

●鉴别诊断

(1) 急性胃肠炎：常有不洁饮食史，病人通常除有恶心、呕吐外还伴有腹泻，血、尿淀粉酶均无升高。本例可排除。

(2) 消化性溃疡穿孔：一般来说，消化性溃疡均有较典型的症状，如上腹痛的规律性，但也有部分消化性溃疡可无明显症状，直至发生穿孔后才就诊。鉴别要点在于本病肝浊音界消失，出现腹膜刺激征。X 线腹部平片检查可见膈下存在游离气体。

(3) 急性胆囊炎：本病也可在进食油腻食物后发作，症状以右上腹痛为主，有胆囊结石者易发生，也可有白细胞及血清淀粉酶增高，应注意鉴别。但急性胆囊炎的腹痛以右上腹为主，Murphy 征常阳性，且血清淀粉酶多轻度升高。因此本例可排除。

(4) 宫外孕破裂：因其有剧烈腹痛、血清淀粉酶升高而需与急性胰腺炎鉴别。诊断宫外孕的主要依据有：育龄妇女、有停经史、腹腔穿刺有不凝固血性液体。本例可排除。

上级医师：请你列出治疗原则，开出医嘱。

下级医师：

●治疗原则：去除诱因，抑制胰腺分泌，对症处理和防治并发症。

●医嘱

(1) 一般治疗：加强护理与观察，一定时间内禁食，维持水、电解质及酸碱平衡。

(2) 支持治疗：生理盐水 500ml，10% 葡萄糖溶液 500ml，50% 葡萄糖溶液 20ml，8.5% 复方氨基酸注射液（乐凡命）500ml，30% 脂肪乳注射液（英脱利匹特）500ml，多种微量元素注射液（安达美）10ml，注射用水溶性维生素（水乐维他）10ml，脂溶性维生素注射液（维他利匹特）10ml，10% 氯化钾 30ml，普通胰岛素 40U。以上药物放入“三升袋”中静脉滴注，1 次 / 日。

(3) 药物治疗

1) 医嘱一：加贝酯 100mg，加入 5%～10% 葡萄糖溶液 500ml 静脉滴注，1～2 次 / 日；或乌司他丁（尿胰蛋白酶抑制剂）5 万～10 万 U，加入 5%～10% 葡萄糖溶液 500ml，静脉滴注，2～3 次 / 日。头孢拉定（先锋霉素Ⅵ）1～2g，加入 5% 葡萄糖氯化钠溶液中静脉滴注，2 次 / 日。

2) 医嘱二：阿托品 0.5～1mg，肌内注射，必要时 4～8 小时重复一次；或山莨菪碱（654-2）5～10mg，3 次 / 日，肌内注射。奥美拉唑，40mg，1～2 次 / 日，静脉注射。

〖上级医师评述〗

急性胰腺炎是一种由各种原因引起的胰腺消化酶在胰腺内被激活，继而发生胰腺自身消化的胰腺化学性炎症。临床上通常有急性上腹痛、血清和尿淀粉酶升高等表现。常见的病因为胆道疾病、酗酒和暴饮暴食等。急性胰腺炎可分为轻型（间质型）和重型（出血坏死型）两种类型，本例为轻型。重型虽较少见，但病情严重，死亡率高，且可发生多种器官的功能衰竭，对此必须高度重视。

在临床上有时会发生急性胰腺炎的误诊和漏诊，究其原因不外乎以下几点：①腹痛的病因相当多，不注意鉴别；②淀粉酶的升高不单单是急性胰腺炎的表现，其他诸如腮腺炎、急性阑尾炎、宫外孕等也可出现淀粉酶升高；③急性胰腺炎时血淀粉酶并非在腹痛开始时即增高，而是在发病后逐渐增高，72 小时开始下降，抽血时间过早或过晚均不能准确诊断；④血清淀粉酶水平与急性胰腺炎严重程度不成正比例。

急性胰腺炎的合理用药非常重要，以下 3 类药物要正确使用：①镇痛、解痉药：急性胰腺炎时有些镇痛药是不能使用的，例如吗啡可刺激胰液分泌、收缩 Oddi 括约肌，故禁止使用。②抗胆碱能药物，如阿托品、溴丙胺太林（普鲁本辛）、山莨菪碱、东莨菪碱等，一直广泛地用于急性胰腺炎，但近年来不少临床对照试验提示正常剂量的抗胆碱能药物对急性胰腺炎并无明显的治疗作用，仅在大剂量使用时才有作用，而这一点在临床应用中是无法做到的。相反，因其可延长肠麻痹时间，具有引起尿潴留、心动过速，增加胰外分泌的黏滞度等不良反应而使病情加重。③肾上腺皮质激素：除了发生休克、败血症、急性呼吸窘迫综合征或有肾上腺皮质功能不全外，一般不使用肾上腺皮质激素。

临床上还有一个问题，即禁食时间的掌握，应根据病情轻重来综合考虑。一般来说，在发病早期应禁食，以减少胰腺分泌，待康复后即可恢复正常饮食。但近年来有学者认为轻型病人并不需要禁食和进行胃肠减压，可进流质饮食，这样不但不会使病情恶化，反而可减轻禁食和胃肠减压所导致的痛苦。

【思考题】

（1）急性胰腺炎的常见病因有哪些？国内与国外的情况有无差别？

（2）如何看待急性胰腺炎病人的禁食问题？

（杨小冬　封益飞　缪苏宇　肇　毅）

病例十六

〖病人诉说〗

我叫王××（女），今年 37 岁。昨天开始就肚子疼，越来越厉害了。

〖医师思维导引〗

上级医师：遇到此类急诊，临床医师首先要做什么？

下级医师：对于此类病人，临床医师首先应了解病人的生命体征，以血压、脉搏、呼吸和神志的变化最为重要，如遇低血压，应首先进行抗休克治疗。

上级医师：根据病人的诉说，你应该如何进一步问诊。

下级医师：“王女士，你怎么不舒服？”

王女士：“肚子疼。”

下级医师：“什么时候开始疼的？”

王女士：“大概一天多了。”

下级医师：“肚子哪边疼？”

王女士：“右侧偏下，就这里（指右下腹）。”

下级医师：“一开始就是这边疼吗？”

王女士：“不是，一开始是肚脐周围疼，后来渐渐右下腹疼了。”

下级医师：“突然开始的么？什么性质的疼？其他地方疼吗？”

王女士：“突然开始的，开始脐周只是钝痛，后来到了右下腹就加重了。其他地方不疼。”

下级医师:“有恶心、呕吐吗？吐的什么东西？”

王女士:“有恶心、呕吐，开始吐吃的东西，后来渐渐有点黄色液体。”

下级医师:“拉肚子吗？”

王女士:“有，解了7次大便，有点稀，有点黏液。”

下级医师:“小便有什么不舒服吗？”

王女士:“没有，小便4次了，量不多，颜色还好，淡黄色。”

下级医师:“之前有没什么吃什么特殊的东西啊？”

王女士:“有，吃了点凉拌菜。”

下级医师:“有没发烧？”

王女士:“有，量了一下，38℃。”

下级医师:“之前有没到医院看过啊？”

王女士:“有，输了消炎药、补了液，效果不好。”

上级医师：根据王女士现病史所获取的资料，在既往史和个人史的询问中，你还应重点询问哪些内容？为什么？

下级医师:“王女士，过去有过类似疼痛吗？”

王女士:“没有。”

下级医师:“王女士，过去有什么特殊病史吗？您以前有过腹部外伤吗？做过腹部手术吗？有过慢性腹泻或便血的病史吗？”

王女士:“过去有‘胃痛’5年，一年前上消化道钡餐检查说有‘十二指肠球部溃疡’。一年前患‘急性生膀胱炎’，现在已经好了。3个月前患‘右下肺炎’也好了。没有慢性腹泻及便血病史。没做过手术。”

下级医师:“您有没有烟酒嗜好？”

王女士:“没有。”

下级医师:“婚姻状况及月经情况如何啊？”

王女士:“已经结婚，月经4～7天/30天，末次月经是4月21日。没有怀孕过，也没生过小孩。”

下级医师:“家里父母、兄弟姐妹及其他亲属有没有得过肿瘤的？”

王女士:“没有，父母都健在。”

上级医师：根据所获得的病史，你体检中应重点检查哪些部位？应注意哪些阳性体征？

下级医师：老师，我重点检查了下列项目，并获得了一些阳性体征如下：

- 生命体征：血压112/78mmHg，心率100次/分，呼吸20次/分，**体温38.0℃**。
- 神志清，**痛苦面容**，皮肤、巩膜无黄染。浅表淋巴结未触及明显肿大。
- 腹部：腹部平坦，无手术瘢痕，无肠型、肠蠕动波，**全腹压痛，右下腹麦氏点压痛最为明显，伴有反跳痛、局部肌紧张**，未扪及包块，**腹部弥漫性叩击痛，右下腹麦氏点最为明显，叩诊鼓音**，移动性浊音阴性，肠鸣音活跃，未闻及气过水声。直肠指检：肛门外观大体正常，直肠内未触及肿块，指套无染血。

上级医师：根据以上王女士的病历资料，你认为她应做哪些实验室检查及其他辅助检查？若医患双方条件允许，还可以做哪些特殊检查？

下级医师：老师，我认为王女士应该做下列检查，并获得了相关检查结果：

- 血、尿、粪常规：粪、尿常规在正常范围；血常规：**WBC 12.7×10^9/L，N 85%**，Hb 132g/L。
- 血糖、血脂、肝肾功能：均在正常范围。
- 电解质：Na^+ 140mmol/L，K^+ 3.9mmol/L，Cl^- 101mmol/L。
- 12 导联心电图：正常范围心电图。
- 凝血功能、输血前八项：正常。
- 腹部 B 超：**右下腹阑尾呈腊肠样改变**。

上级医师：根据病史、体检、实验室检查和辅助检查结果，该病人的诊断、诊断依据和鉴别诊断分别是什么？

下级医师：

- 诊断：急性阑尾炎。
- 诊断依据

（1）转移性右下腹痛史：多数病例在发病时有典型的腹痛转移史，开始时疼痛在上腹部或脐周围，若干小时或 1～2 天才转移到右下腹，一般认为这是急性阑尾炎的特征性表现，但慢性阑尾炎急性发作时往往无此现象。

（2）体征：右下腹腹膜刺激征——右下腹麦氏点压痛、反跳痛、肌紧张。

（3）实验室检查：血常规检查示白细胞计数和中性粒细胞比例明显升高。

（4）腹部 B 超：右下腹阑尾呈腊肠样改变。

- 鉴别诊断

（1）消化系统疾病：急性胃肠炎、消化性溃疡穿孔、胆囊炎、胆石症、局限性肠炎、Meckel 憩室炎（先天性回肠憩室炎）、回盲部结核、急性肠系膜淋巴结炎、肠伤寒穿孔、肠套叠。

（2）呼吸系统疾病：右肺下叶大叶性肺炎或右侧胸膜炎的早期，均可引起右侧腹痛和腹肌紧张，有时有压痛，胸部体征尚不明显时，常易误诊为急性阑尾炎。须在详细询问呼吸道病史的同时进行详细体检及 X 线检查。

（3）泌尿系统疾病：右肾与输尿管结石、右侧急性肾盂肾炎。

（4）女性生殖系统疾病：急性右侧输卵管炎、右侧宫外孕破裂、卵巢滤泡或黄体破裂、右侧卵巢囊肿蒂扭转或巧克力囊肿破裂。

（5）其他少见而易被误诊为阑尾炎的疾病：如腹型荨麻疹、腹型过敏性紫癜、腹型癫痫及铅中毒等；前腹壁损伤及右侧腰部损伤。

上级医师：按急性阑尾炎的临床表现，其病理可分为哪几种类型？急性阑尾炎可有哪些合并症？

下级医师：急性阑尾炎可分为急性单纯性阑尾炎、急性化脓性阑尾炎、急性坏疽性和穿孔性阑尾炎及阑尾周围脓肿四种类型。急性阑尾炎如不及时、正确地诊治，可造成许多不良的后果，如腹腔脓肿、内外瘘形成、门静脉炎。

上级医师：请你列出治疗原则。

下级医师：

（1）尚未形成局部包块的急性阑尾炎，由于不易肯定其究竟为单纯性、化脓性或坏疽性，因而不能肯定是否能在保守治疗下自行消退，一般应立即予以切除。

（2）已经形成局部包块的急性阑尾炎，应暂时行保守治疗。如在保守治疗下包块逐渐缩小或消失，可隔 2～3 个月后择期行阑尾切除术。如保守治疗无效，肿块逐渐增大，压迫日渐明显，是阑尾脓肿不能自行吸收的表现，应考虑行脓肿切开引流术，以免脓肿溃破形成弥漫性腹膜炎。

（3）如病人入院时已有弥漫性腹膜炎，也应积极考虑行剖腹引流，病灶可以切除者应同时予以切除，病灶不能切除者可待腹膜炎完全消退后再择期做阑尾切除术。

〖上级医师评述〗

对绝大多数阑尾炎病人都能够很容易地作出诊断，但是对那些症状和体征变化多样的阑尾炎病人，就很难作出诊断，这类病人极易被误诊误治。有些医疗单位为了不漏诊急性阑尾炎，往往对这类病人施行阑尾切除术，因此，切除的阑尾极有可能是正常的阑尾。在建立阑尾炎的诊断过程中，临床病史和体格检查是十分重要的，但实验室检查也有助诊断，多数急性阑尾炎病人均有白细胞计数增高。对于白细胞计数水平正常的病人，白细胞分类通常有核左移，上述现象在老年病人中更为常见。急性阑尾炎一经诊断，在适当的术前准备后即应进行剖腹或腹腔镜下行阑尾切除术。

【思考题】

（1）如何将阑尾炎的错误诊断降低到最低限度？

（2）如何预防阑尾切口感染？

（杨小冬　封益飞　缪苏宇　肇　毅）

病例十七

〖病人诉说〗

我叫瞿 ××（男），今年 72 岁，是个退休工人。我肚子反反复复疼痛已经有 5 年多了，2 天前开始吐血 1 次，解黑色大便 3 次。

〖医师思维导引〗

上级医师：围绕瞿先生长期反复发作上腹痛，近期呕血、解黑便，你应考虑到可能是哪些疾病？

下级医师：老师，我想瞿先生有可能是下列疾病：

- 消化系统疾病：十二指肠球部溃疡、胃溃疡、慢性胃炎、胃癌、十二指肠憩室、梅克尔憩室、胃黏膜异位症、肝硬化食管胃底静脉曲张。
- 感染性疾病：慢性肝炎。
- 血液系统疾病：血友病、血小板减少性紫癜、白血病。
- 结缔组织病：白塞病、结节性多动脉炎。

上级医师：根据瞿先生的诉说，你应如何进一步问诊？

下级医师：“瞿老先生，您肚子疼是什么样的疼，能给我描述一下吗？”

瞿先生：“我从 5 年前开始经常有上腹部阵发性隐隐作痛，但没有绞痛。最近半年来肚子疼逐渐加重了。”

下级医师：“您肚子疼的时间有什么规律吗？”

瞿先生：“刚开始发病的时候肚子疼多发生在饿的时候或者夜间，吃东西后会感觉好一点儿，但是近 3 个月来规律变得不明显了。”

下级医师:"瞿老先生，除了肚子疼，您其他方面还有什么不舒服的吗?"

瞿先生:"我还会经常感到肚子胀，经常打嗝、反酸，最近3个月来吃饭胃口明显变得不好了。"

下级医师:"您最近体重有什么变化吗?"

瞿先生:"近半年来体重减轻了5斤左右。"

下级医师:"您刚才说您2天前有过呕血和解黑色大便，能跟我说说当时是什么情况吗?"

瞿先生:"当时也没有什么原因，突然感到恶心，吐了咖啡色的水一样的东西1次，里面有还没有消化的食物，量大概有一小碗，当时感到头晕、心慌，还差点跌倒。当天和第二天都拉了柏油样的大便，共3次。"

下级医师:"您说您肚子疼反复发作已经有5年了，那中间您有去看过医生吗?"

瞿先生:"我以前去××医院看过，他们说我是'胃溃疡'，给我开了治胃溃疡的药，我没有按他们的要求去规律地吃药。"

上级医师：根据瞿先生现病史所获取的资料，在既往史、个人史和家族史的询问中，你还应重点询问哪些内容?

下级医师:"瞿先生，您以前有没有胃病?"

瞿先生:"我5年前曾经做过上消化道钡餐检查，诊断为'胃溃疡'，间断性地服用硫糖铝、西咪替丁等药物治疗，但是没有去复查。"

下级医师:"您以前肝脏有什么疾病吗?"

瞿先生:"我肝脏没得过什么病，以前查过肝功能和B超，没有什么不正常。"

下级医师:"您有抽烟、喝酒的习惯吗?"

瞿先生:"我抽烟40年，每日大概20支。有时候喝点酒，但量不大。"

下级医师:"您最近在吃什么药吗？比如消炎药或者激素之类的?"

瞿先生:"这些都没有。"

下级医师:"瞿老先生，您的家里人有和您类似的情况吗?"

瞿先生:"我哥哥是因为'胃病'去世的，但时间过去太久了，我当时还小，具体情况我也不清楚。"

【问诊思考题】 ①呕血与咯血应该怎样进行鉴别？②瞿先生腹痛的规律性与他的疾病有什么关系?

上级医师：根据所获得的病史，你体检中应重点检查哪些部位？应注意哪些阳性体征?

下级医师：老师，我重点检查了下列项目，并获得了一些阳性体征如下：

- 体位：瞿先生是自动体位。
- 心率与血压：心率102次/分，血压100/62mmHg。
- 皮肤、黏膜：**轻度贫血貌**，皮肤与巩膜无黄染，未见蜘蛛痣。
- 浅表淋巴结：未触及肿大的浅表淋巴结。
- 心肺：心肺检查无异常。
- 腹壁：腹部平坦，腹壁未见静脉曲张。
- 腹部压痛与反跳痛：**上腹偏左有轻压痛**，全腹无反跳痛。

●腹部包块：**左上腹可触及境界不清的包块，约胡桃大小，质地较硬，有轻压痛**。

●肝脏与脾脏：肋缘下未触及肝脏与脾脏。

●移动性浊音：阴性。

【查体思考题】 若瞿先生有全腹的压痛和反跳痛，应如何考虑？查体和实验室检查中还要注意什么？

上级医师：根据以上瞿先生的病历资料，你认为他应做哪些实验室检查及其他辅助检查？若医患双方条件允许，还可以做哪些特殊检查？

下级医师：老师，我认为瞿先生应该做下列检查，并获得了相关检查结果：

●血常规：**Hb 98g/L，RBC 3.8×10^{12}/L**，余项在正常范围。

●粪常规：**粪便色黑，呈糊状**，未见脓细胞，**隐血试验(++++)**。

●肝功能及生化检查：在正常范围。

●凝血酶原时间：**14 秒**(对照 12 秒)。

●腹部 B 超：肝、胆、胰未见明显异常，**部分胃壁增厚**。

●胃镜检查：**胃窦部变形，黏膜高低不平，胃窦小弯侧见 2.0cm×2.5cm 溃疡，中央凹陷，覆有污秽苔，周边呈堤状隆起，该处活检质地硬、脆，易出血**。

●胃黏膜病理检查：**低分化腺癌**。

●腹部 CT：必要时可做腹部 CT 检查，以了解有无腹腔淋巴结转移。肝、胆、胰、脾及双肾均未发现异常，腹腔内未见肿大的淋巴结。

【实验室检查及辅助检查思考题】 ①胃癌最有价值的诊断方法是什么？为什么？②若老先生对做这么多实验室检查和辅助检查项目表示疑虑和不满，你怎样与他沟通？(提示：观察类似医患交流场景，请教上级医师。)

上级医师：根据病史、体检、实验室检查和辅助检查结果，该病人的诊断、诊断依据和鉴别诊断分别是什么？

下级医师：

●诊断：上消化道出血；胃窦癌(溃疡型，低分化腺癌)。

●诊断依据

(1) 2 天前无诱因呕咖啡样液体 1 次，内有食物残渣，当天及次日共解柏油样大便 3 次，证明确有上消化道出血。

(2) 老年男性，有节律性上腹痛 5 年余，但近 3 个月来腹痛的节律性消失。

(3) 近半年来体重减轻了 2.5kg 左右。

(4) 有胃溃疡病史。

(5) 其兄死于“胃病”。

(6) 体格检查轻度贫血貌，左上腹可触及包块。

(7) 胃镜检查是本病最关键的诊断方法，本例胃镜证实为胃癌。

●鉴别诊断

(1) 呕血与咯血的鉴别：经口腔吐出的血液并非完全是由上消化道而来，还可来自呼吸道，因此，有时呕血与咯血进行鉴别甚为困难。一般来说，咯血先有喉部刺激作痒感，引起咳嗽，咳出鲜红色的泡沫样血液，常混有痰液，病人常有呼吸系统疾病史。而呕血前则常有恶心及上腹部不适，呕出物中常混有食物，呕血后常解黑便，病前可有消化性溃疡或肝硬化病史，当然部分病人可无特殊消化系统疾病，如沉默性溃疡就可在毫无先兆的情况下发生呕血。

（2）慢性胃炎：部分胃癌的临床表现缺乏特异性，与慢性胃炎有部分相似之处，因此有时依据症状、体征无法鉴别，即使进行 X 线胃肠道钡餐检查也可能发生误诊或漏诊，对此必须高度警惕，及时进行胃镜检查。

（3）胃溃疡：胃溃疡的发现并不困难，但是鉴别溃疡的良性或恶性有时比较困难，对此最可靠的鉴别手段是胃镜检查结合病理活检。胃镜下良性溃疡的边缘规则、光滑，中央覆有白苔，质地软，活检时出血少，胃蠕动也好；而恶性溃疡的边缘常不规则，可呈地图状，中央覆有污秽苔，活检时质地硬、脆，易出血，周围黏膜有僵硬感。

（4）胃巨大溃疡合并真菌感染：胃巨大溃疡常因胃潴留而继发真菌感染，其中央有凹陷，并覆有污秽苔，胃镜下观察酷似溃疡型胃癌，但其边缘较光滑，活检时质地软，也不易出血，如溃疡表面的刷检或病理检查找到真菌即可明确诊断。

（5）胃淋巴瘤：胃镜下可见局限或多发的黏膜下肿块，表面常有糜烂及溃疡，组织脆且易出血，酷似进展型胃癌。为提高诊断的准确率，在活检时应尽量采集深部的组织，并辅助做上消化道钡餐检查和 B 超检查。

上级医师：请你列出治疗原则，开出医嘱。

下级医师：

●治疗原则：控制上消化道出血，胃癌须尽快行手术治疗，并于术后进行辅助化疗。

●医嘱

（1）控制上消化道出血

1）一般治疗：取平卧位，密切观察生命体征，保持呼吸道通畅，禁食。尽早、尽快补充血容量以纠正外周循环衰竭。

2）药物止血

A. 去甲肾上腺素，16mg 加入 100ml 生理盐水中，每次 20ml 口服或胃内灌注。

B. 氢氧化铝凝胶，20ml 胃管内注入，3～4 次 / 日；或硫糖铝混悬液（舒可捷），10ml 胃管内注入，3 次 / 日；西咪替丁（甲氰咪胍，泰胃美），800mg/ 次，每晚一次；或雷尼替丁（呋喃硝胺），150mg/ 次，2 次 / 日，口服；或法莫替丁（高舒达），20mg/ 次，2 次 / 日，口服。

C. 奥美拉唑（洛赛克），40mg/ 次，静脉注射，1～2 次 / 日；凝血酶，500～1000U/ 次，口服或胃内灌注，3 次 / 日。

D. 止血药物局部喷洒法，在内镜下进行。凝血酶，500～1000U/ 次，对准出血灶喷洒；或去甲肾上腺素，浓度为 0.1～0.25mg/ml，用冰生理盐水配制更好。

（2）手术治疗：迄今为止，根治性手术治疗仍是胃癌的主要治疗方法，手术原则是按肿瘤位置整块切除胃的全部或大部，清除网膜和周围淋巴结，并重建消化道。

（3）术后辅助化疗

1）FAM 方案

丝裂霉素（MMC），10mg/m^2，静脉注射，第 1 日；

阿霉素（ADM），20mg/m^2，静脉注射，第 1、8 日；

5- 氟尿嘧啶（5-FU），300mg/m^2，静脉滴注，第 2～6 日。

4 周为一周期，3 个周期为一疗程。

2）EAP 方案

依托泊苷（VP-16），120mg/m^2，静脉滴注，第 1～3 日；

ADM，20mg/m^2，静脉注射，第 1、7 日；

顺铂（DDP），40mg/m^2，静脉滴注，第 2、8 日。

4 周为一周期，3 个周期为一疗程。

3）EPP 方案

VP-16，120mg/m^2，静脉滴注，第 1～3 日；

5-FU，500mg/m^2，静脉滴注，第 1～4 日；

DDP，30mg/m^2，静脉滴注，第 5～7 日。

4 周为一周期，3 个周期为一疗程。

4）MFLE 方案

MMC，10mg/m^2，静脉注射，第 1 日；

亚叶酸钙（CF），200mg/m^2，静脉注射，第 4～8 日；

5-FU，300mg/m^2，静脉滴注，第 4～8 日；

VP-16，120mg/m^2，静脉滴注，第 1～3 日。

4 周为一周期，3 个周期为一疗程。

（4）免疫治疗：香菇多糖 1～2mg，加入 5% 葡萄糖溶液 500ml 中静脉滴注，每周 1 次，6 周为一疗程。

〖上级医师评述〗

上消化道出血是一种常见的临床症状，作为消化系统的急症，如不及时、正确地处理，可能会造成严重后果。一般来说，非食管静脉曲张破裂所致的上消化道出血可按以下程序进行治疗：输血、输液，以稳定血压，纠正贫血→急诊胃镜进行诊断与治疗→抗酸药物、H_2 受体阻断剂或质子泵抑制剂→必要时用奥曲肽（善宁）、巴曲酶（立止血）→无效时采用急症手术。但关键的问题还是尽快明确诊断，只有这样治疗才能做到有的放矢。若药物治疗的止血效果不好，可采用止血药物注射法，将带有注射针头的导管由内镜的活检孔送入，以出血点为中心，在其附近将针头穿刺至黏膜下层并注入药物。常用的药物注射法有三种，即乙醇注射法、高渗盐水 + 肾上腺素注射法和硬化剂注射法。乙醇为无水乙醇，高渗盐水由浓度为 1250mmol/L 的氯化钠加上浓度为 0.5mg/L 的肾上腺皮质激素组成，硬化剂则用 1% 乙氧硬化醇、5% 乙醇胺油酸酯和 5% 鱼肝油酸钠等。胃癌的早期发现对预后的影响极大，为此对高危人群应及时做胃镜检查。下列情况应予以重视：45 岁以后出现明显的消化系统症状；慢性萎缩性胃炎伴有中、重度不典型增生；胃多发性息肉；经久不愈的胃溃疡；胃大部切除后残胃出现中、重度不典型增生；大便隐血试验阳性持续 2 周以上又无明显病因者。早期胃癌以手术切除为主，但术后仍有部分病人可出现转移，因此术后辅助化疗已被广泛应用，特别是对低分化腺癌、肿瘤已侵犯浆膜或有局部淋巴结转移者更需给予术后辅助化疗。化疗一般于手术后 4 周开始，1～2 年内给予 4～6 个疗程。化疗还可用于术后复发或转移及已属晚期不能切除的病人。放疗因对正常胃黏膜较敏感，不易达到根治剂量，故目前仅用于术前和术中。晚期胃癌一般只能做全身化疗治疗，必要时做姑息性手术或放疗。各种化疗药物均有不同的不良反应，必须在用药前加以了解。如 5-Fu 是由肝脏代谢并经肾脏及呼吸道排出的，因而治疗前需了解病人的肝、肾功能和血象情况，并于用药期间注意消化道反应，注意尿量（成年人 24 小时尿量需在 1500ml 以上）以防止药物在体内积蓄，一旦出现严重的消化道反应及骨髓抑制即应停药。丝裂霉素的主要不良反应为骨髓抑制，包括血小板和白细胞的下降，前者尤其显著。另外，丝裂霉素漏出血管外可引起组织坏死，一旦发生外渗应立即停止注射，并在外渗部位注射 8.4% 碳酸氢钠 5ml 以及地塞米松 5mg。阿霉素有一定的心脏毒性，其总量不应超过 450～550mg/m^2。VP-16 不能与葡萄糖液混合使用，在静脉滴注时速度不宜过快，至少需半小时以上，否则易引起低血压。

（封益飞）

病例十八

〖病人诉说〗

我叫邢 ×（男），37 岁，是本市一名建筑工人。最近经常连续加班，4 个小时前出现整个肚子持续性疼痛，然后我就来急诊看病了。我现在肚子还是特别疼，像刀割一样，难以忍受，弯着腰稍微好点，感觉心跳特别快。

〖医师思维导引〗

上级医师：如果是你遇到此类急诊，你应该首先做什么？

下级医师：我觉得应该考虑以下几个方面：

- 急性腹部剧烈疼痛，病因较多，以急性腹膜炎为最常见的原因，病情急，变化快，多需外科及时诊治处理，否则易造成感染性休克。
- 对于此类病人，临床医师首先应了解生命体征，以血压、脉搏、呼吸及神志变化最为重要；其次要注意有无发热及发热与腹痛的先后顺序；最后要了解腹痛的性质，有无压痛及反跳痛，以确定有无腹膜炎。
- 如遇低血压，应首先进行抗休克治疗，及时发现并去除病因，B 超指导下或直接腹腔穿刺抽液或腹腔灌洗可帮助诊断。

上级医师：根据病人诉说，你应重点询问哪些病史？

下级医师：“您腹痛一开始是在哪的？以前发生过这种情况吗？”

邢先生：“一开始胸口这儿（剑突）突然就疼起来了，以前不吃饭的时候也疼过几次。”

下级医师：“您这个腹痛发作的时候有没有什么起因呢？比如是饭前、饭后还是过度劳累后？”

邢先生：“我一般连续加班后会疼。”

下级医师：“您这个腹痛具体是怎样的疼呢？一般疼多久呢？”（以帮助了解有无腹膜炎。）

邢先生：“疼的时候特别严重，像刀割一样，难以忍受。”

下级医师：“腹痛的时候有没有其他症状呢？比如发烧、呕吐、吐血、大便带血、没有排气排便。”（以帮助取得疾病的诊断，了解腹痛的性质。）

邢先生：“有的，疼痛严重后会出现发热。”

下级医师：“您除了腹痛外，还有其他什么地方不舒服吗？有没有咳嗽、胸痛，或者小便带血？”（了解是否有肺炎、心绞痛、肾绞痛等。）

邢先生：“没有其他不舒服的。”

下级医师："您现在有没有心慌、口渴、没有小便的感觉？"（初步判定病人全身情况，了解有无休克以及休克的类型、程度和性质。）

邢先生："是的，觉得心慌，心跳得非常快。"

下级医师："您以前有生过什么病吗？"（重点询问既往史，有助于本病的诊断与治疗，如胃十二指肠溃疡、胆囊炎、胰腺炎、阑尾炎、伤寒等。）

邢先生："以前就没吃饭的时候疼过好几次，其他也没什么特别的。"

【问诊思考题】 ①如果邢先生腹痛由上腹转移到右下腹，说明什么？②如果邢先生以往有胆囊炎病史，说明什么？

上级医师：根据所获得的病史，你体检中应重点检查哪些部位？应注意哪些阳性体征？

下级医师：老师，我重点检查了下列项目，并获得了一些阳性体征如下：

除生命体征外，原则上以腹部检查为主，按望诊、触诊、叩诊、听诊的顺序进行。

- 望诊：有无腹胀、腹式呼吸减弱或消失；有无胃型、肠型、蠕动波；表情是否痛苦；何种行走姿势。邢先生**有腹胀、腹式呼吸减弱或消失，痛苦面容，呈弯腰姿势**，无胃型、肠型、蠕动波。

- 触诊：有无肌紧张、压痛、反跳痛；有无"木板样"强直；是否触及包块；触痛的部位与范围。邢先生**腹肌紧张呈"木板祥"强直，全腹有压痛、反跳痛，右上腹压痛明显**。

- 叩诊：叩诊有无移动性浊音；肝浊音界是否正常；有无鼓音、实音。邢先生**有移动性浊音，肝浊音界缩小或消失**。

- 听诊：有无干湿啰音；心率快慢，心音强弱，有无杂音；肠鸣音正常、减弱或消失。邢先生两肺无干湿啰音，心率 96 次 / 分，心脏未闻及病理性杂音，**肠鸣音明显减弱或消失**。

【查体思考题】 若邢先生血压比较低，你如何考虑？查体和实验室检查中还要注意什么？

上级医师：根据以上邢先生的病历资料，你认为他的诊断可能是什么？还可能有其他什么合并症？

下级医师：老师，我认为可能的诊断：胃十二指肠溃疡急性穿孔？急性胆囊炎？胆囊壁坏死穿孔？急性阑尾炎及坏死穿孔？急性胰腺炎？

可能的合并症：腹腔积液？腹腔脓肿？急性腹膜炎？感染性休克？

上级医师：根据以上邢先生的病历资料，你认为他应做哪些实验室检查及其他辅助检查？若医患双方条件允许，还可以做哪些特殊检查？

下级医师：老师，我认为邢先生应该做下列检查，并获得了相关检查结果：

- 胃十二指肠溃疡急性穿孔：站立位腹部 X 线检查、腹腔穿刺。邢先生**右膈下见到游离气体影。腹腔穿刺抽出液呈黄色，浑浊，含胆汁，无臭气，饱食后穿孔时可含食物残渣**。

- 急性胆囊炎，胆囊壁坏死穿孔：B 超检查及腹腔穿刺。**B 超提示胆囊炎和（或）胆囊结石。抽出液为胆汁**。

- 急性阑尾炎：血常规与腹腔穿刺。白细胞计数及中性粒细胞比例增高。穿孔时抽出液为稀薄脓性并略带臭气。

- 急性胰腺炎：血清或尿淀粉酶、B 超检查或腹部增强 CT 检查及腹腔穿刺。血清淀粉酶超过 500 索氏单位或尿淀粉酶超过 1000 索氏单位。B 超、CT 检查可发现胰腺水肿及坏死液化等。抽出液为血性，胰淀粉酶含量高。

●腹腔积液，腹腔脓肿：B超、CT检查及腹腔穿刺。抽出液可为透明、浑浊或脓性。

●感染性休克：血常规检查及血压测定。**白细胞计数及中性粒细胞比例增高，甚至有中毒颗粒出现。高热、脉速、呼吸浅快、大汗、口干、四肢发凉、血压不稳或下降。**

【实验室检查及辅助检查思考题】 若邢先生对某项费用高的检查项目表示疑虑，你怎样与他沟通？（提示：观察类似医患交流场景，请教上级医师。）

上级医师：根据病史、体检、实验室检查和辅助检查结果，该病人的诊断、诊断依据是什么？

下级医师：

（1）胃十二指肠溃疡急性穿孔：既往有空腹痛史，突然发生的持续性上腹剧烈疼痛，并很快转为全腹痛；体检有腹膜刺激征、肝浊音界缩小、肠鸣音减弱或消失；X线检查见有右膈下游离气体即可作出诊断。如有疑问，可行腹腔穿刺。

（2）感染性休克：白细胞计数及中性粒细胞比例增高，甚至有中毒颗粒出现。面色苍白、脉搏细速、血压不稳及下降。

上级医师：根据发病机制，腹膜炎可分为原发性和继发性两类。你试着分析一下继发性腹膜炎的最常见病因有哪些。

下级医师：腹腔内器官穿孔、腹内脏器炎症扩散、损伤引起的腹壁或内脏破裂是急性继发性腹膜炎常见的原因。如胃十二指肠溃疡急性穿孔，胃肠内容物流入腹腔，首先引起化学性刺激，产生化学性腹膜炎，继发感染后成为化脓性腹膜炎；急性胆囊炎，胆囊壁坏死穿孔，造成极为严重的胆汁性腹膜炎；外伤造成肠管、膀胱破裂，腹壁伤口进入细菌，可很快形成腹膜炎；急性阑尾炎、急性胰腺炎、女性生殖器官化脓性感染等，含有细菌的渗出液在腹腔内扩散而引起腹膜炎；其他如腹部手术中污染腹腔，胃肠道、胆管、胰管吻合口瘘，腹前、后壁的严重感染也均可引起腹膜炎。引起腹膜炎的细菌主要是胃肠道内的常驻菌群，其中以大肠杆菌最为多见，其次为厌氧类杆菌、链球菌、变形杆菌等。一般都是混合性感染，故毒性剧烈。

上级医师：根据病史、体检、实验室检查和辅助检查结果，你觉得该病人的鉴别诊断是什么？

下级医师：

（1）腹内脏器炎症与损伤引起的内脏穿孔：鉴别比较容易，主要根据病史、体检、特殊检查，确定有无腹膜炎与外伤。

（2）感染性休克与出血性休克：鉴别并不困难，如穿刺抽到不凝血，出血性休克的诊断便可明确。如有高热、穿刺抽到脓液则为感染性休克。

上级医师：请你列出治疗原则，开出医嘱。

下级医师：

●治疗原则

（1）抗休克：去除病因、补液、输血。

（2）非手术治疗：适应于一般情况好、年轻、主要脏器无病变、溃疡病史较短、症状和体征轻的空腹穿孔病人，可酌情采用半卧位，禁食、胃肠减压，纠正水、电解质紊乱，输液，补充热量和营养支持，镇定、止痛、吸氧及抗生素治疗。

（3）手术治疗：经非手术治疗 6～8 小时后病情加重则应立即改行手术治疗。手术方法有两类：单纯穿孔缝合术和彻底的溃疡手术。对仅行溃疡穿孔缝合治疗的病人，术后均应给予抑酸剂加根除幽门螺杆菌治疗。

●医嘱

（1）监测生命体征。

（2）吸氧，保持呼吸道通畅。

（3）半卧位，禁食、胃肠减压。

（4）抗休克。

（5）明确诊断后止痛。

（6）使用抗生素。

（7）支持治疗。

（8）手术治疗。

（9）心理治疗。

（10）治疗并发症。

〖上级医师评述〗

为鉴别腹痛发生的原因，需掌握与腹痛有关的解剖学、生理学及病理学知识，并按一定程序进行系统检查，根据病人提供的病史资料、临床检查和实验室检查结果，由浅入深地分析，以作出定性、定位诊断。腹膜炎的发生，使病情加重，发展增快，可导致腹痛、发热、脉搏加快及感染中毒等症状，腹膜严重充血、广泛水肿并渗出大量液体，引起脱水和电解质紊乱，血浆蛋白减低和加重贫血，可发生休克而导致死亡。应尽快明确诊断，正确、及时处理。腹膜有很强的吸收力，能吸收腹腔内的积液、血液、空气和毒素等，严重的腹膜炎时可因腹膜吸收大量的毒性物质而引起感染性休克。

根据病史及典型体征，白细胞计数及分类，腹部 X 线、B 超和 CT 检查等，腹膜炎的诊断一般比较容易。但儿童在上呼吸道感染期间突然发生腹痛、呕吐，出现明显的腹部体征时，要综合分析是原发性腹膜炎，还是肺部炎症刺激肋间神经所引起。

对病情较轻，或病程较长超过 24 小时，且腹部体征已减轻或有减轻趋势者，可行非手术治疗；继发性腹膜炎绝大多数病人需要手术治疗。非手术治疗 6～8 小时后（一般不超过 12 小时），腹膜炎症状及体征不缓解反而加重者；腹腔内原发病严重；腹腔内炎症较重，尤其是有休克表现者；腹膜炎病因不明，无局限趋势者，均需及时手术。诊断不清或要进行观察时，暂不用止痛剂，以免掩盖病情。

【思考题】

（1）原发性腹膜炎与继发性腹膜炎的病因和治疗有何异同？

（2）感染性休克与低容量性休克如何进行诊断和治疗？

（封益飞）

病例十九

〖病人诉说〗

我叫周 ××（男），50 岁，机关干部。我大便带血 3 个月，大便成形，有时有黏液。曾经到当地医院门诊看过病，门诊医师诊断为“痔疮”，经休息及外用痔疮膏治疗后变化不明显。

〖医师思维导引〗

上级医师：围绕周先生的大便带血，你应考虑到可能是哪些疾病？

下级医师：老师，我想周先生有可能是下列疾病：

- 结直肠肛门疾病：肛裂、痔疮、结直肠息肉、结直肠癌、结直肠炎、溃疡性结肠炎、克罗恩病。
- 上消化道疾病：食管、胃、十二指肠、小肠炎症、溃疡、损伤、血管病变、肿瘤等。
- 感染性疾病：细菌性痢疾、流行性出血热、出血性坏死性肠炎、阿米巴肠病。
- 其他肠道疾病：肠套叠、肠系膜动脉栓塞。
- 血液系统疾病：血小板减少性紫癜、再生障碍性贫血、白血病、血友病等。

上级医师：根据病人诉说，你应如何进一步问诊？

下级医师：“周先生，您大便带血是什么颜色的？”

周先生：“有时候是鲜红色，有时候是暗红色。”

下级医师：“一般量有多少呢？”

周先生：“不太多，有时候是血丝，有时候有点淤血样的，一般不超过一汤匙。”

下级医师：“血和大便混合在一起吗？”

周先生：“没有，血一般在大便表面，大便本身还好。”

下级医师：“大便成形吗？”

周先生：“成形的，不干，也不稀，形状也没有变化。”

下级医师：“大便次数呢？跟以前比有没有明显的变化？”

周先生：“没有，以前一天一次，现在也基本是一天一次。”

下级医师：“表面有没有黏液？”

周先生：“有，有时候多一点儿，有时候少一点儿。”

下级医师：“您除了大便带血外还有没有恶心、呕吐、腹痛、腹泻、腹胀？有没有发烧？”

周先生：“这些都没有。”

下级医师：“体重有没有下降？小便正常吗？”

周先生：“体重有下降，瘦了5公斤。小便是正常的。”

上级医师：根据周先生现病史所获取的资料，在既往史和个人史的询问中，你还应重点询问哪些内容？为什么？

下级医师：“周先生，您以前有没有高血压、高血脂、糖尿病、血液病、肝硬化、胃溃疡之类的病？”

周先生：“没有，我以前都很健康的，很少往医院跑。”

下级医师：“周先生，您以前有过腹部外伤吗？做过腹部手术或者有其他情况吗？”

周先生：“都没有。”

下级医师：“您有没有烟酒嗜好？”

周先生：“没有。”

下级医师：“家里父母、兄弟姐妹及其他亲属有没有得过肿瘤的？”

周先生：“有，我父亲就是直肠癌去世的。”

下级医师：老师，我问周先生以上病史，目的是调查其有无血液系统疾病、肝硬化、手术等原因引起的便血。

【问诊思考题】 ①如果周先生便血伴有大便习惯改变，说明什么？②如果周先生便血伴有大便时肛门部疼痛，说明什么？

上级医师：根据所获得的病史，你体检中应重点检查哪些部位？应注意哪些阳性体征？

下级医师：老师，我重点检查了下列项目，并获得了一些阳性体征如下：

●血压：120/78mmHg。

●体位：自动体位。

●皮肤、黏膜、巩膜：皮肤无苍白，巩膜无黄染。

●腹部：腹软，皮肤未见静脉曲张、手术瘢痕，未见肠型、胃型，全腹无压痛、反跳痛、肌紧张，未触及肿块，墨菲征阴性，移动性浊音阴性，肠鸣音正常。直肠指检：肛门外观大体正常，**直肠距肛缘6cm后壁可触及一菜花样肿物，大小为3cm×4cm，边界不清，移动度差，指套染血**。

上级医师：根据以上周先生的病历资料，你认为他应做哪些实验室检查及其他辅助检查？若医患双方条件允许，还可以做哪些特殊检查？

下级医师：老师，我认为周先生应该做下列检查，并获得了相关检查结果：

●血、尿、粪常规：尿常规在正常范围；血常规：**Hb 99g/L，贫血**；粪常规：**大便隐血(+)**。

●血糖、血脂、肝肾功能、电解质：均在正常范围。

●12导联心电图：正常范围心电图。

●正侧位X线胸片：正常。

●凝血功能、输血前八项：正常；血型：A型，Rh(+)。

●血CEA：**180U/L**。

●全腹部CT(平扫+增强)：**直肠壁增厚，直肠癌可能；肝囊肿**。

●直肠MR：**T3N1M0**。

●电子肠镜：**降结肠见一直径约0.8cm息肉样隆起，表面充血，质软，距肛缘6~9cm直肠后壁见一菜花样病变，大小为3cm×4cm，表明不平，质脆，活检易出血。病理：降结肠管状腺瘤；直肠腺癌**。

上级医师：根据病史、体检、实验室检查和辅助检查结果，该病人的诊断、诊断依据和鉴别诊断分别是什么？

下级医师：

●诊断：直肠癌；结肠息肉；肝囊肿。

●诊断依据

(1)黏液血便3个月余，大便暗红色，血与大便不混合，量少，有黏液。

(2)有家族史：父亲死于直肠癌。

(3)直肠距肛缘6cm后壁可触及一菜花样肿物，大小为3cm×4cm，边界不清，移动度差，指套染血。

(4)血常规：Hb 99g/L，贫血；粪便常规：大便隐血(+)。

(5)全腹部CT(平扫+增强)：直肠壁增厚，直肠癌可能；肝囊肿。

（6）直肠 MR：T3N1M0。

（7）电子肠镜：降结肠见一直径约 0.8cm 息肉样隆起，表面充血，质软，距肛缘 6～9cm 直肠后壁见一菜花样病变，大小为 3cm×4cm，表明不平，质脆，活检易出血。病理：降结肠管状腺瘤；直肠腺癌。

●鉴别诊断

（1）内痔可引起便血。内痔便血一般是大便前或大便后滴血，色鲜红，量时多时少，生活调理后能自愈，持续时间短。直肠癌与痔疮常同时存在，应引起注意。

（2）肛裂也会引起便血，但肛裂引起的便血色鲜红，量少，主要特点合并有便秘，并且大便时疼痛明显。

（3）细菌性痢疾：腹泻多为黏液脓血便，有发热和腹部剧痛，粪便检查可发现大量脓细胞及红细胞，细菌培养可培养出痢疾杆菌。

（4）直肠血吸虫病：有血吸虫疫水接触史，急性期可有脓血便，缓解期有时与肿瘤难以鉴别，黏膜活检找到血吸虫虫卵即可确诊。应注意直肠血吸虫病常可合并直肠癌。

（5）肛管癌：比较少见，局部疼痛明显，可引起出血，部位在齿状线以下，活检痛甚，病理以鳞癌为主。

（6）直肠腺瘤：临床比较多见，亦可引起出血，但外观光整，境界清晰，分为无蒂、亚蒂和有蒂三种，病理包括管状腺瘤、绒毛状腺瘤及绒毛管状腺瘤。直肠腺瘤可以发生恶性变。

（7）溃疡性结肠炎：病因尚不明确，起病缓慢，病程较长，有腹泻、里急后重感，腹痛不明显。病变以直肠及左半结肠为主，有时可发生于全结肠。肠道病变癌变率可高达 30%。

上级医师：请你列出治疗原则，开出医嘱。

下级医师：

●治疗原则：以手术为主的综合治疗。

●医嘱

（1）完善术前常规检查：包括血、尿、粪常规；肝肾功能；血电解质；心电图；胸片等。

（2）评估肿瘤转移情况：纤维结肠镜检查；B 超或 CT 扫描肝脏、腹膜后、盆腔等；血 CEA、甲胎蛋白（AFP）测定。

（3）纠正贫血及水、电解质紊乱，改善病人的营养状况。

（4）治疗合并症：高血压、糖尿病等。

（5）由于病人术前直肠 MR T3N1M0（ⅢA），根据《结直肠癌诊疗规范（2015 年版）》及《NCCN 结直肠癌诊疗指南（2015）》，建议病人行术前辅助放疗后 6～8 周进行手术治疗。

（6）术前预防性应用抗生素及肠道准备。

（7）根据病人的整体状况选择合适的手术方式。

（8）术后支持、对症等治疗，以便早日恢复。

（9）根据术后病理情况，决定辅助治疗方式：化疗、分子靶向治疗等。

〖上级医师评述〗

直肠癌的发病率呈逐年上升趋势，主要症状是大便带血和大便习惯的改变。但临床有许多疾病可表现为大便出血，因此临床上误诊率较高。误诊的原因较多，首先是病人自误，自己已经有明显下消化道症状，自以为是痔疮、肛裂等旧病复发；其次是临床医师疏忽或业务水平低所致，未能详细询问病史，不做肛门指检或未能认真检查，满足于痔疮或贫血的诊断，以及部分医师对青年人也可能患直肠癌缺乏足够认识；再次就是辅助检查的疏漏，部分内镜操作者经验不足以及低位直肠癌钡剂灌肠检查易漏诊等原因而延误诊断。因此，对以大便带血等为诉说的病人，医师应有高度的责任心，详细询问病史并进行体检。有时病人不一定特别注意大便的具体性状，医师往往要亲自观察病人的粪便。有时为了了解便血的经过，医师还要亲自观察病人排便时的情况。直肠癌治疗原则是以手术为主的综合治疗，建议严格术前分期，根据不同分期选择个体化的治疗方案。

（杨小冬）

第四节　泌尿系统疾病

病例一

〖病人诉说〗

我叫黄××（女），今年35岁，已婚，营业员。昨天开始出现小便疼痛，小便次数好多。

〖医师思维导引〗

上级医师：围绕黄女士突然出现的尿频、尿痛，你应考虑到可能是哪些疾病？

下级医师：老师，我想黄女士有可能是下列疾病：

- 感染性炎性刺激：膀胱炎，肾盂肾炎，泌尿系统结核，其他泌尿系统炎症（包括尿路真菌、支原体、衣原体、滴虫、阿米巴感染，淋病），妇科炎症等。
- 非感染性炎性刺激：泌尿系统结石，尿道综合征，非感染性阴道炎，慢性间质性膀胱炎，理化因素（环磷酰胺、放射线），肿瘤，异物，妊娠压迫。

上级医师：根据病人诉说，你应如何进一步问诊？

下级医师：“黄女士，此次起病前有无可能的诱发因素？”

黄女士：“近几日工作繁忙，有憋尿的情况；起病前一日有过性生活。”

下级医师：“排尿不舒服具体是怎么样的？”

黄女士：“排尿呈烧灼性疼痛，也有刺痛，排尿时加重，排尿有不畅感。排尿次数明显增多，尿急，憋不住，每次量少。”

下级医师：“除尿痛外还有其他部位不舒服吗？”

黄女士：“我下腹部隐痛不适，左侧腰酸痛，轻度头痛、恶心，感觉有低热，稍有怕冷。”

下级医师：“小便是什么样的？”

黄女士：“小便稍浑浊、色深。”

下级医师：“起病后是否已自行使用药物。”

黄女士：“没有。”

上级医师：根据黄女士现病史所获取的资料，在既往史和个人史的询问中，你还应重点询问哪些内容？为什么？

下级医师：“黄女士，您以前有没有类似症状发作过？”

黄女士：“2年前曾有过一次尿急、尿痛，诊断为‘膀胱炎’，在××医院就诊后口服抗生素（阿莫西林），2天后症状消失，5天后停药，之后一直未再发。”

下级医师：“黄女士，您以前有没有泌尿系统结石、肿瘤、异物，或者尿路畸形和结构异常、膀胱-输尿管反流等病史？”

黄女士：“没有这些疾病，但也没做过相应检查。”

下级医师：“有没有泌尿系统结核和（或）肾外结核（如肺结核、盆腔结核）病史？”

黄女士：“没有上述病史。”

下级医师：“您有没有慢性肾炎、糖尿病肾病、多囊肾等病史？”

黄女士：“没有。”

下级医师：“有没有做过导尿、膀胱镜检查等？”

黄女士：“没有。”

下级医师：“有没有需长期卧床的慢性病史？有没有化疗过？”

黄女士：“没有。”

下级医师：“有没有不恰当的性生活。”

黄女士：“没有。”

下级医师：“有没有妇科炎症？如白带增多、异味等？”

黄女士：“没有。”

下级医师：“此次发病前，平时夜里排尿几次？”

黄女士：“一般一次。”

下级医师：“月经是否正常？末次月经是什么时间？”

黄女士：“月经周期正常，28～30天，末次月经是10天前。”

下级医师：老师，我问黄女士以上病史，目的是调查有无尿路感染的易感因素，并协助排除是否为复杂性尿路感染、再发性尿路感染、慢性肾盂肾炎急性发作以及性病。

【问诊思考题】 如果黄女士有尿频、尿急、尿痛而没有腰痛、发热，说明什么？

上级医师：根据所获得的病史，你体检中应重点检查哪些部位？应注意哪些阳性体征？

下级医师：老师，我重点检查了病人下列项目，获得了一些阳性体征如下：

- 体温、血压：体温**38.1℃**；血压120/80mmHg。
- 心肺检查：无阳性发现。
- 腹部：有无压痛和包块，以排除消化道溃疡、消化道炎症；肝脏下界；墨菲征是否阳性，以排除胆道疾病。本病例无阳性体征。
- 背部、中下腹部检查为重点：有无肾区（肋脊角）压痛和叩击痛，有无输尿管点压痛，膀胱充盈情况。**肾区（肋脊角）压痛和叩击痛，左侧阳性，**右侧阴性。无输尿管点压痛，无下腹部压痛，无膀胱充盈。

【查体思考题】 若黄女士无肾区叩击痛，你如何考虑？查体和实验室检查中还要注意什么？

上级医师：根据以上黄女士的病历资料，你认为她应做哪些实验室检查及其他辅助检查？若医患双方条件允许，还可以做哪些特殊检查？

下级医师：老师，我认为她应该做下列检查，并获得了相关检查结果：

- 血、尿、粪常规：血常规：**WBC 11.2×10^9/L，**N 0.80；尿常规：**脓细胞（++），红细胞4～**

6/HP，蛋白质(±)；粪常规在正常范围。

●清洁中段尿细菌定量培养（尿含菌量计算）及药物敏感性试验：**培养3天，分离出大肠埃希菌，尿含菌量≥10^5/ml**，对β-内酰胺类及喹诺酮类抗菌药敏感。

●尿涂片镜检细菌：平均每个视野≥1个细菌。

●尿亚硝酸盐试验：**阳性**。

●肾小管功能检查：尿β_2微球蛋白、NAG酶、尿酸化功能试验、禁饮10小时尿渗透压等均在正常范围。

●血尿素氮、肌酐测定：在正常范围。

●泌尿系统B超（确定有无结石、梗阻、占位等）：正常。

●正侧位X线胸片：正常。

【实验室检查及辅助检查思考题】 若黄女士对做这么多实验室检查和辅助检查项目表示疑虑和不满，怎样与她沟通？

上级医师：根据病史、体检、实验室检查和辅助检查结果，该病人的诊断、诊断依据和鉴别诊断分别是什么？

下级医师：

●诊断：急性肾盂肾炎。

●诊断依据

(1) 有尿频、尿急、尿痛及下腹部隐痛不适等尿路刺激症状。

(2) 有畏寒、发热、头痛、血白细胞数升高等全身感染性症状。

(3) 有腰痛，肾区压痛、叩击痛。

(4) 尿常规有脓尿、镜下血尿。

(5) 真性细菌尿，清洁中段尿细菌定量培养出大肠埃希菌，尿菌含量≥10^5/ml。

●鉴别诊断

(1) 膀胱炎：主要表现为尿路刺激症状，一般无明显的全身感染症状。

(2) 慢性肾盂肾炎：有反复发作的尿路感染史，影像学检查有单侧肾盂、肾盏变形、缩窄，两肾大小不等，并常伴有肾小管功能异常受损的实验室检查证据。一般多在尿路有器质性或功能性梗阻时发生。

(3) 肾结核：尿路刺激征明显，病程较长。可有尿培养结核杆菌阳性，尿沉渣可找到抗酸杆菌，普通细菌培养阴性。PPD试验阳性，血清结核菌抗体测定阳性。如行静脉肾盂造影可发现肾结核病灶。部分病人可有肾外结核。

(4) 尿道综合征：病人虽有尿频、尿急、尿痛，但多次检查均无真性细菌尿。感染性尿道综合征病人常有不洁性交史，由衣原体、支原体等致病微生物引起，病人有白细胞尿；非感染性尿道综合征病因未明，病人无白细胞尿，病原体检测阴性。

上级医师：请你列出治疗原则，开出医嘱。

下级医师：

●治疗原则：在无药物敏感试验结果时，应选用对革兰阴性杆菌有效的抗菌药物。除尿浓度高外，血浓度亦需高，最好能用杀菌药。宜采用口服有效抗菌药物14天疗程，一般用药72小时即显效，如有效则不一定按药物敏感试验结果换药，因为体内、外药物敏感性可不完全一致。如用药72小时仍未显效，应按药物敏感试验结果更换抗菌药物。

●医嘱：左氧氟沙星（可乐必妥），0.5g/ 次，1 次 / 日，睡前口服；或头孢呋辛（西力欣），首剂 0.5g，以后 0.25g/ 次，2 次 / 日，口服。注意休息，多饮水、勤排尿。

上级医师：请结合该病人的临床资料，分析肾盂肾炎的主要感染途径以及女性易感的主要原因。

下级医师：肾盂肾炎通常为上行感染，即细菌沿尿道上行至膀胱、输尿管直至肾脏引起感染。正常妇女尿道周围有来自粪便污染的细菌寄居，肾盂肾炎的常见致病菌大都是大肠内平时存在的菌群，女性尿道口接近肛门，且尿道短而宽，因此较易发生尿路感染。女性性交时可将尿道口周围的细菌挤进膀胱，如性交后即做膀胱穿刺尿培养，常能培养到与尿道口寄生菌相同的菌种。细菌进入膀胱后，如存在输尿管反流，细菌经过输尿管上行，引起肾盂肾炎；或虽然没有反流，但因膀胱与肾脏之间通过输尿管相连，致病菌亦可因纤毛与尿路黏膜附着而上行到肾脏。

〖上级医师评述〗

急性肾盂肾炎即上尿路感染，常发生于生育年龄妇女，绝大多数是由细菌上行感染引起，临床表现有两组：①泌尿系统症状：包括尿频、尿急、尿痛等膀胱刺激征，腰痛和（或）下腹部痛，肋脊角及输尿管压痛，肾区压痛和叩击痛。②全身感染症状：如寒战、发热、头痛、恶心、呕吐、食欲不振等，常伴血白细胞计数升高和血沉增快。病人多有白细胞尿（脓尿）及镜下血尿。理论上只有真性细菌尿才可确诊，但要考虑到留尿培养的多个环节可能造成培养结果假阴性，因此要结合临床综合考虑。对于反复发作的病人应行泌尿系统影像学检查，以及时发现结石、梗阻、反流、畸形等易感因素。

治疗应选用对致病菌敏感的药物，并根据病情轻重选择不同的治疗方案。轻型病人宜口服有效抗菌药物，疗程 14 天；较严重者宜采用肌内或静脉注射抗菌药物至病人退热 72 小时后，再改用口服药，完成 2 周疗程；重症病人可选用抗菌药物联合治疗，应静脉滴注，同时在病情允许时，及时做有关检查以确定有无尿路梗阻。

【思考题】

（1）对于再发性尿路感染应如何处理？（提示：从复发和重新感染两方面进行说明。）

（2）应该如何指导病人预防尿路感染的发生？（提示：从尿路感染的感染途径和某些易感因素考虑。）

（许雪强　毛慧娟）

病例二

〖病人诉说〗

我叫龚 ××（男），今年 30 岁，公司职员。我发现自己的脸及脚踝水肿，在 2 个月内反复出现了多次，到医院一查尿蛋白还阳性。

〖医师思维导引〗

上级医师：围绕龚先生反复出现颜面及下肢水肿、尿蛋白阳性，你应考虑到可能是哪些疾病？

下级医师：老师，我想龚先生有可能是下列疾病：

●原发性肾小球疾病：慢性肾小球肾炎、肾病综合征、急进性肾小球肾炎、急性肾小球肾炎。

●继发性肾小球疾病：狼疮性肾炎、过敏性紫癜性肾炎、糖尿病肾病、良性肾小动脉硬化症、肾淀粉样变性病、感染性疾病所致肾损害（如乙型肝炎相关性肾炎）、恶性肿瘤肾损害等。

●肾小管-间质性肾病：慢性肾盂肾炎、慢性间质性肾炎等。

●遗传性肾病：Alport综合征、薄基膜肾病（良性家族性血尿）。

上级医师：根据病人诉说，你应如何进一步问诊？

下级医师：“龚先生，您起病前有没有呼吸道、肠道、皮肤感染？”

龚先生：“没有。”

下级医师：“龚先生，水肿一般什么时候重，什么时候轻？”

龚先生：“早上减轻，傍晚最重。”

下级医师：“您有没有肉眼血尿或镜下血尿？”

龚先生：“血尿看不出来，但尿液中查到过红细胞。”

下级医师：“尿量有没有明显改变？”

龚先生：“没有明显改变。”

下级医师：“您小便时有没有什么不舒服的感觉？有没有腰痛？”

龚先生：“没有。”

下级医师：“您有发热、关节痛、皮疹、咯血吗？”

龚先生：“没有。”

上级医师：根据龚先生现病史所获取的资料，在既往史和个人史的询问中，你还应重点询问哪些内容？为什么？

下级医师：“龚先生，您有没有肾脏病、高血压？”

龚先生：“既往没有肾脏病、高血压史，但上个月测血压为150/95mmHg，未做降压处理，之后也未复查过血压。”

下级医师：“还有没有得过其他病？”

龚先生：“没有。”

下级医师：“您的直系亲属中有没有肾脏病病人？”

龚先生：“没有。”

下级医师：“您有没有药物过敏史？”

龚先生：“没有。”

下级医师：“您近期有没有服药或服保健品？”

龚先生：“没有。”

下级医师：“父母有高血压吗？”

龚先生：“没有。”

下级医师：老师，我问龚先生以上病史，目的是调查既往有没有原发性肾脏病，并协助排除继发性肾小球疾病、肾小管-间质性肾病以及遗传性肾炎所引起的蛋白尿。

【问诊思考题】 ①如果龚先生出现尿量明显减少，说明什么？②如果龚先生有高血压家族史，他本人有高血压3年，如何鉴别他是高血压引起的肾损伤还是慢性肾脏病引起的高血压？

上级医师：根据所获得的病史，你体检中应重点检查哪些部位？应注意哪些阳性体征？

下级医师：老师，我重点检查了病人下列项目，获得了一些阳性体征如下：

●血压：**160/95mmHg**。

●皮肤、黏膜：有无水肿、红斑、紫癜、苍白、黄疸。龚先生皮肤、黏膜无红斑、紫癜、黄疸，但**略显苍白，面部及双侧踝部轻度可凹性水肿**。

●全身浅表淋巴结：未触及全身浅表淋巴结。

●心脏：心率、心律、心脏相对浊音界、心脏杂音。心率 82 次 / 分，律齐，心界正常范围，未闻及杂音。

●肺脏：胸廓是否对称，气管是否居中，肺脏下界，语音震颤，语音传导，呼吸音，有无啰音。肺脏无阳性体征。

●腹部：有无压痛、包块、肝脾大、腹水征、血管杂音。腹部无阳性体征。

●背部：有无肾区压痛及叩击痛。肾区无压痛及叩击痛。

●脊柱、四肢：有无关节畸形、红肿、压痛。脊柱、四肢关节无阳性体征。

【查体思考题】 若龚先生贫血貌比较明显，你如何考虑？查体和实验室检查中还要注意什么？

上级医师：根据以上龚先生的病历资料，你认为他应做哪些实验室检查及其他辅助检查？若医患双方条件允许，还可以做哪些特殊检查？

下级医师：老师，我认为他应该做下列检查，并获得了相关检查结果：

●血、尿、粪常规：血常规：**Hb 108g/L**；尿常规：**蛋白质（++），RBC 4～6/HP**；粪常规正常。

● 24 小时尿蛋白定量：**24 小时尿蛋白定量为 2.1g**。

●尿圆盘电泳：**尿圆盘电泳示中大分子蛋白尿**。

●尿红细胞形态及计数：**尿红细胞 1.8 万 /ml，80% 为多形型（形态变形、畸形）**。

●肾功能：**血 BUN 7.8mmol/L，Cr 148μmol/L，内生肌酐清除率为 58ml/min**。

●空腹血糖及餐后 2 小时血糖：空腹及餐后血糖在正常范围。

●肝功能及乙肝“两对半”：肝功能在正常范围，乙肝“两对半”阴性。

●血脂：在正常范围。

●肾脏 B 超：**左肾 9.1cm×4.8cm×4.0cm，右肾 9.0cm×4.9cm×4.1cm，皮质回声增强**。

●心电图：在正常范围。

●正侧位 X 线胸片：正常。

● APTT、PT、TT：均在正常范围。

● ANA、ANCA 均阴性，补体正常。

●肾穿刺活检病理检查：**肾脏病理示 IgA 肾病（系膜增生型）**。

【实验室检查及辅助检查思考题】 若龚先生对做肾穿刺有顾虑，你怎样与他沟通？

上级医师：根据病史、体检、实验室检查和辅助检查结果，该病人的诊断、诊断依据和鉴别诊断分别是什么？

下级医师：

●诊断：慢性肾小球肾炎；IgA 肾病；慢性肾脏病 3 期。

●诊断依据

（1）起病缓慢，持续性肾小球性蛋白尿伴肾小球性血尿、水肿和高血压，以及轻度肾功能损害、双肾体积偏小、轻度贫血，均符合慢性肾炎、慢性肾脏病3期的诊断。

（2）肾脏病理确诊为IgA肾病（系膜增生型）。

●鉴别诊断

（1）肾病综合征：其临床特点是大量蛋白尿（>3.5g/L）、低蛋白血症（ALB<30g/L）、高度水肿、高脂血症，可伴血尿、高血压、肾功能损害，肾脏穿刺病理组织学检查可见微小病变肾病、系膜增生性肾炎、膜性肾病、系膜毛细血管性肾炎、局灶性节段性肾小球硬化。

（2）急性链球菌感染后肾小球肾炎：起病急，以血尿、蛋白尿、高血压、水肿、少尿及氮质血症为常见临床表现，发病前1～3周有链球菌感染史，抗链球菌溶血素（ASO）增高，血清C3及总补体多在4～8周内显著减少，8周后逐渐恢复正常。肾脏病理确诊为毛细血管内增生性肾炎。

（3）急进性肾炎：起病急，呈进行性少尿、无尿、贫血及肾功能恶化，经数周或数月即进入尿毒症期，可有血清抗基底膜抗体或抗中性粒细胞胞质抗体（ANCA）阳性，B超示双肾体积增大，50%以上肾小球有大新月体形成，则诊断可成立。

（4）狼疮性肾炎：女性好发，可伴有发热、皮疹、关节炎等多系统受损表现。血细胞下降，免疫球蛋白增加，可查到狼疮细胞，抗核抗体阳性，血清补体水平下降，肾脏病理可见免疫复合物广泛沉着于肾小球各部位，免疫荧光常呈"满堂亮"表现。

（5）慢性肾盂肾炎：晚期可有较大量的蛋白尿和高血压，但多见于女性病人，常有尿路感染病史。肾功能损害多以肾小管为主，可有高氯酸中毒和低磷性肾性骨病，肾功能损害进展较慢，影像学检查常可发现两侧肾脏损害不对称的表现。

（6）原发性高血压继发肾损害（即良性小动脉性肾硬化症）：先有较长期的高血压，其后再出现肾损害。临床表现为远端肾小管功能损害较肾小球功能损害早，微量至轻度尿蛋白，可有镜下血尿及管型，常有高血压及其他靶器官（心、脑）并发症。

（7）Alport综合征：常起病于青少年（多在10岁之前），病人有眼（球形晶状体等）、耳（神经性耳聋）、肾（血尿，轻、中度蛋白尿及进行性肾功能损害）异常，并有阳性家族史（多为性连锁显性遗传）。

上级医师：结合肾脏病理和尿圆盘电泳结果，你如何解释蛋白尿的特点？

下级医师：病人中等量蛋白尿，且尿圆盘电泳示中大分子蛋白尿，肾脏病理是系膜增生性肾炎，说明病人蛋白尿性质是肾小球性蛋白尿，且为非选择性的，提示肾小球病变较重。

上级医师：请你列出治疗原则，开出医嘱。

下级医师：

●治疗原则：以防止或延缓肾功能进行性恶化、改善或缓解临床症状及防治严重并发症为主要目的，尽可能降低尿蛋白。可采用以下综合治疗措施：①积极控制高血压，应选择具有能延缓肾功能恶化、保护肾功能作用的降压药物，目标血压为130/80mmHg。首选血管紧张素转换酶抑制剂（ACEI）/血管紧张素受体拮抗剂（ARB）。②Ccr<50ml/min时，应限制食物中蛋白质及磷的摄入量。③选用任一种ACEI或血管紧张素Ⅱ（ATⅡ）受体拮抗剂降低蛋白尿。④尿蛋白定量>1g/d，系膜细胞增生明显，可酌情选用糖皮质激素。⑤避免加重肾脏损害的因素，如感染、劳累及应用肾毒性药物。⑥中医中药。

●医嘱

（1）低盐饮食（<3g/d）。

（2）优质低蛋白饮食：蛋白摄入量为每日0.8g/kg体重，其中60%为富含必需氨基酸的蛋白质。

（3）低磷饮食（<800mg/d）。

（4）降压

1）ACEI：福辛普利（蒙诺）10mg/次，或苯那普利（洛汀新）10mg/次，或培哚普利（雅施达）4mg/次，1次/日，口服。

2）ARB：氯沙坦（科素亚）50mg/次，或缬沙坦（代文）80mg/次，或厄贝沙坦（安博维）150mg/次，1次/日，口服。

3）其他降压药：如CCB类或β受体阻断剂类，可酌情加用。

（5）泼尼松，40mg/次，1次/日，晨顿服。

（6）雷公藤总苷，10～20mg/次，3次/日，口服。

（7）钙尔奇D，0.6g/片，每日1片（预防激素相关的骨质疏松）。

〖上级医师评述〗

慢性肾炎病程长，大多数病人隐匿性起病，进程缓慢，大部分病因不清楚。慢性肾炎不是一个独立的疾病，其发病机制各不相同。大部分是免疫复合物疾病，非免疫介导的肾脏损害在慢性肾炎的发生发展中亦起着重要作用。

本病病理类型多种多样，主要有：系膜增生性肾炎、膜性肾病、局灶性节段性肾小球硬化、系膜毛细血管性肾小球肾炎、增生硬化性肾小球肾炎，以IgA在系膜区沉积为主的称为IgA肾病。尿常规检查有不同程度的肾小球性蛋白尿，可伴或不伴镜下血尿。

大多数病人有不同程度的高血压，随病程进展出现肾功能损害，预后与病理改变明显相关。慢性肾炎病人的高血压是加速肾小球硬化、促进肾功能恶化的重要因素，积极控制高血压是慢性肾炎治疗中十分重要的环节。近来研究证实，ACEI和ATⅡ受体拮抗剂具有降低尿蛋白等肾脏保护作用，特别是有肾素依赖性高血压者应首选。但肾功能不全病人应用时要注意防止高血钾，血肌酐大于350μmol/L的非透析治疗病人则不宜再应用。

【思考题】 ACEI和ATⅡ受体拮抗剂为什么有减少尿蛋白和延缓肾功能恶化的肾脏保护作用？

（许雪强　毛慧娟）

病例三

〖病人诉说〗

我叫张××（男），28岁。一周前我开始浑身无力，吃东西不香，而且还发现脚踝和颜面有点肿，特别是从昨天开始出现呼吸费力。

〖医师思维导引〗

上级医师：围绕张先生出现的呼吸费力，你应考虑到可能是哪些疾病？

下级医师：老师，我想张先生有可能是下列疾病：

●心源性疾病

（1）左心衰竭：冠状动脉粥样硬化性心脏病、高血压性心脏病、风湿性心脏病、心肌炎、先天性心脏病。

(2) 右心衰竭：肺源性心脏病。

(3) 心包疾病。

●肺源性疾病

(1) 吸气性：急性咽喉炎、气管异物或受压。

(2) 呼气性：支气管哮喘、慢性阻塞性肺气肿。

(3) 混合性：重症肺炎、大量胸腔积液、气胸、肺间质纤维化、肺梗死。

●中毒性疾病

(1) 酸中毒：尿毒症、糖尿病酮症酸中毒、肾小管性酸中毒。

(2) 化学或药物中毒。

●血液病。

●神经精神性疾病。

●其他：大量腹水、重症肌无力。

上级医师：根据病人诉说，你应如何进一步问诊？

下级医师："张先生，您呼吸困难有什么诱因吗？比如说与体位、运动的关系？"

张先生："平躺和活动后加重，坐起、休息后减轻。"

下级医师："您有没有胸痛、大量咯血？"

张先生："没有。"

下级医师："您有没有发热、咳痰？假如有咳痰，痰液是怎样的？"

张先生："不发热，气急时伴有咳嗽，咳白色泡沫痰，有时痰中夹有血丝。"

下级医师："您最近小便量有变化吗？大概每天有多少？每天吃的和喝的多吗？大概多少？"

张先生："自水肿起，尿量有减少，每天大约两个盐水瓶。胃口差，进干食少，每天吃稀的大约两碗。"

下级医师："用利尿剂有没有反应？"

张先生："我用过呋塞米，尿量没有明显增加。"

上级医师：根据张先生现病史所获取的资料，在既往史和个人史的询问中，你还应重点询问哪些内容？为什么？

下级医师："张先生，您以前有没有小便不好、水肿、高血压、贫血、夜尿增多？"

张先生："我2年前发现高血压，当时血压190/120mmHg，尿检蛋白质(+++)，尿有泡沫，未治疗。1年前夜尿增多，每夜2～3次。半年前面色开始发黄，有时早上有眼睑水肿。"

下级医师："有没有皮疹、关节痛？"

张先生："没有。"

下级医师："您有没有糖尿病、痛风病史？"

张先生："没有。"

下级医师："家中其他亲属有没有肾脏病。"

张先生："没有。"

下级医师："最近有没有感冒、发热等？"

张先生："1 周前受凉后感冒，发热 38.5℃，服'扑热息痛'后热退，但乏力、纳差明显，并出现水肿。"

下级医师："有没有消化性溃疡、肝胆疾病？有没有慢性咳喘？"

张先生："没有。"

下级医师："有没有风湿性心脏病、先天性心脏病、心包炎、心肌炎等心脏病变？"

张先生："没有。"

下级医师：老师，病史调查发现张先生有慢性肾病基础（蛋白尿、高血压），出现尿量减少、水肿、纳差、贫血、急性左心衰竭等多个系统症状，可能病人慢性肾脏病已发展至肾衰竭阶段。上述病史可协助排除原发于心脏、肺脏、消化系统的疾病。

【问诊思考题】 ①如果张先生呼吸困难合并咯血，说明什么？②还需要考虑什么情况？

上级医师：根据所获得的病史，你体检中应重点检查哪些部位？应注意哪些阳性体征？

下级医师：老师，我重点检查了下列项目，并获得了一些阳性体征如下：

- **BP 190/120mmHg**，R 32 次 / 分，P 120 次 / 分。
- 体位：**不能平卧**，坐位。
- 皮肤、黏膜有无苍白、黄染、出血点、水肿。病人**重度贫血貌**，无黄染和出血点，**双下肢中度可凹性水肿**。
- 颈静脉是否充盈：病人有**颈静脉怒张**。
- 心脏：心界，有无心包摩擦音。病人**心尖搏动位于第 5 肋间左锁骨中线外 1cm，心界向左扩大**。心率 120 次 / 分，律齐，**呈奔马律**，未闻及心包摩擦音。
- 肺脏：胸廓是否对称，气管是否居中，肺脏叩诊及啰音情况。病人胸廓对称，气管居中，两肺叩诊清音，**两肺底可闻及细湿啰音和散在哮鸣音**。
- 腹部：有无肝脾大，肝颈回流征，腹部血管杂音，腹部包块、压痛情况，Murphy 征，肾区叩痛。病人肝肋下 2cm，质软，**肝颈回流征（+）**。全腹无压痛，未触及包块，未闻及血管杂音，肾区无叩痛，移动性浊音（±）。
- 其他：眼底见视盘水肿，未见出血灶。

【查体思考题】 若张先生听诊右下肺呼吸音消失，你如何考虑？查体和实验室检查中还要注意什么？

上级医师：根据以上张先生的病历资料，你认为他应做哪些实验室检查及其他辅助检查？若医患双方条件允许，还可以做哪些特殊检查？

下级医师：老师，我认为他应该做下列检查，并获得了相关检查结果：

- 血、尿、粪常规：血常规：**Hb 52g/L**，HCT 17.5%，其余（-）；尿常规：**蛋白质（+++）**，其余（-）；粪常规：**隐血试验（+）**。
- 电解质、肾功能：血 K^+ 5.85mmol/L，Na^+ 136.4mmol/L，Cl^- 97.8mmol/L，Ca^{2+} 1.87mmol/L，P 2.01mmol/L，BUN 35.6mmol/L，Cr 980μmol/L。
- 肝功能：ALT、AST 正常。白蛋白 28g/L。
- 心电图：心率 120 次 / 分，律齐，左心室肥大伴劳损。
- 心脏超声：左心室舒张功能减退，少量心包积液。

● X线胸片：心/胸比值为0.62，两肺纹理呈“肺淤血”表现。

●血气分析：血pH 7.19，HCO_3^- 10.6mmol/L，BE −8.3mmol/L，PaO_2 11.5kPa，PCO_2 3.2kPa。

●双肾B超：左肾8.3cm×4.0cm×3.4cm，右肾8.1cm×3.6cm×3.2cm，双肾皮质结构不清。

● 24小时尿蛋白定量、肌酐定量：24小时尿量300ml，尿蛋白3.2g/L，尿肌酐1230μmol/L，内生肌酐清除率（Ccr）2.61ml/min。

●尿圆盘电泳：**中大分子蛋白尿**。

●血抗核抗体、ANCA、抗肾小球基膜抗体（抗GBM）：阴性。

【实验室检查及辅助检查思考题】 若张先生对做这么多实验室检查和辅助检查项目表示疑虑和不满，怎样与他沟通？

上级医师：根据病史、体检、实验室检查和辅助检查结果，该病人的诊断、诊断依据和鉴别诊断分别是什么？

下级医师：

●诊断：慢性肾脏病5期；慢性肾小球肾炎；急性左心衰竭；代谢性酸中毒；重度贫血。

●诊断依据

（1）急起呼吸困难，咳泡沫痰，端坐呼吸，心率快，呈奔马律，两肺底细湿啰音伴哮鸣音，颈静脉怒张，肝颈回流征阳性，双下肢水肿，符合急性左心衰竭表现。

（2）青年男性，有高血压、蛋白尿史，蛋白尿表现为肾小球性蛋白尿，排除继发性肾脏病变，考虑为原发性肾小球肾炎。

（3）血BUN>20mmol/L，Cr>445μmol/L，Ccr<10ml/min，有贫血，B超示双肾缩小，符合慢性肾脏病5期的诊断。

●鉴别诊断

（1）心源性呼吸困难与其他原因呼吸困难的鉴别：前者多有基础心脏病变，呼吸困难与体位、活动有关，卧位重、坐位轻，活动重、静息轻。体检有肺循环或（和）体循环淤血表现。在无原发基础心脏疾病情况下出现的急性心力衰竭，应考虑到继发于全身性代谢性疾病或其他严重疾病的情况，如重症感染、中毒、水负荷量大、肝肾脏器功能衰竭。

（2）与急性肾衰竭的鉴别：急性肾衰竭往往有肾缺血或（和）肾中毒病因，短时间（数小时至数天）内出现肾功能急骤减退。超声检查肾脏体积正常或偏大。

（3）与其他系统疾病的鉴别：尿毒症时病人可以以消化、血液、心脏、骨关节、皮肤等系统症状为主就诊。出现相关系统症状时，不要局限于专科病的诊断，要考虑到尿毒症多系统损害的特点。

上级医师：请你列出治疗原则，开出医嘱。

下级医师：

●治疗原则

（1）紧急超滤脱水，解除水负荷；扩血管降血压，减轻心脏后负荷；少用、慎用强心剂，纠正酸中毒和贫血。

（2）通过肾替代治疗，维持水、电解质、酸碱平衡，减少代谢产物潴留，改善尿毒症症状。

（3）防治各种并发症，如心血管病、贫血、骨病、感染等。

●医嘱

（1）吸氧。

（2）硝普钠 50mg+5% 葡萄糖溶液 250ml，静脉滴注，根据血压调整滴速。

（3）紧急血液透析方案：序贯透析或连续性肾替代治疗，同时输注洗涤红细胞 2～4U，5% $NaHCO_3$ 100～250ml，10% 葡萄糖酸钙 10ml 静脉慢推。

上级医师：根据血气分析结果，你如何解释病人此时的体内酸碱代谢状态？

●血气分析：血 pH 7.19，PaO_2 11.5kPa，PCO_2 3.2kPa，HCO_3^- 10.6mmol/L，BE −8.3mmol/L。

下级医师：血气分析显示 pH<7.35，首先有酸中毒失代偿；PCO_2 3.2kPa，HCO_3^- 10.6mmol/L，BE −8.3mmol/L，排除呼吸因素，考虑代谢性酸中毒失代偿；而且 PaO_2 11.5kPa，处于缺氧状态。

【上级医师评述】

尿毒症是各种肾脏病持续发展的共同转归，临床表现多样，可累及人体各脏器、系统和代谢。胃肠道症状是最早、最常见的症状，贫血是必有的症状。尿毒症可以以各个系统症状为就诊原因，造成临床漏诊、误诊，应充分认识尿毒症临床表现的多样性。尿毒症的基础病因诊断有时比较困难，要根据病史、实验室检查和某些特殊检查加以明确。同时要注意寻找促使肾功能恶化的因素。基础疾病和诱发因素的积极治疗可以逆转或延缓肾衰竭的进展，这是肾替代治疗和对症治疗无法比拟的。

终末期尿毒症的治疗尤其是合并各种危重并发症时，需要选择合适的血液净化方式渡过难关，达到长期存活。此外，目前肾替代治疗仅替代了肾脏的排泄功能，而内分泌功能是不能替代的。因此，肾性贫血、肾性骨病等并发症的治疗尚需加用其他药物加以纠正。

（许雪强　毛慧娟）

病例四

〖病人诉说〗

我叫李 ××（男），今年 15 岁，上初中三年级。我 10 天前出现咽痛、发热，昨天出现水肿、血尿。

〖医师思维导引〗

上级医师：围绕李同学出现的咽痛、发热和水肿、血尿，你应考虑到可能是哪些疾病？

下级医师：老师，我想李同学有可能是下列疾病：

●泌尿系统：尿路感染、尿路结石、急性肾小球肾炎、慢性肾衰竭、继发性肾损伤等。

●呼吸系统：急性上呼吸道感染、系统小血管炎。

●循环系统：感染性心内膜炎。

上级医师：根据病人诉说，你应如何进一步问诊？

下级医师：“李同学，你发现水肿、血尿有几天了？”

李同学：“昨天下午突然出现尿中带血，而且早上起来眼睑有点肿，我爸妈很紧张，就来看病了。”

下级医师：“尿中带血是排尿看到的吗？从排尿开始到排尿结束都是一样的颜色吗？像

什么颜色？排尿时有没有不舒服的感觉？”

李同学：“我午睡后起床排尿发现的，颜色像血水样，排尿全过程都是，一开始以为尿路感染，妈妈给我吃了两天消炎药，到今天已经淡一点儿了，但还是可以看到。”

下级医师：“排尿时您有没有不舒服的感觉？小便次数有没有没增加？有没有小便急、憋不住？有没有小腹胀痛、腰痛或者全身酸痛？”

李同学：“排尿也没有什么不舒服，没有尿频、尿急、尿痛。双侧腰部酸胀，但不严重。”

下级医师：“排出的尿中有没有看到血块？”

李同学：“没有。”

下级医师：“有没有尿量减少或者排尿突然中止？”

李同学：“没有。”

下级医师：“最近您有没有哪里感染发炎过啊？”

李同学：“10天前受凉了，咽喉痛，还有发热，当时到医院看了，说是扁桃体发炎，吃了5天的头孢就好了。”

上级医师：根据李同学现病史所获取的资料，在既往史和个人史的询问中，您还应重点询问哪些内容？为什么？

下级医师：“李同学，您以前有过肾病史吗？还有其他疾病史吗？”

李同学：“以前身体一直很好。”

下级医师：“以前有没有发现尿颜色变化？有没有泌尿系结石病史？”

李同学：“没有。”

下级医师：“你以前有没有鼻窦炎、过敏性鼻炎和哮喘病。”

李同学：“没有。”

下级医师：老师，我问李同学以上病史，目的是调查有无肾脏病的易患因素，并协助排除慢性肾病、循环系统、呼吸系统、泌尿系外科性疾病史。

【问诊思考题】 如果李同学血尿伴有尿频、尿急、尿痛感，说明什么？

上级医师：根据所获得的病史，你体检中应重点检查哪些部位？应注意哪些阳性体征？

下级医师：老师，我重点检查了病人下列项目，获得了一些阳性体征如下：

- 查体：T 36.9℃，P 80次/分，R 24次/分，**BP 145/80mmHg**。
- 一般情况：发育正常，营养中等，精神可，**眼睑水肿**。皮肤、黏膜无苍白，无出血点，无皮疹。
- 头颈部检查：**咽稍充血，扁桃体Ⅱ度肿大**，未见脓性分泌物，黏膜无出血点。
- 心脏：心率82次/分，律齐，心界正常范围，未闻及杂音。
- 肺脏：胸廓是否对称，气管是否居中，肺脏下界，语音震颤，语音传导，呼吸音，有无啰音。病人肺脏无阳性体征。
- 腹部：腹稍膨隆，肝脾肋下未触及，各输尿管点无明显压痛，双肾区无明显叩痛，移动性浊音(–)，肠鸣音存在。
- 脊柱、四肢：有无关节畸形、红肿、压痛。病人脊柱、四肢关节无阳性体征。**双下肢轻度水肿**。

上级医师：根据李同学的病史资料，你认为他应做哪些实验室检查及其他辅助检查？

若医患双方条件允许，还可以做哪些特殊检查？

下级医师：老师，我认为他应该做下列检查，并获得了相关检查结果：

- 血常规：Hb 123g/L，**WBC 11.3×10^9/L，N 82%**，L 16%，M 2%，PLT 207×10^9/L。
- ESR：110mm/h。
- 尿常规：**尿蛋白（++），红细胞 10～12/HP**，白细胞 1～4/HP，比重 1.010。
- 尿红细胞位相：**红细胞 20 万 /HP，70% 为多形型**。
- 尿蛋白定量：24 小时尿蛋白定量为 1.2g。
- 血液生化：**BUN 13.7mmol/L，SCr 140.60μmol/L**，TP 60.9g/L，ALB 35.4g/L，总胆固醇（CHOL）4.5mmol/L。
- 血气分析：pH 7.44，HCO_3^- 24mmoL/L，BE 3mmol/L，PaO_2、$PaCO_2$ 正常。
- 免疫五项：免疫球蛋白 IgA、IgG、IgM 均正常，**补体 C3 0.48g/L，抗 ASO：800IU/L**。
- 正侧位 X 线胸片：正常。
- 心电图：未见异常。
- 泌尿系超声：左肾 10.1cm×4.8cm×4.0cm，右肾 9.8cm×5.2cm×4.1cm，皮髓分界清楚，无回声增强。双侧输尿管无积水、结石。

若医患双方条件允许，还可以做 ANA、抗双链 DNA、ENA 多肽、ANCA。

上级医师：根据病史、体检、实验室检查和辅助检查结果，该病人的诊断、诊断依据和鉴别诊断分别是什么？

下级医师：

- 诊断：急性肾小球肾炎；急性肾损伤。
- 诊断依据

（1）青少年，先有咽部感染、发热，9 天后出现水肿、血尿、腰部酸痛。

（2）血压升高，眼睑水肿，双下肢轻度水肿。

（3）尿蛋白（++），尿红细胞增多，血补体（C3）减低，ASO 高，血 BUN 和 SCr 升高。

- 鉴别诊断

（1）与急进性肾小球肾炎鉴别：起病过程相似，多表现在急性肾炎综合征外，还有早期的少尿、无尿，肾功能进行性恶化，贫血为特征。重型急性肾炎与之难以鉴别时可行肾活检明确诊断。

（2）与系统性疾病所致肾损害鉴别：系统性红斑狼疮肾炎也可表现为肾炎综合征，也可以出现低补体血症，但一般多有系统性红斑狼疮本身的疾病特点，如抗核抗体、抗双链 DNA 抗体及全身多系统受累的表现；系统性血管炎肾损害一般多见于老年人，在表现为肾炎综合征时多有特异性的抗体（ANCA）异常。

（3）与感染性心内膜炎鉴别：感染性心内膜炎时可有 ASO 升高，临床表现病人可有心慌，也可累及肾脏出现血尿、水肿和肾功能异常等，但还有其他更为典型的表现，如持续发热、血培养阳性、听诊心脏新发异常杂音、心脏超声可见赘生物等。

（4）与其他类型的原发性肾炎鉴别：系膜毛细血管性肾小球肾炎表现为肾炎综合征，但经常伴肾病综合征，无自愈倾向，50%～70% 的病人有持续性低补体血症，8 周内不能恢复。

上级医师：请你列出治疗原则，开出医嘱。

下级医师：

●治疗原则

(1) 休息为主，对症治疗。

(2) 急性肾衰竭有透析指征时，予以血液透析治疗，待其恢复。

(3) 自限性疾病，不宜使用糖皮质激素和细胞毒性药物。

●医嘱

(1) 卧床休息，监测肾功能、电解质，维持水平衡。

(2) 低盐、优质低蛋白饮食，保证充分的热量摄入。

(3) 皮试阴性后可给予注射用青霉素 640 万 U，1 次 /12 小时。

(4) 氢氯噻嗪 25mg，1～2 次 / 日，或钙离子拮抗剂控制血压。

(5) 保护肾脏：金水宝 3 粒，3 次 / 日；肾炎康复片 4 片，3 次 / 日。

上级医师：结合该病人的临床表现和检查仍诊断困难时需要如何处理？

下级医师：当临床诊断困难时，急性肾炎综合征病人考虑肾活检以明确诊断、指导治疗。肾活检指征：①少尿 1 周以上或进行性尿量减少伴肾功能恶化；②病程超过 2 个月而无好转趋势者；③急性肾炎综合征伴急性肾病综合征者。

〖上级医师评述〗

急性肾小球肾炎（AGN）简称急性肾炎，为自限性疾病。多发于儿童和青少年，以水肿、尿少、血尿，伴不同程度蛋白尿、高血压或肾功能不全为特征。绝大多数为链球菌感染后所致。临床有 1～3 周的潜伏期，补体 C3 自限性下降，均是其比较特异的表现。发病情况可轻可重，严重者甚至危及生命。而且有时和其他肾脏疾病难以鉴别，这时需要行肾活检进一步确诊。肾活检一般表现为急性弥漫性毛细血管内增生性肾小球肾炎，电镜可见上皮细胞下电子致密物呈圆顶状驼峰样分布。

需要警惕急性肾小球肾炎的慢性化趋势，在临床治愈后也需要定期检测。

急性肾小球肾炎治疗以对症处理为主，不主张使用糖皮质激素和细胞毒性药物，但严重起病时需要血液透析方式治疗。

（许雪强　毛慧娟）

病例五

〖病人诉说〗

我叫邢 ×（女），35 岁，机关公务员。我右腰腹部疼，很厉害，并且呕吐，已经有 6 小时了。

〖医师思维导引〗

上级医师：围绕邢女士的情况，你应考虑哪些情况？

下级医师：根据邢女士右腰腹部疼痛的情况，我认为可以根据局部的解剖情况进行相应的思考。在右腰腹部的解剖结构有胆囊、肝脏、十二指肠、右半结肠、胰腺、肾脏、输尿管、女性内生殖器官等，考虑疾病涉及普外科、泌尿外科、妇产科等，可以大概归纳为：

●普外科疾病：胆囊炎、肠梗阻、外伤性肝破裂、肝癌破裂、右半结肠肿瘤、消化性溃疡等。

●泌尿外科疾病：泌尿系统结石。

●妇产科：异位妊娠、卵巢囊肿蒂扭转、黄体破裂等。

上级医师：你根据邢女士诉说，应重点询问哪些内容？

下级医师：“请问您主要是哪里不舒服？”

邢女士：“右下腹这边疼得厉害。”

下级医师：“是怎么样的疼，可以描述一下吗？”

邢女士：“右下腹绞着痛，一阵一阵发作，同时还有同侧会阴及大腿根部疼痛，一直到现在都不能缓解。”

下级医师：“疼痛一直在右下腹吗？之前其他地方有没有疼过？”

邢女士：“没有，一直在右下腹这边疼。”

下级医师：“您肚子疼之前有没有吃过什么不干净的食物？有没有受过什么外伤？”

邢女士：“没有。”

下级医师：“有没有小便带血的情况？”

邢女士：“有一次小便的时候全程是鲜红色的。”

下级医师：“里面有没有血凝块？”

邢女士：“这个没看到。”

下级医师：“您有没有怕冷、发热这些情况？”

邢女士：“没有。”

下级医师：“有没有稀便、拉肚子等？”

邢女士：“想大便，但还没有解大便。”

下级医师：“有没有恶心、呕吐等症状？”

邢女士：“有恶心感，想呕吐。”

上级医师：根据邢女士现病史所获取的资料，在既往史和个人史的询问中，你还应重点询问哪些内容？为什么？

下级医师：“您右肩这边疼不疼？以前有没有胆囊方面的问题？”

邢女士：“右肩不疼，以往体检也没有发现过胆囊炎或胆石症。”

下级医师：“平时月经怎么样？多长时间来一次？最近一次月经什么时候来的？”

邢女士：“平时月经比较规则，30天左右来一次，最后一次是上周五来的。”

下级医师：“以前有没有过类似的情况或者得过结石？”

邢女士：“3年前有过类似的情况，诊断为‘小结石’，后没有进一步治疗。”

下级医师：“您平时工作是什么样的？饮食情况怎么样？”

邢女士：“我是机关公务员，平时不喜饮水，喜欢吃坚果。”

下级医师：“以前有没有做过什么手术？”

邢女士：“没有。”

下级医师：“您最近有没有一直在吃什么药？比如说维生素C、苏打片、磺胺药等？”

邢女士：“没有吃你说的这些药，但安定吃了3年了。”

上级医师：根据目前所获得的资料，你体检中应重点检查哪些部位？应注意哪些阳性体征？

下级医师：目前病人主要以腹部疼痛为主，首先需要关注生命体征是否稳定，是否需要紧急处理。如果生命体征平稳，则可以暂行体格检查，原则上以腰、腹部检查为主，按望诊、触诊、叩诊、听诊的顺序进行。

●一般情况及生命体征：**急性病面容，面色苍白，全身冷汗，呻吟不止，腰不能伸直**。T 37.1℃，P 98 次 / 分，BP 96/60mmHg。

病人目前生命体征尚平稳，可以先进行腰、腹部体检，结果如下：

●望诊：重点观察腹部有没有膨隆。邢女士腹部无膨隆。

●触诊：腰部肾区有没有压痛，腹部有没有肌紧张、压痛、反跳痛。**右侧肋脊角压痛（+）**，肾区未扪及包块。腹部无明显肌紧张、压痛及反跳痛。

●叩诊：腰部肾区有没有叩击痛。腹部有没有移动性浊音。**右肾区叩击痛（+）**。**腹部叩诊为鼓音**，移动性浊音（-）。

●听诊：肠鸣音活动情况。肠鸣音 4～5 次 / 分。

上级医师：根据以上资料，该病人还需做哪些实验室检查及其他辅助检查？

下级医师：根据病人的诉说、病史及体格检查获得的阳性体征，目前初步考虑泌尿系统结石引起的疼痛可能性较大，但病人血压偏低，需排除腹腔出血的可能。检查结果如下：

●血、尿、粪常规：血常规：白细胞及分类均正常；粪常规正常；尿常规：**RBC 满视野，WBC 4～6/HP**。

●肾图：**右肾急性梗阻型**，左侧曲线正常。

●肾、输尿管、膀胱 X 线平片（KUB）+ 静脉肾盂造影（IVP）：**右肾区可见 2cm×1cm 大小椭圆形致密影，右肾盏、肾盂积水，右输尿管显影佳**，左侧尿路及膀胱区未见异常。

●泌尿系统 B 超：**右肾盂内见 2.1cm×1.1cm 大小强回声伴一直线形声影，右肾盂光带分离 2.5cm**，双输尿管因肠道气体干扰显示不清，左肾未见并常。**肾盂或输尿管有积水表现**。

●诊断性腹腔穿刺：抽出不凝固之血液。

上级医师：根据病史、体检、实验室检查和辅助检查结果，该病人的诊断、诊断依据和鉴别诊断分别是什么？

下级医师：

●诊断：右肾结石；右肾积水。

●诊断依据

（1）病史：有肾结石病史。腰部和上腹部绞痛向同侧下腹部或会阴部、腹股沟部放射，有肉眼血尿。

（2）体征及体检：右肾区压痛及叩击痛阳性。

（3）实验室检查：尿沉渣镜检 RBC 满视野。

（4）B 超及腹部平片、IVP：均显示右肾区结石。

（5）肾图：右侧梗阻曲线。

●鉴别诊断

（1）胆石绞痛：向右肩部放射，或向右上腹及左肩部放射，有时合并黄疸。

（2）阑尾炎：阑尾炎疼痛首先起自上腹或脐周，常最后固定于右下腹区，多伴发热，尿中检出红细胞≤15/HP。

（3）肠梗阻：疼痛呈全腹性，有肠鸣音亢进表现，有时可经腹部透视看到液平面。极少有放射痛。

（4）宫外孕：有停经史。尿中 hCG 阳性。血、尿常规检查正常。

上级医师：根据肾绞痛的情况，请分析肾绞痛发生的机制。

下级医师：目前认为上尿路结石可导致肾盂或输尿管梗阻，引起肾盂、输尿管内压升高，压力升高到一定程度时，肾盂和输尿管的平滑肌就产生痉挛，导致绞痛发作。从另一种意义上讲，肾绞痛也是一种信号和防卫功能的表现。

上级医师：请你列出治疗原则，开出医嘱。

下级医师：

● 治疗原则：解除梗阻，保护肾功能；解痉止痛；病因治疗。

● 医嘱

（1）解痉止痛：异丙嗪 25mg+ 黄体酮 20mg，肌内注射；或 654-2 10mg+ 阿托品 0.5mg，肌内注射；或哌替啶 50mg，肌内注射，同时用吲哚美辛栓塞肛门。

（2）疼痛缓解后，静脉尿路造影检查。

（3）该病人可做急诊体外冲击波碎石（ESWL）。

〖上级医师评述〗

肾绞痛的原因是多方面的，但上尿路结石是其中的主要原因。目前认为尿石症的发病是由多种因素造成的，如自然和社会环境、个体先天和后天的差异，后者包括遗传因素、生活习惯、所患疾病等，对结石的形成起很重要的作用。泌尿系统本身的疾病和畸形等最终引起尿液的异常变化而形成结石。

肾绞痛合并肉眼或镜下血尿，首先要考虑“尿路结石”的可能。目前，KUB+IVP 仍是尿石症最有效、最有价值的基本检查方法。自从应用 ESWL 技术后，95% 的尿路结石不再需要手术治疗。

尿石症的预防：彻底清除结石、避免复发，去除尿路梗阻、感染因素，大量饮水及调整饮食结构也有重要意义。

结石的发病率很高，而且上尿路结石的发病有日益增加的趋势。结石不论用什么方法治疗，复发的概率都很大。因此，一方面应重视结石的防治工作，充分利用现代已有的研究成果，降低结石的发病率和复发率；另一方面，加强对结石发病原理的研究，探索新的防治方法是摆在广大医务工作者面前的重要任务。

【思考题】

（1）试述上尿路结石所致肾绞痛的发病机制。

（2）试述右肾绞痛的诊断及鉴别诊断。

（杨小冬）

病例六

〖病人诉说〗

我叫王 ×（男），65 岁，农民。这两年常感觉小便难解并且下半夜尿多。

〖医师思维导引〗

上级医师：围绕王先生的情况，你应考虑哪些情况？

下级医师：老师，根据王先生的情况，主要考虑是泌尿系统疾病。排尿次数增多、排尿困难时，往往涉及泌尿系统多个疾病之间的鉴别诊断，因此应仔细询问病史，进行必要的体检和实验室检查，以明确诊断。引起排尿困难的主要病因包括：尿道狭窄、前列腺增生、尿路结石或异物、晚期膀胱癌、子宫肌瘤或子宫脱垂压迫膀胱颈、尿道损伤、神经性膀胱功能障碍等。

上级医师：根据王先生诉说，你应重点询问哪些内容？

下级医师：“您好，请问您主要是哪里不舒服？”

王先生：“我最近感觉晚上起夜次数特别多。”

下级医师：“那这种情况是什么时候开始的？最近每晚要起来几次啊？”

王先生：“2年前出现这个症状，每夜达4～5次。”

下级医师：“感觉自己小便的时候费不费劲？尿线粗细有没有变化？”

王先生：“感觉小便越来越费劲了，小便也变细了。”

下级医师：“小便完有没有觉得没小便干净？有没有小便结束后滴滴拉拉的情况？”

王先生：“有。”

下级医师：“有没有出现过小便中断的现象？”

王先生：“没有。”

下级医师：“那你小便有没有感觉很急、憋不住？”

王先生：“没有。”

下级医师：“有没有小便的时候疼和带血的情况？”

王先生：“没有。”

下级医师：“有没有过小便尿不出来的情况？”

王先生：“没有。”

下级医师：“以前有没有接受过什么治疗？”

王先生：“口服了2年‘前列康’，效果不太好，近1年来口服‘舍尼通’，症状稍有好转。”

上级医师：根据目前所获得的资料，你体检中应重点检查哪些部位？应注意哪些阳性体征？

下级医师：根据病人尿频、夜尿增多，典型的进行性排尿困难的症状，目前主要怀疑前列腺增生引起的下尿路梗阻症状，但需要排除尿道狭窄、结石、肿瘤等其他疾病，以及关注是否有前列腺增生导致的其他并发症状，如肾积水、膀胱结石等导致的体征。体检结果如下：

- 双肾视、触、叩诊：**双肾区不饱满**，无触痛，双肾肋缘下未触及，双肾区叩痛(-)。
- 下腹部及外生殖器检查：**下腹部略膨隆**，未触及包块，叩痛(-)，**叩诊呈浊音，位于耻骨上二指**。外生殖器无畸形、无包茎，尿道外口不狭窄。
- 前列腺直肠指检：**前列腺Ⅲ度，质中，中央沟浅**，前列腺无触痛，边缘光滑，精囊未触及。

上级医师：根据以上资料，你认为该病人还需做哪些实验室检查及其他辅助检查？

下级医师：根据病史及体格检查结果，尤其是前列腺直肠指检的结果，初步怀疑前列腺增生可能性大，检查首先关注的应当是前列腺相关检查，例如前列腺B超等，以及排尿症状的相关检查，如尿流率、残余尿等。但前列腺增生的一些继发性改变也不容忽视，尤其是涉及手术适应证的相关检查。检查结果如下：

- 肾功能检查及血、尿、粪常规：血、粪常规正常。尿常规：WBC(-)，Glu(-)。血 Cr

130mmol/L，BUN 6.6mmol/L。

●膀胱镜检查：**后尿道延长，前列腺两侧叶增生，向中央靠拢，中叶肥大，向膀胱内突出，膀胱黏膜无充血，有小梁、小房样改变**。膀胱内无结石或肿瘤。

● KUB+IVP：上尿路不积水，显影佳，**膀胱颈部抬高，有弧形切迹，后尿道相应延长，双侧输尿管下段呈鱼钩样改变**。

● B 超检查：**双肾光带分离 1.5cm，输尿管内径 0.5cm**，膀胱壁光滑，**前列腺断面增大，以前后径、上下径增大明显，断面左右对称，包膜反射连续，内部为较细的均匀光点，三径分别为 6.6cm、4.8cm、4.2cm，剩余尿 51ml**。

●尿流率检查：**尿量 245ml，最大尿流率 13ml/s，排尿时间 37 秒**。

●血清前列腺特异性抗原（PSA）检测：总前列腺特异性抗原（tPSA）2.6ng/ml，游离前列腺特异性抗原（fPSA）0.04ng/ml。

上级医师：根据病史、体检、实验室检查和辅助检查结果，该病人的诊断、诊断依据和鉴别诊断分别是什么?

下级医师：

●诊断：良性前列腺增生。

IPSS（国际前列腺症状评分）：19 分；QOL（生活质量评分）：5 分。

●诊断依据

（1）症状：主要为下尿路梗阻（LUTO）表现，早期为夜尿次数增多，随之白天也有尿频。进行性排尿困难，尿线细，射程短，甚至滴沥。

（2）体格检查：以直肠指检为主要依据。该病人前列腺为Ⅲ度，中央沟浅。

（3）实验室检查及相关辅助检查：残余尿增多（>60ml），尿流率下降，Q_{max}<15ml/s；B 超检查前列腺体积增大，KUB+IVP 观察膀胱底部充盈缺损；膀胱镜显示前列腺三叶增生，后尿道延长及膀胱小梁、小房样改变。

●鉴别诊断

（1）神经源性膀胱：可引起排尿困难，有神经系统损害的病史和体征。直肠指检前列腺并不增大，尿动力学检查可鉴别。

（2）膀胱颈硬化：发病年龄轻，40～50 岁多见。直肠指检前列腺不大，膀胱镜检查可见膀胱颈后唇明显硬化。

（3）尿道狭窄：有明确尿道损伤、感染病史，膀胱尿道造影可明确诊断。

（4）前列腺癌：直肠指检可触及质地坚硬之结节，血 PSA 大于 10μg/L，前列腺活检可明确诊断。

（5）前列腺结石：直肠指检可触及结石，X 线片可明确诊断。

（6）膀胱癌：有无痛性血尿，尿脱落细胞检查多为阳性，膀胱镜检查及活检可明确诊断。

上级医师：请你列出治疗原则，开出医嘱。

下级医师：

●治疗原则：保护肾功能，缓解或解除排尿困难症状，提高生活质量。

●医嘱

（1）该病人先予药物治疗：①非那雄胺（保列治），5mg，1 次 / 日；②盐酸坦索罗辛（哈乐），0.2mg，每晚一次。

（2）3个月后复查尿流率及B超，重新作IPSS、QOL评分，必要时手术治疗。

〖上级医师评述〗

随着我国人均寿命延长，前列腺增生症的发病率逐年增加，已成为泌尿外科和老年医学中一个重要课题。存在功能性睾丸及年龄增大是前列腺增生症发病的必要条件。症状较轻的病人可以等待观察，症状明显者可予药物治疗，均需定期复查PSA。而梗阻症状严重或合并结石、感染、肾功能损害的病人则可考虑手术治疗，手术方式应根据病人年龄、心肺功能及具体病情而定。随着科学发展，经尿道前列腺电切术（TURP）及电汽化术（TUVP）已显示其优势，时间短、出血少、无切口、恢复快，但这并不意味着其将取代传统手术方法。

【思考题】

（1）良性前列腺增生的治疗药物有哪些种类？

（2）前列腺增生症的手术指征是什么？

（3）良性前列腺增生所引起的病理改变是什么？

（杨小冬）

第五节　女性生殖系统疾病

病例一

〖病人诉说〗

我叫林××（女），今年34岁，已婚，是一名会计。我月经2个月没有来了，下腹隐痛半天，有少量咖啡色出血，因此来看病。

〖医师思维导引〗

上级医师：根据林女士的情况，你应考虑到可能是哪些疾病？

下级医师：老师，我想林女士有可能是下列疾病：

● 与妊娠有关的病因：各种类型流产、异位妊娠、滋养细胞疾病。

● 如排除妊娠，停经后与阴道流血有关的病因有：月经异常（异常子宫出血），子宫、宫颈、阴道出血性病变（如子宫肌瘤、宫颈病变出血等）。

上级医师：根据病人诉说，你应如何进一步问诊？

下级医师：“林女士，您最后一次月经是什么时候？”

林女士：“最后一次月经是×月××日。”

下级医师：“停经后有恶心、呕吐等不适吗？”

林女士：“有轻微食欲下降，无恶心、呕吐。”

下级医师：“停经以后去医院检查过吗？”

林女士：“没有去医院检查，自己1周前买了验孕试纸测了是阳性。”

下级医师：“腹痛之前有没有外伤等原因？有其他不适吗？”

林女士：“没有原因，半天前下腹开始隐隐作痛，持续性，没有加重，同时内裤上有少量咖啡色血。没有其他不舒服。”

上级医师：根据林女士现病史所获取的资料，在既往史和个人史的询问中，你还应重点询问哪些内容？为什么？

下级医师：“平素月经规律吗？多少天来一次月经？每次来几天？量多吗？有痛经吗？”

林女士：“月经基本规则，30天左右来一次，前后相差2天左右，每次来5天，量中等，没有痛经。”

下级医师：“您生育过孩子吗？流产过吗？现在上环了吗？”

林女士：“顺产一个孩子，8岁了，流产过2次，是无痛人流，没有上环，现在采用避孕套避孕。”

下级医师：老师，我问林女士以上病史，目的是进一步确定是否为妊娠状态及确切胎龄，以了解有无习惯性流产、早产史，特别是子宫发育异常、宫颈内口松弛等易导致流产的子宫因素。

【问诊思考题】 如果林女士月经不规则，末次月经时间已记不清，如何判断？（提示：查阅教材，请教上级医师。）

上级医师：根据所获得的病史，你体检中应重点检查哪些部位？应注意哪些阳性体征？

下级医师：老师，我重点检查了病人下列项目，获得了一些阳性体征如下：

- 一般情况好，无贫血貌，T 36.7℃，P 78次/分，BP 120/70mmHg。
- 乳房饱满增大，乳头、乳晕着色，见蒙氏结节。
- 腹部：全腹软，无压痛、反跳痛、肌紧张，下腹正中及两侧均无明显压痛、反跳痛、肌紧张，未触及包块，无移动性浊音。
- 妇科检查：**外阴见少量血迹**，阴道通畅，壁光滑、**少量咖啡色积血**，后穹隆无饱满触痛；宫颈光滑，宫口闭，**轻微举痛**；子宫前位，**略大**，**压痛存在**，活动好，质软。右侧附件未触及包块，无压痛，**左侧附件区可触及大小约3cm×4cm的包块，质软，压痛存在**。

【查体思考题】 如林女士宫颈无举痛，宫体如孕2个月大小，你如何考虑？查体和实验室检查中还要注意什么？（提示：可请教上级医师。）

上级医师：根据以上林女士的病历资料，你认为她应做哪些实验室检查及其他辅助检查？若医患双方条件允许，还可以做哪些特殊检查？

下级医师：老师，我认为她应该做下列检查，并获得了相关检查结果：

- 尿妊娠试验：**阳性**。
- 血β-hCG：**5500IU/L**。
- B超：宫腔内未见孕囊，内膜厚6mm，左卵巢大小28mm×32mm，**其外侧见38mm×44mm不均质回声团，右卵巢大小22mm×28mm，盆腔内见55mm×42mm液性暗区**。
- 血常规：Hb 102g/L，其他无异常。
- 医患条件允许，行后穹隆穿刺（了解盆腔积液是否为腹腔内出血，进一步明确是否为异位妊娠流产或破裂）：**抽出不凝血3ml**。
- 子宫内膜病理检查：一般病例通过以上辅助诊断手段均可确诊，本例亦可不做此检查。对hCG阳性、B超不能确诊、阴道流血较多或断续不净者，为排除宫内妊娠流产，可行此检查。如刮出组织为蜕膜，未见绒毛，则有助于诊断异位妊娠。

【实验室检查及辅助检查思考题】 若林女士对做后穹隆穿刺检查表示疑虑和不满，你怎样与她沟通？（提示：观察类似医患交流场景，请教上级医师。）

上级医师：根据病史、体检、实验室检查和辅助检查结果，该病人的诊断、诊断依据和鉴别诊断分别是什么？

下级医师：

●诊断：异位妊娠（左输卵管妊娠）。

●诊断依据

（1）病人平素月经规则，现停经2个月，出现下腹隐痛，伴阴道少量出血。

（2）病人血β-hCG：5500IU/L。

（3）B超：宫腔内未见孕囊，内膜厚6mm，左卵巢大小28mm×32mm，其外侧见38mm×44mm不均质回声团，右卵巢大小22mm×28mm，盆腔内见55mm×42mm液性暗区。

（4）后穹隆穿刺抽出不凝血3ml。

●鉴别诊断

（1）流产：下腹中央阵发性坠痛，阴道流血量先少后增多，可有小血块或绒毛排出；宫口松，子宫增大、软；B超宫腔内可见妊娠囊及妊娠产物。

（2）急性输卵管炎：下腹持续性疼痛，以一侧为主，无停经、阴道流血史；体温、白细胞数升高，子宫附件检查有压痛，炎症明显形成包块，可触及并有压痛；阴道后穹隆穿刺可抽出渗出液或脓液，hCG（-）；B超检查一侧或两侧附件不均质回声区。

（3）急性阑尾炎：无停经、阴道流血史，腹痛自上腹开始经脐周转至右下腹；肌紧张明显，可伴消化道症状；体温、血象升高，hCG阴性；B超检查子宫、附件无异常。

（4）黄体破裂：无停经、阴道流血史，为一侧突发性疼痛，无休克或有轻度休克；盆腔检查子宫正常大小，一侧附件压痛；体温、血细胞正常，后穹隆穿刺可抽出血液，但hCG阴性；B超检查一侧附件不均质回声区。

（5）卵巢囊肿扭转：无停经、阴道流血史，突发一侧下腹剧痛，可伴恶心、呕吐甚至休克（系腹膜牵引绞窄引起）；妇科检查扪及一侧附件肿块，张力较大，有压痛，以瘤蒂部明显；hCG阴性，阴道后穹隆穿刺阴性；一侧附件低回声区，边缘清晰，偶见有条索状蒂。

上级医师：请你列出治疗原则，开出医嘱。

下级医师：

●治疗原则：开放静脉，手术治疗，首选腹腔镜手术。

异位妊娠中95%为输卵管妊娠，典型临床表现为停经后腹痛与阴道流血。治疗包括药物治疗和手术治疗。药物治疗采用化学药物治疗，主要适用于早期输卵管妊娠、要求保存生育能力的年轻病人，符合下列条件的可采用此法：①无药物治疗的禁忌证；②输卵管妊娠未发生破裂；③妊娠囊直径≤4cm；④血hCG<2000IU/L；⑤无明显内出血。

手术治疗适用于：①生命体征不稳定，或有腹腔内出血征象者；②诊断不明确者；③异位妊娠有进展者（如血hCG>3000IU/L，或持续升高，有胎心搏动、附件区大包块等）；④随诊不可靠者；⑤药物治疗有禁忌证或无效者。

●医嘱

（1）输血前八项、备血、心电图（ECG）、血液生化检查、凝血五项等术前检查。

（2）手术通知单。

（3）术前沟通，签订手术同意书、输血同意书、知情同意书、授权委托书等相关文件。

上级医师：根据病人实验室检查和辅助检查结果，为什么该病人选择手术治疗？

下级医师：因为病人血 β-hCG 5500IU/L；B 超示宫腔内未见孕囊，内膜厚 6mm，左卵巢大小 28mm×32mm，其外侧见 38mm×44mm 不均质回声团，右卵巢大小 22mm×28mm，盆腔内见 55mm×42mm 液性暗区，后穹隆穿刺抽出不凝血 3ml，提示左输卵管妊娠诊断明确，有腹腔内出血存在，提示输卵管妊娠破裂或流产；血 hCG 较高，附件区包块存在，具备手术治疗指征。

〖上级医师评述〗

输卵管妊娠是异位妊娠中最常见的类型，也是妇科常见的急腹症之一，输卵管的炎症、发育不良、宫内节育器的放置、肿瘤及子宫内膜异位症等均可引起输卵管结构和功能的异常，受精卵的外游也是输卵管妊娠的主要病因。近年来，由于性传播疾病和妇科显微手术的增多，本病的发病率有上升趋势。在目前的医疗条件下，如治疗及时一般预后良好；若处理不当，可危及生命。在门急诊中遇有生育年龄妇女有停经、腹痛、阴道流血史时，必须进行必要的辅助检查以及时作出诊断和鉴别诊断。

（邢 燕）

病例二

〖病人诉说〗

我叫王 ×（女），32 岁，打工。因两天来小腹痛，还有发烧，就来看病了。

〖医师思维导引〗

上级医师：根据王女士的情况，你应考虑到可能是哪些疾病？

下级医师：老师，我想王女士有可能是下列疾病：

- 妇科系统疾病：盆腔炎症性疾病、卵巢肿瘤蒂扭转或破裂伴感染等。
- 外科疾病：急性阑尾炎、肠梗阻伴感染、肠道憩室炎、泌尿系结石伴感染等。

上级医师：根据病人诉说，你应如何进一步问诊？

下级医师："王女士，您腹痛是什么时候开始的？位置在何处？是什么样的疼痛？有加重及缓解因素吗？小腹痛的同时其他地方痛吗？另外，有腰痛吗？"

王女士："我是 15 天前在外地做个一次取环手术，取环后一直觉得下腹不舒服，两天前开始有下腹疼痛，左侧明显，为持续性的腹痛，劳累及久站后明显。有下腹坠胀感，有腰酸。有时感觉腹痛会传到阴部及大腿根部。"

下级医师："腹痛时有阴道出血或者阴道分泌物增多吗？"

王女士："没有阴道出血，有液体物增多，黄色的，有时有一些味道。"

下级医师："体温是什么时候开始升高的？有怕冷吗？最高多少度？有处理过吗？"

王女士："体温也是两天前开始升高的，刚开始体温升高时有怕冷，最高 39℃，没有吃药处理，后来体温下来一点，刚刚量的体温是 38.4℃。"

下级医师："您此次取环是在正规医院做的吗？术后有口服抗生素吗？术后有过性生活吗？"

王女士："取环没有去医院，是在外地的一个诊所里取的。当时医生开了一盒抗生素，已经吃完。在术后 10 天时有过一次性生活。"

下级医师："饮食怎么样？有恶心、呕吐吗？"

王女士："腹痛严重时，不太想吃饭，疼得厉害时会有恶心，但没有呕吐。"

下级医师："你大小便正常吗？有没有肛门停止排便、排气？有血尿、尿频、尿急等症状吗？"

王女士："大便正常，没有腹泻，每天都有排便、排气。小便正常，没有血尿、尿频、尿急等。"

下级医师："自己能否摸到下腹部包块？"

王女士："没有摸到。"

上级医师：根据王女士现病史所获取的资料，在既往史和个人史的询问中，你还应重点询问哪些内容？为什么？

下级医师："您既往有过血便、泌尿系结石吗？有做过腹腔手术吗？有过盆腔炎吗？有药物、食物过敏吗？"

王女士："没有。"

下级医师："丈夫（或性伴侣）有无生殖器炎症？"

王女士："没有。"

下级医师："既往有没有类似症状或阴道炎病史？"

王女士："没有。"

下级医师："既往有卵巢囊肿病史吗？"

王女士："没有。"

下级医师："平时月经规则吗？最后一次月经是什么时候？"

王女士："平时月经是规则的，一般28～30天一次，每次持续6～7天，量还可以，没有痛经。最后一次月经是×月×日，持续一个星期干净。"

下级医师："您生育过孩子吗？流产过吗？现在有无避孕措施？"

王女士："8年前流产一次，是人工流产；4年前足月妊娠，自然分娩一个男孩。产后半年上环，现在已经取环。没有采取避孕措施。"

下级医师："有药物过敏史吗？"

王女士："没有。"

下级医师：老师，我询问王女士以上病史，目的是排除非妇科因素所致腹痛，如急性阑尾炎、肠梗阻伴感染、泌尿系结石等。

【问诊思考题】 如果王女士有肛门停止排便、排气，伴下腹痛，有寒战、高热，需要考虑是何种疾病？（提示：查阅教材，或请教上级医师。）

上级医师：根据所获得的病史，你体检中应重点检查哪些部位？应注意哪些阳性体征？

下级医师：老师，我重点检查了病人下列项目，获得了一些阳性体征如下：

●一般情况可，**痛苦貌，T 38.4℃**，P 96次/分，BP 110/70mmHg。

●腹部：全腹软，无明显肌紧张，下腹部压痛、左侧明显，有反跳痛，麦氏点未触及明显压痛，腹部未触及明显包块，未闻及移动性浊音。

●双侧肾区未见明显叩击痛，双输尿管走行区无压痛。

●妇科检查：外阴：发育良好，已婚经产式，无红肿溃疡，无色素改变。阴道：伸展性良好，**黏膜充血，分泌物多，脓性，黏稠，色黄，伴异味**。宫颈：光滑，正常大小，质地中等，**宫颈充血，宫口有黄色分泌物流出，宫颈举痛、摇摆痛明显**。宫体：宫体前位，正常大小，活动好，**有压痛**。双附件：**左侧附件区增厚，压痛明显**，右侧附件区未触及明显增厚，未触及压痛。

【查体思考题】 如王女士体检查全腹肌紧张，有压痛及反跳痛，叩诊腹部鼓音区增大，你如何考虑？查体和实验室检查中还要注意什么？（提示：可请教上级医师。）

上级医师：根据以上王女士的病历资料，你认为她应做哪些实验室检查及其他辅助检查？若医患双方条件允许，还可以做哪些特殊检查？

下级医师：老师，我认为她应该做下列检查，并获得了相关检查结果：

● B超：子宫大小100mm×80mm×70mm，子宫肌层回声均匀，子宫内膜8.2mm，回声均匀；左卵巢22mm×20mm×12mm大小，右卵巢31mm×22mm×12mm大小。**子宫后方见范围约35mm×28mm不规则液性暗区，透声差**。

●血常规+C-反应蛋白（CRP）：**CRP 82mg/L，WBC $15.3×10^9/L$**，N% 88%，Hb 122g/L，RBC $4.6×10^{12}/L$，PLT $112.0×10^9/L$。

●尿常规：无异常。

●宫颈分泌物检查：**宫颈分泌物检查示大量白细胞**，涂片未见G^-双球菌。

●若医患条件允许，可予宫颈分泌物衣原体检查，以及行病原菌培养及药敏试验，根据培养结果，指导使用抗生素。特殊病例可行腹腔镜探查术，术中见输卵管表面明显充血、输卵管水肿、输卵管伞端或浆膜层有脓性渗出物等，可明确盆腔炎症性疾病之诊断。

【实验室检查及辅助检查思考题】 若王女士宫颈分泌物检查示大量白细胞，涂片见G^-双球菌，你怎样与她沟通和解释结果？（提示：观察类似医患交流场景，请教上级医师。）

上级医师：根据病史、体检、实验室检查和辅助检查结果，该病人的诊断、诊断依据和鉴别诊断分别是什么？

下级医师：

●诊断：盆腔炎症性疾病。

●诊断依据

（1）病史：病人近期有过宫腔操作史，术后半个月发生下腹痛，伴体温升高。

（2）体检：阴道内见黏稠脓性分泌物，伴异味，宫颈充血，举痛及摇摆痛明显。子宫常大，触及压痛。左侧附件区触及增厚、压痛。

（3）B超：子宫及卵巢形态大致正常，盆腔见透声差的积液。

（4）血常规+CRP：CRP升高，血白细胞增高，中性粒细胞比例增高。

（5）宫颈分泌物涂片见大量白细胞。

●鉴别诊断

（1）急性阑尾炎：常表现为转移性右下腹痛，伴体温升高，有消化道症状；体检示麦氏点压痛、反跳痛，一般疼痛点较盆腔炎疼痛点高；查血白细胞升高，中性粒细胞比例升高，抗感染治疗后有效；此与右侧腹痛的盆腔炎不好鉴别，必要时可予腹腔镜检查鉴别。

（2）肠梗阻伴感染：病人常有肛门停止排便、排气，腹痛、腹胀明显，伴恶心、呕吐，可有体温升高；查体示腹部叩诊鼓音区增大；腹部立位平片可见肠道内气-液平面。

（3）卵巢肿瘤蒂扭转或破裂：病人既往有卵巢肿瘤病史，此次发病突然，常于剧烈运动或腹部撞击后发生，合并感染亦可体温升高；体格检查可触及附件包块，压痛明显；如为蒂扭转，B超检查包块较前有增大，如为肿瘤破裂，则囊肿大小可以变化不明显或略小，盆腔内可见液性暗区；一般抗感染治疗后病人腹痛缓解不明显，需及时手术治疗。

(4) 异位妊娠破裂：病人常有停经史；查尿妊娠试验、血 hCG 及 B 超检查可予鉴别。

上级医师：请你列出治疗原则，开出医嘱。

下级医师：

●治疗原则：支持治疗，抗生素治疗，必要时手术治疗。

急性盆腔炎是由感染因子所致急性女性上生殖道炎症，及时和足程的抗生素治疗可以清除病原体，改善症状及体征，减少后遗症。抗生素治疗原则：经验性，广谱，及时以及个体化。初始治疗常根据经验选择抗生素，因为盆腔炎症性疾病的病原体多为淋病奈瑟菌、衣原体，以及需氧菌、厌氧菌混合感染，选择抗生素常需覆盖以上病原体，选择广谱抗生素及联合用药。具体用药方案应根据医院条件、病原菌谱、耐药谱、病人的耐受程度、药物有效性等综合考虑。对于抗生素治疗效果不佳的输卵管卵巢脓肿及盆腔脓肿，可予及时手术治疗。

●医嘱

(1) 抗生素治疗：病人腹痛明显，伴有恶心、发热，考虑口服药物效果欠佳，收住入院，予静脉联合使用抗生素。抗生素治疗首选头霉素类或头孢菌素类药物：头霉素类如头孢西丁钠 2g，静脉滴注，每 6 小时一次；或头孢替坦二钠 2g，静脉滴注，每 12 小时一次。头孢菌素类如头孢呋辛钠、头孢唑肟钠、头孢曲松钠等。对输卵管卵巢脓肿的病人，可加用克林霉素或甲硝唑，更有效对抗厌氧菌；也可选择克林霉素与氨基糖苷类药物联合方案；或青霉素类与四环素类药物联合方案；或喹诺酮类与甲硝唑联合方案。由于耐喹诺酮类药物的淋病奈瑟菌株的出现，喹诺酮类药物不作为盆腔炎疾病的首选药物。

静脉给药者应在临床症状改善后继续静脉治疗至少 24 小时，然后转为口服药物治疗，抗生素治疗需持续 14 天。

(2) 支持治疗：病人饮食不佳，可予补液支持。嘱病人半卧床休息，给予高能量、易消化饮食。如有体温升高，可予对症处理。

(3) 中医、中药和物理治疗在盆腔炎症性疾病的治疗中具有一定作用。在抗菌药物治疗的基础上，辅以中药治疗，可以减少慢性盆腔痛后遗症的发生。

〖上级医师评述〗

盆腔炎症性疾病（pelvic inflammatory disease，PID）是女性上生殖道感染引起的一组疾病，包括子宫内膜炎、输卵管炎、输卵管卵巢脓肿和盆腔腹膜炎。性传播感染的病原体如淋病奈瑟菌、沙眼衣原体是 PID 主要的致病微生物。一些需氧菌、厌氧菌、病毒和支原体等也参与 PID 的发生。引起 PID 的致病微生物多数是由阴道上行而来的，且多为混合感染。在具有性传播疾病（sexual transmitted disease，STD）风险的性活跃女性出现盆腔及下腹部疼痛，排除其他导致疼痛的原因，如果出现子宫压痛、宫颈摇摆痛，或附件区压痛，应诊断 PID 并给予 PID 经验性治疗，据经验选择广谱抗菌药物覆盖可能的病原体，包括淋病奈瑟菌、沙眼衣原体、支原体、厌氧菌和需氧菌等。及时合理地应用抗菌药物与远期预后直接相关。对于抗生素治疗效果不佳的输卵管卵巢脓肿及盆腔脓肿，可予及时手术治疗。手术指针包括：①药物治疗无效。输卵管、卵巢脓肿或盆腔脓肿经药物治疗 48～72 小时，体温持续不降、感染中毒症状未改善或包块增大者，应及时手术。②肿块持续存在。经药物治疗 2 周以上，肿块持续存在或增大，应手术治疗。③脓肿破裂。腹痛突然加剧，寒战、高热、恶心、呕吐、腹胀，检查腹部拒按或有感染中毒性休克表现，应疑诊脓肿破裂，急诊行手术治疗。

（冯明明　邢　燕）

病例三

〖病人诉说〗

我叫王××（女），今年48岁，郊区务农。我同房后经常出血有半年了，妇科检查发现子宫有病就来住院了。

〖医师思维导引〗

上级医师：围绕王女士同房后阴道出血，你应考虑到可能是哪些疾病？

下级医师：老师，我想王女士有可能是下列疾病：

- 宫颈恶性肿瘤：宫颈鳞癌、宫颈腺癌等。
- 宫颈上皮内瘤变：即CIN病变，如CIN2、CIN3等宫颈高度上皮内病变。
- 宫颈其他病变：急性宫颈炎、宫颈息肉、宫颈结核等。

上级医师：根据病人诉说，你应如何进一步问诊？

下级医师："王女士，你同房出血什么时候开始的？每次同房都出血吗？"

王女士："大概半年前开始的，不是每次同房都出血，有时有。"

下级医师："出血量多吗？出血时有腹痛等其他不舒服吗？"

王女士："少量出血，没有腹痛等不舒服。"

下级医师："同房出血后看过医生吗？怎么发现有问题的？"

王女士："没看医生，社区组织妇女'两癌普查'发现的。"

下级医师："普查结果是什么？进一步做了哪些检查？"

王女士："普查结果说宫颈有问题，你看报告是这样的：'宫颈液基薄层细胞检测（TCT）提示高度鳞状上皮内病变'，社区医生就通知我到大医院看医生。"

下级医师："平时白带多吗？有异味吗？有没有夹带血丝？"

王女士："平时白带比较多，有时有异味，有时夹带血丝。"

下级医师："大小便有不适吗？有没有下肢肿胀、腰疼等不适？"

王女士："大小便没有异常，下肢和腰部也没有不适，没有其他不适。"

上级医师：根据王女士现病史所获取的资料，在既往史和个人史的询问中，你还应重点询问哪些内容？为什么？

下级医师："王女士，你平时月经规则吗？量多吗？有痛经吗？最后一次月经是什么时候？"

王女士："月经基本规则，30天左右来一次，每次5天左右，量中等，没有痛经。最后一次月经是1周前结束的，×月×日来潮的。"

下级医师："生育几个孩子？流产过吗？怎么避孕的？"

王女士："顺产1个孩子，人工流产2次，节育环1年前取的，现在没有避孕。"

下级医师："有没有高血压、糖尿病病史？有没有传染病病史？"

王女士："都没有的。"

下级医师："你和你丈夫有没有再婚史？有没有其他性伴侣？近来有没有体重明显下降？"

王女士："都没有。"

下级医师："过去5年左右有没有接受过妇科体检？"

王女士："没有。"

下级医师：老师，我问王女士以上病史，目的是了解有无宫颈上皮内瘤变或宫颈癌的高危因素，生育史、月经史、既往疾病史为后续治疗提供帮助，排除禁忌证。

【问诊思考题】 ①如果王女士仅仅因为普查发现宫颈病变就诊，问诊时需要重点注意什么？②如果王女士阴道不规则出血，与同房没有直接关系，询问病史时还要重点关注什么？

上级医师：根据所获得的病史，你体检中应重点检查哪些部位？应注意哪些阳性体征？

下级医师：老师，我重点检查了病人下列项目，获得了一些阳性体征如下：

- 一般状况良好，心率、血压在正常范围。
- 腹部平软，无压痛，未触及包块及移动性浊音，两侧腹股沟未触及肿大淋巴结。
- 妇科检查：外阴：已婚已产式，无红肿、溃疡，无皮肤、黏膜色泽改变。阴道：通畅，壁光滑，分泌物较多，色黄，无异味，**宫颈上唇见糜烂样改变，大小约2.0cm×1.5cm，有少许接触性出血，宫颈下唇光滑，穹隆存在，质软**。宫体：结合三合诊，宫体中位，正常大小，无压痛，活动度尚好，**两侧宫旁及骶韧带未触及增厚**，双附件未触及异常。
- 其他：双下肢无水肿。

【查体思考题】 若王女士妇科检查发现左侧宫旁主韧带增厚，已达盆壁，你如何考虑？查体和实验室检查中还要注意什么？

上级医师：根据以上王女士的病历资料，你认为她应做哪些实验室检查及其他辅助检查？若医患双方条件允许，还可以做哪些特殊检查？

下级医师：老师，我认为她应该做下列检查，并获得了相关检查结果：

- 血、尿、粪常规，凝血功能，血液生化检查，输血前八项：均在正常范围。
- 宫颈分泌物行人乳头瘤病毒（HPV）检测：二代杂交捕获（HC2）方法：结果为**133.4pg/ml**；Cobas方法：16型阳性，18型及其他12种亚型阴性。
- 阴道镜检查：**满意阴道镜，I型转化区，宫颈上唇见厚醋白区，内见粗大镶嵌及异型血管，局部呈脑回样结构，宫颈高度病变，可疑浸润癌**。
- 阴道镜下病变区行宫颈活检，送病理检查：**病理结果为宫颈鳞状细胞癌**。
- 经阴道B超：子宫双附件未见异常，内膜厚7.2mm，回声均匀。
- 正侧位X线胸片、心电图：均无异常。
- 肝、胆、胰、脾、双肾、输尿管、膀胱B超：均无异常。
- 肿瘤指标：鳞状细胞癌抗原（SCC）3.5ng/ml。
- 盆腔磁共振检查：宫颈前唇占位，符合宫颈癌表现。

【实验室检查及辅助检查思考题】 若王女士对做这么多实验室检查和辅助检查项目表示疑虑和不满，你怎样与她沟通？

上级医师：根据病史、体检、实验室检查和辅助检查结果，该病人的诊断、诊断依据和鉴别诊断分别是什么？

下级医师：

- 诊断：宫颈鳞状细胞癌ⅠB1期。

●诊断依据

（1）病史：同房出血半年。

（2）普查发现宫颈细胞学异常。

（3）妇科检查提示宫颈上唇见糜烂样改变，大小约 2.0cm×1.5cm，有少许接触性出血，宫颈下唇光滑，穹隆存在，质软；结合三合诊，宫体中位，正常大小，无压痛，活动度尚好，两侧宫旁及骶韧带未触及增厚，双附件未触及异常。

（4）阴道镜下诊断为宫颈高度病变，可疑浸润癌；宫颈活检病理为宫颈鳞状细胞癌。

（5）宫颈癌的分期是临床分期（FIGO，2009 年），根据王女士的宫颈活检病理结果，结合妇科检查及相关辅助检查，可明确诊断为宫颈鳞状细胞癌ⅠB1 期。

●鉴别诊断

（1）宫颈柱状上皮异位：过去称为“宫颈糜烂”，实际并非真性糜烂。青春期后，在雌激素作用下，子宫颈发育增大，子宫颈管黏膜组织向尾侧移动，即子宫颈管柱状上皮及其下的间质成分到达子宫颈阴道部，使原始鳞 - 柱状交接部外移。原始鳞 - 柱状交接的内侧由于覆盖的子宫颈管单层柱状上皮菲薄，其下间质透出呈红色，外观呈细颗粒状的红色区，称为宫颈柱状上皮异位。宫颈细胞学检查、高危型 HPV 检测、阴道镜检查及宫颈组织的活检病理，可明确排除宫颈癌变。

（2）宫颈上皮内瘤变（CIN）：是与子宫颈浸润癌密切相关的一组子宫颈病变，大部分低级别 CIN 可自然消退，但高级别 CIN 具有癌变潜能，可发展为浸润癌，又被称为癌前病变。宫颈细胞学检查联合高危型 HPV 检测，是筛查 CIN、宫颈癌的最佳方法。确诊需阴道镜下宫颈病变可疑区活检的组织病理结果而定。

（3）宫颈息肉：有接触性阴道出血症状，外观宫颈外口见一个或多个赘生物，直径一般约 1cm，色红，呈舌状，质软而脆，易出血，有蒂，细而长，病理检查可以与宫颈癌相鉴别。

（4）宫颈乳头状瘤：有接触性阴道流血和白带增多症状，外观宫颈表面呈乳头状或菜花状，多见于妊娠期，活检病理检查可与宫颈癌相鉴别。

（5）宫颈结核：有不规则阴道流血和白带增多症状，局部可见多个溃疡，甚至菜花状赘生物，与宫颈癌鉴别的唯一可靠方法是宫颈活检。

（6）宫颈子宫内膜异位症：是子宫内膜异位症的特殊类型，常表现为月经期延长，或月经干净后仍有不规则阴道少量出血，也可表现为接触性出血，宫颈细胞学联合高危型 HPV 检查、阴道镜下宫颈病灶活检，病理结果可明确诊断。

（7）宫颈黏膜下肌瘤：常以接触性出血就诊或体检发现，妇科检查宫颈管内可见赘生物，蒂位于宫颈管，行赘生物摘除送组织病理可确诊。

上级医师：请你列出治疗原则，开出医嘱。

下级医师：

●治疗原则：手术治疗，行开腹或腹腔镜下广泛全子宫及双侧输卵管（或双侧附件）切除及盆腹腔淋巴结清扫术。王女士已 48 岁，可考虑同时行双侧附件切除，不保留卵巢。

宫颈癌的治疗总原则为采用手术和放疗为主、化疗为辅的综合治疗。手术主要用于早期子宫颈癌（ⅠA～ⅡA 期）病人。未绝经、<45 岁的鳞癌病人可保留卵巢。手术病人根据术后病理结果、有无高危因素（切缘阳性、淋巴结阳性、宫旁浸润、深肌层浸润、脉管内癌栓、病灶>4cm）决定是否补充放化疗。

●医嘱

(1) 术前检查，排除手术及麻醉禁忌证，评估手术风险。

(2) 备血、肠道准备。

(3) 签订手术同意书、输血同意书、授权委托书等手术相关文件。

上级医师：病人为什么在手术前就可以诊断为宫颈鳞癌ⅠB1期？为什么选择手术治疗？

下级医师：宫颈鳞癌的分期诊断是临床分期，根据FIGO 2009年的临床分期标准，王女士宫颈病灶大小为2.0cm×1.5cm，病灶<4cm，宫旁及阴道未累及，病灶组织活检病理为鳞状细胞癌，故可诊断为宫颈鳞癌ⅠB1期。目前为宫颈鳞癌早期，符合手术指征，王女士全身状况良好，无手术禁忌证，故选择手术治疗。

〖上级医师评述〗

宫颈癌是为女性第三好发的恶性肿瘤，其发生是一个由癌前病变衍变为癌变的连续病理过程，即由宫颈的不典型增生（CIN）至原位癌，最终发展为浸润癌。早期宫颈癌常无临床症状，有些宫颈管癌病人的病灶位于宫颈管内，宫颈阴道部外观正常，易被忽略而漏诊或误诊。对于21岁以上有性生活史的女性，均建议接受宫颈细胞学筛查，25岁以上女性，建议联合高危型HPV筛查，筛查出CIN2、CIN3或癌的敏感性为93%～95%，阴性预测值为99%～100%。早期宫颈癌病例的诊断遵循“三阶梯”原则，即宫颈细胞学和（或）高危型HPV DNA检测、阴道镜检查、宫颈组织活检，依据组织学病理确诊。宫颈癌的治疗总原则为采用手术和放疗为主、化疗为辅的综合治疗。手术主要用于早期子宫颈癌（ⅠA～ⅡA期）病人。未绝经、<45岁的鳞癌病人可保留卵巢。手术病人根据术后病理结果、有无高危因素（切缘阳性、淋巴结阳性、宫旁浸润、深肌层浸润、脉管内癌栓、病灶>4cm）决定是否补充放化疗。

（邢 燕）

病例四

〖病人诉说〗

我叫卢××（女），40岁，纺织厂工人。因近两年月经量增多来看病。

〖医师思维导引〗

上级医师：根据卢女士的情况，你应考虑到可能是哪些疾病？

下级医师：老师，我想卢女士有可能是下列疾病：

●妇科系统疾病：子宫肌瘤、子宫腺肌病、功能性子宫出血、宫内置环、子宫内膜病变，内膜息肉等。

●其他系统疾病：引起凝血功能异常的疾病，如血液系统疾病。

●特殊药物影响：如口服抗凝药物华法林、阿司匹林等。

上级医师：根据病人诉说，你应如何进一步问诊？

下级医师：“卢女士，您这两年月经量和之前月经量有什么样的变化？”

卢女士：“原来每次月经来潮用卫生巾10多片，近两年来月经逐渐增多，现在每次月经来潮用卫生巾30片左右。”

下级医师：“月经周期有没有改变？”

卢女士："月经周期正常，30 天左右。"

下级医师："行经天数有无变化？"

卢女士："经期延长，由原来的 4 天延长至 7 天才能干净。"

下级医师："有没有痛经？"

卢女士："无痛经。"

下级医师："最后一次月经是什么时候？"

卢女士："最后一次月经是 10 天前，× 月 × 日，持续一周干净。"

下级医师："平时有没有尿频、腰酸、头昏、头晕等症状？"

卢女士："有经常要上厕所的症状。有时感腰酸；月经期感头昏、头晕、四肢无力。"

下级医师："下腹部能否摸到包块？"

卢女士："没有。"

下级医师："平时有同房后阴道出血吗？非月经期有不规则阴道出血吗？"

卢女士："都没有。"

下级医师："近来有没有体重和食欲改变？"

卢女士："没察觉。"

上级医师：根据卢女士现病史所获取的资料，在既往史和个人史的询问中，你还应重点询问哪些内容？为什么？

下级医师："您有没有身体其他部位出血的症状，如牙龈出血、皮肤紫癜等？"

卢女士："没有。"

下级医师："您有没有抗凝药物使用史，如血液透析使用肝素、心脏瓣膜置换术后服用华法林等)？"

卢女士："没有。"

下级医师："您生育过孩子吗？流产过吗？现在上环了吗？"

卢女士："15 年前流产一次，是人工流产；11 年前足月妊娠，自然分娩一个男孩；产后半年上环，因月经增多已于 1 年前取环，取环后月经增多无明显减少，现在用避孕套避孕。"

下级医师："有高血压、糖尿病病史吗？有药物过敏史吗？"

卢女士："都没有。"

下级医师：老师，我问卢女士以上病史，目的是排除非妇科因素所致月经量增多，如血液疾病、口服特殊抗凝药物等，以及了解有无宫内置环对月经的影响。

【问诊思考题】 如果卢女士同时合并有其他部位的出血及紫癜，该如何继续问诊？（提示：查阅教材，请教上级医师。）

上级医师：根据所获得的病史，你体检中应重点检查哪些部位？应注意哪些阳性体征？

下级医师：老师，我重点检查了病人下列项目，获得了一些阳性体征如下：

- 一般情况好，**贫血貌**，T 36.7℃，P 78 次 / 分，BP 120/70mmHg。
- 全身皮肤、黏膜未见明显出血症状（如皮肤紫癜等）。
- 腹部：全腹软，无压痛、反跳痛，腹部未触及明显包块，未闻及移动性浊音。
- 妇科检查：外阴：发育良好，已婚经产式，皮肤、黏膜色泽无改变，无红肿、溃疡。阴道：伸展性良好，壁光滑，黏膜无充血，分泌物少，色白，无异味。宫颈：正常大小，质地中等，光滑，宫口未见赘生物。宫体：前位，**增大如孕3个月大小，形态不规则，质硬**，活动好，无压痛，骶韧带处未触及触痛结节。两侧附件无增厚感，未触及肿块，无压痛。

【查体思考题】 如卢女士体检贫血貌，无子宫增大，同时子宫形态规则，你如何考虑？查体和实验室检查中还要注意什么？（提示：可请教上级医师。）

上级医师：根据以上卢女士的病历资料，你认为她应做哪些实验室检查及其他辅助检查？若医患双方条件允许，还可以做哪些特殊检查？

下级医师： 老师，我认为她应该做下列检查，并获得了相关检查结果：

- B超：**子宫大小122mm×98mm×86mm，子宫前壁肌壁间见56mm×42mm×64mm稍低回声团，子宫后壁肌壁间见32mm×41mm×30mm稍低回声团，压迫内膜，子宫后壁肌壁间另见26mm×28mm×22mm稍低回声团，突向宫腔，内膜厚13mm，回声不均**；左卵巢22mm×28mm×19mm大小，右卵巢23mm×26mm×17mm大小。
- 血常规：**Hb 82g/L，RBC 2.9×10^{12}/L**，PLT 80.0×10^{9}/L。
- 凝血功能：PT 12秒，PTT 22秒，凝血功能无明显异常。
- 肿瘤指标：CA125、CA19-9、CEA、AFP、HE4均在正常范围。
- 宫颈TCT检查：无异常。
- 医患条件允许时，可行宫腔镜检查及子宫内膜病理检查：一般月经量增多，查B超示内膜回声均匀、未见明显异常回声者，可不予宫腔镜检查；对B超显示内膜回声不均、有异常高回声者，可予宫腔镜检查及子宫内膜病理检查，既可以明确宫内有无内膜病变，亦可了解黏膜下肌瘤的位置及分型。

【实验室检查及辅助检查思考题】 若卢女士对做这么多实验室检查和辅助检查项目表示疑虑和不满，你怎样与她沟通？（提示：观察类似医患交流场景，请教上级医师。）

上级医师：根据病史、体检、实验室检查和辅助检查结果，该病人的诊断、诊断依据和鉴别诊断分别是什么？

下级医师：

- 诊断：多发性子宫肌瘤；继发性贫血。
- 诊断依据

(1) 病史：月经增多2年，经期延长，伴头昏、四肢无力。

(2) 体检：子宫增大，形态不规则，质地硬，活动好，无压痛。

(3) B超：子宫增大，宫体部见多个稍低回声区。

(4) 血常规：血红蛋白降低，红细胞减少，血小板正常。

- 鉴别诊断

(1) 子宫腺肌病和子宫腺肌瘤：除月经增多、子宫增大外，病人多数有继发性痛经，且进行性加重；子宫很少超过3个月妊娠大小，且有经期子宫增大、经后缩小的特征；子宫呈均匀性增大是子宫腺肌病的特点；子宫腺肌瘤的子宫呈不均匀性增大；B超检查可在子宫肌层中见到种植内膜所引起的不规则回声增强区。有时最终诊断需待术后病理检查。

(2) 功能失调性子宫出血：病人有月经多、月经紊乱的症状，妇科检查子宫一般为正常大小，B超提示子宫和附件外观形态正常，有时B超可提示子宫内膜回声不均。可通过监测基础体温、诊刮或宫腔镜检查及诊刮、性激素水平检测等方法明确是否为功能失调性子宫出血，常用内分泌治疗有效。

(3) 子宫恶性肿瘤：子宫肉瘤好发于老年妇女，生长迅速，多有腹痛、腹部包块及不规则阴道出血，B 超及磁共振检查有助于鉴别。子宫内膜癌以绝经后阴道流血为主要症状，好发于老年女性，子宫呈均匀性增大或正常大小，质软，围绝经期妇女子宫肌瘤可合并子宫内膜癌，诊刮或宫腔镜有助于鉴别。子宫颈癌有不规则阴道出血及白带增多或不正常阴道排液等症状，外生型较易鉴别，内生型宫颈癌应与子宫黏膜下肌瘤鉴别，B 超、宫颈脱落细胞学检查、宫颈活检、宫颈管搔刮及分段诊刮等可鉴别。

上级医师：请你列出治疗原则，开出医嘱。

下级医师：

●治疗原则：纠正贫血，手术治疗。

子宫肌瘤是常见的子宫肿瘤，治疗方案必须根据病人的年龄、生育要求、症状、肌瘤大小等情况全面考虑。肌瘤小且无症状的病人，尤其接近绝经年龄的病人，通常不需要治疗，每 3～6 个月随访一次。随访期间发现肌瘤增大或症状明显时，再考虑进一步治疗。肌瘤在 2 个月妊娠子宫大小以内，症状不明显或较轻，近绝经年龄或全身情况不能手术者，均可给予药物对症治疗，如促性腺激素释放激素类似物(GnRH-a)、米非司酮等。如肌瘤大于 3 个月妊娠子宫大小或症状明显导致继发贫血者，常需要手术治疗。手术方式有子宫肌瘤剔除术及子宫切除术，绝经前子宫保留与否可根据肌瘤位置、大小及病人意愿综合考虑。手术途径可有经腹、经腹腔镜、阴式手术及经宫腔镜下肌瘤剔除术。

●医嘱

(1) 输血前八项、备血、ECG、胸片、血液生化等术前检查，排除手术及麻醉禁忌证，评估手术风险。

(2) 术前给予铁剂纠正贫血，必要时可予小剂量输血。

(3) 因 B 超提示子宫内膜回声不均，故先行分段诊刮术，诊刮病理如无恶性病变，则根据子宫肌瘤确定手术方式。

(4) 术前沟通，签订手术同意书、输血同意书、知情同意书、授权委托书等相关文件，择期手术治疗。

上级医师：根据病人辅助检查结果，为什么该病人选择手术治疗？

下级医师：病人子宫增大如孕 3 个月大小，B 超提示多发性子宫肌瘤，同时病人有月经量增多，伴下腹不适、尿频等压迫症状，月经量增多导致病人有中度贫血，具备手术指征，手术方式可为子宫肌瘤剔除或子宫切除术。

〖上级医师评述〗

子宫肌瘤是生育年龄妇女的常见病和多发病。病人常以月经增多、月经紊乱、自觉下腹不适或发现盆腔肿块前来就诊，也有部分病人在健康体检时被发现患子宫肌瘤。月经紊乱、月经增多者应与子宫腺肌病、子宫腺肌瘤、功能失调性子宫出血、子宫内膜息肉、宫内置环、合并血液系统疾病等相鉴别；盆腔肿块应与妊娠增大的子宫、卵巢肿瘤、子宫畸形、盆腔炎症性肿块等相鉴别。临床医生应详细询问病史，仔细进行体格检查，并充分利用 B 超、诊断性刮宫、腹腔镜检查、宫腔镜等辅助诊断方法协助诊断。子宫肌瘤的治疗必须根据病人的年龄、生育要求、症状、肌瘤大小等情况全面考虑，需个体化治疗。

（冯明明　邢　燕）

病例五

〖病人诉说〗

我叫张××(女)，今年48岁，城郊人，做家政服务。3天前，社区组织体检发现我盆腔有包块。

〖医师思维导引〗

上级医师：围绕张女士发现的盆腔包块，你应考虑到可能是哪些疾病？

下级医师：老师，我想张女士有可能是下列疾病：

- 输卵管、卵巢的良性、恶性肿瘤。
- 增大的子宫(子宫肌瘤、子宫腺肌病、子宫腺肌瘤等)。

上级医师：根据病人诉说，你应如何进一步问诊？

下级医师："张女士，您怎么发现盆腔包块的？有多长时间了？"

张女士："3天前社区组织40岁以上的女性体检发现的。"

下级医师："平时有腹痛吗？"

张女士："没有明显腹痛，偶尔有些下腹坠胀感，没太在意。"

下级医师："大小便正常吗？"

张女士："正常。"

下级医师："最近有没有食欲下降？体重有没有改变？"

张女士："没觉得。"

下级医师："过去3年有没有体检过？"

张女士："没有。"

下级医师："平时有没有不规则阴道出血？有没有同房后阴道出血？"

张女士："都没有。"

上级医师：根据张女士现病史所获取的资料，在既往史和个人史的询问中，你还应重点询问哪些内容？为什么？

下级医师："张女士，您平时月经正常吗？多少天来一次？每次月经来潮几天？有痛经吗？量多吗？最后一次月经是什么时候？"

张女士："平时月经基本正常，一般30天左右来一次，每次大概5天，量中等，无痛经。最后一次月经是1周前结束的，×月×日来潮的。"

下级医师："您生育过几个孩子？流产过吗？现在有放置节育环吗？"

张女士："生育过2个孩子，顺产，流产2次，都是人工流产，现在有环，上环已12年了。"

下级医师："您有高血压、糖尿病等疾病史吗？母亲、姐妹有没有卵巢癌、子宫内膜癌疾病史？"

张女士："都没有。"

下级医师：老师，我问张女士以上病史，主要是想了解其有无卵巢癌的家族聚集现象，既往有无卵巢、子宫等肿瘤病史，有无卵巢肿瘤的易发因素。

【问诊思考题】 ①如果张女士平素有痛经病史，卵巢囊肿已发现3年多，随访呈逐渐增大的趋势，倾向于考虑什么？②如果张女士同时合并停经数月，还应该排除什么？(提示：

查阅教材，或请教上级医师。）

上级医师：根据所获得的病史，你体检中应重点检查哪些部位？应注意哪些阳性体征？

下级医师：老师，我重点检查了病人下列项目，获得了一些阳性体征如下：

- 一般状况良好，心率、血压在正常范围。
- 腹部平软，无压痛，未触及包块及移动性浊音，两侧腹股沟未触及肿大淋巴结。
- 妇科检查：外阴：已婚已产式，无红肿、溃疡，无皮肤、黏膜色泽改变。阴道：通畅，壁光滑，分泌物少，色白，无异味，宫颈光滑，穹隆存在，质软。宫体：结合三合诊，宫体中位，正常大小，无压痛，活动度尚好，两侧宫旁及骶韧带未触及增厚，**左侧附件区可及拳头大小包块，质中，无压痛，固定，右侧附件区未触及异常**。
- 其他：双下肢无水肿。

【查体思考题】 若张女士妇科检查发现左侧附件区包块固定，与子宫分界不清，压痛明显，你如何考虑？查体和实验室检查中还要注意什么？

上级医师：根据以上张女士的病历资料，你认为她应做哪些实验室检查及其他辅助检查？若医患双方条件允许，还可以做哪些特殊检查？

下级医师：老师，我认为她应该做下列检查，并获得了相关检查结果：

- 血、尿、粪常规，凝血功能，血液生化检查，输血前八项：均在正常范围。
- 经阴道B超：子宫大小为**78mm×45mm×46mm**，内膜厚7.0mm，回声均匀；左**附件区见10mm×8mm×8mm囊实性包块，内见乳头状突起，包块表面不规则突起**，血流丰富；右卵巢大小约为32mm×28mm；**盆腔见38mm×45mm×56mm液性暗区**。
- 宫颈TCT检查：未见上皮内瘤变。
- 正侧位X线胸片、心电图：均无异常。
- 肝、胆、胰、脾、双肾、输尿管、膀胱B超：均无异常。
- 肿瘤指标：**CA125 115IU/L，CA19-9 78IU/L，HE4 10^4IU/L**，AFP、CEA在正常范围。
- 全腹CT：左附件区肿块，考虑卵巢恶性肿瘤。

【实验室检查及辅助检查思考题】 若张女士家属对什么疾病会导致这些肿瘤指标升高有疑问，你怎样与她沟通？（提示：观察类似医患交流场景，请教上级医师。）

上级医师：根据病史、体检、实验室检查和辅助检查结果，该病人的诊断、诊断依据和鉴别诊断分别是什么？

下级医师：

- 诊断：左附件区包块性质待查，卵巢恶性肿瘤？输卵管恶性肿瘤？
- 诊断依据

（1）体检发现盆腔包块3天，病人平素无腹痛等不适，月经规则，无异常阴道出血。符合卵巢恶性肿瘤早期呈隐匿性的特点。

（2）经阴道B超提示子宫大小为78mm×45mm×46mm，内膜厚7.0mm，回声均匀；左附件区见10cm×8cm×8cm囊实性包块，内见乳头状突起，包块表面不规则突起，血流丰富；右卵巢大小约为32mm×28mm，盆腔见38mm×45mm×56mm液性暗区。上述B超影像提示卵巢恶性肿瘤的可能性大。

（3）肿瘤指标：CA125、CA19-9、HE4均异常升高，这是目前卵巢上皮性恶性肿瘤比较敏感的指标。

(4) 腹部CT也提示附件区肿瘤有来源于卵巢的可能，基本排除肠道肿瘤。

●鉴别诊断

(1) 卵巢子宫内膜异位囊肿：妇科检查和B超均可发现盆腔囊性肿块，但子宫内膜异位症的病人常常有痛经的症状，呈进行性加重，妇科检查往往发现骶韧带增厚，宫体后壁有痛性结节，附件肿块多数活动受限，B超见囊性肿块呈不均质回声，内见增强的光点，实验室检查CA125升高，一般在200IU/L以下。

(2) 卵巢畸胎瘤：妇科检查和B超均可发现盆腔囊性肿块，病人平素一般无不适，常常在体检时发现。妇科检查一般附件区囊肿边界清晰，活动度好，无压痛，B超可见囊性包块，内见较强不均质回声，有粗大增强光点。肿瘤指标一般均在正常范围。

(3) 结核性腹膜炎或盆腔结核：病人常有肺结核病史，合并腹腔积液和盆腹腔内粘连性肿块，常合并不孕病史，有消瘦、乏力、低热、盗汗、食欲不振等全身症状，肿块位置较高，形状不规则，界限不清，不活动。必要时剖腹探查或腹腔镜检查取活检，病理可确诊。

(4) 输卵管卵巢囊肿、输卵管积水：大多数病人既往有盆腔炎病史，如炎症症状不明显，则需剖腹探查才能确诊。肿瘤指标一般在正常范围。

(5) 盆腔包裹性积液：多数病人有盆腔炎病史或盆腔手术史，B超检查见无回声肿块，形态不规则。腹腔镜或手术探查可以明确诊断。肿瘤指标一般在正常范围。

(6) 尿潴留：肿块位于下腹正中、耻骨联合上方，呈囊性，表面光滑，不活动。导尿后囊性肿块消失。

(7) 生殖道以外的肿瘤或转移性肿瘤：卵巢肿瘤需与腹膜后肿瘤、直肠癌、乙状结肠癌等鉴别。腹膜后肿块固定不动，位置低者可使子宫、直肠或输尿管移位。肠癌多有消化道症状。B超、CT、肠镜可有助于鉴别诊断。转移性肿瘤一般有胃肠道的原发病灶。

上级医师：请你列出治疗原则，开出医嘱。

下级医师：

●治疗原则：剖腹探查术，由手术病理结果决定卵巢肿瘤类型及手术病理分期，并决定是否需要二次手术，是否需要补充放化疗。

●医嘱

(1) 术前检查，排除手术及麻醉禁忌证，评估手术风险。

(2) 备血、肠道准备。

(3) 签订手术同意书、输血同意书、授权委托书等手术相关文件。

上级医师：剖腹探查如术中快速病理证实为左卵巢上皮类恶性肿瘤，拟行怎样的手术？

下级医师：拟行全子宫、双附件、大网膜及阑尾切除，以及盆腹腔淋巴结清扫术。

〖上级医师评述〗

卵巢肿瘤是常见的妇科肿瘤，可发生于任何年龄。卵巢恶性肿瘤是女性生殖器常见的三大恶性肿瘤之一。由于卵巢位于盆腔深部，早期病变不易发现，晚期病例也缺乏有效的治疗手段。多数病人是在妇科体检或妇科普查时发现，因此应重视妇科普查工作。凡30岁以上的妇女应每年做一次妇科普查。卵巢肿瘤有良性和恶性之分。良性卵巢肿瘤的病史较长，多为单侧、活动、囊性、表面光滑、无腹水，B超为液性暗区，边缘清晰；恶性卵巢肿瘤病程短，迅速增大，不活动，实性和半实性半囊性，常伴腹水，腹水多为血性，可能查到癌细胞，病人逐渐出现恶病质，B超提示液性暗区内有杂乱光团、光点，肿块界限不清。良性卵巢肿瘤应与卵巢瘤样病变、输卵管卵巢囊肿、子宫肌瘤、妊娠子宫、充盈的膀胱、腹水等相鉴别。恶性卵巢肿瘤应与子宫内膜异位症、盆腔结缔组织炎、结核性腹膜炎、生殖道以外的肿瘤、转移性卵巢肿瘤相鉴别。良性卵巢肿瘤原则上行肿瘤切除术，恶性卵巢肿瘤的治疗原则以手术为主，加用化疗、放疗、免疫治疗等综合治疗。

（邢　燕）

病例六

〖病人诉说〗

我叫刘×（女），28岁，自由职业者。因突然下腹痛半天来医院检查。

〖医师思维导引〗

上级医师：根据刘女士的情况，你应考虑到可能是哪些疾病？

下级医师：老师，我想刘女士有可能是下列疾病：

- 妇科急腹症：异位妊娠破裂、黄体破裂、急性盆腔炎、卵巢囊肿蒂扭转、卵巢囊肿破裂等。
- 外科急腹症：急性阑尾炎、肠梗阻、肠道憩室炎、腹股沟嵌顿疝、消化道穿孔、泌尿系结石等。

上级医师：根据病人诉说，你应如何进一步问诊？

下级医师：“刘女士，您腹痛是什么时候开始的？有没有什么诱发因素？位置在何处？”

刘女士：“我是半天前和朋友打羽毛球后突然发生的腹痛，主要位于左下腹。”

下级医师：“能描述一下是什么性质的疼痛吗？有加重或缓解的因素吗？下腹痛时其他地方也痛吗？”

刘女士：“感觉疼痛比较固定，刚开始为阵发性的，可以缓解，后来疼痛加剧，为持续性疼痛，绞痛，感觉向左侧大腿传递。”

下级医师：“有腰痛吗？疼痛时有肛门坠感吗？”

刘女士：“没有明显腰痛。没有肛门坠感。”

下级医师：“腹痛时有阴道出血或者阴道分泌物增多吗？”

刘女士：“没有阴道出血，也没有分泌物增多。”

下级医师：“有发热吗？”

刘女士：“没有，刚刚量体温为36.8℃。”

下级医师：“疼痛时有恶心、呕吐吗？呕吐物是什么样的？有无血块？”

刘女士：“一开始没有恶心、呕吐的感觉，刚才腹痛加剧后，有恶心、呕吐，呕吐为中午吃的东西，没有血。”

下级医师：“您大小便正常吗？有没有肛门停止排便、排气？有血尿、尿频、尿急等症状吗？”

刘女士：“今日有过一次大便，大便正常，没有腹泻，一直有肛门排气。小便正常，没有不舒服。”

下级医师：“饮食如何？”

刘女士："腹痛前正常饮食，腹痛后一直没有吃饭，有喝水，刚才又吐了。"

下级医师："疼痛时有头晕、心慌吗？有晕倒、失去意识吗？"

刘女士："疼痛时有头晕，但没有晕倒，没有失去意识。"

下级医师："您自己能否摸到下腹部包块？"

刘女士："感觉在左侧最疼的部位似乎可以摸到一个包。"

下级医师："平时月经规则吗？最后一次月经是什么时候？"

刘女士："平时月经规则，一般28～30天一次，每次持续6～7天，量还可以，没有痛经。最后一次月经是2016-8-14，持续到8-20干净，现刚干净10天。"

上级医师：根据刘女士现病史所获取的资料，在既往史和个人史的询问中，你还应重点询问哪些内容？为什么？

下级医师："您既往有过血便吗？有泌尿系结石病史吗？

刘女士："没有。"

下级医师："做过腹腔手术吗？有过盆腔炎吗？"

刘女士："都没有。"

下级医师："有药物、食物过敏吗？有消化道溃疡病史吗？"

刘女士："都没有。"

下级医师："有卵巢囊肿病史吗？有没有检查报告？"

刘女士："有，2年前体检查发现左侧卵巢有畸胎瘤，当时B超检查大概是4cm左右，没有处理，最近一直没有复查，报告未带。"

下级医师："您生育过孩子吗？流产过吗？现在有无避孕措施？"

刘女士："8年前流产一次，是人工流产；3年前足月妊娠，自然分娩一个男孩；产后半年上环至今。"

下级医师：老师，我询问以上病史，目的是排除非妇科因素所致腹痛，如急性阑尾炎、肠梗阻、泌尿系结石等，以及相关妇科病史，主要是既往卵巢囊肿相关病史。

【问诊思考题】　如果刘女士有左下腹绞痛，伴肉眼血尿，该如何进一步问诊？

上级医师：根据所获得的病史，你体检中应重点检查哪些部位？应注意哪些阳性体征？

下级医师：老师，我重点检查了病人下列项目，获得了一些阳性体征如下：

- 一般情况可，**痛苦貌**，T 36.8℃，P 90次/分，BP 100/70mmHg。
- 腹部：**腹软，左下腹肌张力高，压痛明显，有反跳痛**，右侧麦氏点未触及明显压痛及反跳痛，腹部未触及明显包块，未闻及移动性浊音，双侧肾区无明显叩击痛。
- 妇科检查：外阴：发育良好，已婚经产式，无红肿、溃疡，无色素改变。阴道：伸展性良好，黏膜无充血，未见血迹，阴道分泌物不多。宫颈：光滑，正常大小，质地中等，无举痛，有摇摆痛。宫体：前位，正常大小，活动好，未触及压痛。双附件：**左侧附件区可触及直径约8cm包块，张力大，压痛明显，边界清楚**，右侧附件区未触及明显增厚及压痛。

【查体思考题】　如刘女士体检有全腹肌紧张，有压痛及反跳痛，叩诊肝浊音区消失，你如何考虑？查体和实验室检查中还要注意什么？

上级医师：根据以上刘女士的病历资料，你认为她应做哪些实验室检查及其他辅助检查？若医患双方条件允许，还可以做哪些特殊检查？

下级医师：老师，我认为她应该做下列检查，并获得了相关检查结果：

● B超：**子宫大小105mm×82mm×73mm**，子宫肌层回声均匀，子宫内膜8.2mm，回声均匀；**左附件区见大小约86mm×68mm×72mm不均质囊性包块，透声差，内见团絮状稍高回声，其周可见不规则液性暗区**。右卵巢33mm×27mm×10mm大小。

●血常规+CRP：WBC 8.3×10^{9}/L，N% 68%，Hb 126g/L，RBC 5.2×10^{12}/L，PLT 122.0×10^{9}/L，CRP 1.4mg/L。

●尿常规：无异常。

●腹部立位平片：膈下未见游离气体，肠管未见明显气-液平面。

●若医患条件允许，可予盆腔CT检查，可见左侧附件区包块的位置、密度等，如为畸胎瘤，CT下可见高密度钙化和极低密度的脂肪影。同时亦可行泌尿系B超，了解有无泌尿系结石。

【实验室检查及辅助检查思考题】 若刘女士尿常规检查见大量红细胞，需继续进行哪些辅助检查？

上级医师：根据病史、体检、实验室检查和辅助检查结果，该病人的诊断、诊断依据和鉴别诊断分别是什么？

下级医师：

●诊断：腹痛待查，左侧卵巢囊肿蒂扭转？

●诊断依据

（1）病史：病人既往有左侧卵巢畸胎瘤病史，剧烈运动后突发下腹痛，且进行性加重。

（2）体检：腹软，左下腹肌张力高，压痛明显，有反跳痛，阴道检查示左侧附件区可触及直径约8cm包块，张力大，压痛明显。

（3）B超：左附件区见大小约86mm×68mm×72mm不均质囊性包块，透声差，内见团絮状稍高回声，其周可见不规则液性暗区。

●鉴别诊断

（1）急性阑尾炎：常表现为转移性右下腹痛，伴体温升高，有消化道症状；体检示麦氏点压痛、反跳痛；查血白细胞升高，中性粒细胞比例升高；抗感染治疗后有效。

（2）肠梗阻伴感染：病人常有肛门停止排便、排气，腹痛、腹胀明显，伴恶心、呕吐，可有体温升高；查体示腹部叩诊鼓音区增大；腹部立位平片可见肠道内气-液平面。

（3）急性盆腔炎：常表现为下腹痛伴体温升高；查体示阴道脓性分泌物、宫颈举痛及摇摆痛明显；查血白细胞升高，中性粒细胞比例升高；抗感染治疗后有效。

（4）异位妊娠破裂：病人常有停经病史；查尿妊娠试验、血hCG及B超可予鉴别。

（5）泌尿系结石：常为突发性下腹绞痛，伴肉眼或镜下血尿；查泌尿系B超及腹部平片常可鉴别。

上级医师：请你列出治疗原则，开出医嘱。

下级医师：

●治疗原则：一经确诊，须尽快手术治疗。

卵巢囊肿蒂扭转是妇科急腹症之一，但由于缺乏典型的体征及特征性的辅助检查结果，术前明确诊断不易，如病人腹痛加剧，常规治疗后病人腹痛缓解不明显，排除常见外科急腹症及急性盆腔炎等，除外手术禁忌，可予剖腹探查术。手术途径可为经腹或经腹腔镜，术中见扭转的附件囊肿，可明确诊断。对于具体手术方式，需根据术中情况决定，既往为防止扭转卵巢内血栓脱落，要求在扭转回复前，于扭转蒂部近子宫侧钳夹后，切除扭转肿瘤及附件。但 McGoven 等回顾研究 1000 余例附件扭转病人，发现仅 0.2% 的病人有血栓脱落导致肺栓塞发生，值得注意的是，这些血栓的发生和附件切除有关，而与保守地回复扭转的血管蒂无关，鉴于上述原因，目前推荐可行附件扭转矫正术，扭转松解几分钟内可见附件充血缓解、卵巢发绀减少、体积缩小，则可剥除囊肿，保留卵巢，而对缺乏这种体征变化者，则需行患侧附件切除术。对保留卵巢的处理，目前没有一致意见，因为卵巢保留后，发生反复扭转的概率可能增加，单侧或双侧卵巢固定术可能有效，但尚未形成共识。

●医嘱

（1）输血前八项、备血、ECG、血液生化、凝血等术前检查，排除手术及麻醉禁忌证，评估手术风险。

（2）术前沟通，签订手术同意书、输血同意书、知情同意书、授权委托书等相关文件，急诊行手术治疗。

上级医师：如果病人术中见扭转的附件呈紫蓝色，肿胀明显，扭转回复后短时间内未恢复血流，发绀体积无明显缩小，应行何种手术？

下级医师：需切除病人患侧附件。

〖上级医师评述〗

卵巢囊肿蒂扭转是妇科急腹症之一，须和外科急腹症及妇科异位妊娠、急性盆腔炎等相鉴别。既往有卵巢囊肿病史，此次发作突然且腹痛明显，查体示附件区张力大，需考虑此诊断。主要治疗方案是手术探查，明确诊断，术中根据具体情况决定手术方式。目前推荐可行附件扭转矫正术，扭转松解几分钟内如见附件充血缓解、卵巢发绀减少、体积缩小，则可剥除囊肿，保留卵巢，而对缺乏这种体征变化者，则须行患侧附件切除术。

（冯明明　邢　燕）

第六节　血液系统疾病

病例一

〖病人诉说〗

我叫张 ××（男），今年 32 岁了，在家务农。最近 1 年经常头昏、没有力气。近 1 周常常牙龈出血，皮肤上面有一些紫红点，所以赶快来看病了。

〖医师思维导引〗

上级医师：围绕张先生牙龈出血伴皮肤瘀点，你应考虑到可能是哪些疾病？

下级医师：老师，我想张先生牙龈出血伴皮肤瘀点，可能与下列疾病有关：

●血管因素：败血症、伤寒、流行性出血热、感染性心内膜炎、过敏性紫癜。

●血小板因素：特发性血小板减少性紫癜、血栓性血小板减少性紫癜、再生障碍性贫血、急性白血病。

●凝血功能障碍：血友病。

●其他因素：严重肝病、尿毒症、系统性红斑狼疮。

上级医师：根据病人诉说，你应如何进一步问诊？

下级医师：“张先生，您通常什么情况下发生牙龈出血、皮肤紫点？有没有受伤？”

张先生：“我一般在刷牙后牙龈出血比较明显，有时后早上醒来感觉嘴里有血腥味。身上没有特别受伤就会有紫点点。”

下级医师：“牙龈出血时量多吗？血能自己止住吗？”

张先生：“出血不很多，会自己慢慢止住。”

下级医师：“皮肤这些紫点一般出现在哪里？有多大？这些点有痛痒吗？”

张先生：“好像都在腿上，胸口这边也有一点。紫点都不大，和针尖差不多，最大和绿豆差不多大小。也没什么感觉。”

下级医师：“那有没有其他地方出血？比如咳嗽带血，或呕吐过血，或大便颜色是黑色的？”

张先生：“没有咳过血，也没有呕吐过。但是最近2天大便颜色好像是黑颜色的。”

下级医师：“那么大便是稀糊状的还是成形的，或者水样的？大概有多少量？每天几次大便？”

张先生：“每天就1次，成形的，量一般吧，和平时差不多。”

下级医师：“最近有没有发烧、喉咙痛或鼻塞、流涕呢？”

张先生：“最近5天有喉咙痛，吃饭喝水的时候更明显。似乎还有点发烧，但没量体温。”

下级医师：“你最近1年头昏、乏力和体力活动有关系吗？”

张先生：“刚开始时照常下地干活的，最近半年来不行了，干活时心慌、气短。到附近卫生所看医生，说我有‘贫血’，开了补血药给我吃了2个月，没什么用。”

上级医师：根据张先生提供的上述病史资料，在既往史和个人史的询问中，你还应重点询问哪些内容？

下级医师：“张先生，您过去身体状况怎么样？有没有得过什么病？有没有肝炎、肾病、胃病、痔疮？有没有药物过敏？有没有接触什么有毒物品？”

张先生：“以前身体健康，你说的这些都没有。”

下级医师：“平时饮食好吗？荤素搭配，营养能保证吗？挑不挑食？”

张先生：“正常吃饭，荤素搭配，不挑食。”

下级医师：“您平时抽烟、喝酒吗？”

张先生：“不抽烟，不喝酒。”

上级医师：根据所获得的病史，你体检中应重点检查哪些部位？应注意哪些阳性体征？

下级医师：老师，我重点检查了病人下列项目，获得了一些阳性体征如下：

●生命体征：**T 38℃**，R 25次/分，P 109次/分，BP 100/70mmHg。

●体位：自动体位。

●注意贫血和出血的阳性体征及有鉴别意义的阴性体征：神志清楚，**皮肤苍白**，无黄疸。**重度贫血貌，胸前有散在性出血点，约针尖大小，不隆起皮肤，压之不褪色。两下肢亦有散在性出血点，约针尖至绿豆大小，压之不褪色。两颊黏膜可见约黄豆大小的血疱，牙龈渗血。扁桃体Ⅱ度肿大，有渗出物，部分溃烂**。无眼、耳、鼻部压痛。胸骨无压痛，浅表淋巴结不肿大。肺部无异常。心尖搏动位于第 5 肋间左锁骨中线内 0.5cm 处，范围以直径计算为 2cm。心脏听诊心率 109 次 / 分，律齐，可闻及 2 级吹风样收缩期杂音。腹部无压痛，未触及包块，墨菲征阴性，肝、脾肋下未触及肿大。

上级医师：根据以上张先生的病历资料，你认为他应做哪些实验室检查及其他辅助检查？

下级医师：老师，我认为他应该做下列检查，并获得了相关检查结果：

●血、尿、粪常规，网织红细胞计数：**RBC 2.0×10^{12}/L，Hb 55g/L，WBC 1.1×10^{9}/L**，N 0.45，L 0.55，PLT 15×10^{9}/L，**网织红细胞 0.001**，尿常规（−），**粪隐血试验（+++）**。

●肝肾功能：在正常范围。

●正侧位 X 线胸片：心、肺正常。

●骨髓细胞及活检：**骨髓有核细胞增生明显低下，粒、红比例为 2.8∶1，粒细胞系以成熟分叶核为主，红细胞系为中、晚幼红细胞，全片未找到巨核细胞，血小板罕见。骨髓活检造血细胞仅见少量幼红细胞，大部分为脂肪组织替代**。

●扁桃体分泌物培养：**培养有白色葡萄球菌**。

●若医患双方条件允许，可做病人造血干（祖）细胞培养。骨髓培养体系在正常基质上不能增殖。

【查体及实验室检查和辅助检查思考题】 若张先生突然出现头痛？查体和实验室检查中还要注意什么？

上级医师：根据病史、体检、实验室检查和辅助检查结果，该病人的诊断、诊断依据和鉴别诊断分别是什么？

下级医师：

●诊断：重型再生障碍性贫血（Ⅱ型）；坏死性扁桃体炎。

●诊断依据

（1）头昏、乏力 1 年，慢性再生障碍性贫血的临床表现；有皮肤、黏膜及消化道出血；发热，严重感染如坏死性扁桃体炎；肝、脾及淋巴结不肿大。

（2）曾应用抗贫血药物治疗无效。无慢性疾病引起的贫血。肝、脾无肿大。

（3）网织红细胞 0.001，明显减少。

（4）骨髓细胞学检查及活检均证实有造血功能低下。

（5）扁桃体分泌物培养有白色葡萄球菌生长。

●鉴别诊断

（1）白细胞不增多急性白血病：临床表现为严重贫血、出血及感染，外周血象检查为全血细胞减少，常无幼稚细胞出现，与本例表现相似，骨髓检查可以鉴别。白细胞不增多急性白血病骨髓涂片表现为有核细胞增生活跃到明显活跃，可见大量白血病细胞，至少大于 0.30，甚至可达 0.80，形态异常。

（2）再生障碍性贫血 - 阵发性睡眠性血红蛋白尿综合征：临床上可有发热、贫血、出血等表现，外周血全血细胞减少，骨髓涂片有核细胞增生低下，巨核细胞减少或缺如，与本例表现相似。但是骨髓检查红细胞系增生活跃，有核红细胞增多或外周血出现有核红细胞，且仔细询问部分病人有酱油样尿的病史，体格检查可见巩膜轻度黄染，酸溶血及糖水溶血试验阳性。如用流式细胞术做嗜水气单胞菌素变异体（FLARE）、CD55、CD59 检测，可以获得明确诊断。

（3）噬血细胞综合征：起病快，临床表现为进行性贫血、出血及严重感染，外周血为全血细胞减少，常有肝、脾及淋巴结肿大。骨髓、中枢神经系统或淋巴结可见噬血细胞。

（4）骨髓增生异常综合征（MDS）：临床上起病隐匿，进展缓慢，有时可长期稳定，也可突然加重，表现为发热、出血、贫血及感染。重型再生障碍性贫血与 MDS 的鉴别主要依靠骨髓检查，后者表现为骨髓增生活跃，伴有病态造血。骨髓中原幼细胞增加，如骨髓中原始细胞 +（早）幼稚细胞大于 0.20 表明已转化为急性白血病。

上级医师：请你列出治疗原则，开出医嘱。

下级医师：

●治疗原则

（1）支持治疗：包括血制品输注、感染防治、去铁治疗、心理辅导和一般支持治疗。

（2）特殊治疗：重型再生障碍性贫血病人的标准治疗为由 HLA 相合供者提供造血干细胞进行异基因造血干细胞移植（allo-SCT），或者联合使用抗人胸腺细胞免疫球蛋白（ATG）和环孢素 A（CsA）的强化免疫抑制治疗。

●医嘱

（1）头孢唑肟钠 2g，加入生理盐水 100ml 中，静脉滴注，每 12 小时 1 次。

（2）重组人粒细胞集落刺激因子 300μg，皮下注射，1 次 / 日。

（3）环孢素（CsA）3～6mg/（kg•d），分 2～3 次口服，连续应用 3 个月以上，根据药物谷浓度水平和耐受性调整剂量。

（4）兔 ATG 2.5～5mg/（kg•d），第 1 天至第 5 天静脉滴注。用前需静脉试验，治疗量使用时同步使用糖皮质激素，以泼尼松 1mg/（kg•d）计算总量。

【治疗思考题】 重型再生障碍性贫血病人如何选择异基因造血干细胞移植或者联合使用抗人胸腺细胞免疫球蛋白（ATG）和环孢素 A（CsA）的强化免疫抑制治疗？

〖上级医师评述〗

再生障碍性贫血分为原发性和继发性两大类，以原发性为多见。其发病机制可能与造血干（祖）细胞内在的缺陷、异常免疫反应损伤造血干（祖）细胞、造血微环境支持功能缺陷有关。重型再生障碍性贫血临床上发病急骤、凶险，出血倾向明显，常有发热、感染，骨髓象示造血功能明显低下，预后较差，常由于严重感染或脑出血而死亡。目前大多主张早期开始异基因造血干细胞移植或强化免疫抑制治疗。

（卢瑞南）

病例二

〖病人诉说〗

我叫王 ××（女），今年 35 岁，职员。最近半个月，家人说我脸色苍白、皮肤发黄，所以来看病。

〖医师思维导引〗

上级医师：围绕王女士面色苍白伴皮肤黄染，你应考虑到可能是哪些疾病？

下级医师：老师，我想王女士面色苍白伴皮肤黄染，可能与下列疾病有关：

●消化系统疾病：胆囊炎伴胆石症、肝硬化、肝癌、胰腺癌、出血性坏死性胰腺炎。

●感染性疾病：病毒性肝炎、败血症。

●血液系统疾病：溶血性贫血、噬血细胞综合征、血红蛋白病。

●其他：中毒性肝炎、系统性红斑狼疮。

上级医师：根据病人诉说，你应如何进一步问诊？

下级医师：“王女士，您最近有没有受凉、劳累或服用药物、异常食物？”

王女士：“没有。”

下级医师：“有没有哪里疼痛，比如右上腹疼痛或其他部位疼痛？”

王女士：“没有。”

下级医师：“平时有没有进食饱胀、厌食？有没有关节肿痛？”

王女士：“没有。”

下级医师：“小便是什么颜色的？有没有酱油色小便？体力活动受影响吗？”

王女士：“小便色深如浓茶样。体力活动后常感心慌、气短，所以不能多活动。”

下级医师：“有没有发热、腰酸？”

王女士：“没有。”

下级医师：“最近半个月有没有到当地医院诊治呢？”

王女士：“开始时照常上班，1周前家人发现我眼白发黄，去附近医院看病，说我是肝炎。让我吃药、休息。但并没好转。”

上级医师：根据王女士提供的上述病史资料，在既往史和个人史的询问中，你还应重点询问哪些内容？

下级医师：“王女士，您过去身体状况怎么样？有没有药物、食物过敏？”

王女士：“以前身体健康，没有过敏。”

下级医师：“有没有和肝炎病人接触过？”

王女士：“没有。”

下级医师：“有没有接触什么有毒物品？有没有长期服药？”

王女士：“没有。”

下级医师：“您平时抽烟、喝酒吗？”

王女士：“不抽烟，不喝酒。”

上级医师：根据所获得的病史，你体检中应重点检查哪些部位？应注意哪些阳性体征？

下级医师：老师，我重点检查了病人下列项目，获得了一些阳性体征如下：

●生命体征：T 36.9℃，R 24 次 / 分，P 108 次 / 分，BP 96/68mmHg。

●体位：自动体位。

●注意贫血和黄疸的阳性体征及有鉴别意义的阴性体征：神志清楚，**皮肤苍白，中度贫血貌，全身皮肤轻度黄染**，以胸腹部为主，巩膜轻度黄染。胸骨无压痛，全身浅表淋巴结无肿大。肺部无异常。心尖搏动位于第 5 肋间左锁骨中线内 0.5cm 处，范围以直径计算为 2cm。心脏听诊心率 108 次 / 分，律齐，可闻及 2 级吹风样收缩期杂音。腹部无压痛，未触及包块，墨菲征阴性，肝、脾肋下未触及肿大。

上级医师：根据以上王女士的病历资料，你认为她应做哪些实验室检查及其他辅助检查？

下级医师：老师，我认为她应该做下列检查，并获得了相关检查结果：

●血、尿、粪常规，网织红细胞计数：**RBC 2.2×10^{12}/L，Hb 48g/L**，WBC 5.5×10^{9}/L，N 0.72，L 0.28，PLT 120×10^{9}/L，**网织红细胞 0.86**。尿常规：尿胆原强阳性，1∶160 仍阳性，尿胆红素阴性。粪常规阴性。

●肝肾功能：总胆红素 50.2μmol/L，直接胆红素 6μmol/L，ALT 45U/L，AST 40U/L，总蛋白 74g/L，白蛋白 52g/L，碱性磷酸酶 240U/L，谷氨酰转肽酶 40U/L，尿素氮 7.8mmol/L，肌酐 117μmol/L，尿酸 230μmol/L。HBsAg（+），HBcAb（−），HBeAg（−）。

●骨髓细胞细胞学检查：**骨髓有核细胞增生明显活跃，红细胞系占 64%，粒细胞系占 24%，粒、红比例为 0.37**，粒系、红系形态无特殊，巨核细胞 38 个 / 全片，血小板成簇可见，符合增生性贫血。

●免疫球蛋白及其他抗体：在正常范围。

● Coombs 试验：**IgG（+），C3（+）**。

● Ham 试验、糖水试验：Ham 试验（−），糖水试验（−）。

● Hb 电泳测定：HbA 23%，HbF 2%。

●尿 Rous 试验，游离血红蛋白测定：Rous 试验（−），游离血红蛋白 50mg/L。

●流式细胞术做 FLARE、CD55、CD59 检测：未见阵发性睡眠性血红蛋白尿（PNH）异常克隆。

●正侧位 X 线胸片：胸部心、肺正常。

●心电图检查、B 超检查：心电图窦性心律，T 波平坦。B 超无胆石发现。

【查体及实验室检查和辅助检查思考题】 若王女士出现血小板减少，查体和实验室检查中还要注意什么？

上级医师：根据病史、体检、实验室检查和辅助检查结果，该病人的诊断、诊断依据和鉴别诊断分别是什么？

下级医师：

●诊断：自身免疫性溶血性贫血（温抗体型）。

●诊断依据

（1）面色苍白伴皮肤黄染半个月，小便如浓茶，无酱油色小便。无发热、腰酸。

（2）皮肤黄染后无消化道症状，如上腹部饱胀，食欲减退；无右上腹痛及放射痛。

（3）无与肝炎病人接触史。

（4）皮肤苍白，中等度贫血貌，巩膜黄染，后上腹部无压痛，墨菲征阴性，肝、脾不肿大。

（5）Hb 48g/L，网织红细胞增高。

（6）骨髓象符合增生性贫血。

（7）Coombs 试验 IgG（+），C3（+）。

●鉴别诊断

（1）乙型病毒性肝炎：病人有黄疸，但无消化道症状，且不会出现溶血性贫血及网织红细胞增多。肝功能正常，HBsAg（+），可能为乙型肝炎病毒携带者。

（2）阵发性睡眠性血红蛋白尿：病人有贫血、黄疸，小便如浓茶，网织红细胞增高，有溶血性贫血的特征，与本病相似。但 Ham 试验、糖水试验均阴性，FLARE、CD55、CD59 检测未见 PNH 异常克隆，可与阵发性睡眠性血红蛋白尿区别。

（3）药物性溶血性贫血：此类病人有服药史，尤其是甲基多巴、普鲁卡因胺、异烟肼、苯妥英钠等药物。临床上有发热、皮疹、黄疸及溶血症状，可出现 ANA（+）、Coombs 试验（+）。本例无服药史，故排除药物引起的溶血性贫血。

（4）胆囊炎、胆石症：此类病人有胆绞痛发作史，随着疼痛后黄疸加深，同时有发热。B 超检查本病例无胆石发现，可以排除该病。

上级医师：请你列出治疗原则，开出医嘱。

下级医师：

● 治疗原则：抑制抗体产生，阻断红细胞破坏。

● 医嘱

（1）输洗涤红细胞悬液 4～6U，以改善贫血。

（2）泼尼松 1mg/（kg•d），分 2～3 次口服，观察 3 周。

【治疗思考题】 病人应用泼尼松效果不好时，如何加用其他药物？

〖上级医师评述〗

溶血性贫血是由于红细胞破坏增多、增速，超过造血代偿能力所发生的一组贫血。其发病机制一方面是由于红细胞内异常，如红细胞结构与功能、红细胞内酶的缺陷及珠蛋白质和量的异常；另一方面是由于红细胞外异常，如感染、化学、物理及免疫因素。前者为先天性（遗传因素），后者为获得性。临床上以自身免疫性溶血性贫血较多见。本病人根据临床特点，经 Coombs 试验（+）而证实。对于激素效果不好的病人，可考虑抗 CD20 单抗、脾切除、环磷酰胺等免疫抑制剂治疗。

（卢瑞南）

病例三

〖病人诉说〗

我叫程 ××（女），今年 40 岁，教师。最近 1 年反复出现皮肤紫斑，昨天下午突然头痛厉害，还伴呕吐，大约有 20 小时了。我是不是得了脑瘤啊？

〖医师思维导引〗

上级医师：围绕程老师突然剧烈头痛伴呕吐，反复皮肤紫斑，你应考虑到可能是哪些疾病？

下级医师：老师，我想程老师面色苍白伴皮肤黄染，可能与下列疾病有关：

● 神经系统疾病：脑出血、蛛网膜下腔出血。

● 感染性疾病：败血症、感染性脑膜炎、流行性出血热、伤寒。

● 血液系统疾病：再生障碍性贫血、急性白血病、免疫性血小板减少症、血栓性血小板减少性紫癜、噬血细胞综合征。

上级医师：根据病人诉说，你应如何进一步问诊？

下级医师：“程老师，您别紧张，放松一些，我给您检查一下。您剧烈头痛伴呕吐前是什么情况，有没有什么诱因？”

程老师：“发病前工作劳累、乏力、睡眠不好，次日起身后剧烈头痛伴呕吐 2 次。”

下级医师：“有没有吃不干净的饮食？或平时长期服用什么药物？有没有头部外伤史？”

程老师：“没有。”

下级医师:“当时有没有伴发其他症状，比如意识丧失、口吐白沫、抽搐及大小便失禁?”

程老师:“剧烈头痛时出现短暂意识丧失，家人发现我两眼上翻。没有口吐白沫、四肢抽搐及小便失禁。”

下级医师:“有没有发热？吐几次？吐的什么？有没有呈咖啡色?”

程老师:“不发热，呕吐1次吃的饭菜，没有咖啡色。”

下级医师:“除皮肤紫斑反复出现外，有没有月经异常?”

程老师:“有月经过多及经期延长，最多达半个月。”

下级医师:“最近1年有没有到当地医院诊治呢?”

程老师:“去附近医院看过病，说我是血小板减少。间断吃过氨肽素、休息，但并没好转。这次头痛前没有吃药。”

上级医师：根据程老师提供的上述病史资料，在既往史和个人史的询问中，你还应重点询问哪些内容?

下级医师:“程老师，您过去身体状况怎么样？有没有药物、食物过敏?”

程老师:“以前身体健康，没有过敏。”

下级医师:“有没有高血压、慢性胃病、癫痫发作病史以及外伤史?”

程老师:“没有。”

下级医师:“有没有接触什么有毒物品?”

程老师:“没有。”

下级医师:“平时抽烟、喝酒吗?”

程老师:“不抽烟，不喝酒。”

上级医师：根据所获得的病史，你体检中应重点检查哪些部位？应注意哪些阳性体征?

下级医师：老师，我重点检查了病人下列项目，获得了一些阳性体征如下：

- 生命体征：T 37.2℃，R 20次/分，P 87次/分，BP 100/70mmHg。
- 体位：自动体位。
- 注意皮肤出血和中枢疾病的阳性体征及有鉴别意义的阴性体征：神志清楚，回答切题，双侧瞳孔等大等圆，眼球运动自如，左鼻唇沟稍浅，其余脑神经检查(-)。皮肤无苍白，无贫血貌，**两上肢及下肢均可见片状青紫斑**。全身皮肤、巩膜无黄染。胸骨无压痛，全身浅表淋巴结不肿大。心、肺部无异常发现。腹部软，肝肋下未触及肿大，**脾肋下1cm，质Ⅰ～Ⅱ度，无压痛**。**颈项强直，凯尔尼格征(+)，布鲁津斯基征(+)**。病理反射均未见异常，四肢肌张力不高，腱反射对称存在。

上级医师：根据以上程老师的病历资料，你认为她应做哪些实验室检查及其他辅助检查?

下级医师：老师，我认为她应该做下列检查，并获得了相关检查结果：

- 血、尿、粪常规，网织红细胞计数：RBC 4.5×10^{12}/L，Hb 118g/L，WBC 11.2×10^{9}/L，N 0.78，L 0.22，**PLT 21×10^{9}/L**，网织红细胞0.95。尿、粪常规在正常范围。
- 肝肾功能：在正常范围。
- 血小板抗体测定及Coombs试验：血小板相关免疫球蛋白G(**PAIgG**)**850ng/10^{7}血小板**，PAIgA 35ng/10^{7}血小板，PAIgM 24ng/10^{7}血小板。Coombs试验直接、间接阴性。

●骨髓细胞学检查：**骨髓有核细胞增生明显活跃**，粒、红比例为2.5∶1，粒、红细胞系细胞形态无异常。**巨核细胞158个/全片，其中幼巨核细胞20个，颗粒巨核细胞136个产板巨核细胞2个，片中血小板散在少见，偶见巨大及畸形血小板**。骨髓铁染色：细胞外铁(+)，铁粒幼细胞0.50。外周血片未见破碎红细胞。

●头颅CT：**脑沟、脑池高密度阴影，提示蛛网膜下腔出血**。

【查体及实验室检查和辅助检查思考题】 若程老师出现贫血，查体和实验室检查中还要注意什么？

上级医师：根据病史、体检、实验室检查和辅助检查结果，该病人的诊断、诊断依据和鉴别诊断分别是什么？

下级医师：

●诊断：特发性血小板减少性紫癜(慢性型)；蛛网膜下腔出血(继发性)。

●诊断依据

(1) 反复皮肤紫斑1年，剧烈头痛伴呕吐，短暂性意识丧失。

(2) 月经过多及经期延长。

(3) 曾检查有血小板减少，未正规治疗。

(4) 体检中有皮肤青紫斑，脑膜刺激征(+)，脾脏轻度肿大。

(5) 血小板$21\times10^9/L$(减少)；PAIgG升高；骨髓象示巨核细胞成熟障碍，产板巨核细胞减少，血小板散在、少见并有畸形；CT提示蛛网膜下腔出血。

●鉴别诊断

(1) 血栓性血小板减少性紫癜：是由于血小板消耗过多引起血小板减少，临床上常有发热、溶血性贫血、一过性神经精神症状及肾功能损害等表现。本例病人血小板虽减少，但没有溶血表现，尿常规及肾功能没有异常，外周血片没有见到异常破碎红细胞，可以鉴别。

(2) Evan综合征：即免疫性血小板减少症合并自身免疫性溶血性贫血，除有血小板减少外，还有贫血、网织红细胞增高，Coombs试验(+)。而本例病人仅为血小板减少，出血倾向明显，骨髓象亦证实为巨核细胞成熟障碍，血小板减少，Coombs试验(−)。

(3) 高血压脑出血：往往有明确、长期的高血压病史，年龄偏大，有脑实质出血的定位体征如偏瘫等。本例病人在血小板减少基础上出现症状，并有脑膜刺激征(+)、CT提示蛛网膜下腔出血，可以鉴别。

上级医师：请你列出治疗原则，开出医嘱。

下级医师：

●治疗原则：降低颅内压，改善头痛；补充血小板，控制出血；抑制免疫抗体产生，使血小板破坏减少。

●医嘱

(1) 20%甘露醇125ml，50%葡萄糖溶液40ml，静脉注射，每4小时一次，交替应用。

(2) 血小板悬液10U，静脉滴注，输注前应用地塞米松5mg。

(3) 地塞米松10mg/d，静脉滴注。

(4) 静脉用免疫球蛋白0.4g/(kg•d)，静脉滴注，共3～5天。

【治疗思考题】 病人应用泼尼松效果不好时，如何加用其他药物？

〖上级医师评述〗

免疫性血小板减少性紫癜分为特发性及继发性两大类。特发性（原发性）发病率较高，临床上可分为急性型和慢性型。前者多见于儿童，可能与感染有关；后者与免疫因素有关。本病人有出血倾向，检测血小板减少，血小板相关免疫球蛋白G（PAIgG）升高，骨髓象符合血小板减少性紫癜，诊断可以确定。由于病人未接受正规治疗，病程长达一年而发生严重并发症。对于重症病人，如血小板小于 20×10^9/L；出血倾向严重，出血部位广泛；疑有或已发生颅内出血者，可以采用大剂量丙种球蛋白静脉注射、血小板输注等。对于激素效果不好的病人，可考虑抗CD20单抗、脾切除、环孢素等免疫抑制剂治疗。

（卢瑞南）

病例四

〖病人诉说〗

我叫张××（男），今年18岁，大学生。最近10天反复发烧、咳嗽，还有牙龈渗血，所以来看病。

〖医师思维导引〗

上级医师：围绕小张反复发热、咳嗽、牙龈渗血，你应考虑到可能是哪些疾病？

下级医师：老师，我想小张反复发热、咳嗽、牙龈渗血，可能与下列疾病有关：

- 呼吸系统疾病：肺炎、胸膜炎、支气管炎、肺梗死。
- 血液系统疾病：急性白血病、特发性血小板减少性紫癜、弥散性血管内凝血。
- 其他：牙龈炎。

上级医师：根据病人诉说，你应如何进一步问诊？

下级医师：“小张，您10天前有什么特殊情况发生吗？发热、咳嗽有没有什么诱因？”

小张：“10天前因参加考试，学习紧张，‘感冒’咳嗽后开始发热，最高40℃，未退到正常。开始刷牙后有渗血，后来不刷牙也有渗血，量倒是不多。”

下级医师：“咳嗽有没有胸痛、胸闷？有痰吗？有的话是什么颜色的痰？有血吗？痰黏不黏？”

小张：“咳嗽有时胸痛，无放射性疼痛，咳嗽吐白色泡沫状痰，量不多，未带血丝。”

下级医师：“除了牙龈渗血，有没有其他出血症状，比如皮肤出血点、血尿、黑便？”

小张：“牙龈渗血，咽痛，舌尖有小血疱，腿上有出血点。没有黑色大便，小便颜色没注意。”

下级医师：“今天来我们医院前曾经去别的医院看过吗？”

小张：“因为发热、咳嗽，曾到学校医务室诊治过，说是‘感冒’‘支气管炎’，服用柴胡冲剂及罗红霉素3天，未见好转。因牙龈渗血到口腔医院检查血象，这是化验单（WBC 6.5×10^9/L，PLT 25×10^9/L），他们建议我去综合医院做进一步检查。”

上级医师：根据小张提供的上述病史资料，在既往史和个人史的询问中，你还应重点询问哪些内容？

下级医师：“小张，你过去身体状况怎么样？有没有结核、慢性支气管炎病史？”

小张：“以前身体健康，没有结核、慢性支气管炎。”

下级医师：“过去有没有鼻出血、牙龈出血及皮肤外伤后出血不止？”

小张："没有。"

下级医师："有没有接触什么有毒物品？有没有药物过敏？"

小张："没有。"

下级医师："平时抽烟、喝酒吗？"

小张："不抽烟，不喝酒。"

上级医师：根据所获得的病史，你体检中应重点检查哪些部位？应注意哪些阳性体征？

下级医师：老师，我重点检查了病人下列项目，获得了一些阳性体征如下：

●生命体征：**T 40℃**，R 26 次 / 分，P 120 次 / 分，BP 100/70mmHg。

●体位：自动体位。

●注意发热出血和贫血的阳性体征及有鉴别意义的阴性体征：神志清楚，两颊略潮红，唇无发绀，巩膜不黄，**舌尖有绿豆大小血疱，舌缘可见绿豆大小溃疡，咽充血，牙龈有少量渗血。两下肢可见针尖大小散在性出血点，压之不褪色。左下肢胫前可见一大片瘀斑。胸骨下端有压痛**，全身浅表淋巴结不肿大。**双肺呼吸音粗，左下肺部语音震颤增强，叩诊可闻及浊音，并闻及细小湿啰音**。心尖搏动位于第 5 肋间左锁骨中线内 0.5cm 处，范围以直径计算为 2cm。心脏听诊心率 120 次 / 分，律齐，未闻及杂音。腹部软，肝肋下未触及肿大，**脾肋下 1.5cm，质Ⅰ～Ⅱ度**，无压痛。右上腹部无压痛，墨菲征阴性。

上级医师：根据以上小张的病历资料，你认为他应做哪些实验室检查及其他辅助检查？

下级医师：老师，我认为他应该做下列检查，并获得了相关检查结果：

●血、尿、粪常规：RBC 4.0×10^{12}/L，**Hb 98g/L，WBC 9.2×10^{9}/L**，N 0.12，L 0.50，**M 0.38，PLT 21×10^{9}/L**。尿、粪常规在正常范围。

●肝肾功能：正常范围。

●正侧位 X 线胸片：**左下肺片状阴影**。

● 12 导联心电图：窦性心律，各导联心电图无异常。

●骨髓细胞学检查：**骨髓有核细胞极度活跃，片中粒细胞系明显到极度活跃，原始粒细胞 0.10，早幼粒细胞 0.85，此类细胞形态不规则**，核染色质细微，核仁清晰，1～3 个。胞质内可见到蓝色大小不等的嗜天青颗粒。**红细胞系明显减少，仅占 0.05**。巨核细胞 3 个。细胞化学染色过氧化物酶(**POX**)(++)，糖原染色(PAS)(−)，**非特异性酯酶(NSE)(+)**。碱性磷酸酶(NAP)积分 50(对照 120)。

●外周血涂片：**原始细胞+幼稚细胞 0.38**，有核红细胞 2 个 / 全片，血小板散在少见。

●骨髓细胞染色体检查及荧光原位杂交(FISH)、分子检测 *PML-RARa* 基因：**染色体检查见 t(15；17)(q22；q21)。FISH *PML-RARa*(+)；PCR *PML-RARa* 基因(+)**。

●骨髓细胞流式细胞学检测：**提示急性髓细胞白血病**。

● B 超检查：脾大，其余无异常。

●出、凝血时间检查：**出血时间(BT)10 分钟，凝血酶原时间(PT)20 秒(对照 14 秒)，活化部分凝血酶时间(APTT)42 秒(对照 30 秒)，凝血酶时间(TT)20 秒(对照 16 秒)，血浆纤维蛋白原(FIB)0.8g/L，D- 二聚体 4mg/L，纤维蛋白降解产物(FDP)(+)**。

【查体及实验室检查和辅助检查思考题】 若小张头痛、呕吐，查体和实验室检查中还要注意什么？

上级医师：根据病史、体检、实验室检查和辅助检查结果，该病人的诊断、诊断依据和鉴别诊断分别是什么？

下级医师：

●诊断：急性早幼粒细胞白血病；弥散性血管内凝血（DIC）；左下肺炎。

●诊断依据

（1）发热、咳嗽伴牙龈渗血 10 天，应用感冒药物无效。

（2）除牙龈渗血外伴有皮肤、黏膜出血，如两下肢出血点、口腔舌尖血疱及溃疡。脾大。

（3）血象：Hb 98g/L，WBC 9.2×10^9/L，原始细胞 + 幼稚细胞 0.38。

（4）骨髓象符合急性早幼粒细胞白血病。流式细胞学检测符合急性髓细胞白血病。染色体、FISH、分子检测提示 t（15；17）（q22；q21）与 *PML-RARa* 基因（+）。

（5）胸部 X 线摄片示左下肺片状阴影。

（6）肺部体检符合左下肺炎性实变体征。

（7）出、凝血时间检查：出血、凝血、凝血酶原、凝血酶时间、FDP 及 D- 二聚体检查证实有 DIC。

●鉴别诊断

（1）败血症：严重感染有高热、皮肤出血点并发 DIC。可见 WBC 增高所致类白血病反应，与本病相类似。但血象中 NAP 积分增高，血片及骨髓象可见粒细胞左移、中毒颗粒，不会出现大量早期幼稚细胞，*PML-RARa* 基因（-）等，可以排除该病。

（2）急性早幼粒细胞白血病肺部浸润：胸部体征应为两肺弥散性湿啰音，常在病人晚期出现；胸部 X 线摄片为两肺点状或小片状阴影，示间质性炎症。本病常由于 WBC 升高，而中性粒细胞减少，机体对细菌易感性增加引起呼吸道感染而致肺炎。

（3）Evan 综合征：即免疫性血小板减少症合并自身免疫性溶血性贫血，有血小板减少、贫血，骨髓象为巨核细胞成熟障碍、血小板减少、红系增生活跃，不会出现大量早期幼稚细胞，*PML-RARa* 基因（-）等。可以排除该病。

上级医师：请你列出治疗原则，开出医嘱。

下级医师：

●治疗原则：控制感染，诱导分化治疗，防治尿酸性肾病，治疗 DIC。

●医嘱

（1）亚胺培南西司他丁钠 1g，静脉注射，每 8 小时一次。

（2）血小板悬液 10U，静脉滴注，冷沉淀 10U 静脉滴注。

（3）亚砷酸 10mg/d，静脉滴注；全反式维 A 酸 20mg，口服，2 次 / 日。

（4）别嘌醇 0.1g，口服，3 次 / 日。

（5）5% 碳酸氢钠 125ml，静脉滴注，2 次 / 日。

（6）水化，日补液量 2500～3000ml。

【治疗思考题】 病人治疗后出现白细胞数进一步增高，应如何处理？

〖上级医师评述〗

急性白血病是一类起源于造血干细胞的克隆性恶性疾病。由于造血干细胞受损，其克隆中的白血病细胞失去进一步分化成熟能力，或增殖与分化能力不平衡而停留在细胞发育不同阶段，在骨髓和造血组织中白血病细胞大量集聚，正常造血功能受到抑制，并浸润到其他器官和组织，出现贫血、发热、出血、浸润四大症状。急性白血病诊断应用形态学、免疫学、细胞遗传学、分子生物学结合的分型，即 MICB 分型。急性早幼粒细胞白血病（APL）是一种特殊类型的急性髓细胞白血病，治疗方法特殊。一旦疑诊，立即开始亚砷酸与维 A 酸的诱导分化治疗。APL 在早期有 DIC 和诱导分化综合征等导致危及生命的风险，如能及早成功处理，安全达到完全缓解，再经过规范的巩固和维持治疗可以使病人得到长期生存。

（卢瑞南）

病例五

〖病人诉说〗

我叫薛 ××（男），今年 54 岁，机关干部。我左边上腹部有个包块，2 年了，半个月前开始发热，还有左上腹胀痛，我好紧张。

〖医师思维导引〗

上级医师：围绕薛先生左上腹部包块 2 年，发热伴左上腹胀痛半个月，你应考虑到可能是哪些疾病？

下级医师：老师，我想薛先生左上腹部包块 2 年，发热伴左上腹胀痛半个月，可能与下列疾病有关：

- 感染性疾病：肺炎、败血症、脾结核、伤寒、流行性出血热、脾脓肿、肝硬化、血吸虫病。
- 非感染性疾病：急性白血病、慢性粒细胞白血病、淋巴瘤、噬血细胞综合征、胰腺炎、胰腺癌。

上级医师：根据病人诉说，你应如何进一步问诊？

下级医师：“薛先生，不要怕啊，有病就来治。您怎么发现左上腹包块的？半个月前有什么特殊情况发生？发热、腹痛有没有什么诱因？”

薛先生：“2 年前觉左上腹不适后自己扪到一个包块，无诱因及其他症状；半个月前无诱因，自觉不规则发热并伴有左上腹胀痛。”

下级医师：“您左上腹胀痛在什么情况下会加重？或者牵连到其他部位吗？”

薛先生：“咳嗽及深呼吸、转身时疼痛加重，没有其他地方痛。”

下级医师：“除了发热伴左上腹胀痛，还有什么其他不舒服，比如咳嗽、胸痛、出血情况？”

薛先生：“没有咳嗽、胸痛、畏寒、出血倾向。半个月来食欲减退，体重下降大约 5 公斤啊。”

下级医师：“您这 2 年发现左上腹包块，曾经去看过医生吗？”

薛先生：“曾到医院检查发现脾大，查血白细胞高，B 超检查脾大，其他无异常。说是白血病，用羟基脲治疗，1 年前改用伊马替尼治疗至今。”

上级医师：根据薛先生提供的上述病史资料，在既往史和个人史的询问中，你还应重点询问哪些内容？

下级医师：“薛先生，您有没有血吸虫水域接触史？有没有药物过敏或外伤史？有没有肝炎病史及手术史？”

薛先生：“没有你说的这些情况。”

下级医师：“薛先生，您用伊马替尼治疗的剂量是多少？有没有定期监测 *bcr-abl* 情况？”

薛先生：“伊马替尼每天口服 400mg，没有定期监测 *bcr-abl*。”

下级医师：“有没有接触房屋装修环境或者接触有害毒物史？”

薛先生：“办公室工作，周围环境良好，工作中不接触有害毒物。”

下级医师：“您平时抽烟、喝酒吗？”

薛先生：“不抽烟，不喝酒。”

上级医师：根据所获得的病史，你体检中应重点检查哪些部位？应注意哪些阳性体征？

下级医师：老师，我重点检查了病人下列项目，获得了一些阳性体征如下：

●生命体征：**T 39.5℃**，R 20 次 / 分，P 112 次 / 分，BP 120/80mmHg。

●体位：自动体位。

●注意发热、出血和贫血的阳性体征及有鉴别意义的阴性体征：神志清楚，**面色苍白，轻度贫血貌**，无发绀，**前胸上部可见散在约针尖大小出血点，压之不褪色**，无肝掌及蜘蛛痣。**胸骨下端有压痛**，全身浅表淋巴结不肿大。肺部无阳性发现。心脏听诊心率 112 次 / 分，律齐，余无异常。腹部软，无压痛及包块，**肝肋下 2cm，质Ⅱ度，脾脐下 2cm，右缘超过腹正中线 1.5cm，质Ⅲ度**，表面光滑，无压痛。右上腹部无压痛，墨菲征阴性。腹部移动性浊音阴性。

上级医师：根据以上薛先生的病历资料，你认为他应做哪些实验室检查及其他辅助检查？

下级医师：老师，我认为他应该做下列检查，并获得了相关检查结果：

●血、尿、粪常规：**RBC 3.5×10^{12}/L，Hb 80g/L，WBC 80.4×10^{9}/L**，N 0.50，L 0.12，M 0.38，PLT 12×10^{9}/L。尿、粪常规在正常范围。

●肝肾功能：**血尿酸 720μmol/L**，余在正常范围。

●正侧位 X 线胸片：无异常发现。

● 12 导联心电图：窦性心律，各导联心电图无异常。

●骨髓细胞学检查 + 活检（组织学检查）：**骨髓涂片示有核细胞增生极度活跃，以粒细胞系增生为主，粒、红比例为 30∶1**。骨髓粒细胞系分类：**原始粒细胞 0.38，早幼粒细胞 0.42，中幼粒细胞以下仅 0.08**，可见少量有核红细胞，巨核细胞 2 个 / 全片，血小板散在、少见。**骨髓活检组织学检查示造血组织增生**，可见大量幼稚细胞，提示白血病改变。NAP 积分为 10 分（对照 102 分），呈阴性反应。

●外周血涂片：**原始细胞 + 早幼粒细胞 0.38，中幼粒细胞 + 晚幼粒细胞 0.30**，杆状核细胞 + 分叶核细胞 0.20，淋巴细胞 0.12。血小板少见。

●骨髓细胞染色体检查及基因检测：**染色体检查见 Ph 染色体（+），PCR 查到 *bcr-abl* 融合基因**。

●骨髓细胞流式细胞学检测：**提示急性髓细胞白血病**。

● *abl* 基因突变检测：阴性。

【查体及实验室检查和辅助检查思考题】 若薛先生 *abl* 基因存在 T315I 突变，该如何应对？

上级医师：根据病史、体检、实验室检查和辅助检查结果，该病人的诊断、诊断依据和鉴别诊断分别是什么？

下级医师：

●诊断：慢性粒细胞白血病（急变期）；高尿酸血症。

●诊断依据

（1）脾大2年，半个月来有不规则发热，体重下降。

（2）体检中前胸上部有出血点，轻度贫血，肝大，巨脾。

（3）血片中原始细胞＋早幼粒细胞0.38，中幼粒细胞＋晚幼粒细胞0.30，血小板少见。WBC 80.4×10^9/L。

（4）骨髓象及活检证实为慢性粒细胞白血病急变期。NAP积分减低。流式检测提示急性髓细胞白血病，Ph染色体（+），查到融合基因*bcr-abl*（p210）68%。

（5）血尿酸升高（720μmol/L）。

●鉴别诊断

（1）肝硬化：有肝炎病史，临床表现可出现肝掌、蜘蛛痣的特点，血象及骨髓象无慢性粒细胞白血病改变。Ph染色体阴性，不会出现*bcr-abl*融合基因。

（2）骨髓纤维化：原发性骨髓纤维化症有髓外造血、脾大明显、血象中WBC增多，并出现幼粒细胞，易与慢性粒细胞混淆。但骨髓纤维化外周血白细胞数多不超过30×10^9/L，血片中常可见幼红细胞，成熟红细胞形态异常，特别是泪滴状红细胞易见。NAP积分升高。Ph染色体阴性，不会出现*bcr-abl*融合基因，可以有*JAK2*基因突变。骨髓穿刺常干抽，骨髓活检嗜银纤维染色示网状纤维增多，可以鉴别。

（3）原发性脾型淋巴瘤：可有发热及脾大，与本病临床相似。血象WBC轻度升高，部分病人可出现形态异常的淋巴细胞。骨髓象有时也可出现形态各异的淋巴细胞，类似淋巴瘤样细胞。本病骨髓象示典型慢性粒细胞急性变，流式检测提示急性髓细胞白血病，Ph染色体阳性，PCR查到*bcr-abl*融合基因，两者可以鉴别。

上级医师：请你列出治疗原则，开出医嘱。

下级医师：

●治疗原则：应用羟基脲降低白血病细胞预处理，必要时用血细胞分离仪行白细胞单采术，化学治疗，防治尿酸性肾病。

●医嘱

（1）羟基脲1g，口服，1次/日。

（2）血小板悬液10U，静脉滴注。

（3）更换2代酪氨酸激酶抑制剂，如尼洛替尼、达沙替尼。

（4）外周血白细胞数降至10×10^9/L以下开始联合化疗，去甲氧柔红霉素8mg/(m^2·d)，静脉滴注，1次/日，连用3天；阿糖胞苷100mg/(m^2·d)，1次/日，静脉滴注，连用7天。

（5）别嘌醇0.1g，口服，3次/日。

（6）5%碳酸氢钠125ml，静脉滴注，2次/日。

（7）水化，日补液量2500～3000ml。

（8）亚胺培南西司他丁钠1g，静脉注射，每8小时一次。

【治疗思考题】 病人治疗完全缓解后如何进一步治疗？

〖上级医师评述〗

慢性白血病可分为慢性粒细胞白血病（慢粒）、慢性淋巴细胞白血病（慢淋）及慢性单核细胞白血病（慢单）。慢粒较为常见，具有 Ph 染色体为特征。慢粒根据临床特点、血象及骨髓象分为三期：慢性期（稳定期）、加速期（增殖期）和急变期。本例为急变期，多数病例急性变向急粒变发展，20%～30% 为急淋变，偶有单核细胞、巨核细胞及红细胞等类型的急性变。慢粒的治疗已进入酪氨酸激酶时代，要注意的是，应尽快达到 *bcr-abl* 转阴的目标，在维持治疗的同时还要定期检测 *bcr-abl* 的拷贝数，及时发现疗效不佳的病人，调整治疗策略，以减缓向疾病加速期甚至急变期的转变。本例血象及骨髓象的特点表现为急粒变。急变期为慢粒的终末期，预后极差，本病应积极进行化学治疗，如能争取临床缓解，有条件时应及早进行异基因造血干细胞移植。

（卢瑞南）

病例六

〖病人诉说〗

我叫章 ××（男），今年 38 岁，工人。反复发热 40 天了，还有颈部淋巴结肿大，我得了什么怪病啊？

〖医师思维导引〗

上级医师：围绕章先生反复发热伴颈部淋巴结肿大 40 天，你应考虑到可能是哪些疾病？

下级医师：老师，我想章先生反复发热伴颈部淋巴结肿大 40 天，可能与下列疾病有关：

● 感染性疾病：淋巴结炎、结核性淋巴结炎、性病性淋巴肉芽肿。

● 非感染性疾病：坏死性增生性淋巴结炎、血管免疫母细胞淋巴结病、急性白血病、淋巴瘤、慢性淋巴细胞白血病、肺癌及胃癌转移。

上级医师：根据病人诉说，你应如何进一步问诊？

下级医师：“章先生，别紧张，我给你好好看看。您发热、颈部淋巴结肿大有没有什么诱因？”

章先生：“没有。”

下级医师：“发热时有没有怕冷、出虚汗？体温什么情况可以正常？一天中什么时候高？有没有肌肉、关节疼痛？”

章先生：“发热时不怕冷，有虚汗，体温未退至正常，上午略低、下午较高，无肌肉、关节疼痛。”

下级医师：“您是怎么发现自己淋巴结肿大的？”

章先生：“发热时自己摸到颈部约有黄豆大小的东西，不痛不痒，后来慢慢长大到白果大小。”

下级医师：“生病以来，食欲和大小便如何？”

章先生：“体重下降 5 公斤吧，食欲减退，大小便正常。”

下级医师：“40 天以来曾经去看过医生吗？”

章先生：“曾到 ×× 医院门诊检查，拟诊为‘淋巴结炎’，服环丙沙星 500mg/ 次，3 次 / 日，连用 7 天，效果不好。”

上级医师：根据章先生提供的上述病史资料，在既往史和个人史的询问中，你还应重点询问哪些内容？

下级医师：“章先生，您有没有结核、慢性溃疡病病史？有没有不洁性交史？有没有药物过敏以及长期服药史？”

章先生：“没有你说的情况。”

下级医师：“您做什么工作？工作环境如何？有无接触有害毒物史？”

章先生：“从事修理电器的工作，环境良好，工作中不接触有害毒物。”

下级医师：“平时抽烟、喝酒吗？”

章先生：“抽烟10年，每日10支。没有饮酒嗜好。”

上级医师：根据所获得的病史，你体检中应重点检查哪些部位？应注意哪些阳性体征？

下级医师：老师，我重点检查了病人下列项目，获得了一些阳性体征如下：

- 生命体征：**T 38.5℃**，R 21 次 / 分，P 108 次 / 分，BP 100/70mmHg。
- 体位：自动体位。
- 注意发热、出血和贫血的阳性体征及有鉴别意义的阴性体征：神志清楚，**面色苍白，中度贫血貌**，巩膜不黄，皮肤未见出血点。胸骨无压痛，**颈部两侧胸锁乳突肌后缘可扪及3～4个蚕豆至白果大小淋巴结**，表面无红肿、不粘连、无压痛，其余浅表淋巴结未扪及。肺部：**右下肺肩胛线第8肋以下语音震颤减弱，叩诊浊音，呼吸音低**，其余无异常。心脏听诊心率108次 / 分，律齐，余无异常。腹部软，无压痛及包块，**肝肋下1.5cm，质Ⅰ～Ⅱ度，脾肋下2cm，质Ⅱ度**，无压痛。右上腹部无压痛，墨菲征阴性。腹部移动性浊音阴性。

上级医师：根据以上章先生的病历资料，你认为他应做哪些实验室检查及其他辅助检查？

下级医师：老师，我认为他应该做下列检查，并获得了相关检查结果：

- 血、尿、粪常规：**RBC 2.85×10^{12}/L，Hb 75g/L**，WBC 10.5×10^{9}/L，N 0.58，L 0.24，M 0.12，PLT 120×10^{9}/L。尿、粪常规在正常范围。
- 肝肾功能：乳酸脱氢酶（**LDH）526U/L**，余在正常范围。
- 正侧位X线胸片：胸部右下肺见密度均匀阴影，上缘外高内低，**心膈角和肋膈角消失，纵隔阴影增宽**，未见移位。提示**胸腔少量积液**。
- 骨髓细胞学检查＋活检（组织学检查）：**骨髓涂片示骨髓有核细胞增生明显活跃，粒、红比例为4.2∶1。粒细胞系轻度核左移，成熟中性粒细胞内可见中毒颗粒**，红细胞系无异常，**淋巴细胞比例相对增高（占0.48）**，幼稚淋巴细胞占0.08，并见到异形淋巴细胞，**巨核细胞50个 / 全片，以产板巨核细胞为主，血小板成簇分布**。骨髓活检见到中等量淋巴细胞。
- CT检查（胸、腹部）：**示肝脾大。腹膜后可见2.5cm×1.8cm大小淋巴结2个，腹腔内亦可见2.0cm×1.0cm大小淋巴结。胸腔内纵隔亦可见到1.0cm×0.5cm淋巴结2个。右下少量胸膜腔积液**。
- 左颈部淋巴结活检：**提示弥漫大B细胞淋巴瘤，非生发中心型，CD20（+++），Ki67阳性率90%**。

【查体及实验室检查和辅助检查思考题】 若章先生有头痛，该如何应对？

上级医师：根据病史、体检、实验室检查和辅助检查结果，该病人的诊断、诊断依据和鉴

别诊断分别是什么？

下级医师：

● 诊断：弥漫大B细胞淋巴瘤，非生发中心型（Ⅳ期B），国际预后指数2分，高中危；胸膜腔积液（继发性）。

● 诊断依据

（1）发热伴淋巴结肿大40天，应用抗感染治疗效果不好。

（2）除发热、淋巴结肿大外伴体重下降5kg，食欲减退。其他呼吸、消化系统症状均不明显。

（3）贫血、肝脾大。

（4）胸膜腔有积液体征。

（5）骨髓象及活检见到异形淋巴细胞。

（6）CT证实胸腔内纵隔、腹腔、腹膜后均有肿大淋巴结。右下胸膜腔少量积液。

（7）淋巴结活检证实为弥漫大B细胞淋巴瘤，非生发中心型。

● 鉴别诊断

（1）淋巴节结核：好发于颈部，可有发热、盗汗、体重下降，应注意鉴别。本病有贫血、肝脾大，血象及骨髓象见到异形淋巴细胞，淋巴结活检证实为淋巴瘤。

（2）慢性淋巴细胞白血病：多见于老年人，可有淋巴结肿大、发热、盗汗、贫血等症状。但其血象白细胞常在$30\times10^9/L$以上，淋巴细胞以小淋巴细胞为主，骨髓象中成熟淋巴细胞占70%。淋巴结活检示淋巴结结构破坏不明显，无其他细胞浸润。

（3）坏死性增生性淋巴结病：有发热伴淋巴结肿大、肝脾大，临床上应与淋巴瘤鉴别，主要依靠淋巴结活检，病理学检查除淋巴结结构破坏外，可出现灶性坏死，见到大量细胞破坏、细胞核碎片，周围淋巴组织增生，有组织细胞、淋巴细胞浸润。临床上应用泼尼松口服效果较好，常为良性经过，预后较好。

上级医师：请你列出治疗原则，开出医嘱。

下级医师：

● 治疗原则：联合化学治疗，预防感染。

● 医嘱：R-CHOP方案，21天为一疗程。

（1）利妥昔单抗375mg/m^2，首次静脉滴注。

（2）环磷酰胺750mg/m^2，第1天静脉滴注。

（3）阿霉素50mg/m^2，第1天静脉滴注。

（4）长春新碱1.4mg/m^2，第1天静脉推注。

（5）泼尼松50mg/（m^2•d），第1天至第5天口服。

（6）别嘌醇0.1g，口服，3次/日。

（7）5%碳酸氢钠125ml，静脉滴注，2次/日。

（8）水化，日补液量2500～3000ml。

【治疗思考题】 病人需要几个疗程？何时评估疗效？

〖上级医师评述〗

淋巴瘤分为霍奇金淋巴瘤和非霍奇金淋巴瘤两大类，临床上以后者为多见。两种类型的区别在于淋巴结活检，前者可见到R-S细胞。本病例为非霍奇金淋巴瘤Ⅳ期B组，国际预后指数 2 分，高中危。该病人胸部 X 线片及 CT 均证实有少量胸腔积液，纵隔淋巴结亦肿大，仍为淋巴瘤侵犯胸膜所致，故未做胸腔穿刺。典型临床表现加上淋巴结活检，诊断淋巴瘤并不困难。约 25%～40% 的病人表现在淋巴结外器官，如胃、肠、扁桃体、甲状腺、乳腺、肺、肝、脾和生殖器官等，临床上常易误诊为相应器官的肿瘤，有时需要在手术后进行组织病理学检查方能确诊为淋巴瘤。目前该病除应用联合化学治疗、放射治疗外，已开展异基因和自体外周血造血干细胞移植等。部分病人可长期无病生存。

（卢瑞南）

第七节　内分泌系统疾病

病例一

〖病人诉说〗

我叫仇 ××（女），今年 52 岁，是一名工人。我已经有心慌、容易激动 20 多年了，最近半个月出汗特别多。

〖医师思维导引〗

上级医师：根据病人诉说，你应考虑到哪些疾病?

下级医师：老师，我想仇女士心慌、易激动 20 多年，多汗半个月，可能与下列疾病有关：

- 内分泌系统疾病：甲状腺功能亢进症（甲亢）、糖尿病、肾上腺皮质功能减退症。
- 神经症。

上级医师：根据病人诉说，应如何进一步问诊?

下级医师：“仇女士，您发病有没有什么诱因?”

仇女士：“情绪波动和疲劳情况下很容易心慌和激动。”

下级医师：“您有没有多食、易饥、怕热、多汗、体重减轻、月经减少或闭经等表现?”

仇女士：“有怕热、多汗和易饥症状，大便正常，已停经 2 年。”

下级医师：“仇女士，您有没有糖尿病、自身免疫性疾病和结核病等家族史?”

仇女士：“母亲有高血压病，其他没有。”

下级医师：“您还有其他什么不舒服的地方吗?”

仇女士：“没有了。医生，我的病严重吗？治病要花多少钱?”

下级医师：“仇女士，我们还需要查体和做几项检查才能确诊，可能是甲状腺的毛病，您不要害怕，我们的治疗是规范的，绝不会乱收费。”

上级医师：根据所获得的病史，体检中应重点检查哪些部位？应注意哪些阳性体征?

下级医师：老师，我重点检查了病人下列项目，获得了一些阳性体征如下：

- 血压：134/70mmHg。
- 皮肤、黏膜：皮肤无苍白，皮肤与颊黏膜无色素沉着。
- 眼部：双侧眼球无明显突出，Mobius 征（–），Jeffroy 征（–），von Grafe 征（–）。
- 甲状腺：**甲状腺Ⅱ度肿大，质软**，无结节。无震颤及血管杂音。
- 心脏：心率 98 次 / 分，律齐。
- 四肢：**手抖阳性**。无胫骨前局限性、黏液性水肿。

上级医师：根据病史和体检，能否引出初步诊断？

下级医师：

●初步诊断：甲状腺功能亢进症。

上级医师：下一步如何处理？

下级医师：拟定诊断步骤，然后进行相应的辅助检查：①确定是否为甲亢；②确定甲亢的类型；③确定有无并发症。

上级医师：确诊甲亢需要做哪些检查？

下级医师：确诊需要依靠血清甲状腺激素（血清游离 T_3、游离 T_4 和促甲状腺激素）检测结果。**游离甲状腺素（FT_4）>100pmol/L，游离三碘甲腺原氨酸（FT_3）36.88pmol/L，促甲状腺激素（TSH）<0.005mIU/L**。

上级医师：如何确定甲亢的类型？

下级医师：甲亢分为 6 类，即甲状腺性甲亢、垂体性甲亢、伴瘤综合征或 hCG 相关性甲亢、卵巢甲状腺肿伴甲亢、暂时性甲亢和医源性甲亢。重点应鉴别甲状腺性甲亢、垂体性甲亢以及暂时性甲亢。确定甲亢的类型一方面需要依靠病史、临床表现和体检结果，另一方面还需做下列检查：

● TSH 测定：TSH 降低（<0.005mIU/L）。

●甲状腺摄碘率测定：**甲状腺摄碘率：2 小时 80.59%，6 小时 93.30%，24 小时 83.18%**。

●甲状腺特异性抗体检测：**促甲状腺素受体抗体（TRAb）13.78IU/L，甲状腺球蛋白抗体（TGAb）>4000IU/ml，甲状腺过氧化物酶抗体（TPOAb）>600IU/ml**。

上级医师：怎样确定有无严重并发症？

下级医师：主要根据病史和针对性的实验室检查。

●甲亢精神病：无相关病史。

●甲亢心脏病：心电图显示窦性心动过速，无其他异常。

●甲亢肌病：偶有乏力，无明显软瘫史。

●甲亢肝病：肝功能检查：ALT 33.4U/L，AST 22.0U/L。

●甲亢血液系统异常：外周血白细胞计数为 4.3×10^9/L。

上级医师：根据病史、体检和实验室检查结果，该病人的诊断、诊断依据和鉴别诊断分别是什么？

下级医师：

●诊断：甲状腺功能亢进症，Graves 病。

●诊断依据

（1）症状典型：心悸、怕热、多汗、易激、多汗等。

（2）体征明显：脉压稍增大、心动过速、甲状腺肿大和手抖等。

（3）实验室检查结果特异：FT_3、FT_4 升高，TSH 降低；甲状腺摄碘率升高，峰值前移；TRAb 强阳性。

●鉴别诊断：主要与神经症和其他类型的甲亢相鉴别。

（1）神经症：可有与甲亢类似的临床表现，如心悸、手抖、失眠、多汗等，但甲状腺激素和甲状腺摄碘率测定完全正常。

（2）垂体性甲亢：垂体性甲亢是一种少见的甲亢类型，缘于垂体 TSH 的升高。其临床表现与 Graves 病可以完全一样，血清 FT_3、FT_4 也明显升高，但血清 TSH 水平正常或升高为其显著的特征。

（3）暂时性甲亢：主要缘于各种甲状腺炎，如亚急性甲状腺炎、桥本甲状腺炎、产后甲状腺炎等。此类疾病一般具有典型的病史特征，如亚急性甲状腺炎的上呼吸道感染和颈部疼痛病史、产后甲状腺炎的分娩史等。实验室检查中，虽然甲状腺激素升高、TSH 降低，但甲状腺摄碘率降低是其重要特征，而且，TRAb 一般为阴性或轻度升高。

上级医师：请你列出治疗原则，开出医嘱。

下级医师：

● 治疗原则：抗甲状腺治疗，保肝，防止白细胞进一步下降。

● 医嘱

（1）处方一：甲巯咪唑（他巴唑），10mg/ 次，3 次 / 日，口服；普萘洛尔（心得安），10～20mg/ 次，3 次 / 日，口服。

（2）处方二：丙硫氧嘧啶（PTU），100mg/ 次，3 次 / 日，口服；普萘洛尔（心得安），10～20mg/ 次，3 次 / 日，口服。

（3）处方三：碳酸锂，250mg/ 次，3 次 / 日，口服；普萘洛尔（心得安），10mg/ 次，3 次 / 日，口服；泼尼松，15mg/ 次，1 次 / 日。

〖上级医师评述〗

甲亢是最常见的内分泌代谢性疾病之一，其患病率在 1% 左右。随着生活节奏的加快，饮食中碘含量以及环境内分泌干扰物的增加，本病的发病率呈现明显的升高趋势。甲亢分为 6 种类型，临床上以甲状腺性甲亢最为多见，其中，Graves 病甲亢占 90% 以上。Graves 病甲亢的典型表现包括三大类：甲状腺激素增高症候群、甲状腺肿和突眼征，甲亢病人一般均有第一类表现，80% 的病人伴有甲状腺肿大，25%～50% 的病人同时存在突眼征。部分病人同时有肝功能轻度受损和（或）白细胞降低。甲亢的诊断思路：首先确定是否为甲亢，然后明确甲亢的类型，最后了解有无并发症。

诊断甲亢的新策略：检查血清 FT_3、FT_4 和 TSH。如果 FT_3、FT_4 升高，TSH 降低，可以确诊为甲状腺性甲亢；如果仅有 TSH 降低，而 FT_3、FT_4 正常，则诊断为亚临床甲亢。

Graves 病甲亢特别需要与垂体性甲亢和暂时性甲亢相鉴别，因为其治疗方法不同。垂体性甲亢的最大特点是 FT_3、FT_4 升高，而 TSH 正常或升高；暂时性甲亢的特点之一是甲状腺摄碘率往往降低，而 FT_3、FT_4 升高只是一过性的。

Graves 病甲亢的治疗有三种方法，即药物疗法、手术疗法和放射性碘疗法。一般以前者为首选。对于药物治疗之前已经有轻度肝功能异常或白细胞下降的病人，仍然可以使用抗甲状腺药物，甲亢控制后，肝功能或白细胞一般可恢复正常。对于这类病人，如果无禁忌证，可以考虑使用处方一或者处方二治疗。目前一般认为，除非有特殊情况，均首选处方一。特殊情况包括妊娠前三个月和怀疑或者确定为甲亢危象者。如果是怀疑甲亢危象者，丙硫氧嘧啶和普萘洛尔的剂量可以更大。该病人因病程较长，考虑选择做放射性 ^{131}I 治疗，在做放射性 ^{131}I 治疗准备时用药方案可选择处方三。需要注意的是，使用普萘洛尔时应注意询问病人有无哮喘病史。

【思考题】

（1）甲亢有几种类型？Graves 病是如何引起的？

(2) 甲亢的主要临床表现是什么？

(3) 甲亢的诊断步骤和治疗方法有哪些？

(杨 涛 刘晓云)

病例二

〖病人诉说〗

我是张××(男)，今年45岁，公司职员。两年多来，我经常口干，消瘦明显。

〖医师思维导引〗

上级医师：根据病人发病年龄、职业和诉说，应首先考虑到何种疾病？

下级医师：老师，张先生口干、消瘦明显2年，可能与下列疾病有关：

- 内分泌系统疾病：糖尿病、尿崩症、甲状腺功能亢进症(甲亢)。
- 恶性肿瘤。

上级医师：根据病人诉说，你应如何进一步问诊？

下级医师："张先生，您有没有肥胖、糖尿病、高血压和甲状腺疾病等家族史？"

张先生："我好想没有什么家族性遗传性疾病史。"

下级医师："您有没有怕热、多汗和心慌等表现？"

张先生："好像没有。"

下级医师："您有没有头昏、心口疼痛、肢体感觉异常等表现？"

张先生："近半年来有左手小指持续性麻木，双下肢偶有蚁爬感。"

下级医师："您有没有视力改变、便秘、腹泻以及性功能异常等表现？"

张先生："我好像有一阵一阵的视物模糊。"

下级医师："体重是否下降？饮水、进食情况怎样？"

张先生："体重近2年来下降20多斤，饮水、进食情况没有明显改变。"

上级医师：根据所获得的病史，你体检中应重点检查哪些部位？应注意哪些阳性体征？

下级医师：老师，我重点检查了病人下列项目，获得了一些阳性体征如下：

- 身高、体重和体重指数：身高177cm，体重67kg，体重指数(BMI)为21.4kg/m^2。
- 血压：119/80mmHg。
- 眼部：无眼睑水肿和突眼征。无黄色瘤和白内障。眼底未见明显渗出及出血点。
- 甲状腺：无肿大。
- 心脏：心率74次/分，律齐。各瓣膜区未闻及病理性杂音。
- 腹部：腰围78cm，肝肋下未触及。腹部和肾区未闻及血管杂音。
- 四肢：无手抖和胫骨前局限性、黏液性水肿。双侧足背动脉搏动良好。
- 神经系统检查：**震动觉减弱，温度觉减弱**，痛觉正常。

上级医师：根据病史，能否引出初步诊断？

下级医师：

- 初步诊断：糖尿病。

上级医师：下一步应如何处理？

下级医师：拟定诊断步骤，然后进行相应的辅助检查：①确定是否为糖尿病；②明确糖尿病的类型；③了解有无并发症。

上级医师：确定糖尿病的诊断需要做哪些检查？

下级医师：老师，我做了下列检查，结果如下：

● 首先检查尿比重或（和）尿渗透压：尿比重 1.017。

● 确诊糖尿病的关键是检测血糖：空腹静脉血血糖 6.64mmol/L；**餐后 2 小时血糖 13.41mmol/L**。

上级医师：确定糖尿病的类型需要做哪些检查？

下级医师：糖尿病分为 4 型，即 1 型糖尿病、2 型糖尿病、妊娠糖尿病和其他特殊类型糖尿病。针对本病人，主要应做如下检查：

● 甲状腺激素测定：FT_3、FT_4 在正常范围内和 **TSH 0.215mIU/L（偏低）**。

● 糖化血红蛋白（HbAlc）测定：**HbAlc 7.2%**。

● 特异性抗体测定：胰岛细胞抗体（ICA）、胰岛素自身抗体（IAA）以及谷氨酸脱羧酶抗体（GADA）阴性。

● 胰岛素、C 肽释放试验：结果如下：

时间（min）	0	30	60	120	180
血糖（mmol/L）	6.64	6.74	8.96	13.4	11.58
胰岛素（mol/L）	**12.9**	**22.3**	**43.0**	**123.3**	**134.3**
C 肽（pmol/L）	**218.1**	**337.5**	**436.1**	**843.3**	**1256.0**

● 尿常规检查：尿糖阴性，尿蛋白和酮体均阴性。

● 心电图和二维超声心动图：心电图未见异常，未行二维超声心动图检查。

● 尿微量白蛋白测定：尿白蛋白 / 肌酐比值 <6.2。

● 肌电图：右下肢胫神经及腓总神经感觉传导异常，有周围神经病变可能。

● 肝胆 B 超：肝脂肪浸润，胆囊息肉，胰、脾未见明显异常。

● 血液生化检查：血清甘油三酯 1.5mmol/L，总胆固醇 3.94mmol/L，LDL-C 2.58mmol/L；尿素氮、肌酐正常；肝功能无异常。

● 血液流变学检查：未见异常。

● 眼底检查：眼底未见明显出血及渗出。

上级医师：根据病史、体检和实验室检查结果，该病人的诊断、诊断依据和鉴别诊断分别是什么？

下级医师：

● 诊断：2 型糖尿病，糖尿病周围神经病变。

● 诊断依据

（1）糖尿病的诊断依据：①病史：无糖尿病家族史；②临床表现：口干、消瘦等；③体征：双下肢色素沉着，温度觉异常；④实验室检查：两次不同时间血糖达到糖尿病诊断标准（空腹≥7.0mmol/L，餐后或服糖后 2 小时血糖≥11.1mmol/L）。

（2）2 型糖尿病的诊断依据：①血胰岛素、C 肽释放试验显示，基础和最高值均有所下降且高峰后延，提示 2 型糖尿病分泌曲线；②胰岛细胞抗体（ICA）、胰岛素抗体（IAA）和谷氨酸脱羧酶抗体（GADA）阴性；③无自发性酮症或酮症酸中毒；④发病时 HbA1c 明显升高；⑤年龄 45 岁。

（3）糖尿病神经病变的诊断依据：①有左侧小指持续性麻木，双下肢蚁爬感、温度觉下降；②体检提示震动觉减弱；③肌电图提示神经传导速度减慢。

●鉴别诊断

（1）甲亢：可有口干、疲乏和消瘦等表现。本病还可与糖尿病同时存在。本例病人甲状腺功能正常。

（2）尿崩症：可有糖尿病相似的临床表现，但尿比重和渗透压显著降低而血糖正常为其特征。

上级医师：请你列出治疗原则，开出医嘱。

下级医师：

●治疗原则：降糖调脂，纠正代谢紊乱，消除糖尿病症状，防止和延缓并发症，延长寿命，降低病死率。

●医嘱

（1）处方一：糖尿病健康教育，饮食加运动疗法，注意监测血糖。

（2）处方二：口服降糖药：沙格列汀 5mg，1 次 / 日；瑞格列奈 0.5mg，3 次 / 日。

（3）处方三：针对糖尿病神经病变，依帕司他 50mg 口服，3 次 / 日；甲钴胺片 500g 口服，3 次 / 日；硫辛酸胶囊 200mg 口服，3 次 / 日。

上级医师：糖尿病有哪些并发症与合并症？

下级医师：急性并发症主要包括糖尿病酮症酸中毒、糖尿病非酮症性高渗综合征、糖尿病乳酸酸中毒和低血糖症。慢性并发症主要为糖尿病心脑血管并发症、糖尿病肾病、糖尿病视网膜病变以及糖尿病神经病变。糖尿病合并症主要包括胆囊炎、胆石症、脂肪肝、各种类型的感染以及“五高”（高胰岛素血症、高血压、高脂血症、高尿酸血症和高凝状态）等。并发症与合并症的诊断除根据病史和相应的体检之外，还需要施行一些针对性的实验室检查。

〖上级医师评述〗

糖尿病是一种严重危害人类身体健康的代谢性疾病，以高血糖为基本特征。本病分为 4 型，临床上以 2 型糖尿病最为常见，占 90% 左右。糖尿病为一种慢性、进行性的终身性疾病，其发病率呈逐年升高趋势。糖尿病发病原因尚未完全明了。1 型糖尿病主要缘于遗传、病毒感染等环境因素以及自身免疫。2 型糖尿病是遗传和环境因素共同作用的结果，生活模式的改变是糖尿病发病率持续升高的重要原因之一。

糖尿病的典型表现是“三多一少加体重减轻”。然而，这些表现多见于 1 型糖尿病。大多数 2 型糖尿病病人，临床上往往无典型症状，有时在健康体检中发现，或者是因为出现了糖尿病的并发症或合并症而就诊的。因此，临床上应高度重视“无症状性”糖尿病的诊断。糖尿病的诊断分为三步：首先需确定糖尿病的存在，其次要明确糖尿病的类型，最后了解有无各种并发症与合并症。目前，确诊糖尿病的唯一标准是血糖水平。明确糖尿病类型需根据发病年龄、自发性酮症、自身抗体、胰岛素、C 肽分泌情况等综合判断。

糖尿病的治疗应采取综合措施，目前强调“五驾马车”并驾齐驱。所谓“五驾马车”就是糖尿病健康教育、血糖检测、饮食疗法、运动疗法和药物治疗。对于 2 型糖尿病而言，不能开始就使用降糖药物，而应先采取饮食和运动疗法治疗 1～2 个月，如果血糖达不到理想水平，再给予口服降糖药物。肥胖病人宜首选双胍类药物，非肥胖病人可以使用双胍类或磺脲类降糖制剂。效果欠佳时，可以联合使用不同作用机制的药物。

糖尿病治疗要兼顾并发症与合并症，对于有高血压的病人，应首选血管紧张素转化酶抑制剂（ACEI）或血管紧张素Ⅱ受体拮抗剂（ARB）类降压药物，此类药物对糖尿病血管病变具有较好的保护作用。如有血脂异常，应根据脂质谱的变化选用相应的降脂药物，目前的资料明确显示，他汀类药物能够防止或延缓糖尿病肾病的发生与发展，对药物控制不好的病人或出现并发症时，应及早应用胰岛素治疗。

【思考题】

（1）糖尿病的流行病学特点是什么？

（2）糖尿病的主要临床表现及诊断步骤是什么？

（3）为什么糖尿病需要全方位综合治疗？

（杨　涛　刘晓云）

第八节　神经系统疾病

病例一

〖病人诉说〗

他叫张 ××，我父亲，50 岁，工人。昨上午十时许，他与家人吵架后，出现头痛、恶心、呕吐、口齿不清、流口水，左边身体不灵活，然后就人事不知，我们赶紧把他送到医院来（病人意识不清，由家属叙述）。

〖医师思维导引〗

上级医师：围绕张先生头痛、恶心、呕吐、口齿不清、流口水、左侧肢体不灵活、意识不清，你应考虑到可能是哪些疾病?

下级医师：老师，我想张先生有可能是下列疾病：

● 蛛网膜下腔出血：该病与脑出血极易混淆，两者均为颅内出血，仅出血部位不同，蛛网膜出血在脑表面，而脑出血的出血部位在脑实质。

● 脑血栓形成：可以急性起病，有瘫痪，梗死面积较大时，可以出现意识不清。

● 脑栓塞：起病急骤，常有心脏病史，有栓子的来源，如风湿性心脏病、冠心病、心肌梗死、亚急性细菌性心内膜炎，特别是合并心房颤动。

● 中毒：一氧化碳、乙醇、化学药品（包括药物）等急性中毒，以及代谢性疾病（如低血糖、高血糖，肝性脑病、尿毒症等），也可以迅速出现意识不清，应详细追问病史，另做相关实验室检查。

● 外伤性颅内血肿：头部外伤后也可以迅速出现意识障碍、瘫痪等。特别要注意查明颅脑外伤与脑出血的生病先后和因果关系。

● 病毒性脑炎：也可以迅速出现意识障碍、瘫痪等。

上级医师：根据病人家属的诉说，你应如何进一步问诊?

下级医师:“您父亲最近有什么不适吗?”

张先生家属:“自从天气变冷后,他时常出现头晕、头痛。”

下级医师:“发病时他在干什么?”

张先生家属:“早上起来还好好的。后因家庭矛盾,与家人拌嘴后出现不适。”

下级医师:“多长时间后人事不知?”

张先生家属:“4 小时左右。”

下级医师:“发病前,您父亲有没有摔倒,头部有没有撞击什么东西?”

张先生家属:“没有。”

下级医师:“发病后有没有发热、肢体抽搐?”

张先生家属:“没有。但今天出现低烧,38.2℃。”

下级医师:“张先生来院急诊时测血压是多少?”

张先生家属:“220/130mmHg。”

上级医师:根据张先生现病史所获取的资料,在既往史和个人史的询问中,你还应重点询问哪些内容?为什么?

下级医师:“张先生,您父亲以前有无高血压、高血脂、糖尿病?”

张先生家属:“我父亲有高血压 20 年,血压一般在(160～180)/(100～120)mmHg,没有到医院认真治疗过。血脂和血糖不高。”

下级医师:“张先生,您父亲经常量血压吗?”

张先生家属:“基本不量。”

下级医师:“张先生,您父亲以前有没有心脏病病史?”

张先生家属:“没有。”

下级医师:“近期有没有做手术?有没有过长期卧床、下肢活动障碍的情况等?”

张先生家属:“这些都没有。”

下级医师:“有没有烟酒嗜好?”

张先生家属:“我父亲抽烟 30 年了,每天大约 20 支。每天要喝酒,平均 7 两左右。”

下级医师:“张先生,近半个月来您父亲出现过发烧、腹泻吗?”

张先生家属:“没有。”

下级医师:“张先生,您父亲今日有没有服用什么药物?”

张先生家属:“除降血压药外,没有使用其他药物。”

下级医师:老师,我问张先生以上病史,目的是调查有无脑血管病易患因素,并协助排除其他疾病,如脑梗死、心脏病、中枢神经系统感染。

【问诊思考题】 ①如果张先生在安静情况下发病,说明什么?②如果张先生先有发热,再出现症状,说明什么?

上级医师:根据所获得的病史,你体检中应重点检查哪些部位?应注意哪些阳性体征?

下级医师:老师,我重点检查了病人下列项目,获得了一些阳性体征如下:

- 生命体征:**体温 38.2℃**,脉搏 76 次/分,呼吸 20 次/分,**血压 220/130mmHg**。
- 体位:**病人昏迷**,在旁人协助下可翻身。
- 皮肤、黏膜:皮肤、黏膜无苍白和发绀。

●头颈部及脑神经功能检查：**浅昏迷**。双瞳孔对光反射稍迟钝，双侧皱额好。**双眼右视凝视**。**左鼻唇沟浅，伴舌左偏**。咽反射消失。其余脑神经检查正常。

●肺脏：胸廓是否对称，气管是否居中，肺脏下界，语音震颤，语音传导，呼吸音。无啰音，两肺呼吸音粗，两上肺有痰鸣音。

●腹部：无压痛和包块，以排除消化道溃疡、消化道炎症；肝脏下界、墨菲征是否阳性，以排除胆道疾病。腹部检查尤以上腹部检查为重点。张先生腹部无阳性体征。

●运动功能检查（包括肌力、腱反射及锥体束征）：**左上肢肌力0级，肌张力低**。右上肢肌力Ⅴ级，肌力正常。双上肢腱反射对称。Hoffman征阴性。**左下肢肌力Ⅱ~Ⅲ级**，右下肢肌力Ⅴ级，肌张力正常。**腱反射左侧消失**，右侧尚有。**左侧Babinski征阳性，左掌跖反射阳性**。

●感觉功能检查（包括四肢远端感觉）：因病人意识不清，无法检查。但强刺激病人皮肤，右肢体有躲避动作，**左肢体无躲避动作**。

●脑膜刺激征：无异常。

●自主神经功能检查：无手足少汗、肢端皮肤干燥等血管舒缩功能障碍，有尿潴留。

【查体思考题】 张先生左掌跖反射阳性，则病变部位在哪里？查体和实验室检查中还要注意什么？

上级医师：根据以上张先生的病历资料，你认为他应做哪些实验室检查及其他辅助检查？

下级医师：老师，我认为他应该做下列检查，并获得了相关检查结果：

●血、尿、粪常规：血、粪常规均在正常范围。**尿常规示尿糖（+）**。

●血糖监测：该病人**随机血糖10.5mmol/L**。

●凝血功能：正常。

●肝、肾功能：肝、肾功能均在正常范围。

●血脂全套：总胆固醇5.2mmol/L，低密度脂蛋白3.11mmol/L，甘油三酯1.8mmol/L，其余正常。

●心电图检查：心电图示窦性心律，心率110次/分，左心肌肥厚。**左前分支传导阻滞**。

●X线胸片检查：**两肺纹理粗，两肺低絮状影。左心室轻度增大，主动脉弓突出**。

●颈部血管多普勒彩超检查：**两侧颈总动脉内膜增厚，有多处粥样硬化斑块**。椎动脉正常。

●超声心动图检查：**室间隔轻度肥厚，主动脉瓣钙化，为老年性退行性改变**。

●头颅CT：**右内囊前部高密度影**。

●头颅MRI：**右内囊T_1、T_2高密度病灶**。

●颈部和头颅MRA：**见多处血管狭窄**。未见动脉瘤和血管畸形。

上级医师：根据以上张先生的影像资料，与脑梗死有什么不一样？

下级医师：老师，脑出血与脑梗死在影像上有很大不同。

（1）CT：新鲜血肿为圆形或卵圆形均匀高密度区，而血肿周围水肿呈低密度，环形增强，血肿吸收后呈低密度或囊性变。而脑梗死表现为低密度灶，与脑出血截然相反。

（2）MRI：对脑干及小脑出血的显示优于CT，但对其他部位出血的诊断价值可能不及CT。另外，MRI可区别陈旧性脑出血和脑梗死。血肿的MRI表现见表2-8-1。

表 2-8-1　血肿的 MRI 表现

时间	MRI 表现	
	T_1	T_2
<24 小时	长信号	长信号
24～48 小时	等信号	短信号
3 天～2 周	短信号	长信号
>3 周	长信号	长信号

（3）CT 血管造影（CTA）、MR 血管成像（MRA）、数字减影脑血管成像（DSA）：在脑梗死病人可出现多处狭窄。而在脑出血病人则可以见到血管畸形、动脉瘤、烟雾病（Moyamoya 病）等异常。

上级医师：根据病史、体检、实验室检查和辅助检查结果，该病人的诊断、诊断依据和鉴别诊断分别是什么？

下级医师：

● 诊断：右侧内囊脑出血；高血压（3 级）。

● 诊断依据

（1）男性，50 岁中老年人。

（2）起病急，活动下发病，无外伤史。

（3）主要症状为不能言语，左侧肢体活动受限，意识障碍。

（4）体征有左中枢性面瘫、舌瘫，不完全性假性延髓性麻痹，左侧肢体偏瘫。

（5）CT 示右内囊高密度影，MRI 示右内囊高密度病灶，双侧基底节腔隙性梗死灶。

（6）有多年高血压。

● 鉴别诊断

（1）蛛网膜下腔出血：该病与脑出血极易混淆，两者均为颅内出血，仅出血部位不同。蛛网膜出血在脑表面，而脑出血的出血部位在脑实质。蛛网膜出血有头痛，脑膜刺激征更明显，除动眼神经麻痹外，一般无瘫痪。详见表 2-8-2。

（2）脑血栓形成：一般来说，脑梗死发病年龄更大，有糖尿病、高脂血症、高血压等既往史，头颅 CT 示低密度信号或无改变。详见表 2-8-2。

（3）脑栓塞：起病急骤，常有心脏病史，有栓子的来源如风湿性心脏病、冠心病、心肌梗死、亚急性细菌性心内膜炎，特别是合并心房颤动。

（4）中毒：在迅速出现昏迷、偏瘫等局灶神经缺失症状不明显时，要注意除外 CO、乙醇、化学药品（包括药物）等急性中毒，以及代谢性疾病（如低血糖、高血糖，肝性脑病、尿毒症等），应详细追问病史，另做相关实验室检查。上述情况头颅 CT 检查阴性。

（5）外伤性颅内血肿：有头部外伤史。特别要注意查明颅脑外伤与脑出血的生病先后和因果关系。

（6）病毒性脑炎：多见于青年人，有感染、精神症状等前驱症状。脑脊液常规检查（CSF）有重要价值。

表 2-8-2 脑梗死与脑出血的鉴别诊断

鉴别要点	脑梗死	脑出血	蛛网膜下腔出血
发病年龄	多在60岁以上	多在60岁以下	多为年轻人
起病状态	多在安静时	多在活动时	多在活动时
起病速度	较缓（时、日）	急（分、小时）	急（分、小时）
血压	正常或升高	明显升高	正常或升高
头痛	少见	多见	明显而突出
呕吐	少见	多见	常见
昏迷	少见	多见	少见
头颅CT	低密度改变	高密度改变	脑表面高密度
脑脊液	多正常	血性、压力升高	血性
病因	糖尿病、高脂血症	高血压	动脉瘤、动静脉畸形

上级医师：请你列出治疗原则，开出医嘱。

下级医师：

●治疗原则：控制危险因素，防止继续出血，降低颅内压，防止脑疝形成，防治并发症。

●医嘱

（1）保持安静，尽量避免不必要的搬动，特别是在出血最初数小时，最好就地或就近处理。

（2）保持呼吸道通畅，及时清理呼吸道分泌物，防止脑缺氧，必要时做气管切开，使用呼吸机。

（3）严密观察生命体征，包括意识、瞳孔、血压、心率等。

（4）维持水、电解质平衡和营养。

（5）加强护理，积极防治压疮、尿道感染和肺炎等并发症。保持肢体功能位。

（6）控制脑水肿，降低颅内压

1）甘露醇：125～250ml，每6～8小时一次，静脉滴注（30分钟内滴完），7～10天为一疗程。

2）甘油：10%复方甘油溶液500ml，每12小时一次，静脉滴注，3～6小时滴完。

3）利尿剂：呋塞米40ml，每日2～4次，静脉注入。

4）血清白蛋白：50～100ml，每日1次，静脉滴注。

（7）调整血压：脑出血急性期，通常不主张使用降压药，特别是强降压药。只有当平均动脉压>16.7～18.0kPa（125～135mmHg）或舒张压>16kPa（120mmHg）才给予降压处理。

（8）脑保护治疗：可采用冰帽做局部物理降温，降低脑出血周围组织的代谢，有利于脑细胞功能的恢复和减轻脑水肿。

（9）手术治疗：小脑半球出血的血肿>15ml，蚓部血肿>6ml，大脑半球出血>30ml，特别是出现脑干受压症状时，应积极采用手术治疗。常用的手术方法有：①血肿清除术；②锥孔穿刺血肿吸除术；③立体定向血肿引流术和脑室引流术等。

（10）病因治疗：血管畸形、瘤卒中者采取适当措施，以防复发。溶栓治疗后脑出血可使用止血药和鱼精蛋白，而血友病时补充缺乏的凝血因子或输注新鲜血浆等。

(11) 康复治疗：病人渡过急性期，生命体征平稳，病情稳定，即可进行康复治疗。可采用体疗、理疗等方法，以促神经功能的恢复与代偿，提高生活质量，减少致残的后遗症。

(12) 其他治疗

1) 应激性溃疡：预防用 H_2 受体阻断剂，如西咪替丁 0.2～0.4g/d，静脉滴注。一旦出血后，按上消化道出血的常规进行治疗。

2) 中枢性高热：宜先行物理降温，高热不退时可试用多巴胺受体激动剂如溴隐亭。

3) 下肢深静脉血栓形成：可通过瘫肢被动活动、穿弹力裤、抬高下肢等方法进行预防。如一旦发生，可给予低分子肝素 4000U，皮下注射，2 次 / 日。

4) 抗生素：颅内出血(ICH)早期，病情较轻者，如无感染证据，一般不需常规应用抗生素；合并意识障碍者，特别是老年人，易并发肺部感染、泌尿系统感染，可预防性给予抗生素治疗。一旦发生感染，应根据致病菌及培养结果及时调整抗生素。

5) 兴奋躁动或伴发抽搐发作时，可给予地西泮(安定)肌内注射或静脉注射。预防抽搐可给予口服苯妥英钠(0.1g，3 次 / 日)。禁止使用吗啡等抑制呼吸中枢的药物。

〖上级医师评述〗

随着高血压等多种危险因素的有效控制，脑出血发病率已经有所下降，但病死率仍然较高。脑出血后的脑水肿以及血肿周围组织继发性损害是脑出血致死、致残的主要原因。新近实验研究显示，在脑出血后水肿以及血肿周围组织神经细胞死亡的发生和发展过程中，凝血酶及红细胞分解产物(如血红蛋白)等物质起着重要的作用；同时发现通过及时清除血肿和(或)使用凝血酶拮抗剂(如水蛭素)，可有效地减轻脑水肿以及血肿周围组织损害。随着脑出血基础研究的不断深入，脑出血的治疗将发生重大变革。

(储旭华)

病例二

〖病人诉说〗

他叫储 ××(男)，70 岁，公务员退休。他早晨起来，口齿不清，流口水，左边身体不灵活，就来医院了(因病人口齿不清，由家属叙述)。

〖医师思维导引〗

上级医师：围绕储先生口齿不清、流口水、左侧肢体不灵活，你应考虑到可能是哪些疾病?

下级医师：老师，我想储先生有可能是下列疾病：

● 脑出血：脑梗死与小量脑出血的临床表现颇为相似，极易混淆；在所有的鉴别要点中，起病状态和起病速度最具有临床意义。但大面积脑梗死的临床症状可与脑出血类似，当然 CT/MRI 检查均可提供确定的诊断。

● 脑栓塞：起病急骤，常有心脏病史，有栓子的来源如风湿性心脏病、冠心病、心肌梗死、亚急性细菌性心内膜炎，特别是合并心房颤动。

● 颅内占位病变：某些硬膜下血肿、颅内肿瘤、脑脓肿等也可呈卒中样发病，出现偏瘫等局限性神经功能缺失症状，可与脑梗死混淆。

上级医师：根据病人家属诉说，你应如何进一步问诊?

下级医师:“储先生是早上睡醒后发现不适的吗?”

储先生家属:“是的。”

下级医师:“发病前一天有没有其他症状?”

储先生家属:“发病前一天说感到头昏、左肢体麻木。”

下级医师:“发病后有没有发烧、昏迷和肢体抽搐?”

储先生家属:“没有。”

下级医师:“储先生来院急诊时测血压是多少?”

储先生家属:“186/96mmHg。”

上级医师:根据储先生现病史所获取的资料,在既往史和个人史的询问中,你还应重点询问哪些内容?为什么?

下级医师:“储先生以前有没有高血压、高血脂、糖尿病?”

储先生家属:“有高血压20年了,血压一般在(150～160)/(90～100)mmHg,没有到医院认真治疗过。他还有高胆固醇血症8年,也没有认真进行降脂治疗。还有2型糖尿病8年了,主要是用饮食控制加服降糖药,尿糖(+)～(++)。”

下级医师:“储先生以前有没有心脏病病史?”

储先生家属:“没有。”

下级医师:“近期有没有做过手术?有没有长期卧床以及下肢活动障碍的情况等?”

储先生家属:“这些都没有。”

下级医师:“储先生有没有烟酒嗜好?”

储先生家属:“我父亲抽烟30年了,每天大约20支,基本不喝酒。”

下级医师:老师,我问储先生以上病史,目的是调查有无脑血管病易患因素,并协助排除其他疾病,如脑出血、心脏病、中枢神经系统感染。

【问诊思考题】 ①如果储先生在活动情况下快速发病,说明什么?②如果储先生先有发热,再出现症状,说明什么?(提示:查阅教材,请教上级医师。)

上级医师:根据所获得的病史,你体检中应重点检查哪些部位?应注意哪些阳性体征?

下级医师:老师,我重点检查了病人下列项目,获得了一些阳性体征如下:

- 生命体征:体温37.2℃,脉搏76次/分,呼吸20次/分,**血压186/96mmHg**。
- 体位:是否自动体位,若不能平卧,需排除肺淤血。储先生是自动体位。
- 皮肤、黏膜:有无发绀,有无苍白(排除贫血)。储先生皮肤、黏膜无苍白和发绀。
- 头颈部及脑神经功能检查:**发声困难,不能言语**,理解力、判断力无异常。双瞳孔对光反射稍迟钝,双侧皱额好。**左鼻唇沟浅,伴舌左偏**。**咽反射双侧欠灵敏**。其余脑神经检查正常。
- 肺脏:胸廓是否对称,气管是否居中,肺脏下界,语音震颤,语音传导,呼吸音,有无啰音。储先生肺脏无阳性发现。
- 腹部:有无压痛和包块,以排除消化道溃疡、消化道炎症;肝脏下界;墨菲征是否阳性,以排除胆道疾病。腹部检查尤以上腹部检查为重点。储先生腹部无阳性体征。
- 运动功能检查(包括肌张力、腱反射及锥体束征):**左上肢肌力0级,肌张力略低**。右上肢肌力Ⅴ级,肌张力正常。双上肢腱反射对称。Hoffman征阴性。**左下肢肌力Ⅱ～Ⅲ**

级，右下肢肌力Ⅴ级，双侧肌张力正常。腱反射对称。**左侧 Babinski 征阳性，左掌跖反射阳性**。

●感觉功能检查（包括四肢远端感觉）：无异常。

●脑膜刺激征：无异常。

●自主神经功能检查：无手足少汗、肢端皮肤干燥等血管舒缩功能障碍。有尿潴留。

【查体思考题】 储先生左肢体瘫痪，但无感觉障碍，病变部位在哪里？查体和实验室检查中还要注意什么？

上级医师：根据以上储先生的病历资料，你认为他应做哪些实验室检查及其他辅助检查？

下级医师：老师，我认为他应该做下列检查，并获得了相关检查结果：

●血、尿、粪常规：血、粪常规均在正常范围。**尿常规中餐后尿糖(+)**。

●空腹血糖和餐后2小时血糖：**空腹血糖10.5mmol/L，餐后2小时血糖22.5mmol/L**。

●肝、肾功能：均在正常范围。

●血脂全套：**总胆固醇7mmol/L，低密度脂蛋白4.11mmol/L，甘油三酯2.3mmol/L**，其余正常。

●心电图检查：正常。

● X线胸片检查：**左心室轻度增大，主动脉弓突出**。

●颈部血管多普勒彩超检查：**两侧颈总动脉内膜增厚，有多处粥样硬化斑块**。椎动脉正常。

●超声心动图检查：**室间隔轻度肥厚，主动脉瓣钙化，为老年性退行性改变**。

●头颅CT：**右内囊前部低密度阴影**。

●头颅MRI：**右内囊前部新鲜梗死灶，双侧基底节腔隙性梗死灶**。

【实验室检查及辅助检查思考题】 若储先生家属对做这么多实验室检查和辅助检查项目表示疑虑和不满，你怎样与他沟通？

上级医师：根据病史、体检、实验室检查和辅助检查结果，该病人的诊断、诊断依据和鉴别诊断分别是什么？

下级医师：

●诊断：脑梗死；脑血栓形成；高血压（2级）；高脂血症；糖尿病2型。

●诊断依据

(1) 男性，72岁老年人。

(2) 起病急，安静下发病，无外伤史。

(3) 主要症状为不能言语、左侧肢体活动受限。

(4) 体征有左中枢性面瘫、舌瘫，不完全性假性延髓性麻痹，左侧肢体偏瘫。

(5) CT示右内囊前部低密度阴影，MRI示右内囊前部新鲜梗死灶，双侧基底节腔隙性梗死灶。

(6) 有多年糖尿病、高血压、血脂增高史。

●鉴别诊断

(1) 脑出血：起病急，病情进展迅速，往往数小时内达到高峰，可出现脑水肿、颅内高压表现。若血肿破入蛛网膜下腔可出现脑膜刺激征，CT示病变部位为高密度阴影。该病人颅内高压不明显，CT 为右枕叶低密度阴影，故可排除脑出血。

（2）脑栓塞：起病急，病情进展迅速，多有心脏瓣膜病伴心房颤动或大动脉疾病等。该病人无心脏瓣膜疾病及其他疾病引起的血管疾病。

（3）颅内感染：可有前驱感染、发热，出现脑部弥漫性损害，如神志不清、精神异常，以偏瘫为首发症状者相对较少，如累及脑膜，易出现脑膜刺激征，故可排除颅内感染。

（4）颅内肿瘤：一般为慢性起病，症状于数月内达高峰，常出现持续性头痛，脑水肿明显时可出现颅内高压表现，如呕吐呈喷射样。CT 可出现占位性病变。本例起病急，不伴明显头痛，无颅内高压表现，头颅 CT、MRI 未发现占位性病变，故可排除颅内肿瘤。

上级医师：请你列出治疗原则，开出医嘱。

下级医师：

● 治疗原则：控制危险因素，快速恢复缺血区的血液和氧气供应，增加脑灌注，降低脑代谢。使用神经保护剂。防治并发症。

● 医嘱

（1）卧床休息。

（2）密切观察生命体征，血压保持在 180/105mmHg 左右，低血压时要用升压药。血糖控制在 10mmol/L 以下。防止误吸和食物反流。定时翻身拍背，使呼吸道分泌物及时排出，根据情况做气管切开，使用呼吸机控制呼吸。活动四肢，防止深静脉血栓形成。

（3）药物应用

1）尿激酶，100 万～150 万单位，静脉滴注。

2）重组人组织型纤溶酶原激活物（rt-PA），0.9mg/kg，静脉滴注。

3）阿司匹林，150～325mg，1 次 / 日，口服。

4）氯吡格雷（波立维），75mg/ 次，1 次 / 日，口服。

5）依达拉奉，30mg/ 次，2 次 / 日，静脉滴注。

6）瑞舒伐他丁，10mg/ 次，1 次 / 日，口服。

7）20% 甘露醇，250ml，2 次 / 日，静脉滴注。

（4）一旦病情稳定，可进行恢复期治疗。如对瘫痪肢体进行按摩及被动运动，避免出现关节挛缩、肌肉萎缩。对失语病人需加强言语康复训练，以促进神经功能恢复。

〖上级医师评述〗

临床上常见的缺血性脑血管病有：短暂性脑缺血发作、脑梗死和脑栓塞。脑梗死、脑血栓形成是缺血性脑血管病中常见的类型，又称动脉硬化性脑梗死，由于供应脑的动脉因动脉粥样硬化等自身病变使管腔狭窄、闭塞，或在狭窄的基础上形成血栓，造成脑局部急性血流中断、缺血、缺氧、软化坏死，出现相应的神经系统症状，临床上常出现偏瘫、失语。本例病人是在静态发病，临床表现为失语及右侧肢体偏瘫，经 CT 和 MRI 证实有梗死灶，诊断明确，经过治疗后病情有所恢复，能扶持手杖行走，吐字逐渐清楚，日常生活能自理。近年来，脑梗死的发病年龄有年轻化趋势，有的病人神经系统损害的定位体征不明显，往往表现为头痛、头晕等症状或表现为轻度行走不稳；有的病人起病较缓慢，临床表现不突出，仅有轻度肢体无力，但不影响行走，对于这些病人，应提高警惕，临床上定期随访，复查头颅 CT 以及时明确诊断。

（储旭华）

病例三

〖病人诉说〗

我叫周××(男),59岁。今天上午八点左右在地里干活时突然出现剧烈头痛,一直不见减轻,还有恶心、呕吐。我好像要死了。

〖医师思维导引〗

上级医师:围绕周先生突发剧烈头痛伴恶心、呕吐,你应考虑到可能是哪些疾病?

下级医师:老师,我想周先生有可能是下列疾病:

- 脑血管疾病:蛛网膜下腔出血、脑出血、脑血栓形成、脑栓塞、高血压脑病、脑供血不足、脑血管畸形。
- 颅内占位性病变:颅脑原发肿瘤、颅内转移瘤、脑肿瘤卒中。
- 颅内感染:脑炎、脑膜炎。
- 颅脑外伤:脑震荡、脑挫伤、硬膜下血肿、颅内血肿。
- 全身系统疾病:高血压病、贫血、肺性脑病。
- 其他:毒物及药物中毒、偏头痛、癔症性头痛。

上级医师:根据病人诉说,你应如何进一步问诊?

下级医师:“周先生,您到医院了就别害怕,我给您好好查一查。您头部受到什么外伤了吗?”

周先生:“没有。”

下级医师:“您头痛主要位于什么部位?”

周先生:“我觉得整个头部都疼。”

下级医师:“您的头痛是怎样的,一阵一阵的还是持续的,感觉是胀痛还是像针刺样的疼痛?”

周先生:“持续的疼,头像要炸裂了一样。”

下级医师:“您呕吐了几次?呕吐物是吃的东西吗?有没有血?呕吐后头痛有没有减轻?”

周先生:“总共吐了4次,刚开始吐的是早上吃的东西,后来就是黏液了,没有血,吐过后感觉头痛没有明显减轻。”

下级医师:“有没有感觉什么情况下疼痛会加重或减轻?”

周先生:“我觉得在用力咳嗽的时候或者转脖子的时候头痛会加重。”

下级医师:“您来医院前有没有用过什么止痛药,有效果吗?”

周先生:“吃了‘芬必得’,但是没见减轻,还是疼得厉害。”

下级医师:“您除了头痛外还有没有发热、咳嗽、腹痛、拉肚子等不舒服的情况?”

周先生:“这些都没有。”

上级医师:根据周先生现病史所获取的资料,在既往史和个人史的询问中,你还应重点询问哪些内容?为什么?

下级医师:“周先生,您以前有没有发生过类似的头痛?近期有没有患过感冒?”

周先生:“从来没有过这样剧烈的头痛,近期也没患过感冒。”

下级医师:“您有没有高血压、高血脂、糖尿病?”

周先生:“我发现高血压10年了,血压一般在(150～160)/(90～100)mmHg,没有到医院认真治疗过,也没怎么吃过药。血脂正常,没有糖尿病。”

下级医师:“您以前有没有患过肝炎、结核、伤寒等传染病?”

周先生:“这些病没有得过。”

下级医师:“您有没有烟酒嗜好?”

周先生:“我抽烟20年了,每天大约20支,基本不喝酒。”

下级医师:“您做过什么手术吗?有没有输过血?”

周先生:“都没有。”

下级医师:“您家里的直系亲属有没有过什么遗传性疾病?”

周先生:“没有,父母、子女都很健康。”

下级医师:老师,我问周先生以上病史,目的是调查有脑血管病的遗传或者易感因素、并协助排除因外伤、感染等导致的头痛。

上级医师:根据所获取的资料,体检中应重点检查哪些部位?应注意哪些阳性体征?

下级医师:老师,我重点检查了下列项目,并获得了一些阳性体征和阴性体征如下:

- 生命体征:**血压160/100mmHg**,体温37.0℃。
- 一般情况:神志清楚,**痛苦面容**。
- 体位:自动体位。
- 皮肤、黏膜:皮肤、黏膜无苍白和发绀,无出血点。
- 头颈部:外观无畸形,无局部包块,**颈项强直,颈部活动受限**。
- 心肺腹:心率80次/分,呼吸20次/分,心肺听诊无异常,腹软,无压痛。
- 神经反射:深、浅反射正常,病理反射(−),**脑膜刺激征(+)**。

上级医师:根据以上周先生的病历资料,你认为他应做哪些实验室检查及其他辅助检查?

下级医师:老师,我认为周先生应该做下列检查,并获得了相关检查结果:

- 血、尿、粪常规,血型,凝血功能:血、尿、粪常规在正常范围。血型AB型。凝血功能基本正常。
- 肝、肾功能,血糖,血脂:总胆固醇6.12mmol/L,甘油三酯2.8mmol/L。肝、肾功能、血糖均在正常范围。
- 12导联心电图:窦性心律,心率87次/分,大致正常心电图。
- 头部CT:**蛛网膜下腔出血**。
- 腰椎穿刺(情况允许下不作首选,因腰椎穿刺可诱发动脉瘤破裂):脑脊液压力正常,**外观呈血性**。
- 头部CTA:**右侧大脑中动脉动脉瘤**。

上级医师:根据病史、体检、实验室检查和辅助检查结果,该病人的诊断、诊断依据和鉴别诊断分别是什么?

下级医师:

- 诊断:蛛网膜下腔出血;右大脑中动脉动脉瘤;高血压病;高血脂。
- 诊断依据

(1)干重体力活时突发头痛伴恶心、喷射性呕吐。

（2）颈项强直，脑膜刺激征（+）。

（3）腰椎穿刺见血性脑脊液。

（4）头颅CT示蛛网膜下腔出血；头部CTA示右侧大脑中动脉动脉瘤。

●鉴别诊断

（1）脑出血：脑出血多于高血压，伴有偏瘫、失语等局灶性神经功能缺失症状和体征。原发性脑室出血与重症蛛网膜下腔出血临床难以鉴别，小脑出血、尾状核头出血等因无明显肢体瘫痪，易与蛛网膜下腔出血混淆，仔细地进行神经功能检查、头颅CT、DSA（CTA或MRA）检查可鉴别。

（2）颅内感染：各种类型的脑膜炎如结核性、真菌性、细菌性和病毒性脑膜炎等，虽有头痛、呕吐和脑膜刺激征，但常先有发热，发病不如蛛网膜下腔出血急骤，脑脊液性状提示感染而非出血，CT无蛛网膜下腔出血表现等特点可以鉴别。

（3）瘤卒中或颅内转移瘤：约1.5%脑肿瘤可发生瘤卒中，形成瘤内或瘤旁血肿合并蛛网膜下腔出血，头部CT和MRI可以鉴别。

上级医师：请你列出治疗原则、治疗步骤。

下级医师：

●治疗原则：控制继续出血，防治脑血管痉挛及其继发的脑梗死，防治脑积水，去除出血的原因和预防复发。

●治疗步骤

（1）保持生命体征稳定：绝对卧床，密切监测生命体征和神经系统体征的变化；保持气道通畅，维持稳定的呼吸、循环系统功能。

（2）防治脑血管痉挛：使用尼莫地平，常用剂量10～20mg/d，静脉滴注1mg/h。

（3）控制血压：在血压监测下使用短效降压药物使血压下降，保持血压稳定在正常或者病前水平。可选用钙离子通道阻滞剂、β受体阻断剂或ACEI类等。

（4）降低颅内压：临床上主要是用脱水剂，常用的有甘露醇、呋塞米、甘油果糖，也可以酌情选用白蛋白。若伴发脑内血肿体积较大，应尽早手术清除血肿，降低颅内压以抢救生命。

（5）抗纤溶药物：为了防止动脉瘤周围的血块溶解引起再度出血，可用抗纤维蛋白溶解剂以抑制纤维蛋白原的溶解。常用6-氨基己酸（EACA）。

（6）手术治疗：手术夹闭动脉瘤或者行介入栓塞。

（7）防治脑积水：根据脑积水发展程度选用药物（乙酰唑胺、甘露醇、呋塞米等）、脑室穿刺脑脊液外引流术或脑脊液分流术。

（8）对症治疗：烦躁者予镇静药，头痛者予以镇痛药，注意慎用阿司匹林等可能影响凝血功能的非甾体类抗炎镇痛药物或吗啡、哌替啶等可能影响呼吸功能的药物。痫性发作时可以短期采用抗癫痫药物，如安定、卡马西平或者丙戊酸钠。

（9）加强护理：卧床休息，减少探视，避免声光刺激。给予高纤维、高能量饮食，保持尿便通畅。意识障碍者可予鼻胃管，小心鼻饲，慎防窒息和吸入性肺炎。尿潴留者留置导尿，注意预防尿路感染。采取勤翻身、肢体被动活动、气垫床等措施预防压疮、肺不张和深静脉血栓形成等并发症。

〖上级医师评述〗

自发性蛛网膜下腔出血是多种病因引起脑底部或脑及脊髓表面血管破裂导致的急性出

血性脑血管疾病，血液直接流入蛛网膜下腔。年发病率为（5～20）/10 万人。常见病因为颅内动脉瘤，其次为脑血管畸形，还有高血压性动脉硬化，也可见于动脉炎、脑底异常血管网、结缔组织病、血液病、抗凝治疗并发症等。该病人经综合诊断为动脉瘤性蛛网膜下腔出血，是一种复杂的临床综合征，在治疗过程中需要多学科的专业知识支持，涉及神经重症医学、神经外科学和神经病学等。针对病因治疗目前主要包括外科手术和介入治疗。

《中国蛛网膜下腔出血诊治指南 2015》推荐：①外科手术夹闭或弹簧圈栓塞均可降低动脉瘤再破裂出血的风险（Ⅰ级推荐，B 级证据）。②应尽可能选择完全栓塞治疗动脉瘤（Ⅰ级推荐，B 级证据）。③动脉瘤的治疗方案应由经验丰富的神经外科与神经介入医师根据病人病情与动脉瘤情况共同商讨后决定（Ⅰ级推荐，C 级证据）。④对于同时适用于介入栓塞及外科手术的动脉瘤病人，应首先考虑介入栓塞（Ⅰ级推荐，A 级证据）。⑤支持手术夹闭的因素：年轻、合并血肿且有占位效应以及动脉瘤的因素（位置：大脑中动脉和胼胝体周围血管的动脉瘤；宽颈动脉瘤；动脉分支直接从动脉瘤囊发出）；支持栓塞的因素：年龄超过 70 岁，无具有占位效应的血肿存在，动脉瘤因素（后循环、窄颈动脉瘤、单叶型动脉瘤），WFNS 量表评分为Ⅳ级和Ⅴ级的危重病人（Ⅱ级推荐，C 级证据）。⑥早期治疗可降低再出血风险，球囊辅助栓塞、支架辅助栓塞和血流导向装置等新技术可提高早期动脉瘤治疗的有效性（Ⅱ级推荐，B 级证据）。

（张军霞）

病例四

〖病人诉说〗

他叫薛××（男），23 岁。昨天晚上八点骑电瓶车不慎摔倒，当即昏迷几十秒钟，自行骑车到镇上医院就诊。左侧额颞部伤口消毒包扎后又骑车回家。今天早上 6 点我们发现他昏迷不醒，送来急诊（病人昏迷，由家属叙述）。

〖医师思维导引〗

上级医师：遇到此类急诊，你作为接诊医师首先要做什么？

下级医师：老师，病人受伤后当即有短暂昏迷，能骑车到医院并回家，估计有原发性脑损伤但不重，十个小时后病人家属发现病人昏迷，说明有继发性病变发生，因病人有明显的中间清醒期，以硬脑膜外血肿引发脑疝的可能性为大。在快速全身检查（左侧瞳孔散大、光反射消失）后，立即给予甘露醇快速脱水，并行头颅 CT 和术前准备以明确诊断，可做进一步处理。

上级医师：根据病人家属的诉说，应重点询问哪些病史？

下级医师：“病人晚上睡觉前有没有提及自己头疼？”

病人家属：“说有左侧前部头疼，但不重。”

下级医师：“病人有没有呕吐？”

病人家属：“没有。”

下级医师：“今天早晨如何发现病人昏迷的？”

病人家属：“早晨 6 点，听到病人发出奇怪的鼾声，喊不醒，才发现已昏迷，就立即送来医院了。”

上级医师：根据薛先生现病史所获取的资料，在既往史和个人史的询问中，你还应重点

询问哪些内容？为什么？

下级医师：“病人以前有没有高血压、高血脂、糖尿病、冠心病？”

病人家属：“没有。”

下级医师：“病人以前有没有得过肝炎、结核、伤寒等传染病？”

病人家属：“这些病没有得过。”

下级医师：“病人以前有没有做过什么手术？有没有长期卧床以及肢体活动障碍等情况？”

病人家属：“都没有。”

下级医师：“病人有没有烟酒嗜好？”

病人家属：“不抽烟，不喝酒。”

下级医师：老师，我问病人家属以上病史，目的是看病人有无基础疾病，以评估手术风险。

上级医师：根据所获取的资料，体检中应重点检查哪些部位？应注意哪些阳性体征？

下级医师：老师，我重点检查了下列项目，并获得了一些阳性体征如下：

- 生命体征：**血压 182/110mmHg**，心率 80 次 / 分。
- 神经系统：**浅昏迷**；左侧瞳孔直径 5mm，**对光反射消失**，右侧瞳孔直径 2mm，**对光反射迟钝；右侧肢体肌力 2 级，巴宾斯基征(+)**。
- 其他检查：**见左额颞部青肿**。胸、腹、脊柱、四肢等部位未发现明显异常。

上级医师：根据以上薛先生的病历资料，你认为他应做哪些实验室检查及其他辅助检查？

下级医师：老师，我认为他应该做下列检查，并获得了相关检查结果：

- 血、尿常规，血型，凝血功能：血型 A 型，余均在正常范围。
- 12 导联心电图：窦性心律，心率 76 次 / 分，正常心电图。
- 头部 CT：**左额颞顶部巨大硬脑膜外血肿，左颞骨骨折**。

上级医师：根据病史、体检、实验室检查和辅助检查结果，该病人的诊断、诊断依据和鉴别诊断分别是什么？

下级医师：

- 诊断：左额颞部巨大硬脑膜外血肿；左颞叶钩回疝；左额颞部颅骨骨折；左额颞部头皮挫伤。
- 诊断依据

(1) 左额颞部巨大硬脑膜外血肿：病人有头部外伤后的典型中间清醒期，头颅 CT 片上见大量硬脑膜外血肿。

(2) 左颞叶钩回疝：血肿侧瞳孔先散大、对侧锥体束征阳性的典型改变。

(3) 左额颞部颅骨骨折：虽未摄头颅 X 线片，但在头颅 CT 的骨窗上可以见到，在手术时也应见到。

(4) 左额颞部头皮挫伤：从外表已可见到。

- 鉴别诊断

(1) 急性硬脑膜下血肿：意识障碍进行性加重，无中间清醒期。CT 可鉴别。

(2) 脑内血肿：意识障碍进行性加重，CT 可鉴别。

上级医师：请你列出具体治疗步骤。

下级医师：

● 治疗步骤

（1）立即用 20% 甘露醇 250ml 快速静脉推注脱水，做好呼吸停止时行人工呼吸的准备。

（2）术前准备：剃头、导尿，并配血、备血。

（3）立即送病人进手术室行开颅清除血肿及去骨瓣减压术。

（4）术毕将病人送监护病房，监测生命体征、意识、瞳孔，维持水、电解质平衡，支持治疗等。

（5）应用足量有效的抗生素预防感染。

（6）脱水、激素的应用。

（7）神经营养药物的应用。

（8）预防应激性溃疡药物的应用。

（9）必要时行人工冬眠降温治疗。

（10）镇静、抗癫痫药物的应用。

（11）病情稳定时，可尽早行高压氧等康复治疗。

〖上级医师评述〗

该病人有典型的急性硬脑膜外血肿的临床表现。如初诊医师给病人行头颅 CT 检查，应可见左颞部骨折合并硬膜外血肿。如初诊医师还记得颞骨内侧有脑膜中动脉沟，为解剖课中的重点内容，该部位骨折可撕裂脑膜中动脉而引起硬脑膜外血肿，那他就会提高警惕，就会建议病人做头颅 CT 并留院观察，而不至于发生上述危重病情。如不能分秒必争地进行抢救，该病人就很可能死亡或留有严重的伤残。尽管对该病人术后进行了及时、积极的治疗，病人仍然昏迷了 20 余天才清醒。如能及早发现血肿，在发生脑疝前就予以手术清除，则术后能快速康复。总的说来，已发展到上述情况的脑疝，其死亡率及严重伤残率是很高的。如已发生了上述情况，则积极的、分秒必争的抢救是非常重要的，不要轻易放弃。仅仅开颅手术清除血肿是不够的，术后的脑水肿（特别是脑干的水肿）往往可继续加重对脑组织的压迫和损害，故敞开硬脑膜、去除骨瓣行外减压也是必需的。如硬脑膜外血肿发现较早或不太大，未发生脑疝就手术治疗，则往往仅清除血肿就足够了，而不必剪开硬脑膜及去骨瓣减压。最后，因病人年龄较轻，从生活质量方面考虑，术后 3 个月还需建议再次进行颅骨缺损修补术。

（张军霞）

第九节　运动系统疾病

病例一

〖病人诉说〗

我叫宋 ××（女），今年 72 岁，是本市中学退休教师。前天晚间我洗澡时候不小心跌倒，当时感觉右髋部很疼，自己站不起来，家人把我扶到床上休息，整整躺了两天，疼痛一点也没有好转，还发现右腿和左腿不一样了，现在稍微动一下，右髋就疼得要命，所以今天赶紧来住院。

〖医师思维导引〗

上级医师：围绕宋老师摔伤后出现右髋疼痛、负重障碍和右下肢畸形，你应考虑到可能是哪些疾病？

下级医师：老师，我想宋老师有明确的外伤史，并且受伤后症状主要局限在髋关节附近，可能损伤的结构包括：

- 骨盆：髋臼骨折、髋臼盂唇撕脱。
- 股骨近端：股骨头骨折、股骨颈骨折、股骨转子间骨折、股骨转子下骨折。
- 关节脱位：髋关节脱位。
- 髋关节周围肌肉扭伤。

上级医师：根据病人的诉说，你还需要通过问诊获得哪些信息？

下级医师：“宋老师，您还能记得当时是怎么跌伤的吗？”

宋老师：“我当时就站在浴室地板上想要转身，结果地上有水，我右脚一滑，重心不稳，就跌倒了，我虽然年纪大，但脑子清清楚楚，怪我自己不小心。”

下级医师：“哦，那就是跌倒之前您的意识是清楚的，摔之前没有黑蒙、头昏的情况出现，是吗？”

宋老师：“没有，我心脏和脑血管都很好，从来没有住过院，也没有不舒服，这次就是怪我自己太大意了。”

下级医师：“您摔倒之后有没有昏迷，或者有没有身体其他部位疼痛或不舒服？”

宋老师：“那倒没有，我一摔倒立刻喊我老头子把我扶起来，仔细看了一下，没有其他地方不舒服。”

下级医师：“您摔倒之后自己还能够站立吗？”

宋老师：“一开始还能站一下，自己稍微活动活动关节，我以为没有多大事。但第二天早晨发现疼得厉害了，髋关节根本不能动。”

下级医师：“宋老师，您觉得脚底板有麻木的感觉吗？”

宋老师：“没有这个感觉。”

下级医师：“您卧床两天之后有感觉小腿酸困、胀痛吗？”

宋老师：“这些都没有。”

上级医师：根据宋老师现病史所获取的资料，在既往史和个人史的询问中，你还应重点询问哪些内容？为什么？

下级医师：“宋老师，您受伤前右髋关节疼过吗？”

宋老师：“从来没有，活动也很好。”

下级医师：“宋老师，您以前有没有高血压、冠心病、糖尿病？是否有晚上睡觉胸闷、喘不上气、憋醒的情况？是否口服阿司匹林？”

宋老师：“我高血压20年了，一直口服硝苯地平片，血压一般在(150～160)/(90～100)mmHg，定期到医院复查。心脏方面没有心绞痛过，心电图检查考虑有一些心肌缺血，以前吃阿司匹林，但最近一个月停用阿司匹林了，偶尔爬三层楼后会胸闷，但晚上睡觉很好。血糖每年体检都是7mmol/L左右，我主要控制饮食，最近半年没有复查过了。”

下级医师：“您有没有抽烟的习惯？有没有长期咳嗽、咳痰，特别是到冬、春季节就加重的情况？以前有过肺结核等病吗？”

宋老师：“我从不抽烟，没有这些肺部的问题。”

下级医师：“您有没有什么慢性疾病需要长期使用激素的情况？是否患有胃溃疡？”

宋老师：“都没有的。”

下级医师：“您平时有没有觉得长期腰背疼痛，尤其晚上加重的情况？近年来有没有感觉身高明显降低的情况？”

宋老师：“近半年来是有疼痛的，但不影响睡眠，我自己口服钙片。现在的身高比年轻时候矮了15cm不止。”

下级医师：老师，我问宋老师以上病史，目的首先是要排除髋关节是否有病理性骨折的可能。此外，了解有高血压、冠心病、COPD、糖尿病等影响病人心肺功能、降低手术耐受力的基础疾病。了解阿司匹林和激素使用史是了解病人凝血功能和免疫功能。最后追问病人有无长期腰背部疼痛和身高变化，是想初步了解病人是否有绝经期后骨质疏松的情况。

【问诊思考题】①如果宋老师摔伤后立刻出现下肢严重畸形、主动和被动活动完全丧失，说明什么？②如果宋老师摔伤后仅表现为髋部疼痛、不能负重而无明显畸形，说明什么？

上级医师：根据所获得的病史，你体检中应重点检查哪些部位？应注意哪些阳性体征？

下级医师：老师，我重点检查了下列项目，并获得了一些阳性体征如下：

- 血压：**145/95mmHg**。
- 体位：是否自动体位，若为被动体位，提示患肢骨折，或髋关节脱位时为强迫体位。**宋老师是被动体位**。
- 皮肤、黏膜：有无发绀，有无苍白（排除贫血）。宋老师皮肤、黏膜无苍白和发绀。
- 心脏：心尖搏动位置、强度，心脏相对浊音界，心脏听诊有无杂音及额外心音。**宋老师心尖搏动位于第5肋间左锁骨中线内0.5cm处，呈抬举样搏动，范围以直径计算为2cm**。心脏听诊心率85次/分，律齐，**A_2亢进**。
- 肺脏：胸廓是否对称，气管是否居中，肺脏下界，语音震颤，语音传导，呼吸音，有无啰音。宋老师肺脏无阳性发现。
- 腹部：有无压痛和包块，以排除消化道溃疡、消化道炎症；肝脏下界；墨菲征是否阳性，以排除胆道疾病。腹部检查尤以上腹部检查为重点。宋老师腹部无阳性体征。
- 其他：脊柱无畸形，但因病人卧床，脊柱活动度无法检查；生理反射存在，病理反射未引出。
- 专科视诊：四肢是否对称、等长，肢体及关节周围皮肤有无外观上的变化。**宋老师双侧下肢不等长，目测右侧下肢明显短缩，并且有下肢的外旋畸形，外旋角度大约在60°**；髋关节周围皮肤完整，无破损、出血，但**右侧臀部后方可见大片皮肤瘀青**；右下肢末梢皮肤颜色正常。
- 专科触诊：四肢及关节处是否有压痛和疼痛放射，肢体远端动脉搏动，皮肤浅感觉、温度觉和肢体末梢皮肤温度是否正常，有助于判断骨与软组织损伤的性质和是否伴有周围血管神经损伤；肌力的检查也有助于排除神经损伤。**宋老师髋关节周围有明显压痛，特别是股骨大转子最为明显**；右下肢其他部位无压痛和放射痛；下肢皮肤浅感觉正常，足背动脉搏动有力，足趾甲床充盈实验良好，足部皮肤温暖；双下肢肌肉容积正常，**右下肢肌力检查**

因为疼痛不能配合，左侧无异常。

●专科动诊：下肢运动功能的状况是判断骨和肌肉系统损伤及程度最重要的征象。**宋老师右侧髋关节的主动和被动活动因疼痛完全受限**；右侧膝关节以下各关节和对侧下肢其他关节主动和被动活动良好。

●专科量诊：下肢长度的变化有助于判断骨折移位和粉碎的程度；下肢周径的比较有助于判断是否存在下肢深静脉栓塞。测量宋老师双侧髂前上棘至内踝尖距离，**右侧比对侧短缩 4cm**；髌上和髌下 10cm 测量肢体周径双侧无明显差异。

【查体思考题】 若宋老师足底有麻木和双侧肢体肌肉力量下降，你如何考虑？查体和实验室检查中还要注意什么？

上级医师：根据以上宋老师的病历资料，你认为她应做哪些实验室检查及其他辅助检查？若医患双方条件允许，还可以做哪些特殊检查？

下级医师：老师，我认为她应该做下列检查，并获得了相关检查结果：

●血、尿、粪常规，血脂分析：血、粪常规在正常范围。**尿常规中餐后尿糖(+)**。

●空腹血糖和餐后 2 小时血糖：**空腹血糖 7.5mmol/L，餐后 2 小时血糖 14.5mmol/L**。

●肝、肾功能：均在正常范围。

● 12 导联心电图：安静时心电图：窦性心律，**右束支传导阻滞，$V_4 \sim V_6$ ST 段水平压低 0.05mV**，无 T 波倒置。

●正侧位 X 线胸片：正常。

●右髋关节正侧位 X 线片：**右股骨转子部骨连续性中断，小结节游离骨折块向近端移位，股骨颈内翻畸形**。

●超声心动图：**二维超声心动图示左心室舒张功能减退**。

●双能 X 线骨密度检查：**腰椎及左侧髋关节骨骼矿物质密度低于 -2.5SD**。

●医患双方条件允许，可以做髋关节 CT 平扫：**提示股骨转子间骨折，骨折线自大转子尖部向小转子方向延伸，小转子骨折块完整，无粉碎**，股骨近端外侧壁完整。

【实验室检查及辅助检查思考题】 若宋老师对髋关节 X 线平片检查后还进行 CT 平扫感到疑虑和不满，你怎样与她沟通？（提示：观察类似医患交流场景，请教上级医师。）

上级医师：根据病史、体检、实验室检查和辅助检查结果，该病人的诊断、诊断依据和鉴别诊断分别是什么？

下级医师：

●诊断：右股骨转子间骨折（33-A32.1 型）；骨质疏松症；高血压；糖尿病（2 型）；右束支传导阻滞。

●诊断依据

（1）明确外伤史后出现右髋疼痛、负重功能障碍，髋关节周围皮肤改变、下肢畸形特点均符合股骨转子间骨折诊断。

（2）高龄、骨质疏松症、糖尿病是股骨转子间骨折的危险因素。

（3）低能量的扭转暴力是造成老年人股骨转子间骨折的直接原因。

（4）髋关节 X 线片及 CT 证实股骨转子间骨折。

●鉴别诊断

（1）老年人低能量外伤后也可以出现股骨颈骨折，出现患髋疼痛、活动受限和下肢畸形。但是，股骨颈骨折属于关节囊内骨折，不会造成骨折断端出血渗出至髋关节周围皮下，并且下肢畸形较轻，外旋一半不超过45°，短缩也较轻。

（2）髋关节脱位也会出现髋部疼痛、下肢畸形及负重功能障碍。但髋关节脱位常为高能量损伤结果，并且伤后立刻出现弹性固定，主动和被动活动均明显受限，且因疼痛非常剧烈而促使病人早期就诊。

（3）骨质疏松的老年人也可以因较低能量暴力造成髋臼骨折，但此类骨折常为不完全型，无明显下肢短缩和旋转畸形。

上级医师：请你列出治疗原则，开出医嘱。

下级医师：

●治疗原则：股骨髁上骨牵引复位骨折，降血压、降血糖、抗心肌缺血、抗凝，待全身情况改善后行闭合复位内固定术。

●医嘱

（1）右侧股骨髁上骨牵引术，持续8kg牵引。

（2）美托洛尔（倍他乐克），口服，25mg/次，2次/日。

（3）卡托普利（开搏通），口服，12.5mg/次，3次/日。

（4）硝酸异山梨酯（消心痛），口服，10mg/次，3次/日。

（5）格列齐特（达美康），口服，80mg/次，2次/日。

（6）低分子肝素钠，皮下注射，1500IU/次，1次/日。

上级医师：病人伤后虽然出现髋关节疼痛，却仍然可以部分负重，但卧床休息后负重功能完全丧失，为什么？

下级医师：股骨转子间骨折会导致髋关节负重功能障碍，但病人伤后可能因骨折断端间嵌插具备部分的稳定性，因此仍可以部分负重。由于A32.1型骨折有股骨近端后内侧皮质的断裂，因此骨折稳定性较差，最终出现骨折断端完全移位、负重功能丧失。

由于33-A32.1型骨折属于不稳定型骨折，并且骨折后有髋内翻畸形，因此具备复位、内固定的手术指征。术前骨牵引的目的是纠正畸形、减轻病人疼痛，通过持续牵引对抗患肢肌肉对骨折的牵拉移位作用，实现部分复位，以利后期手术治疗。

〖上级医师评述〗

随着生活水平的提高和人口老龄化的发展，我国骨质疏松相关的老年人骨折发病率呈升高趋势。骨质疏松症的原因至今尚未完全明确。其危险因素包括：高龄、绝经期后妇女、糖尿病、吸烟、体重超重、糖皮质激素依赖。股骨转子间骨折根据AO分型分为以下三型：A31型，为两部分骨折，骨折线沿转子间线方向；A32型，为三部分骨折，还包含了股骨小转子骨折块；A33型为骨折线累及股骨近端外侧壁。该病人属A32.1型，即小转子骨折块完整，无粉碎，此类病人常是低能量暴力作用的结果。典型的外伤史、患肢的畸形表现和影像学检查资料是诊断股骨转子间骨折的重要依据。CT平扫可以帮助消除图像重叠造成的干扰，明确骨折的个性特征，是一项有效的辅助诊断。目前，股骨转子间骨折的主要治疗手段为手术治疗，对A31型可以采用动力髋螺钉（DHS）内固定系统行髓外固定，对大多数A32和所有A33型因骨折内在稳定性差，需要行以PFNA为代表的髓内固定。手术的目的是提供骨折即刻的稳定性，使得病人可以早期下地负重行走，实现骨折断端间的加压和促进骨折愈合。

（凡　进）

病例二

〖病人诉说〗

我叫甄×(男),今年21岁,是在校大学生。2小时前在学校打篮球时受伤,当时是投篮落地的时候右脚踩在队友脚上,立刻跌倒并觉得踝关节剧烈疼痛,起来发现踝关节扭变形了,现在不但不能站,踝关节疼得连碰也不能碰。

〖医师思维导引〗

上级医师:围绕小甄同学摔伤后出现右踝关节疼痛、活动受限和内翻畸形,你应考虑到可能是哪些损伤?

下级医师:老师,我想小甄有明确的外伤史,并且受伤后出现右踝关节损伤的症状,可能损伤的结构包括:

- 胫骨远端:Pilon骨折。
- 踝关节:踝关节骨折、踝关节脱位、踝关节骨折脱位。
- 距骨:距骨骨折、距骨骨折伴距下关节脱位。
- 跟骨:跟骨骨折。
- 肌腱损伤:跟腱断裂。

上级医师:根据病人的诉说,你还需要通过问诊获得哪些信息?

下级医师:"小甄同学,你还能详细描述跌伤时脚是以什么姿势着地的吗?"

小甄同学:"我当时正常起跳后落地,脚尖朝下踩到别人的脚后往里一拐,立即就失去重心跌倒了。"

下级医师:"哦,那就是跌倒之前您的脚是跖屈的,受到外力后立刻内翻了?"

小甄同学:"基本上是这样。"

下级医师:"你摔倒之后有没有昏迷,或者有没有身体其他部位的疼痛或不舒服?"

小甄同学:"那倒没有,我一落地就用手撑了一下地,所以身体其他地方没有受伤,现在就是踝关节痛得厉害。"

下级医师:"你受伤之后有去其他医院处理过吗?"

小甄同学:"同学们把我抬到校医院做了透视检查,医生讲脚踝可能脱位了,给我复位了好几次也没有成功,就建议我转到大医院来了。"

下级医师:"小甄同学,您觉得足底有麻木的感觉吗?"

小甄同学:"刚开始有一些,现在已经不明显了。"

上级医师:根据小甄同学现病史所获取的资料,在既往史和个人史的询问中,你还应重点询问哪些内容?为什么?

下级医师:"小甄同学,你以前有没有踝关节外伤,或者持续性疼痛的情况呢?"

小甄同学:"从来没有,关节活动也很好。"

下级医师:"小甄同学,你以前有没有先天性心脏病等慢性病史?"

小甄同学:"我身体一直很好,没有什么毛病。"

下级医师:"从受伤到现在有没有进食或者喝水?"

小甄同学:"中午12点吃过午饭就午休了,15点起床去打球,还没来得及喝口水就摔伤了。"

下级医师:“那从现在开始请不要再进任何饮食，因为你的情况可能需要在麻醉下进行进一步的处理，所以要保持胃排空的状态。”

下级医师:老师，我问小甄同学以上病史，目的首先要排除踝关节是否有病理性骨折的可能。此外，了解病人是否有心血管先天性疾病史，是为了初步判断病人对麻醉的耐受情况。了解病人的进食和饮水情况，是为了明确病人的胃排空情况，为下一步可能的急诊手术做好术前准备。

【问诊思考题】 ①如果小甄同学摔伤后出现踝部疼痛、畸形和活动障碍外，还出现了足底麻木、感觉障碍的症状，说明什么？②如果小甄同学摔伤后以足跖屈活动受限、行走无力为主要表现，说明什么？(提示：查阅教材，请教上级医师。)

上级医师：根据所获得的病史，你体检中应重点检查哪些部位？应注意哪些阳性体征？

下级医师:老师，我重点检查了下列项目，并获得了一些阳性体征如下：

- 血压：125/85mmHg。
- 体位：是否自动体位，若为被动体位，提示患肢骨折，或踝关节脱位时为强迫体位。**小甄同学是右下肢强迫体位。**
- 皮肤、黏膜：有无发绀，有无苍白(排除贫血)。小甄同学皮肤、黏膜无苍白和发绀。
- 心脏：心尖搏动位置、强度，心脏相对浊音界，心脏听诊有无杂音及额外心音。小甄同学心尖搏动位于第5肋间左锁骨中线内0.5cm处，范围以直径计算为2cm。心脏听诊心率85次/分，律齐。
- 肺脏：胸廓是否对称，气管是否居中，肺脏下界，语音震颤，语音传导，呼吸音，有无啰音。小甄同学肺脏无阳性发现。
- 腹部：有无压痛、反跳痛和腹壁紧张度，以排除腹内脏器损伤可能，此外还需要检查肾区和肝脾区叩击痛，排除实质脏器挫伤可能。小甄同学腹部无阳性体征。
- 其他：脊柱无畸形，但因病人卧床，脊柱活动度无法检查；生理反射存在，病理反射未引出。
- 专科视诊：四肢是否对称、等长，肢体及关节周围皮肤有无外观上的变化。**小甄同学右侧踝关节明显内翻畸形**；踝关节周围皮肤完整，无破裂、出血；右足趾皮肤颜色正常。
- 专科触诊：四肢及关节处是否有压痛和疼痛放射，肢体远端动脉搏动，皮肤浅感觉、温度觉和肢体末梢皮肤温度是否正常，有助于判断骨与软组织损伤的性质和是否伴有周围血管神经损伤；肌力的检查也有助于排除神经损伤。**小甄同学右踝关节四周有明显压痛，特别是外踝尖周围最为明显**；右下肢其他部位无压痛和放射痛；触摸跟腱连续性存在；下肢皮肤浅感觉正常，足背动脉搏动有力，足趾甲床充盈实验良好，足部皮肤温暖；双下肢肌肉容积正常，**右下肢肌力检查因为疼痛不能配合**，左侧无异常。
- 专科动诊：下肢运动功能的状况是判断骨和肌肉系统损伤及程度最重要的征象。**小甄同学右侧踝关节的主动和被动活动完全受限，呈弹性固定**；双下肢其他各关节主动和被动活动良好。
- 专科量诊：下肢长度的变化有助于判断骨折的部位和移位程度；下肢周径的比较有助于动态判断肢体肿胀的情况。测量双侧髂前上棘至内踝尖距离相等；**以舟骨结节为参照测量中足周径，右侧较左侧增粗1cm**。

【查体思考题】 若小甄同学右足部周径较对侧明显增粗，并有足部难以忍受的进行性疼痛，说明什么？查体和实验室检查中还要注意什么？

上级医师：根据以上小甄同学的病历资料，你认为他应做哪些实验室检查及其他辅助检查？若医患双方条件允许，还可以做哪些特殊检查？

下级医师：老师，我认为他应该做下列检查，并获得了相关检查结果：

●血常规：在正常范围。

●凝血功能测定：均在正常范围。

●肝、肾功能：均在正常范围。

● 12 导联心电图：安静时心电图提示**窦性心动过速**。

●右踝关节正侧位 X 线片：**右侧距骨脱位，外侧踝关节间隙明显增宽，内、外踝骨连续性存在，距骨外侧突撕脱性骨折可能**。

●医患双方条件允许，可以做踝关节 CT 平扫：建议病人在治疗后复查踝关节 CT 平扫，排除隐匿部位骨折，病人表示拒绝。

上级医师：根据病史、体检、实验室检查和辅助检查结果，该病人的诊断、诊断依据和鉴别诊断分别是什么？

下级医师：

●诊断：右侧踝关节脱位；右距骨外侧骨折？

●诊断依据

（1）明确外伤后出现右踝疼痛、畸形和活动受限，踝关节畸形特点和弹性固定表现均符合右踝关节脱位诊断。

（2）中等能量的内翻暴力是造成踝关节脱位的直接原因。

（3）踝关节 X 线片证实踝关节脱位和距骨外侧突骨折可能。

●鉴别诊断

（1）高能量外伤可以导致以累及胫骨远端关节面为主要特点的 Pilon 骨折，出现患踝疼痛、活动受限和踝关节周围明显肿胀。但是，Pilon 骨折一般畸形不严重，踝关节活动受限以疼痛为主要原因，可以保留一部分踝关节被动活动；影像学检查可以帮助鉴别。

（2）踝关节骨折也可以出现踝部疼痛、畸形及负重功能障碍，但踝关节骨折常是低能量旋转暴力的结果，无踝关节弹性固定，并且伤后踝关节可以保留一部分被动活动度。

（3）跟腱断裂常见于运动损伤中，伤后出现跟腱区域的疼痛和足部活动受限，但跟腱断裂后疼痛程度一般不重，踝关节的主动跖屈活动力量明显下降，而被动活动无任何受限，Thompson 试验可帮助明确诊断。

上级医师：请你列出治疗原则，开出医嘱。

下级医师：

●治疗原则：踝关节脱位后，内、外踝及脱位的跗骨会对周围皮肤造成持续性的压迫，有发生皮肤受压坏死的可能。因此需要急诊在全麻下进行踝关节脱位复位术，术后复查 X 线或 CT，进一步判断是否存在需要手术治疗的距骨外侧突骨折和踝关节周围韧带严重损伤造成的踝关节半脱位。

●医嘱

（1）禁食、禁饮。

（2）盐酸曲马多注射液，肌内注射，0.1g/ 次，即刻。

（3）全麻下行踝关节脱位闭合复位术，备切开复位。

上级医师：病人伤后在当地医院诊断为踝关节脱位，但为什么复位失败？

下级医师：关节脱位是中等能量以上暴力作用于四肢关节的结果，踝关节脱位除了胫骨、距骨间关节面的对位关系异常外，还伴有周围韧带结构的损伤，导致关节稳定性严重破坏。由于受伤后周围肌肉因疼痛痉挛导致复位困难，还有脱位骨端的机械性阻碍影响关节复位。所以治疗应当在良好的麻醉下使肌肉放松复位，既减轻了病人的痛苦，又降低了强力复位发生关节周围骨折的风险。

如果麻醉下仍无法手法复位，可能的原因是关节内骨折块嵌顿影响复位，或者脱位的骨端穿过关节囊破口或者周围肌腱间隙形成钮孔样嵌顿，都需要手术切开复位。

〖上级医师评述〗

随着高能量交通事故伤和中等能量运动损伤的增加，关节脱位的发生率也不断升高。踝关节作为下肢重要的负重关节，既有较好的灵活性，又同时有相当的稳定性。其稳定性除由构成关节的骨性结构提供外，踝关节周围的韧带也发挥了重要作用。当踝关节脱位时，这些韧带结构大多遭受严重的破坏，所以在踝关节脱位的治疗中，韧带修复具有重要意义。由于足踝部骨骼数量多、结构复杂，常规的 X 线检查容易因影像重叠遗漏骨折，所以 CT 平扫是足踝部损伤不可缺少的辅助检查手段。为了提供更加准确的信息，通常在关节复位后进行 CT 检查，这样更容易排除脱位时异常解剖结构关系的干扰。关节脱位属于需要急诊治疗的急症。如果在麻醉下手法复位失败，应当果断转为手术复位，因为反复的手法复位会增加踝关节周围皮肤的损伤，甚至导致皮肤坏死、骨骼外露。当复位成功后，需要即刻判断踝关节的稳定性和利用影像学技术对复位情况进行评价，以决定是否需要对损伤韧带进行修复和骨折固定。如果关节稳定性尚可、不需要手术修复韧带，应给予患肢妥善外固定以确保韧带的愈合，并允许患肢早期负重、锻炼，促进功能恢复，减少并发症发生。

（凡 进）

第十节 风湿免疫性疾病

病例一

〖病人诉说〗

我叫徐 ××（女），今年 26 岁。我发烧 3 个多月了，同时全身大关节疼痛，脸上最近出现了红斑。

〖医师思维导引〗

上级医师：围绕徐女士反复发热伴关节痛、面部红斑，你应考虑到她可能是哪些疾病？

下级医师：老师，我想徐女士发热已有 3 个月，且为不规则发热，围绕发热待查有可能是下列疾病：

- 感染性疾病：细菌感染、病毒感染、特殊病原体感染、结核感染等。
- 非感染性疾病：白血病、淋巴瘤及其他实体瘤等，弥漫性结缔组织疾病如系统性红斑狼疮、类风湿关节炎等。

上级医师：根据病人诉说，你应如何进一步问诊？

下级医师：“徐女士，您从什么时候开始出现发热的？”

徐女士：“我是3个月前出国旅游回家后开始发烧的，开始就觉得全身发热，一量体温超过38℃。”

下级医师：“您是每天都发烧吗？每天什么时候体温最高？发烧持续多长时间？不吃药能自己退烧吗？”

徐女士：“不是每天都发烧，隔2～3天就觉得浑身燥热，一量体温就发烧了，体温最高没有超过39℃。一般多下午发烧，3～4小时后不吃药就自己退下去了。”

下级医师：“您每次发烧前怕冷吗？发烧的时候还有其他症状吗？”

徐女士：“没有，不怕冷，没感觉。发烧的时候有全身关节疼痛。”

下级医师：“哪些关节疼？肿过没有？以前疼过吗？和发烧有关系吗？”

徐女士：“主要是大关节，手臂和膝关节。没有发现肿过。之前从来没有疼过，发烧的时候疼，不发烧就不疼。”

下级医师：“您在发烧前有没有喉咙痛、咳嗽、咳痰、尿频、尿急、尿痛、肚子痛或拉肚子、头痛等表现呢？”

徐女士：“没有这个感觉。”

下级医师：“您什么时候脸上出现红斑的呢？”

徐女士：“和发烧差不多时候，因为去泰国旅游，以为是太阳晒的，但是到现在也没有好。”

下级医师：“红斑痒吗？有没有擦什么化妆品或者药物？除了脸上有红斑外，其他地方有红斑吗？”

徐女士：“开始有点痒，现在不痒了，之前去药房买了点抗过敏的药膏，但是没有什么用。暂时没有发现其他地方有红斑。”

下级医师：“有口腔溃疡吗？双手接触冷水后有发白、发紫的现象吗？头发掉得多吗？有没有胸痛、盗汗？身上有没有出血点？”

徐女士：“这些都没有。”

上级医师：根据徐女士现病史所获取的资料，在既往史和个人史的询问中，你还应重点询问哪些内容？为什么？

下级医师：“徐女士，您以前有没有高血压、心脏病、慢性肾炎？”

徐女士：“没有。”

下级医师：“您以前有过肝炎、肺结核等病吗？”

徐女士：“这些病没有得过。”

下级医师：“您有没有用过避孕药、异烟肼、普鲁卡因胺等药物呢？”

徐女士：“都没用过。”

下级医师：“家族中有没有红斑狼疮、类风湿关节炎等疾病病人？”

徐女士：“我姐姐有类风湿关节炎。”

下级医师：老师，我问徐女士以上病史，目的是调查有无因肾脏病、心脏病及肝炎、结核等所致的发热伴关节疼痛，同时了解有无诱发疾病的药物因素及遗传因素。

【问诊思考题】 如果徐女士出现关节肿胀及下肢水肿，问诊尚需补充哪些内容？

上级医师：根据所获得的病史，你体检中应重点检查哪些部位？应注意哪些阳性体征？

下级医师：老师，我重点检查了病人下列项目，获得了一些阳性体征如下：

●皮肤、黏膜：有无面部、甲周红斑，有无口、鼻黏膜溃疡，有无出血点、紫癜等。该病人**可见颧部红斑、口腔黏膜溃疡**。

●淋巴结和肝脾触诊：注意有无淋巴结、肝脾肿大。该病人**颈部、腋下、腹股沟等处均可触及多个绿豆至黄豆大小淋巴结，质软，活动，无触痛。脾脏轻度大**。

●心肺检查：心脏听诊注意心律是否整齐、心音是否低钝及杂音等，肺部检查有无胸腔积液体征及肺部呼吸音有无改变。该病人**心脏听诊心尖部闻及 2 级吹风样收缩期杂音**。

●神经系统检查：有无脑膜刺激征和病理反射。该病人无脑膜刺激征和病理反射。

●四肢、骨骼和肌肉检查：注意关节有无红肿、畸形，四肢肌力、肌张力，指（趾）末端有无溃烂等。该病人**部分手指关节和双膝关节压痛**，无关节红肿、变形及功能障碍，四肢肌力正常。

【查体思考题】 若徐女士双下肢有可凹性水肿，你如何考虑？查体和实验室检查中还要注意什么？

上级医师：根据以上徐女士的病历资料，你认为她应做哪些实验室检查及其他辅助检查？若医患双方条件允许，还可以做哪些特殊检查？

下级医师：老师，我认为她应该做下列检查，并获得了相关检查结果：

●血常规：**Hb 90g/L，WBC 3.2×10^9/L，血小板 78×10^9/L**。

●尿液检查：**尿常规示尿蛋白（++），红细胞 3～5/HP，24 小时尿蛋白定量 0.65g**。

●血沉、免疫球蛋白及补体检查：**血沉 86mm/h，免疫球蛋白 IgG 增高，补体 C3、C4 均减低**。

●自身免疫性抗体谱：**抗核抗体（ANA）阳性，滴度 >1∶64，抗 ds-DNA 抗体阳性，抗 Sm 抗体阳性**。

●肝、肾功能，血电解质：正常。

●心电图及其他检查：**ST-T 改变，二维超声心动图检查提示少量心包积液；胸片示双侧胸膜腔少量积液**，双手关节摄片无阳性发现。

●医患条件允许，做肾脏穿刺检查：**肾脏病理提示Ⅳ型狼疮肾炎**。

【实验室检查及辅助检查思考题】 若徐女士对做这么多实验室检查和辅助检查项目表示疑虑和不满，你怎样与她沟通？（提示：观察类似医患交流场景，请教上级医师。）

上级医师：根据病史、体检、实验室检查和辅助检查结果，该病人的诊断、诊断依据和鉴别诊断分别是什么？

下级医师：

●诊断：系统性红斑狼疮，狼疮肾炎Ⅳ型。

●诊断依据

（1）颧部红斑。

（2）口腔黏膜溃疡。

(3) 关节炎：膝、手指关节2个或2个以上，非侵蚀性。

(4) 肾脏病变：尿蛋白>0.5g/d。

(5) 浆膜炎：二维超声心动图检查示少量心包积液，胸片示肋膈角变钝。

(6) 血液学异常：白细胞减少，贫血，血小板减少。

(7) 免疫学异常：抗核抗体阳性（滴度>1∶64），抗ds-DNA抗体阳性，抗Sm抗体阳性。

(8) 肾脏病理检查提示狼疮肾炎Ⅳ型。

●鉴别诊断

(1) 类风湿关节炎：SLE与类风湿关节炎病人均有多关节病变，且可累及全身多个脏器，但SLE病人的关节病变一般为非侵蚀性，不遗留关节畸形。SLE有特征性皮疹，侵犯肾脏较多。

(2) 多发性肌炎/皮肌炎：SLE活动期可出现肌痛、肌无力，但症状较轻，肌酶谱多正常。肌炎一般无肾脏病变，抗ds-DNA抗体阴性，抗Sm抗体阴性。

(3) 结节性多动脉炎：因本病也可出现皮肤、关节改变，常累及肾脏、神经系统及其他多个系统，需与SLE鉴别。结节性多动脉炎好发于男性，皮肤改变多为皮下结节，ANA阳性者少见。

(4) 感染性疾病：如伤寒、结核等。

(5) 其他继发性肾炎：肾脏病理有助于鉴别诊断。

上级医师：请你列出治疗原则，开出医嘱。

下级医师：

●治疗原则：控制狼疮活动，预防复发，防治并发症。

●医嘱

(1) 低盐，优质蛋白饮食。

(2) 泼尼松：1mg/（kg•d）。

(3) 羟氯喹：200mg，2次/日。

(4) 环磷酰胺（CTX）：0.8～1.0g，加入生理盐水100ml，静脉滴注，每4周一次。

(5) 肠溶阿司匹林：75mg/次，1次/日，口服。

(6) 其他：预防感染，监测血压、血糖，以及补钾、补钙和保护胃黏膜药物的应用。

〖上级医师评述〗

SLE是一种常见结缔组织病，以育龄期妇女多见。对SLE的治疗应根据病情的严重程度进行选择。对多数轻症病人，非甾体抗炎药、抗疟药和小剂量激素即可控制病情；对有系统性损害的病人，糖皮质激素的用量一般为泼尼松1mg/（kg•d），6～8周后递减；对危重型病人（如弥漫性增殖型肾炎、中枢神经系统狼疮、溶血性贫血及血小板减少性紫癜等），则应使用大剂量激素或环磷酰胺冲击治疗。SLE病人体内存在的多种自身抗体可引起全身多系统、多脏器的损害。本例除有SLE一般常见表现外，突出的表现为肾脏损害，因此在治疗中给予了一般剂量的糖皮质激素，在治疗中应注意糖皮质激素和免疫抑制剂如环磷酰胺（CTX）的不良反应，注意合并感染、激素性糖尿病、低血钾、高血压、应激性溃疡的防治，定期检查血常规，并注意肝功能的改变。

（张缪佳　王　嫱）

病例二

〖病人诉说〗

我叫王××(女)，今年37岁。我全身关节疼痛、肿胀4年了，最近2个月觉得症状加重。

〖医师思维导引〗

上级医师：围绕王女士反复关节疼痛、肿胀，你应考虑到可能是哪些疾病?

下级医师：老师，我想王女士全身关节肿痛4年，围绕关节肿痛有可能是下列疾病：

- 关节炎：如类风湿关节炎、强直性脊柱炎、反应性关节炎、骨性关节炎、各种感染性关节炎和痛风等。
- 弥漫性结缔组织病：如系统性红斑狼疮、系统性硬皮病、多发性肌炎/皮肌炎、干燥综合征、混合性结缔组织病、风湿热、成人斯蒂尔(Still)病等。
- 血管炎：如结节性多动脉炎、白塞病、过敏性紫癜等。
- 肿瘤：如滑膜肉瘤、骨肉瘤、软骨肉瘤、白血病、多发性骨髓瘤和晚期肿瘤的风湿病样表现。
- 创伤：如关节组织撕裂伤和骨折。
- 其他：如血友病、结节病、甲状腺功能亢进症、甲状腺功能减退症、甲状旁腺功能亢进症、甲状旁腺功能减退症、糖尿病、皮质醇增多症、肢端肥大症。

上级医师：根据病人诉说，你应如何进一步问诊?

下级医师：“王女士，您从什么时候开始出现关节肿痛?”

王女士：“我是4年前发现早上起床后两只手握起来有点僵，稍微活动下才好点儿。后来逐渐出现两只手疼痛，有几个手指头还肿起来了。”

下级医师：“那您出现关节肿痛前有没有受过外伤？有没有其他部位感染了?”

王女士：“没有。”

下级医师：“请问您双手肿胀、疼痛是对称的吗?”

王女士：“是的，是两边同时发生的。”

下级医师：“您能指出是手上哪些关节疼痛，哪些关节肿胀过？除了手上，还有哪些关节疼过、肿过?”

王女士：“开始是两侧掌指关节和近端指间关节肿胀、疼痛，逐渐发展到双侧腕关节、肘关节、肩关节、颈椎与颞颌关节(根据病人指出的关节得出)。”

下级医师：“请问您颈椎、腰椎还有臀部有疼过吗?”

王女士：“没有。”

下级医师：“您这两个月觉得哪些症状加重了?”

王女士：“最近两个月，早上起床后感觉手特别僵，到中午手还握不紧。一直疼，活动了反而越来越重，做饭、梳头、拎东西都有困难。”

下级医师：“除了关节疼痛、肿胀外，有没有双手接触冷水发白、发紫(雷诺现象)，脱发，口腔溃疡？脸上起过红斑吗？有没有发烧?”

王女士：“这些都没有。”

下级医师：“有没有心慌、气促、水肿、咳嗽、腹泻、呕吐等症状?”

王女士："没有。"

下级医师："你去医院看过吗？做过什么检查？有没有用过什么药？"

王女士："一年前在医院做过双手 X 线摄片，诊断为'类风湿关节炎'，给予'英太青（双氯芬酸钠）''雷公藤总苷'等治疗半年，症状有所好转。但停药后又开始疼了。"

上级医师：根据王女士现病史所获取的资料，在既往史和个人史的询问中，你还应重点询问哪些内容？为什么？

下级医师："王女士，您以前有过关节疼痛或受过创伤吗？"

徐女士："没有。"

下级医师："您以前有过肝炎、肺结核等病吗？"

王女士："这些病没有得过。"

下级医师："您有没有高血压、高血脂、糖尿病呢？"

王女士："都没有的。"

下级医师："家族中有没有红斑狼疮、类风湿关节炎等疾病病人？"

王女士："我妈妈有类风湿关节炎。"

下级医师：老师，我问王女士以上病史，目的是调查有无其他基础疾病及家族遗传史。

【问诊思考题】 如果王女士出现面部红斑，问诊尚需补充哪些内容？

上级医师：根据所获得的病史，你体检中应重点检查哪些部位？应注意哪些阳性体征？

下级医师：老师，我重点检查了病人下列项目，获得了一些阳性体征如下：

●一般情况：能否行走与活动，自由体位还是强迫体位，必要时判断关节功能分级。王女士一般情况可，能自己行走，自由体位。

●关节的形态、压痛、活动度，肿胀时有无红热，注意两侧对比：王女士**左手第 3、4 近端指间关节梭形肿胀、压痛，双侧腕关节肿胀、压痛**，无红热。双肘关节未见肿胀。颈椎与颞颌关节活动度正常，无压痛。其余关节未见异常。

●皮肤与肌肉及黏膜：有无红斑、结节、硬化、萎缩、银屑病皮疹，全身肌肉有无肿胀、萎缩、压痛。**该病人左上臂肌肉轻度萎缩**，无压痛。无口腔溃疡。

●心脏及肝脾检查：有无心脏杂音、肺部固定性湿啰音，肝脾有无肿大和压痛。该病人未发现异常。

【查体思考题】 若徐女士双手可见血管炎样皮疹，你如何考虑？查体和实验室检查中还要注意什么？

上级医师：根据以上王女士的病历资料，你认为她应做哪些实验室检查及其他辅助检查？

下级医师：老师，我认为她应该做下列检查，并获得了相关检查结果：

●血、尿、粪常规，生化检查：血常规：**Hb 80g/L**，WBC 5.4×10^9/L，PLT 348×10^9/L。尿常规、粪常规、血液生化检查均正常。

●炎症、免疫指标：血沉、C- 反应蛋白、抗链球菌溶血素 O（ASO）、类风湿因子（RF）、抗环瓜氨酸肽抗体（抗 CCP 抗体）、抗核抗体谱、免疫球蛋白与补体、HLA-B27。王女士 **C- 反应蛋白 236mg/L，血沉 36mm/1h，RF 848IU/L，抗 CCP 1180IU/L**，抗核抗体及 ENA 多肽抗体阴性，免疫五项正常，HLA-B27 阴性。

●放射学检查：X 线全胸片与双侧手腕、肘、膝关节平片，必要时可行关节超声或 MRI

检查。王女士胸部平片正常。**双手近端指间关节、掌指关节骨质疏松**，关节间隙尚正常。**双侧肘关节见骨质破坏，关节间隙狭窄**。两侧膝关节未见异常。

【实验室检查及辅助检查思考题】 若王女士双手X线平片未发现明显异常，需要继续进行哪些检查以明确诊断？

上级医师：根据病史、体检、实验室检查和辅助检查结果，该病人的诊断、诊断依据和鉴别诊断分别是什么？

下级医师：

● 诊断：类风湿关节炎。

● 诊断依据：符合1987年美国风湿病学会类风湿关节炎分类标准7条中的5条。

（1）晨僵≥1小时，持续6周以上。

（2）对称性关节肿，持续6周以上。

（3）≥3个关节肿，持续6周以上。

（4）腕、掌指、近端指间关节肿，持续6周以上。

（5）X线片手腕关节见骨质破坏。

● 鉴别诊断

（1）强直性脊柱炎：多见于年轻男性，常伴有腰椎、骶髂关节疼痛，且疼痛在休息时重、活动后减轻，常伴跟腱炎与虹膜炎、下肢不对称性关节炎，上肢很少受累，X线片有骶髂关节炎改变，HLA-B2阳性占90%。

（2）慢性痛风：常为不对称性足趾、足背、踝、腕关节肿痛，急性发作时关节红、肿、热、痛明显，发作前常有饮食诱因，可见耳廓、关节伸侧痛风石，可有肾结石、尿酸性肾病，血尿酸常升高，抽取关节滑液可见尿酸盐结晶。

（3）骨性关节炎：常见于中老年肥胖者，累及膝、髋、手指关节及腰椎、颈椎多见，关节肿胀为骨性肥大，而非软组织肿胀，X线片见关节骨质增生、骨赘形成，无骨质破坏。

（4）系统性红斑狼疮：关节肿痛部位不定，无规律性，X线片见关节骨质破坏较少，常有面部、手掌皮肤血管炎体征，口腔溃疡，浆膜炎，常见尿蛋白，血白细胞、血小板减少，血ANA、抗ds-DNA抗体滴度较高，抗Sm抗体可呈阳性。

（5）其他：如肿瘤、创伤、血液病及甲状腺、甲状旁腺等疾病引起的关节肿痛，均有其原发病临床特点，较易鉴别。

【诊断思考题】 该病人是否符合2010年美国风湿病学会/欧洲抗风湿病联盟（ACR/EULAR）关于类风湿关节炎新的分类标准？

上级医师：请你列出治疗原则，开出医嘱。

下级医师：

● 治疗原则：减轻关节炎症反应，抑制病变发展及不可逆骨质破坏，尽可能保护关节和肌肉的功能，最终达到病情完全缓解或低疾病活动度的目标。

● 医嘱

（1）功能锻炼。

（2）非甾体抗炎止痛药物：如塞来昔布200mg，2次/日。

（3）甲氨蝶呤（MTX）：10mg，每周一次。

（4）其他改善病情慢作用药物：羟氯喹200mg，2次/日；或来氟米特20mg，1次/日；或柳氮磺胺吡啶 0.5～1.0g，3 次 / 日。

（5）生物制剂（必要时）。

（6）泼尼松 5～10mg，1 次 / 日，口服。

（7）其他：补钙和保护胃黏膜药物的应用。

〖上级医师评述〗

类风湿关节炎（RA）是一种病因未明的慢性、以炎性滑膜炎为主的系统性疾病。其典型的临床表现为双手或双足小关节、多关节、对称性关节炎，常伴有关节外器官受累。血清学可出现类风湿因子、抗环瓜氨酸抗体等特征性抗体高滴度阳性。影像学关节超声及 MRI 较普通 X 线片更有益于发现早期关节病变。治疗上建议早期治疗、联合用药、个体化治疗方案以及功能锻炼。强调一旦确诊类风湿关节炎，即尽快使用改善病情的慢作用药物，甲氨蝶呤（MTX）为一线药物。若病人存在预后不良因素，如关节持续性肿胀、高滴度抗体、HLA-DR4/DR1 阳性，以及伴发贫血、类风湿结节、血管炎、神经病变或其他关节外表现者，可使用生物制剂治疗。

（张缪佳 王 嫱）

第十一节 儿科疾病

病例一

〖家长诉说〗

我家宝宝李 ××，男孩，5 个月大。咳嗽 6 天了，发烧 4 天，这半天来呼吸急促。刚刚住进医院。

〖医师思维导引〗

上级医师：围绕李宝宝咳嗽 6 天、发热 4 天、气急半天，你应考虑到可能是哪些疾病？

下级医师：老师，临床常见的咳嗽伴发热、气急的原因有很多疾病，一般主要是呼吸道疾病，我想李宝宝有可能是下列问题：

- 呼吸道感染性疾病：上呼吸道感染，气管、支气管炎；肺部疾病，如各种病原体引起的肺炎、肺脓肿、肺结核等；胸膜疾病，如胸膜炎、脓胸、脓气胸。
- 呼吸道受压迫及物理性阻塞：呼吸道受压或牵引，如肺门淋巴结结核、支气管旁淋巴结肿大、胸骨后甲状腺囊肿、食管囊肿；呼吸道阻塞，如支气管异物、支气管狭窄、肺不张、肺气肿、肺水肿、吸入性肺炎、胃食管反流综合征。
- 变态反应和自身免疫性疾病：支气管哮喘等。
- 咳嗽伴随发热，应考虑到：呼吸道感染、结缔组织病、肺结核、肺肿瘤。
- 咳嗽伴随气急，应考虑到：支气管异物、毛细支气管炎、支气管肺炎、肺水肿。

上级医师：根据家长诉说，你应如何进一步问诊？

下级医师：“宝妈，您的孩子咳嗽前有没有什么诱因，比如和生病的孩子或大人接触过？”

宝妈：“就是生病前 2 天到亲戚家玩了一趟，他家有个 3 岁孩子有咳嗽、感冒，但接触时间也不是太长。”

下级医师：“这几天宝宝有没有着凉？”

宝妈：“应该没有，这几天天气还行，衣服增减我们平时还是很注意的。”

下级医师：“那照顾得不错。您的孩子咳嗽初期有什么表现，有痰‘吼吼’的吗？还有，这几天有啥变化吗？用药治疗了吗？”

宝妈：“宝宝一开始是单声咳嗽，没有痰，我们也没在意，后来几天咳嗽越来越明显，频频咳嗽，喉部有痰声，不能咳出，夜里也咳嗽。后来去药店买了点止咳药吃，也没啥效果才来看病的。”

下级医师：“您孩子的发热是在咳嗽后出现的吗？您有测量体温吗？用过退热药吗？发热前有没有发冷、寒战？”

宝妈：“咳嗽 3 天后开始发热，一开始体温大概 38～39℃，近 2 天来体温一直在 39～40℃，服用退热药物后体温下降不明显，发烧前没有发冷、寒战。”

下级医师：“今天病情加重了，你发现的呼吸急促是怎样的？有嘴巴周围发青吗？”

宝妈：“宝宝呼吸明显比平时增快，有点头呼吸，面色发白，小嘴周围倒没注意。哎呀，医生你看，是有点发青。”

下级医师：“除了咳嗽、发热、呼吸不好，有没有发现其他问题，比如呕吐、烦躁不安？”

宝妈：“宝宝咳嗽厉害时有时伴有呕吐，没有哭闹不安。”

下级医师：“宝宝这几天精神、食欲好不好？大小便呢？”

宝妈：“精神不太好，明显不精神了。食欲一般，吃奶少了些，小便和平时一样，大便一天 2～3 次，稍微稀点。”

上级医师：根据李宝宝现病史所获取的资料，在既往史和个人史的询问中，你还应重点询问哪些内容？为什么？

下级医师：“宝妈，您的孩子以前是否多次感冒、发烧或者生过其他疾病？”

宝妈：“没有，宝宝生下来到现在是第一次生病。”

下级医师：“您孩子出生有没有异常，之后都还健康吧？”

宝妈：“我们家宝宝快到月生的。生得挺顺，一直也挺健康。”

下级医师：“生后是吃母乳还是配方奶？您孩子的预防针都是按时打的吗？都打了哪些疫苗？”

宝妈：“因为我奶水不够，主要是吃配方奶。宝宝的预防针都是按时打的，医生您看这预防接种本。医生，不要再问了吧，你赶紧给我们宝宝治疗吧，急死人了！”

下级医师：“宝妈，我理解你们的心情，但是如果我们不掌握宝宝的全部病情，就不知道用什么药啊，请您耐心一些。”

下级医师：老师，我问宝妈既往病史以及出生史、喂养史、预防接种史的目的是调查有无先天性出生异常或免疫功能异常等情况，并排除因预防接种未完成而发生的儿童传染性疾病。

【问诊思考题】 ①如何通过问诊进一步判断李宝宝是否为胃食管反流或吸入性肺炎？②如果李宝宝出现鼻翼扇动、呻吟，说明什么？（提示：查阅教材，请教上级医师。）

上级医师：根据所获得的病史，你体检中应重点检查哪些部位？应注意哪些阳性体征？

下级医师：老师，我重点检查了患儿下列项目，获得了一些阳性体征如下：

● 生命体征：**T 39.0℃，R 68 次 / 分，P 170 次 / 分**，体重 6.5kg。

●一般情况：重病容，面色苍白，精神萎靡。点头呼吸，口唇周围发绀。

●口腔：口腔黏膜光滑，牙龈无肿胀，无分泌物，**咽部充血**。

●肺：胸廓无畸形，气管居中，**语音传导稍增强，两肺可闻及固定中小湿啰音**。

●心：心尖搏动在左第4肋间乳头外约2cm，**搏动较弱，相对浊音界向双侧轻度扩大，心音低钝，心率快，170次/分**，律齐，无杂音。

●腹部：腹部较饱满，全腹无压痛、包块，**肝肋下3cm，剑突下4cm**，质软，无压痛，脾肋下未触及，肠鸣音3次/分。

●神经系统：颈软，膝反射可引出，未引出阳性病理征。

【查体思考题】 若李宝宝出现猩红热样皮疹，你如何考虑？查体和实验室检查中还要注意什么？

上级医师：根据以上李宝宝的病历资料，你认为他应做哪些实验室检查及其他辅助检查？若医患双方条件允许，还可以做哪些特殊检查？

下级医师：老师，我认为他应该做下列检查，并获得了相关检查结果：

●血、尿、粪常规：血常规：**白细胞总数16.5×10^9/L，N 0.75，L 0.24，CRP 90mg/L**。尿、粪常规正常。

●血涂片分类：**白细胞总数增多，有核左移，可见中毒颗粒**。

●胸片：**两肺纹理增多，两下肺可见斑片状浸润阴影，心影轻度扩大**。

●心电图：**窦性心动过速，低电压**。

●二维超声心动图：**心脏搏动减弱，心腔有稍扩大，少量心包积液**。

● PPD 5U：72小时(-)。

●呼吸道病原体抗体：肺炎支原体IgM、腺病毒IgM、呼吸道合胞病毒IgM均为阴性。

●深部气管痰培养：**金黄色葡萄球菌(+)**。

【实验室检查及辅助检查思考题】 诊治中往往要多次抽血、拍胸片或做CT了解病情进展或疗效，但宝妈对反复抽血检查和接受多次X线照射表示疑虑和不满，你怎样与她沟通？(提示：观察类似医患交流场景，请教上级医师。)

上级医师：根据病史、体检、实验室检查和辅助检查结果，该患儿的诊断、诊断依据和鉴别诊断分别是什么？

下级医师：

●诊断：金黄色葡萄球菌肺炎合并心力衰竭。

●诊断依据

(1) 起病急，病情重，进展快。

(2) 稽留热，呼吸困难症状明显，两肺可闻及中小湿啰音。

(3) 呼吸68次/分，心率170次/分，肝肋下3cm。

(4) 心音低钝，体检、胸片及心脏B超提示心界扩大。

(5) 胸片提示肺炎征象。

(6) 实验室检查：血常规检查白细胞升高，中性粒细胞为主，C-反应蛋白升高；有核左移，可见中毒颗粒；痰培养金黄色葡萄球菌(+)。

●鉴别诊断

(1) 支气管炎：一般情况好，无呼吸困难表现，肺部体征阴性或可闻及大的不固定湿啰音或干啰音。

(2) 粟粒性肺结核：无结核接触史，PPD 5U(−)，X线不符合结核改变，可以排除。

(3) 支气管异物：无异物吸入史，无呛咳史，X线改变不支持本诊断，可以排除。

(4) 胃食管反流导致吸入性肺炎：多有呛奶史，尤以平卧或夜间为甚，感染指标往往阳性率低。

上级医师：请你列出治疗原则，开出医嘱。

下级医师：

●治疗原则：注意营养，加强护理；退热、止咳化痰等对症治疗；氧疗；抗感染治疗，选择敏感抗生素，早期治疗，联合用药，选用渗入呼吸道浓度高的抗生素，足量、足疗程、静脉用药；并发症的治疗；支持治疗等。

●医嘱

(1) 常规护理、继续混合喂养。

(2) 重症监护：心电图、呼吸、脉搏、血氧监测。

(3) 吸氧，头罩给氧 5L/min。

(4) 布洛芬混悬液(美林 60ml/瓶)，2ml/次，必要时给予。

(5) 头孢呋辛 0.325g+5% 葡萄糖溶液 30ml，静脉滴注，每 8 小时一次。

(6) 氨溴索 15mg+5% 葡萄糖溶液 30ml，静脉滴注，1 次/日。

(7) 甲强龙 6mg+5% 葡萄糖溶液 30ml，静脉滴注，每 12 小时一次。

(8) 布地奈德 1mg+ 特布他林 2.5mg，雾化吸入，2 次/日。

(9) 毛花苷 C 0.1mg+ 生理盐水 2ml，立刻静脉推注，然后每 6 小时给予 0.05mg 静脉推注，共 2 次。

(10) 呋塞米 6.5mg，立刻静脉推注。

上级医师：如果该宝宝并发脓气胸，该如何治疗？

下级医师：脓气胸是该病的一个常见并发症，在治疗过程中，突然出现呼吸困难，再次发热、烦躁，甚至有气管移位，烦躁不安。及时观察病情并进行胸片拍摄有助于明确诊断。如发生脓气胸，应卧床休息，给予胸腔闭式引流，必要时给予灌洗，并将引流液进行培养，结合药敏试验等采取相应的治疗措施。

〖上级医师评述〗

肺炎是儿科常见病、多发病，也是我国小儿死亡的主要病因之一，故本病的防治十分重要。金黄色葡萄球菌致病力强，能产生多种毒素与酶，包括外毒素、杀白细胞毒素、表皮剥脱素、血浆凝固酶、透明质酸酶等。病变以肺组织广泛出血、坏死、多发性小脓肿、脓胸、脓气胸、化脓性心包炎等多见。患儿人工喂养，免疫低下时常容易发生，应尽早诊断并给予积极治疗，以免导致严重并发症，应加以重视。

（陈 辉）

病例二

〖家长诉说〗

我家宝宝戚××，男孩，18 个月。发烧 1 天，大便稀水样 10 余次，刚刚来住院。

〖医师思维导引〗

上级医师：围绕戚宝宝发热、腹泻1天这个急性病，你应考虑到可能是哪些疾病?

下级医师：老师，临床常见的急性发热伴腹泻的疾病有不少，我想戚宝宝有可能是下列问题：

- 急性感染性腹泻病：细菌、病毒、原虫感染。
- 非感染性腹泻病：饮食、气候、过敏等。
- 症状性腹泻（由于病原体毒素所致）：上呼吸道感染、中耳炎、肺炎、肾盂肾炎、败血症、皮肤感染、某些急性传染病（如脊髓灰质炎）。

上级医师：根据家长诉说，你应如何进一步问诊?

下级医师：“宝妈，您宝宝这几天有没有和生病的人有过接触或者到人多拥挤的公共场所去玩?”

宝妈：“我们没上幼儿园，也没有接触生病的人。宝宝小，抵抗力差，人多的地方我们也不去。”

下级医师：“宝妈，孩子什么生病前有没有进食不洁食物，或有受凉情况?”

宝妈：“他的饮食我们都很重视，餐具都洗净消毒过的。最近天气还行，没有受凉。”

下级医师：“宝妈，您的孩子有什么不良习惯么，比如说喜欢吮手指头?”

宝妈：“对的，有好久了，一直没有改过来，这不刚会走不久，好奇心强到处摸，给他不停地擦手、洗手，估计还是因为吃了脏东西了。”

下级医师：“嗯，这个习惯要慢慢纠正。您孩子发热的具体情况是怎样的？热度测量了吗？用退热药了吗？有没有其他表现?”

宝妈：“体温我们量了几次，都是38.5℃左右，没有发抖，但有点咳嗽、流鼻涕，我们以为感冒了。”

下级医师：“您孩子今天拉肚子多少次了？大便都是啥样子的？臭吗?”

宝妈：“今天拉了十几次了，黄绿色，稀水便，量蛮多的，没有腥臭味。”

下级医师：“您孩子今天拉肚子时有没有刚拉完马上还想拉的现象?”

宝妈：“没有，都是过一阵子再拉的。”

下级医师：“那种现象，我们医学上叫里急后重，往往是痢疾的表现。您的孩子除了拉肚子，还有其他肠道不舒服的表现，比如说呕吐的情况？如果有呕吐，是什么时候出现的？吐的是啥？喷出来的吗?”

宝妈：“有呕吐的，发烧同时就出现呕吐，先呕吐，然后再拉肚子的。呕吐不是喷射的，吐前有恶心，吐出的主要是吃的奶与食物。”

下级医师：“您孩子今天精神、食欲好不好？小便量如何？哭的时候眼泪多吗?”

宝妈：“精神差了，吃的也少，不肯喝水，发热的时候有点黏人，不像以前那样乖了。小便比平时少点儿，哭的时候眼泪少。”

上级医师：根据戚宝宝现病史所获取的资料，在既往史和个人史的询问中，你还应重点询问哪些内容？为什么?

下级医师：“宝妈，您孩子平时身体怎么样，经常生病吗?”

宝妈：“还好，偶尔有点感冒，以前拉肚子也就发生过一次。”

下级医师：“宝妈，孩子最近有没有皮肤或耳道流脓现象?”

宝妈："还好，没有发现过。"

下级医师："宝妈，您孩子最近有没有尿痛、尿频或肢体活动障碍？"

宝妈："没有发现。"

下级医师："孩子平时喝牛奶或吃海鲜之类，有过敏现象吗？"

宝妈："没有。"

下级医师："宝宝的预防针都按时打了吗，有没有漏打的？轮状病毒疫苗有没有打过？"

宝妈："宝宝的预防针基本上都是按时打的。你说的这个疫苗，1 岁时儿保所的医生说可以自费打，正好那几天孩子有点受凉感冒，就没打。"

下级医师："宝妈，您家中还有拉肚子的家人或者保姆吗？"

宝妈："嗯，没有。"

下级医师：老师，询问宝宝既往史、个人史、家族史的目的是获悉病儿的易感因素，以及发病的病因或诱因。询问特定的疫苗接种史可以除外某些常见疾病。

【问诊思考题】 如果宝妈反映宝宝突然烦躁不安、阵发性哭闹、呼吸深长，要注意什么问题？如何再进一步问诊？（提示：查阅教材，请教上级医师。）

上级医师：根据所获得的病史，你体检中应重点检查哪些部位？应注意哪些阳性体征？

下级医师：老师，我重点检查了患儿下列项目，获得了一些阳性体征如下：

- **体温 38.5℃，**体重 12kg。
- 一般情况：神志清，**精神稍萎靡，略有烦躁**。
- 皮肤、黏膜：**皮肤稍干，弹性尚可**，皮肤无感染灶。
- 头部：前囟已闭，**眼窝稍凹**，哭时有泪。
- 口腔：**口腔黏膜稍干燥**，咽部不充血，扁桃体不肿大。
- 心肺听诊：心率 100 次 / 分，律齐，心音不低钝，肺部呼吸音粗，无干、湿啰音。
- 腹部：腹部稍膨胀，肝肋下 1.5cm，质软，脾肋下未触及，**肠鸣音亢进**。
- 神经系统：肌力与肌张力活动无障碍，无垂颈，膝、跟腱反射存在。

【查体思考题】 若戚宝宝除了发热、腹泻外还出现口腔烂苹果味，你如何考虑？查体和实验室检查中还要注意什么？

上级医师：根据以上戚宝宝的病历资料，你认为他应做哪些实验室检查及其他辅助检查？若医患双方条件允许，还可以做哪些特殊检查？

下级医师：老师，我认为他应该做下列检查，并获得了相关检查结果：

- 血常规：**白细胞总数 10×10^9/L**，RBC 3.8×10^{12}/L，Hb 110g/L，PLT 180×10^9/L。
- 粪常规：**黄绿色，稍黏，白细胞 0～4/HP，红细胞 0～1/HP**。
- 大便培养：正常菌群生长。
- 大便 ELISA 法检测病毒抗原：**轮状病毒抗原阳性**。
- 尿常规：色黄，清，镜检未见红细胞、白细胞，酮体(±)，尿胆原(+)。
- 心电图：正常。
- 血电解质：Na^+ 135mmol/L，K^+ 3.5mmol/L，Cl^- 90mmol/L，Ca^{2+} 2.5mmol/L，Mg^{2+} 0.8mmol/L。

【实验室检查及辅助检查思考题】 如果戚宝宝口唇樱桃红色，口腔有烂苹果味，精神萎靡，还要进一步完善哪些相关检查？

上级医师：根据病史、体检、实验室检查和辅助检查结果，该患儿的诊断、诊断依据和鉴别诊断分别是什么？

下级医师：

● 诊断：轮状病毒肠炎伴中度脱水。

● 诊断依据

（1）发热伴流涕，轻咳，病初即出现呕吐。

（2）腹泻每日十余次，黄稀水样便，量多，无腥臭味。

（3）体检有中度脱水貌、精神萎靡，尿量减少，哭泪少，皮肤弹性稍差，口腔黏膜干燥。

（4）大便常规：黄绿色，稍黏，白细胞 0～4/HP，红细胞 0～1/HP。

（5）大便培养为正常菌群生长。

（6）大便 ELISA 法检测轮状病毒抗原阳性。

● 鉴别诊断

（1）大肠杆菌肠炎：多发生在 5～8 月，患儿也会有发热、呕吐，大便呈稀水样，有较多黏液，甚至可见脓血便，大便常规与大便培养能予以鉴别。

（2）金黄色葡萄球菌肠炎：很少原发，多继发于使用大量抗生素后，有时继发于慢性疾病的基础上，也会表现为发热、呕吐。大便的性状有特殊性，呈暗绿色，量多，带黏液，少数为血便，大便镜检有大量白细胞与革兰阳性球菌，大便培养能确诊。

（3）非感染性腹泻（饮食不当或气候骤变）：此类腹泻临床表现较轻，除有发热、腹泻外，常有食欲不振，偶有呕吐，无明显脱水、中毒症状，调整饮食即可治愈。

上级医师：请你列出治疗原则，开出医嘱。

下级医师：

● 治疗原则：调整饮食，暂停添加辅食以及以往未吃过的食物；纠正脱水；合理用药；加强护理；预防并发症。

● 医嘱

（1）常规护理，半流质饮食。

（2）蒙脱石粉（思密达），0.5 包，口服，3 次 / 日。

（3）双歧杆菌（小培菲康），1 包 / 次，口服，3 次 / 日。

（4）利巴韦林冲剂，40mg/ 次，口服，3 次 / 日。

（5）口服补液盐（ORS），1 包冲成 250ml，分次按需口服。

（6）根据脱水状况及病情进展，决定是否给予静脉补液。

上级医师：如果该患儿并发中度高渗性脱水，该如何治疗？

下级医师：对患儿持续腹泻，口服不佳，大量的水分丢失容易出现高渗性脱水。治疗上给予静脉补液，总量按 120～150ml/(kg·d) 补充。第一阶段以补充累积损失量为主，按 50～60ml/kg 补充 1/3 张的 2∶6∶1 溶液，补液速度易慢，约在 12～14 小时内逐步补入，以防补液过快导致脑水肿；第二阶段以补充继续损失量和生理需要量为主，约在后面的 10～12 小时内逐步补入，补充 2∶6∶1 溶液 10～40ml/kg 及生理维持液 60～80ml/kg，注意见尿补钾、见酸补碱、见惊补钙。

〖上级医师评述〗

小儿腹泻病是一组由多病原、多因素引起的以大便次数增多和大便性状改变为特点的儿科常见病，6个月到2岁婴幼儿发病率高，可造成小儿营养不良、生长发育障碍，并可致小儿死亡。所以我国将小儿腹泻病列入四病防治之一。

感染性腹泻根据病原体的检出，进行抗感染治疗，可以获得好的疗效；对非感染性腹泻、食饵性腹泻应调节饮食。目前除呕吐剧烈暂禁食外，其余不主张禁食，应正常饮食，不另加辅食。强调应用肠黏膜保护剂，建立肠腔正常屏障，阻止病原及毒素的侵入。微生态调节剂应用很重要，调节肠道正常菌群生长，抑制致病性大肠杆菌生长。注意微量元素的补充，提倡母乳喂养，及时添加辅食，选择好人工代乳品。

对轻至中度脱水强调以口服补液为主。轮状病毒性腹泻目前流行甚广，接种疫苗为理想的预防方法，保护率可达80%以上。

（陈　辉）

病例三

〖家长诉说〗

我家宝宝常××，男孩，6个月大。易出汗，半个月来夜眠不安，刚刚来住院。

〖医师思维导引〗

上级医师：围绕常宝宝容易出汗、夜间睡眠不安半个月，你应考虑到可能是哪些疾病？

下级医师：老师，临床常见的容易出汗、夜间睡眠不安的疾病经常碰到，我想常宝宝有可能是下列问题：

- 衣服包裹过多或气候炎热导致的出汗多和睡眠烦躁。
- 小儿本身发育快，代谢旺盛，容易出汗多，多为生理性的。
- 小儿免疫发育不健全，类似中医的体质偏虚，也容易多汗，睡眠欠佳。
- 结核感染的可能，多有下半夜出汗，即盗汗，往往还有低热、体重不增或下降及疲乏等结核中毒表现。
- 维生素D缺乏导致的佝偻病，出现神经精神异常的表现。
- 维生素B_1缺乏也有夜惊的表现。

上级医师：根据家长诉说，你应如何进一步问诊？

下级医师：“宝妈，这些天孩子容易出汗，都是什么时候出汗？白天多还是晚上多？宝宝穿得多吗？”

宝妈：“孩子白天穿衣及夜间盖被均很单薄，但仍易出汗，晚上睡觉后出汗多点儿。”

下级医师：“宝妈，您孩子夜晚睡眠不安是什么样的表现？”

宝妈：“宝宝晚上睡觉后经常容易醒，给他吃奶及换尿布后仍睡眠不实，频繁哭闹不安。”

下级医师：“宝妈，您平时经常带孩子出去晒太阳么？每次晒太阳有多长时间？主要把身体哪个部位裸露出来晒？”

宝妈：“嗯，孩子小，天气比较凉，晒太阳比较少，晒的时候衣服穿得比较多，基本是晒的小手，每次也就晒个一刻钟左右，怕晒坏孩子。”

下级医师：“嗯，晒得少了点儿，而且晒的面积少了点儿，这个习惯要慢慢纠正。您的孩子是母乳喂养还是吃配方奶？添加辅食了吗？”

宝妈：“我们一直是母乳喂养，5个多月时添加辅食，主要是米粉和果汁、少量蔬菜泥。”

下级医师：“您给孩子添加补钙的药物或鱼肝油了吗？如果加了，是怎么添加的？”

宝妈：“3个月的时候添加了‘贝特令’，隔天吃一颗，医生说这就是相当于鱼肝油，听说会中毒，我们没敢多吃，就吃了2个月。”

下级医师：“嗯，您对鱼肝油的用量有点过虑了，目前这鱼肝油的用量，没有你想象的那样危险，一般每天吃也不会中毒的。最近几个月，您孩子的体重增加得如何呀？”

宝妈：“噢，长得好快啊，生下来6斤4两，现在都快16斤了。”

下级医师：“哇，是很快，一般6个月标准体重就14斤多。您的孩子最近有低热、咳嗽、呕吐等表现吗？”

宝妈：“我仔细看了，都没有。”

下级医师：“孩子这几天精神、胃口好不好？大小便情况如何？”

宝妈：“白天精神还好，吃奶蛮好的。大小便没有特别的。”

上级医师：根据常宝宝现病史所获取的资料，在既往史和个人史的询问中，你还应重点询问哪些内容？为什么？

下级医师：“宝妈，您孩子平时身体怎么样，经常感冒、发热生病吗？”

宝妈：“还好，偶尔有点感冒或拉肚子。”

下级医师：“宝妈，孩子有没有得过手足口病、麻疹等传染病？”

宝妈：“没有。”

下级医师：“宝妈，孩子平时喝牛奶有没有过敏，或对其他食物、药物过敏？有没有受过伤？有没有做过手术？”

宝妈：“都没有。”

下级医师：“宝妈，这个孩子是您第一次怀孕生的吗，有没有早产？生下来时有没抢救过？”

宝妈：“是第一胎，怀孕38周多自己生的，还顺利，没有抢救。”

下级医师：“宝宝的生长发育如何？几个月能抬头的？现在会坐了吗？”

宝妈：“三个月就抬头很好了，目前是会坐了。”

下级医师：“预防针都按时打的吗，有没有漏打？”

宝妈：“宝宝的预防针基本都按时打，没有漏打的。”

下级医师：“宝妈，您在怀他的时候，有没有小腿抽筋的情况出现？”

宝妈：“嗯，有的，大概在生他前1个月发生过几次，还吃了补钙的药和好多补钙的食品。”

下级医师：老师，询问宝宝的既往史、个人史、家族史是为了获悉病儿的易感因素，以及发病的饮食病因或诱因。

【问诊思考题】 如果宝妈反映宝宝某一天拉肚子，后来补充米汤等液体后，孩子突然出现抽筋，连续发作好几次。请问发生的原因可能是什么？如何再进一步问诊？（提示：查阅教材，请教上级医师。）

上级医师：根据所获得的病史，你体检中应重点检查哪些部位？应注意哪些阳性体征？

下级医师：老师，我重点检查了患儿下列项目，获得了一些阳性体征如下：

- 体温36.2℃，呼吸31次/分，心率130次/分，体重7.9kg。

●一般情况：神志清，精神可。

●头部：**见枕秃**，前囟 2.5cm×2.5cm，后枕部有**乒乓球样感觉**。

●口腔：尚**未萌牙**，黏膜光滑，咽不红。

●胸廓：**肋缘轻度外翻**。

●心肺听诊：心率 130 次 / 分，律齐，心音不低钝，肺部呼吸音清，无干、湿啰音。

●腹部：平软，无压痛及反跳痛，未触及包块，肝肋下 1cm，脾未触及。

●神经系统：肌力与肌张力正常，活动无障碍，无垂颈，膝、跟腱反射存在。

【查体思考题】 若怀疑常宝宝是佝偻病，你考虑他处于哪一期？查体和实验室检查中还要注意什么？

上级医师：根据以上常宝宝的病历资料，你认为他应做哪些实验室检查及其他辅助检查？若医患双方条件允许，还可以做哪些特殊检查？

下级医师：老师，我认为他应该做下列检查，并获得了相关检查结果：

●血常规：WBC 9.0×10^9/L N 52%，L 48%，RBC 3.4×10^{12}/L，Hb 138g/L，PLT 190×10^9/L。

●粪常规：未见异常。

●尿常规：色黄，清，镜检未见红细胞、白细胞，酮体（±），尿胆原（±）。

●血电解质：Na^+ 135mmol/L，K^+ 3.9mmol/L，Cl^- 98mmol/L，Ca^{2+} 2.5mmol/L，Mg^{2+} 0.8mmol/L，P 1.52mmol/L。

●骨碱性磷酸酶（AKP）：**80U/L**（5～30U/L）。

●血清 25-（OH）D_3：**10ng/ml**（正常含量 11～60ng/ml）。

●腕部摄片：**见钙化带稍模糊**。

【实验室检查及辅助检查思考题】 如果常宝宝出现上面提到的反复无热抽搐，还要进一步完善哪些相关检查？

上级医师：根据病史、体检、实验室检查和辅助检查结果，该患儿的诊断、诊断依据和鉴别诊断分别是什么？

下级医师：

●诊断：维生素 D 缺乏性佝偻病。

●诊断依据

（1）病史：6 个月小儿易出汗、夜眠不安半个月。虽曾服用“贝特令”，但服用不规范，量不够。晒太阳少，辅食添加不多，母孕后期有小腿抽筋史。

（2）体征：生长发育快，虽只有 6 个月，但体重已达 7.9kg，有枕秃，前囟 2.5cm×2.5cm，后枕部有乒乓球样感觉，未出牙，肋缘轻度外翻。

（3）实验室检查：血清 25-（OH）D_3 10ng/ml，低于 15ng/ml 提示不足。

（4）腕部摄片：见钙化带稍模糊。

●鉴别诊断

（1）先天性甲状腺功能低下：患儿有智能低下，特殊面容，血清 TSH、T_4 测定有改变。

（2）软骨营养不良：本病患儿四肢及手指短粗，五指齐平，腰椎前突，臀部后突。骨骼 X 线片可见特征性改变，即长骨粗短弯曲，干骺端变宽，呈喇叭口状，但轮廓光整，部分骨骺可埋入扩大的干骺端中。

（3）其他病因所致的佝偻病：如家族性低磷血症、远端肾小管酸中毒、维生素 D 依赖性佝偻病及肾性佝偻病等。这些疾病一般常规大剂量维生素 D 治疗无效，多出现严重的骨骼畸形。

上级医师：请你列出治疗原则，开出医嘱。

下级医师：

●治疗原则：适当剂型、剂量的维生素 D，口服为主；重症或无法口服者可用大剂量肌内注射；观察疗效，鉴别抗维生素 D 佝偻病；后期注重预防。

●医嘱

（1）常规护理，混合喂养。

（2）及时添加足量合适的辅食。

（3）选用合适枕头，头部注意防畸形。

（4）不要束缚过紧影响胸廓发育。

（5）该孩子属于轻症，可用以下方法治疗：

1）维生素 D 2000～5000IU（50～125μg），口服，1 次 / 日，4～6 周。

2）或 1，25-（OH）$_2$D$_3$，0.5～2.0μg，口服，1 次 / 日，4～6 周。

3）后改为预防量：婴儿 400IU/d，1 岁以上 600IU/d。

（6）服用钙剂。一般奶量足够，无抽搐、腹泻等并发症，可以不补；若有手足搐搦，可先补钙 3 天后再用维生素 D 治疗。

（7）治疗 2～3 个月无效者，要除外抗维生素 D 佝偻病。

上级医师：如果该患儿按照你的医嘱在春、夏季阳光充足时晒太阳，并开始用维生素 D 治疗时，突然出现了声音嘶哑、喉部发声困难，继而出现呼吸困难，你考虑是什么原因？怎么治疗？如何确定维生素 D 使用的时机？

下级医师：春、夏季阳光充足或开始维生素 D 治疗时骨脱钙减少，肠吸收钙相对不足，而骨骼已加速钙化，钙沉积于骨，甲状旁腺激素（PTH）分泌不足，使血钙降低诱发了维生素 D 缺乏性手足搐搦症，发生喉痉挛。这是个急症，应将舌拉出口外，进行口对口人工呼吸或加压给氧，必要时气管插管，然后给予地西泮静脉推注或水合氯醛灌肠镇静止惊，同时可静脉补钙（10% 葡萄糖酸钙 5ml+10% 葡萄糖溶液 50ml 静脉滴注，病情反复者 6 小时后重复一次），最后才能使用维生素 D 来治疗。维生素 D 不能在治疗一开始就使用。

〖上级医师评述〗

维生素 D 缺乏性佝偻病是一种慢性营养性疾病，系因小儿体内维生素 D 不足引起全身性钙、磷代谢失常以致钙盐不能正常沉着在骨骼的生长部分，最终发生骨骼畸形。其主要特征为正在生长的长骨干骺端或骨组织矿化不全，或骨质软化症，多见于 3 个月至 2 岁的小儿。佝偻病虽然很少直接危及生命，但因发病缓慢，易被忽视，一旦发生明显症状时，机体的抵抗力低下，易并发肺炎、腹泻、贫血等其他疾病。其主要病因是日光照射不足、钙摄入不足、钙含量过低或钙磷比例不当、需要量增多、疾病和药物影响等。

维生素 D 缺乏性佝偻病临床分为四期：初期、激期、恢复期、后遗症期，前两者又合称为活动期。初期与激期的鉴别点是是否有骨骼异常的表现。临床诊断可根据临床症状和体征、X 线及血液生化、血 25-（OH）D$_3$，结合年龄（婴儿期）、早产、多产史，未加维生素 D 的喂养史，季节（冬、春季），地域（寒冷地带、多烟尘地区），光照不足及有慢性疾病（胃肠道、肝胆系统）史等来明确诊断。还应判断为佝偻病的哪一期，因为后遗症期不需用维生素D治疗。治疗的目的就是控制活动期、防止骨骼畸形。近年来，严重佝偻病的发病率已逐年降低，但轻、中度佝偻病的发病率仍较高，应引起足够重视。

（陈 辉）

病例四

〖家长诉说〗

我家宝宝崔××，男孩，7个月大。发烧3～4天了，今天出了一身的疹子。刚刚住院。

〖医师思维导引〗

上级医师：围绕崔宝宝发热3～4天，你应考虑到可能是哪些疾病？

下级医师：老师，临床常见的发热原因有很多疾病，一般可以区分为感染性发热和非感染性发热两大类，我想崔宝宝有可能是下列问题：

- 急性感染性发热：感染性发热最为常见，通常有以下几种：

（1）细菌感染：常见如急性上呼吸道感染、扁桃体炎、喉炎、支气管肺炎、中耳炎、淋巴结炎、蜂窝织炎、败血症、细菌性痢疾、泌尿系统感染、细菌性食物中毒等。

（2）病毒感染：常见如上呼吸道病毒感染、流行性感冒、水痘、风疹、麻疹、幼儿急疹、流行性腮腺炎、肠道病毒感染、脊髓灰质炎、流行性乙型脑炎、传染性单核细胞增多症等。

（3）其他病原体感染：相对少见，如寄生虫感染、螺旋体感染、立克次体感染等。

- 非感染性发热

（1）组织破坏或坏死：各类白血病、再生障碍性贫血、溶血性贫血、朗格汉斯细胞组织细胞增多症，各种恶性肿瘤、骨折、烧伤、大手术后等。

（2）结缔组织病：风湿热、类风湿病、红斑狼疮、皮肌炎等。

（3）变态反应：药物热、注射疫苗、血清病、输血及输液后热原反应等。

（4）中枢神经系统体温调节失常：暑热症、自主神经紊乱等。

（5）产热过高或散热过少：惊厥后、甲状腺功能亢进、外胚层发育不良等。

上级医师：根据家长诉说，你应如何进一步问诊？

下级医师：“宝妈，您孩子发热前有没有什么诱因，比如和生病的孩子或大人接触过？”

宝妈：“这几天还真没有。天气热，宝宝基本在家玩，没有和生病的孩子接触。但是一周前带他去过‘孩子王’游乐场。”

下级医师：“这几天有没有着凉？”

宝妈：“应该没有，我们家空调都保持在28℃。”

下级医师：“空调设置28℃是可以的。您孩子发热有什么表现？有没有一些伴随症状，比如鼻涕、喷嚏、咳嗽或拉肚子等？”

宝妈：“宝宝这几天每天发烧都是38℃左右，不超过39℃，基本上过阵子自己就退烧了，有点喷嚏、鼻涕，我们以为是感冒了，因此也没太在意。发现有疹子才来看病的。”

下级医师：“您孩子的皮疹最先在哪里发现的？”

宝妈：“昨天给宝宝洗脸的时候发现宝宝两侧耳朵后面有些红疹子，今天早上看疹子就变多了，脸上、脖子上都有了，现在您看身上也有一些。但是宝宝似乎不太痒，没见他抓。”

下级医师：“您孩子这几天精神、食欲好不好？”

宝妈:“精神还好,但是没有发热前精神了。食欲一般,吃得少了些,有时候还有些闹人。”

上级医师:根据崔宝宝现病史所获取的资料,在既往史和个人史的询问中,你还应重点询问哪些内容?为什么?

下级医师:“宝妈,您孩子以前出过疹子吗?”

宝妈:“没有,宝宝生下来到现在是第一次出疹子。”

下级医师:“您孩子出生时有没有什么异常?之后都还健康吧?”

宝妈:“我们家宝宝快足月生的,提前了2周。生得挺顺,一直也挺健康。”

下级医师:“提前2周还是足月的孩子。您孩子的预防针都是按时打的吗?都打了哪些疫苗?”

宝妈:“宝宝的预防针都是按时打的,医生您看这预防接种本。”

下级医师:老师,我问宝妈既往的出疹病史以及出生史、预防接种史的目的是调查有无先天性出生异常、出生缺陷、窒息、早产或免疫异常等情况,并排除因预防接种未完成而发生的儿童传染性疾病。

【问诊思考题】 ①如何通过问诊进一步判断崔宝宝是否为传染性疾病的高危人群?②如果崔宝宝出现声音嘶哑,说明什么?(提示:查阅教材,请教上级医师。)

上级医师:根据所获得的病史,你体检中应重点检查哪些部位?应注意哪些阳性体征?

下级医师:老师,我重点检查了患儿下列项目,获得了一些阳性体征如下:

- **体温39.0℃**。
- 皮肤、黏膜:皮疹分布于耳后、发际、面部、颈部和胸部,无苍白(排除贫血),**充血性皮疹**(与出血性皮疹区分),表现为**淡粉红色斑丘疹,压之褪色,疹间皮肤正常**,皮肤、黏膜无黄染,无苍白和发绀。
- 眼:**球结膜充血**,无脓性分泌物。
- 口腔:**颊黏膜处可见直径约0.5~1.0mm灰白色的斑点,外周有红晕,考虑麻疹黏膜斑**。
- 肺脏:注意呼吸运动,是否有呼吸困难,气管是否居中,有无气道梗阻表现,听诊呼吸音,有无干湿啰音。崔宝宝的肺脏无阳性发现。
- 其他:心脏边界大小正常,各瓣膜区未闻及杂音。

【查体思考题】 若崔宝宝皮疹有融合现象,你如何考虑?查体和实验室检查中还要注意什么?

上级医师:根据以上崔宝宝的病历资料,你认为他应做哪些实验室检查及其他辅助检查?若医患双方条件允许,还可以做哪些特殊检查?

下级医师:老师,我认为他应该做下列检查,并获得了相关检查结果:

- 血常规、尿常规:血常规示**白细胞总数3.5×10^9/L,淋巴细胞比例79%**。尿常规正常。
- 血清学检查:ELISA测定血清特异性抗体IgM和IgG抗体。**患儿麻疹血清IgM阳性**。
- 病原学检查:取患儿鼻咽部分泌物、血细胞及尿沉渣细胞,应用免疫荧光方法检测麻疹病毒抗原。出疹前2天至出疹后1天取患儿鼻、咽、眼分泌物涂片,瑞氏染色后直接镜检多核巨细胞。该患儿**鼻咽部分泌物麻疹病毒抗原阳性**。

● 胸片：对疑有肺炎、有结核接触史或病史者可进行 X 线胸片检查。崔宝宝没有相关病史和阳性体征，胸片暂不查。

● 脑脊液检查：对疑有麻疹脑炎者可进行脑脊液检查。崔宝宝没有出现脑炎的相关症状、体征，暂时不做该项检查。

● 心电图：对疑有心肌炎者进行心电图检查。

【实验室检查及辅助检查思考题】 若护士抽血 2 次未成功，崔宝宝哭闹厉害，宝妈对抽血做实验室检查项目表示疑虑和不满，你怎样与她沟通？（提示：观察类似医患交流场景，请教上级医师。）

上级医师：根据病史、体检、实验室检查和辅助检查结果，该患儿的诊断、诊断依据和鉴别诊断分别是什么？

下级医师：

● 诊断：麻疹。

● 诊断依据

（1）发病早期有发热、打喷嚏、流涕、眼红、食欲减退等前驱期症状。

（2）口腔黏膜可见到白色细小的麻疹黏膜斑（Koplik 斑）。

（3）个人史：未接种麻疹疫苗（麻疹疫苗的推荐接种时间为 8 月龄）。

（4）发热 3～4 天后出现皮疹，皮肤红色斑丘疹由耳后开始向全身扩展，为淡红色斑丘疹。疹间皮肤正常。

（5）实验室检查：血常规检查白细胞减少，淋巴细胞相对增多。患儿鼻咽部分泌物麻疹病毒抗原阳性。

● 鉴别诊断

（1）风疹：全身症状轻，皮肤斑丘疹及枕后、耳后、颈后淋巴结肿大伴触痛，疹退后不留痕迹，发热半天至 1 天出疹。无麻疹黏膜斑。

（2）幼儿急疹：常发高热，持续 3～4 天，热退疹出。无麻疹黏膜斑。

（3）猩红热：高热，中毒症状重，有咽峡炎、草莓舌、环口苍白圈及扁桃体炎，皮肤弥漫充血，上有密集针尖大小的丘疹，发热 1～2 天后出疹，出疹期高热。无麻疹黏膜斑。

（4）肠道病毒感染：有发热、咽痛、流涕、结膜炎及腹泻，全身或颈、枕后淋巴结肿大，散在斑丘疹，发热时或热退后出疹。无麻疹黏膜斑。

上级医师：请你列出治疗原则，开出医嘱。

下级医师：

● 治疗原则：目前尚无特效抗麻疹病毒药物。治疗原则为对症治疗，加强护理和防止并发症的发生。

● 医嘱

（1）呼吸道隔离。

（2）混合喂养。

（3）小儿维生素混悬液（小施尔康滴剂），1ml/ 次，1 次 / 日。

（4）布洛芬混悬液（美林），3ml/ 次，必要时给予。

（5）人免疫球蛋白，400mg/（kg·d）（有佝偻病、营养不良或免疫力低下的婴儿）。

患儿应予呼吸道隔离至出疹后 5 天止，若有并发症则隔离应延长至疹后 10 天。保持空气新鲜，供给足够的水分，给予富有营养、易消化的食物，补充多种维生素，尤其是维生素 A 和维生素 B，以防角膜软化或口腔炎。避免强光刺激，眼分泌物多时可用盐水洗净。高热患儿可给予物理降温或小剂量退热剂，以免热度骤降而致出疹终止、出现虚脱。有高热惊厥、烦躁不安者可适当用镇静剂。咳剧时可予祛痰药或予超声雾化吸入药物。

上级医师：如果麻疹肺炎并发心力衰竭，该如何治疗？

下级医师：麻疹并发肺炎患儿若出现气急加剧、烦躁不安、呼吸次数>60 次 / 分、心率增快>160～180 次 / 分、肝脏进行性肿大，应立即按心力衰竭处理，给予吸氧，使用镇静剂及洋地黄制剂，一般不需要用维持量。对伴有先天性心脏病的患儿，常需以地高辛维持，维持量为总量的 1/5，同时应用呋塞米（速尿）等利尿剂。对发生心肌炎的患儿，应卧床休息，加用维生素 C、磷酸肌酸钠、辅酶 A、腺苷三磷酸等治疗。

〖上级医师评述〗

近年来，“接种后麻疹”患儿增多，在接种麻疹减毒活疫苗后 7～14 天内出现麻疹，有或无麻疹黏膜斑，可无卡他症状，常误诊为风疹、药疹等其他疾病。仔细询问麻疹疫苗接种史可确诊。年长儿的麻疹诊断常易误诊，要养成“见皮疹看口腔”的习惯，及时发现麻疹黏膜斑，才不至于误诊。如发热在出疹后 1 周左右仍不退，或疹退中体温退而又升，或患儿出疹中途停止，应考虑有继发细菌感染或原有结核病恶化。原有结核病恶化时结核菌素试验仍可为阴性，因此不能以结核菌素试验阴性而排除原有结核病恶化的可能。

本病重在预防，关键是对易感者接种麻疹疫苗，提高其免疫力。该患儿 7 月龄，处于麻疹易感期，恰巧未到麻疹疫苗接种时间而感染。应做到早发现、早报告、早隔离及早治疗麻疹患儿。一般病人应隔离至出疹后 5 天，合并肺炎者应延长到出疹后 10 天。接触者应检疫 3 周，并给予被动免疫制剂。原有佝偻病或营养不良的婴儿易发生细菌性肺炎，应注意防范。病史中注意记录麻疹接触史与麻疹疫苗接种情况。在病程记录中记载确诊麻疹的依据（如有麻疹黏膜斑）、综合治疗措施与近期疗效。

（陈筱青　陈　辉）

病例五

〖家长诉说〗

我家宝宝唐 ××，女孩，11 个月。发烧 2 天，今天突然出疹子，刚刚来住院。

〖医师思维导引〗

上级医师：围绕唐宝宝发热 2 天，皮疹半天，你应考虑到可能是哪些疾病？

下级医师：老师，临床常见的发热伴皮疹的疾病有不少，我想唐宝宝有可能是下列问题：

● 风疹：该病全身症状轻，有皮肤斑丘疹及枕后、耳后、颈后淋巴结肿大伴触痛，发热半天至 1 天出疹。麻疹有呼吸道卡他症状、结膜炎及麻疹黏膜斑，发热 3～4 天后全身出现斑丘疹，出疹期热度更高，可与幼儿急疹区别。

● 肠道病毒感染：有发热、咽痛、流涕、结膜炎、腹泻，以及全身或颈、枕后淋巴结肿大和散在斑丘疹，发热时或热退后出疹。

● 水痘：躯干部多见，呈向心性分布。水痘皮疹较大，常分批陆续出现。发疹的第 2～3

天后，同一部位常见有斑丘疹、水疱、结痂各阶段的皮疹，伴有瘙痒。手心、足底无皮疹。

● 手足口病：由肠道病毒引起的急性传染病，除发热、口腔疱疹外，手心、足心、臀部也可见丘疹、疱疹。

● 川崎病：发热持续时间长，一般超过5天，可有草莓舌、猩红热样皮疹，肛周及卡介苗接种处有皮疹，伴眼结膜充血、口唇猩红干裂、指(趾)末端硬肿及膜状脱皮。

● 药物疹：皮疹瘙痒，出疹与用药有关，皮疹分布范围较广泛，无发热与淋巴结肿大，停药后皮疹消退。

上级医师：根据家长诉说，你应如何进一步问诊?

下级医师："宝妈，您孩子发热前几天有没有打过疫苗?"

宝妈："最近都没有打疫苗，上次疫苗接种还是一个月前。"

下级医师："这几天有没有和生病的人有过接触或者到人多拥挤的公共场所去玩?"

宝妈："我们没上幼儿园，也没有接触生病的人。宝宝小，抵抗力差，人多的地方我们也不去。"

下级医师："您孩子生病初期除了发热还有没有其他表现?"

宝妈："好像还好，有点鼻涕、喷嚏。我们以为感冒了。"

下级医师："孩子这几天精神、食欲好不好?"

宝妈："精神还好，能吃能睡，就是发热的时候有点黏人。不过大多数时候还是很乖的。"

上级医师：根据唐宝宝现病史所获取的资料，在既往史和个人史的询问中，你还应重点询问哪些内容? 为什么?

下级医师："宝妈，您孩子以前有过发热出疹子的情况吗?"

宝妈："好像有一次。今年儿童节的时候，宝宝不肯吃饭，有发热，小手、小脚上都长了疹子，医生说是一种流行病，好像是手足口病。"

下级医师："宝宝的预防针都按时打吗? 有没有漏打的?"

宝妈："宝宝的预防针基本上都是按时打的。但是8个月的时候宝宝得了一次肺炎，医生说生病期间就不要打疫苗了，结果一耽误，到现在还没顾得上打。"

下级医师："看来宝宝8个月的'麻疹''风疹'疫苗没有打。"

下级医师：老师，询问宝宝的既往史是获悉一些一旦发病而终身免疫的疾病，比如风疹、水痘等。宝宝既往得过手足口病，不能排除今后不在发生类似疾病的可能性。询问预防接种史也是为了寻找并排除因预防接种未完成而发生的婴幼儿常见疾病，比如麻疹、风疹等。

【问诊思考题】 如果宝妈反映宝宝总想睡觉、醒来也不肯玩，很烦躁，要注意什么问题? 如何再进一步问诊?(提示：查阅教材，请教上级医师。)

上级医师：根据所获得的病史，你体检中应重点检查哪些部位? 应注意哪些阳性体征?

下级医师：老师，我重点检查了患儿下列项目，获得了一些阳性体征如下：

● **体温38.0℃。**

● 皮肤、黏膜：**皮疹分布于面部、躯干，表现为稀疏的红色斑疹、斑丘疹。**

● 浅表淋巴结：**耳后、枕部可触及肿大淋巴结，直径约1.0cm大小，可活动，**无粘连，无红肿，宝宝查体不配合，难以判断是否有触痛。

●口腔：口腔黏膜完整，未见麻疹黏膜斑。

●腹部：触诊**肝脏肋下3cm**。

【查体思考题】 若唐宝宝除了发热、皮疹外还出现嗜睡、淡漠或惊厥，你如何考虑？查体和实验室检查中还要注意什么？

上级医师：根据以上唐宝宝的病历资料，你认为她应做哪些实验室检查及其他辅助检查？若医患双方条件允许，还可以做哪些特殊检查？

下级医师：老师，我认为她应该做下列检查，并获得了相关检查结果：

●血常规、尿常规：血常规示**白细胞总数 3.6×10^9/L，淋巴细胞比例76%**。尿常规正常。

●血清学检查：**血清中分离出风疹病毒抗原阳性，血清风疹病毒IgM抗体阳性**。

【实验室检查及辅助检查思考题】 如果唐宝宝中低热度、精神萎靡、嗜睡、烦躁，还要进一步完善哪些相关检查？

上级医师：根据病史、体检、实验室检查和辅助检查结果，该患儿的诊断、诊断依据和鉴别诊断分别是什么？

下级医师：

●诊断：风疹。

●诊断依据

(1) 发病早期有发热、打喷嚏、流涕等“感冒样”卡他症状。

(2) 发热1天出疹。皮疹分布于面部、躯干，表现为稀疏的红色斑疹、斑丘疹。

(3) 个人史：未接种风疹疫苗。

(4) 耳后、枕部可触及直径约1.0cm大小的肿大淋巴结。肝脏轻度肿大。

(5) 血常规示白细胞总数降低，淋巴细胞比例增高。

(6) 血清学检查在血清中分离出风疹病毒抗原阳性，血清风疹病毒IgM抗体阳性。

●鉴别诊断

(1) 幼儿急疹：常有高热3～4天，热退疹出，可与风疹区别。

(2) 药物疹：有用药史，往往伴有痒感，皮疹分布范围较广泛，无发热与淋巴结肿大，停药后皮疹消退。

(3) 麻疹：可见麻疹黏膜斑，发热3～4天后才出疹，疹退后有色素沉着与脱屑。

(4) 川崎病：发热持续时间长，一般超过5天，可有草莓舌、猩红热样皮疹，肛周及卡介苗接种处有皮疹，伴眼结膜充血、口唇猩红干裂、指(趾)末端硬肿及膜状脱皮。

(5) 水痘：有水痘流行病史和接触史。皮疹相继分批出现，呈向心性分布，开始为粉红色小斑疹，很快变为丘疹、水疱，水疱疹无脐眼，周围有红晕，水疱易破溃，奇痒，数天后结痂。可见丘疹、新旧水疱、结痂同时存在。全身症状轻，一般不发热或有低热。

(6) 猩红热：有高热、中毒症状、咽峡炎、草莓舌、环口苍白圈及扁桃体炎，皮肤弥漫充血，其上有密集针尖大小的丘疹，发热1～2天后出疹，出疹期高热。

(7) 肠道病毒感染：有发热、咽痛、流涕、结膜炎及腹泻，全身或颈、枕后淋巴结肿大，散在斑丘疹，发热时或热退后出疹。

上级医师：请你列出治疗原则，开出医嘱。

下级医师：

●治疗原则：目前尚无特效抗病毒的治疗方法。治疗原则主要是对症治疗、加强护理和适当的支持治疗。

●医嘱

(1) 呼吸道隔离。

(2) 软食。

(3) 布洛芬混悬液（美林），3.5ml/次，必要时给予。

(4) 利巴韦林，10mg/(kg·d)，分3次口服（酌情选用）。

(5) 1/4～1/5张含钠液（有呕吐、食欲差者给予）。

上级医师：如果该患儿并发了风疹脑炎，该如何治疗？

下级医师：患儿出现高热、抽搐、昏迷等，应分别进行针对性处理，如按时测体温、呼吸、脉搏，并严密观察病情变化，及时应用止痉剂，如地西泮、苯巴比妥钠，并给20%甘露醇静脉推注以降低颅内压。昏迷患儿应保持呼吸道通畅，氧气吸入。精心护理，防止压疮、肺炎和泌尿系统感染。注意水、电解质和酸碱平衡。可用干扰素。高压氧疗法对脑损害康复有一定的效果。

〖上级医师评述〗

风疹的全身症状轻，有耳后、枕后、颈后淋巴结肿大，出疹迅速，消疹快，但皮疹与黏膜疹无特异性，其诊断主要通过排除其他小儿常见的出疹性疾病而确立。应向家长交代可能会出现的并发症及其表现，以使家长有心理准备，及时复诊。要了解先天性风疹综合征的临床表现、诊断、鉴别诊断等。先天性风疹综合征是由于孕妇在妊娠早期患风疹后，风疹病毒通过胎盘感染胎儿引起的严重全身病毒感染性疾病。孕妇传染胎儿的传染率随孕期延长而减低。先天性感染的患儿体内排毒可长达2～6个月，排毒的患儿有传染性，成为传染源。可出现黄疸、肝脾大、肝功能异常，如在孕早期感染则都有小头畸形、视力障碍等，但中心性白内障或先天性心脏病更多见。风疹病毒病原学检查阳性。本病抗病毒治疗疗效不定。

（陈筱青 陈 辉）

病例六

〖家长诉说〗

我家宝宝黄××，女孩，6个月大。发烧3～4天，昨天出疹子了，今天疹子越来越多。刚刚来住院。

〖医师思维导引〗

上级医师：围绕黄宝宝发热3～4天，出疹1～2天，你应考虑到可能是哪些疾病？

下级医师：老师，临床常见的发热出疹性疾病常见以下问题：

●麻疹：有呼吸道卡他症状、结膜炎及麻疹黏膜斑，发热3～4天后全身出现斑丘疹，出疹期热度更高，可与幼儿急疹区别。

●猩红热：有高热、中毒症状、咽峡炎、草莓舌、环口苍白圈及扁桃体炎，皮肤弥漫充血，其上有密集针尖大小的丘疹，发热1～2天后出疹，出疹期高热，可与幼儿急疹区别。

●风疹：该病全身症状轻，有皮肤斑丘疹及枕后、耳后、颈后淋巴结肿大伴触痛，发热半天至1天出疹。

●肠道病毒感染：有发热、咽痛、流涕、结膜炎、腹泻，以及全身或颈、枕后淋巴结肿大和散在斑丘疹，发热时或热退后出疹。

●川崎病：发热持续时间更长，可有草莓舌、猩红热样皮疹，肛周及卡介苗接种处有皮疹，伴眼结膜充血、口唇猩红干裂、指(趾)末端硬肿及膜状脱皮。

上级医师：根据家长诉说，你应如何进一步问诊?

下级医师："宝妈，您孩子发热情况如何?"

宝妈："这几天宝宝天天发热，温度还很高，有时候会到39℃或40℃。但是肯吃肯玩，精神挺好的。吃了退热药能降下来，但是没几个小时又发热了。"

下级医师："您孩子的疹子最先在哪里发现的？痒不痒?"

宝妈："昨天突然发现脸上和身上好多红疹子，今天越来越多，不知道痒不痒，没见他抓。"

上级医师：根据黄宝宝现病史所获取的资料，在既往史和个人史的询问中，你还应重点询问哪些内容？为什么?

下级医师："宝妈，您孩子以前出过类似的疹子么?"

宝妈："没有，这是宝宝第一次出疹子。"

下级医师："宝妈，孩子今天发热情况怎么样?"

宝妈："今天好像有点热，没有昨天厉害了。"

下级医师："您孩子的预防针都打了吧?"

宝妈："宝宝的预防针该打的都打了，我们一个也没漏。"

下级医师：老师，询问孩子既往病史以及预防接种史的目的是考虑常见的婴幼儿出疹性疾病并排除常见的儿童传染性疾病。

【问诊思考题】 如何通过问诊排除黄宝宝是否患有麻疹？如何通过问诊与肠道病毒感染性疾病相鉴别?(提示：查阅教材，请教上级医师。)

上级医师：根据所获得的病史，你体检中应重点检查哪些部位？应注意哪些阳性体征?

下级医师：老师，我重点检查了患儿下列项目，获得了一些阳性体征如下：

●**体温39.5℃**。

●皮肤、黏膜：皮疹分布于**面部、颈部、胸部、腹部，为充血性皮疹**，表现为**淡粉红色斑丘疹，压之褪色，疹间皮肤正常**。

●浅表淋巴结：**颈部淋巴结肿大，约0.8cm大小**，质软，活动，触痛不明显。

【查体思考题】 如果患儿出现软腭红斑，考虑什么?

上级医师：根据以上黄宝宝的病历资料，你认为她应做哪些实验室检查及其他辅助检查？若医患双方条件允许，还可以做哪些特殊检查?

下级医师：老师，我认为她应该做下列检查，并获得了相关检查结果：

●血常规、尿常规：血常规示**白细胞总数5.3×10^9/L，淋巴细胞比例为80%，可见异形淋巴细胞5%**。尿常规正常。

●病原学检查：血清HHV-6 IgM阳性，HHV-7 IgM阴性。

●脑脊液检查：对疑有脑炎者可进行脑脊液检查。黄宝宝精神、食欲好，未出现脑炎的相关症状、体征，暂时不做该项检查。

【实验室检查及辅助检查思考题】 黄宝宝如果第一天发热采集血常规会有哪些可能性？为什么？

上级医师：根据病史、体检、实验室检查结果，该患儿的诊断、诊断依据和鉴别诊断分别是什么？

下级医师：

●诊断：幼儿急疹。

●诊断依据

(1) 突然高热，体温达 39～40℃，持续 3～4 天而骤降，热退后疹出。发热期间食欲、精神尚好，可有前囟膨隆。

(2) 皮疹呈红色斑疹或斑丘疹，主要散布在面部、颈部和躯干，疹间皮肤正常。

(3) 血常规示白细胞数正常或下降，淋巴细胞相对增高。

(4) 病原学检查发现血清 HHV-6 IgM 抗体阳性。

●鉴别诊断

(1) 麻疹：有呼吸道卡他症状、结膜炎及麻疹黏膜斑，发热 3～4 天后全身出现斑丘疹，出疹期热度更高，可与幼儿急疹区别。

(2) 猩红热：有高热、中毒症状、咽峡炎、草莓舌、环口苍白圈及扁桃体炎，皮肤弥漫充血，其上有密集针尖大小的丘疹，发热 1～2 天后出疹，出疹期高热，可与幼儿急疹区别。

(3) 风疹：该病全身症状轻，有皮肤斑丘疹及枕后、耳后、颈后淋巴结肿大伴触痛，发热半天至 1 天出疹。

(4) 肠道病毒感染：有发热、咽痛、流涕、结膜炎、腹泻，以及全身或颈、枕后淋巴结肿大及散在斑丘疹，发热时或热退后出疹。

(5) 药物疹：皮疹瘙痒，出疹与用药有关，无发热。

(6) 其他前囟膨隆的疾病：如维生素 A 中毒、中枢神经系统感染，此类疾病均有相应病史与表现。

上级医师：请你列出治疗原则，开出医嘱。

下级医师：

●治疗原则：目前尚无特效药物。治疗原则为对症治疗、加强护理和防止并发症。

●医嘱

(1) 母乳喂养。

(2) 对乙酰氨基酚（泰诺林），每次 15mg/kg，必要时给予。

(3) 清热解毒的中成药：酌情使用。

上级医师：如果黄宝宝病程中出现前囟隆起，该如何治疗？

下级医师：患儿在皮疹出现前可出现前囟膨隆，但无呕吐与颈抵抗，精神反应、食欲等一般情况好，应结合临床，密切观察病情变化，等待皮疹出现。皮疹出现即可排除其他中枢神经系统感染性疾病。

〖上级医师评述〗

幼儿急疹是人类疱疹病毒 6 型（HHV-6）或人类疱疹病毒 7 型（HHV-7）导致的婴幼儿出疹性疾病。无症状的成人病人是本病的传染源，病毒经呼吸道飞沫传播。胎儿可通过胎盘从母体得到抗体。本病多见于6～18个月小儿，3岁以后少见，春、秋季发病较多，无男女性别差异。有发热、前囟隆起的患儿，一般情况好，在未出现皮疹之前，中枢神经系统感染尚不能排除。发热骤降出现皮疹之后，方可排除中枢神经系统感染而诊断为幼儿急疹。

部分患儿软腭可出现特征性红斑（Nagayama spots）。注意有无前囟隆起，有无脑膜刺激征等神经系统异常体征。少数患儿发热仅1～2天即有热退疹出，也多是本病。在肠道病毒感染中，埃可病毒16型可引起“波士顿皮疹”，发热1～2天后热退时出疹，皮疹可与幼儿急疹相似，但多伴有腹泻或无菌性脑膜炎，可区别于幼儿急疹。

有的患儿因幼儿急疹出现发热惊厥，要掌握高热的处理方法以及惊厥的急诊处理。部分患儿在高热惊厥后出现脑海马区的硬化，进而引发癫痫。

幼儿急疹一般不需应用抗病毒治疗。但HHV-6、HHV-7可引起高热惊厥，也可在大脑中潜伏下来，病愈后再感冒时易被激活而发生高热惊厥，部分患儿可转为癫痫。HHV-6、HHV-7可在将来宿主免疫力低下时引起年长儿、成人的传染性单核细胞增多症、坏死性淋巴结炎、多发性硬化、慢性疲劳综合征等，因此有人认为有必要进行抗病毒治疗。

儿童HHV-6感染有40%表现为幼儿急疹，60%表现为无皮疹性发热，因此单纯的发热也可为HHV-6感染。严重的HHV-6感染可引起脑膜炎、脑炎。因此，如病人有频繁呕吐或颈抵抗，应及时进行脑脊液检查，给予抗病毒和脱水治疗。

（陈筱青　陈　辉）

病例七

〖家长诉说〗

我家小孩叫黄××，男孩，5岁，幼儿园中班。前天夜间开始发热，昨天下午身上出现皮疹。

〖医师思维导引〗

上级医师：围绕患儿发热伴皮疹，你应考虑到可能是哪些疾病？

下级医师：老师，我想该患儿有可能是下列疾病：

- 感染性疾病：麻疹、风疹、幼儿急疹、水痘、带状疱疹、手足口病、传染性单核细胞增多症、猩红热、脓疱疹、败血症、伤寒。
- 结缔组织病：风湿热、幼年性类风湿关节炎、川崎病。
- 造血系统疾病：血小板减少性紫癜、朗格汉斯细胞组织细胞增多症。
- 其他：丘疹样荨麻疹。

上级医师：根据患儿妈妈诉说，你应如何进一步问诊？

下级医师：“患儿妈妈，小朋友体温最高多少度？有没有吃退热药？”

患儿母亲：“体温最高没超过38℃，给他多喝点水和温水擦身后可以降到正常，一直没有吃退热药。”

下级医师：“发热多长时间后开始出现皮疹？”

患儿母亲：“大概大半天。”

下级医师：“皮疹最先出现在什么部位？有没有逐渐增多？”

患儿母亲："刚开始皮疹在前胸、肚皮和后背，今天早上发现越来越多，脸上和头皮也出现了。"

下级医师："手心和脚心有没有？"

患儿母亲："没有发现。"

下级医师："皮疹有没有什么变化？"

患儿母亲："有变化。最初是一些红色的皮疹，过了几个小时，有些皮疹变成了小水疱，这会儿有个别水疱已经破了。"

下级医师："小朋友，你觉得身上痒吗？"

患儿："很痒，但妈妈不让我抓。"

下级医师："生病后有没有吃药？"

患儿母亲："什么药都没吃，只是给他多喝了点水。"

下级医师："除了发热外，有没有咳嗽、呕吐、抽搐及精神差、食欲不振的情况？"

患儿母亲："这几天稍微有点流鼻涕，我以为受凉感冒了，所以没在意。精神和食欲都挺好。"

上级医师：根据患儿母亲提供的病史，在过去史、个人史和家族史询问中，你还应重点问些什么？

下级医师："小朋友以前有没有出过皮疹？"

患儿母亲："一岁左右曾经出过皮疹，当时医生诊断是幼儿急疹。"

下级医师："小朋友以往有没有什么药物或者食物过敏？"

患儿母亲："从来没有。"

下级医师："小朋友最近一周有没有服过药？"

患儿母亲："没有。"

下级医师："小朋友有没有慢性病史？比如肾病综合征、白血病等？"

患儿母亲："没有。"

下级医师："生病前三周之内幼儿园有没有小朋友有类似疾病？"

患儿母亲："十天前幼儿园有小朋友因诊断水痘后在家休息。"

下级医师："家里有没有人患带状疱疹？"

患儿母亲："没有。"

下级医师："有没有按时进行计划内的预防接种？"

患儿母亲："全部按时接种。"

下级医师："计划外的水痘疫苗有没有接种过？"

患儿母亲："没有接种过。"

上级医师：根据所获得的病史，体检应重点检查哪些？

下级医师：老师，我重点检查了患儿下列项目，获得了一些阳性体征如下：

- 一般情况：神志清，精神反应好，**体温 37.7℃**。
- 全身浅表淋巴结：未触及肿大的淋巴结。
- 皮肤、黏膜：**躯干部及头面部可见散在的红色丘疹和斑丘疹，同时可见数个大小约 0.3～0.8mm 的水滴状小水疱，其周围有红晕，有 2 个水疱已破溃，未见有脓疱疹。口腔黏膜有数个小溃疡，未见 Koplik 斑。全身皮肤未见瘀点及瘀斑。**

●心肺：心肺听诊无异常。

●腹部：肝脾不大。

●神经系统：无阳性体征。

上级医师：根据以上的病历资料，你认为他应做哪些实验室检查及其他辅助检查？

下级医师：老师，我认为他应该做下列检查，并获得了相关检查结果：

●血、尿、粪常规：血常规白细胞总数正常，**淋巴细胞比例68%，偏高**。尿、粪常规正常。

●肝、肾功能：均在正常范围。

●血清学检查：**血清水痘-带状疱疹病毒抗体IgM阳性**。

●水疱液涂片：**可见多核巨细胞和核内包涵体**。

●病毒DNA检测：**PCR方法检测鼻咽部分泌物或水疱液水痘-带状疱疹病毒DNA阳性**。

上级医师：根据病史、体检、实验室检查和辅助检查结果，该患儿的诊断、诊断依据和鉴别诊断分别是什么？

下级医师：

●诊断：水痘。

●诊断依据

(1) 有水痘流行病史和接触史。

(2) 皮疹相继分批出现，呈向心性分布，开始为红色丘疹或斑丘疹，很快变为水疱疹，周围有红晕，水疱易破溃，伴痒感，数日后结痂。可见丘疹、新旧水疱、结痂同时存在。口腔黏膜处也可见皮疹，易破溃形成小溃疡。全身症状轻，伴低热。

(3) 血常规白细胞总数正常，淋巴细胞比例偏高。

(4) 病毒抗体阳性，分离出病毒DNA。水疱液涂片可见多核巨细胞和核内包涵体。

●鉴别诊断

(1) 疱疹性湿疹：当湿疹兼患单纯疱疹时，可出现水痘样皮疹。多为急性起病，发热，全身分批出现疱疹，持续3～4天或更长。表皮脱落后导致体液大量丧失，常因继发感染或休克而导致死亡。

(2) 手足口病：多见于4岁以下小儿。在四肢远端或手足部位出现疱疹，其疱疹较水痘为小，不结痂。此外，在口腔黏膜亦可出现疱疹和溃疡性病变。常伴发热，1周左右痊愈。病原体为肠道柯萨奇病毒等。

(3) 丘疹样荨麻疹：多由虫螨叮咬或食物过敏所致，各种皮疹大小相仿，水疱壁坚实，离心性分布，奇痒，不结痂。

(4) 脓疱疹：局限分布，多在四肢，呈脓疱及黄痂，白细胞计数多升高，无分批出现。

(5) 带状疱疹：皮疹沿神经分布，局限一侧，有剧烈的刺痛和灼热痛。

上级医师：请你列出治疗原则，开出医嘱。

下级医师：

●治疗原则：隔离，卧床休息，抗病毒，继发感染时抗菌治疗。

●医嘱

(1) 阿昔洛韦片，100mg/次，4次/日，5～7日；或伐昔洛韦，100mg/次，2次/日，5～7日。

(2) 阿昔洛韦软膏，外用，3 次 / 日。

上级医师：水痘患儿易出现哪些并发症？该如何处理？

下级医师：

(1) 水痘肺炎：静脉滴注上述抗病毒药物，若继发细菌感染则选用抗生素。给予止咳化痰药等。

(2) 皮肤疱疹继发感染：局部应用莫匹罗星软膏（百多邦）。血白细胞、中性粒细胞升高者应予口服抗生素。若体温高、中毒症状重、有败血症的可能，则须静脉应用抗生素。

(3) 水痘脑炎：静脉滴注上述抗病毒药物，对症治疗如退热、止痉，甘露醇脱水、降低颅内压。

(4) 心肌炎：根据病情可口服辅酶 Q10、ATP 等，可静脉滴注磷酸肌酸钠、维生素 C 及果糖二磷酸钠等，控制心力衰竭，纠正心律失常。

〖上级医师评述〗

水痘（chickenpox）是由水痘 - 带状疱疹病毒引起的传染性极强的儿童期出疹性疾病。儿童初次感染时引起水痘，恢复后病毒可长期潜伏在脊髓后根神经节或脑神经的感觉神经节内，少数人在成年后可由于各种原因使病毒激活而导致带状疱疹。本病好发于冬末春初，通过直接接触、飞沫、空气传播，一次感染后可获终身免疫。儿童发病高峰以 5～9 岁多见。

（凌 岚 陈 辉）

病例八

〖家长诉说〗

我家小孩叫陈 ××，男孩，8 岁，小学二年级。3 天前开始发热，2 天前全身出现皮疹，并逐渐增多。

〖医师思维导引〗

上级医师：围绕患儿发热伴皮疹，你应考虑到可能是哪些疾病？

下级医师：老师，我想该患儿有可能是下列疾病：

● 感染性疾病：麻疹、风疹、幼儿急疹、水痘、带状疱疹、手足口病、传染性单核细胞增多症、猩红热、脓疱疹、败血症、伤寒。

● 结缔组织病：风湿热、幼年性类风湿关节炎、川崎病。

● 造血系统疾病：血小板减少性紫癜、朗格汉斯细胞组织细胞增多症。

● 其他：丘疹样荨麻疹、药物疹、严重晒伤等。

上级医师：根据患儿父亲诉说，你应如何进一步问诊？

下级医师："患儿爸爸，小朋友体温最高多少度？有没有吃退热药？口服退热药后能不能降至正常？"

患儿父亲："体温最高 39.5℃，喂了退热药'美林'后出一身汗，体温能降到 38℃左右，但 6～7 小时后体温又会上升，这些天反复吃了 7～8 次退热药了，始终没有退热。"

下级医师："这 3 天，除了发热，有没有其他不适？"

患儿父亲："有。经常喊冷、头疼、嗓子疼、肚子疼，胃口也很差，吃点儿就恶心，呕吐了 2 次。"

下级医师:“皮疹什么时候出现的?最先出现在什么部位?”

患儿父亲:“发热一天后开始出现皮疹,刚开始皮疹在头面部、颈部及上胸部,很快就蔓延到了全身,你看,现在连手心和足底都有皮疹,全身红红的。”

下级医师:“生病期间除了退热药,有没有吃其他药?”

患儿父亲:“2 天前给他吃了‘清开灵’,但以前也吃过,都没出过皮疹。”

下级医师:“小朋友,你觉得身上痒吗?”

患儿:“有点儿痒。”

上级医师:根据患儿父亲提供的病史,在过去史、个人史和家族史询问中,你还应重点询问些什么?

下级医师:“小朋友以前有没有出过皮疹?”

患儿父亲:“一岁左右曾经出过皮疹,当时医生诊断是幼儿急疹。”

下级医师:“小朋友以往有没有对什么药物或者食物过敏?”

患儿父亲:“从来没有药物过敏,吃海鲜曾经有过过敏。”

下级医师:“最近有没有吃鱼虾类海鲜?”

患儿父亲:“都没吃过。”

下级医师:“小朋友以前有没有经常患扁桃体炎?”

患儿父亲:“上小学前每年总要有扁桃体发炎 2~3 次,近两年已经很少生病了。”

下级医师:“小朋友有没有患过风湿热或肾小球肾炎?”

患儿父亲:“没有。”

下级医师:“最近家里或学校有没有人有类似发热出疹的病?”

患儿父亲:“家里没人生病,学校就不清楚了。”

下级医师:“有没有按时进行计划内的预防接种?”

患儿父亲:“全部按时接种了。”

【问诊思考题】 在既往病史中,为什么重点询问有没有患过风湿热或肾小球肾炎?

上级医师:根据所获得的病史,体检应重点检查哪些?

下级医师:老师,我重点检查了患儿下列项目,获得了一些阳性体征如下:

- 一般情况:神志清,精神反应欠佳,**体温 39℃**。
- 全身浅表淋巴结:**颈部及颌下可触及 4 枚花生米大小的淋巴结,活动度好,与周围组织无粘连,伴压痛**。
- 皮肤、黏膜:**全身皮肤潮红,其上密布充血性粟粒样红疹,扪之有粗糙感,疹间无正常皮肤。用手指按压皮肤,红色暂退,出现苍白色指印,数秒后又恢复原状。口唇周围及鼻端部苍白,肘前、腋部、腹股沟、腘部的褶缝部位疹子密且多,有皮下出血,可见紫红色线条样折痕。**
- 口腔:**咽部充血,扁桃体充血,Ⅱ度肿大,可见黄白色渗出物。舌面光滑,呈肉红色,乳头突起。**
- 心肺:心肺听诊无异常。
- 腹部:肝脾不大。
- 神经系统:无阳性体征。

上级医师:根据以上的病历资料,你认为他应做哪些实验室检查及其他辅助检查?

下级医师：老师，我认为他应该做下列检查，并获得了相关检查结果：

● 血、尿、粪常规：**血常规白细胞 1.5×10^9/L，中性粒细胞比例 78%，偏高**。尿、粪常规正常。

● 肝、肾功能：均在正常范围。

● 咽拭子培养：**β溶血性链球菌生长**。

● 抗链球菌溶血素O试验：阴性。

● 心电图：正常。

【实验室检查及辅助检查思考题】 该患儿抗链球菌溶血素O试验为什么是阴性？

上级医师：根据病史、体检、实验室检查和辅助检查结果，该患儿的诊断、诊断依据和鉴别诊断分别是什么？

下级医师：

● 诊断：猩红热。

● 诊断依据

(1) 有发热、头痛、咽痛、扁桃体肿大，次日出疹。

(2) 查体：颈部及颌下淋巴结肿大，全身皮肤潮红，其上密布充血性粟粒样红疹，扪之有粗糙感，疹间无正常皮肤。有"贫血性划痕""口周苍白圈""帕氏线"及"草莓舌"等特征性体征。

(3) 血常规白细胞总数及中性粒细胞比例偏高。

(4) 咽拭子培养β溶血性链球菌生长。

● 鉴别诊断

(1) 金黄色葡萄球菌感染所致猩红热样皮疹：其皮疹消退快，无脱皮表现，常伴迁徙性病灶，病原学检查为金黄色葡萄球菌。

(2) 川崎病：发热持续时间长，可有草莓舌、猩红热样皮疹，肛周及卡介苗接种处有皮疹，伴眼结膜充血、口唇猩红干裂、指(趾)末端硬肿及膜状脱皮，血小板增多，病原学检查阴性，抗感染治疗无效。

(3) 药物疹及其他过敏性皮疹：一般有近期服药史及接触变应原史，但缺乏全身症状。

(4) 其他出疹性疾病：麻疹有麻疹黏膜斑，其皮疹特点为出疹顺序从上到下，疹退后有色素沉着，出疹时热更高。风疹的出疹特点为发热后1天内出疹，疹退后无色素沉着。幼儿急疹的出疹特点为高热3～5天后热退疹出。这些皮疹的疹间皮肤正常。

(5) 链球菌中毒性休克综合征(STSS)：患儿以中青年为主，全身中毒症状严重，有高热、中毒性休克、软组织感染、多脏器功能障碍、肾功能不全，可有猩红热样皮疹及脱皮，但咽峡炎不明显。

上级医师：请你列出治疗原则，开出医嘱。

下级医师：

● 治疗原则：隔离，卧床休息，抗链球菌治疗。

● 医嘱

(1) 青霉素皮试阴性：青霉素，每天2万～4万U/kg，7～10天。

(2) 青霉素皮试阳性：红霉素，每天20～40mg/kg，7～10天。

(3) 2～3周后来院查尿常规和心电图。

上级医师：重型猩红热的分型和症状。

下级医师：重型猩红热分为两型，即中毒型和脓毒型。

（1）中毒型：为严重的红疹毒素所致。病势凶险，发展迅速，体温高达40℃以上，头痛、呕吐剧烈，神志改变严重。可发生中毒性休克及中毒性心肌炎。皮疹明显，可呈出血性，但咽部渗出性改变轻微。病程可短至3天或更短，多数死亡。

（2）脓毒型：咽炎严重，多见化脓或坏死的改变。炎症向外扩延，可发生扁桃体周围炎、咽后壁脓肿、中耳炎、鼻窦炎、化脓性淋巴结炎、颈部蜂窝织炎、支气管肺炎等病变，甚至引起败血症。病死率较高。

〖上级医师评述〗

猩红热（scarlet fever）是由A组β型溶血性链球菌所引起的急性出疹性呼吸道传染病。人群对该菌普遍易感，3～7岁儿童最易发病，通过飞沫、污染玩具和食物等传播，多在冬、春季发病。部分患儿在病后2～3周因变态反应可出现风湿热或肾小球肾炎。A组链球菌有50多个血清型，只有产红疹毒素的菌株才能致猩红热，各型之间无交叉免疫，如患过本病后再感染另一菌型，则仍可再患猩红热。

（凌 岚 陈 辉）

病例九

〖家长诉说〗

我家小孩叫张××，女孩，3岁，幼儿园托班。今早发现手心和脚心有皮疹，昨天有低热，今天体温已经正常。

〖医师思维导引〗

上级医师：围绕患儿发热伴皮疹，你应考虑到可能是哪些疾病？

下级医师：老师，我想该患儿有可能是下列疾病：

- 感染性疾病：麻疹、风疹、幼儿急疹、水痘、带状疱疹、手足口病、传染性单核细胞增多症、猩红热、脓疱疹、败血症、伤寒。
- 结缔组织病：风湿热、幼年性类风湿关节炎、川崎病。
- 造血系统疾病：血小板减少性紫癜、朗格汉斯细胞组织细胞增多症。
- 其他：丘疹样荨麻疹、药物疹。

上级医师：根据患儿母亲诉说，你应如何进一步问诊？

下级医师：“患儿妈妈，小朋友体温最高多少度？有没有吃退热药？”

患儿母亲：“体温最高37.6℃，给她多喝点儿水后今天体温就正常了，没有吃退热药。”

下级医师：“除了手心和脚心有皮疹，其他地方有吗？”

患儿母亲：“在家没有发现。”

下级医师：“小朋友，你觉得手心和脚心痒吗？”

患儿：“不痒。”

下级医师：“除了发热外有没有咳嗽、呕吐、抽搐及精神差、食欲不振的情况？”

患儿母亲：“只是食欲不好，不肯吃东西，精神还挺好。”

下级医师：“生病后有没有吃药？”

患儿母亲：“什么药都没吃。”

上级医师：根据患儿母亲提供的病史，在过去史、个人史和家族史的询问中，你还应重点询问些什么？

下级医师：“小朋友以前有没有出过皮疹？”

患儿母亲：“一岁左右曾经出过皮疹，当时医生诊断是幼儿急疹。”

下级医师：“小朋友以往有没有对什么药物或者食物过敏？”

患儿母亲：“从来没有。”

下级医师：“最近幼儿园有没有小朋友有类似疾病？”

患儿母亲：“上周幼儿园有3个小朋友诊断出‘手足口病’，所以5天前已经停课了。”

下级医师：“小朋友有没有按时进行计划内的预防接种？”

患儿母亲：“全部按时接种了。”

上级医师：根据所获得的病史，体检应重点检查哪些？

下级医师：老师，我重点检查了患儿下列项目，获得了一些阳性体征如下：

- 一般情况：神志清，精神反应好，体温正常。
- 全身浅表淋巴结：未触及肿大的淋巴结。
- 皮肤、黏膜：**手心、足心和臀部可见小斑丘疹、疱疹，疱疹周围可见红晕，疱内液体较少**。
- 口腔：**黏膜有散在疱疹**。未见Koplik斑。全身皮肤未见瘀点及瘀斑。
- 心肺：心肺听诊无异常。
- 腹部：肝脾不大。
- 神经系统：脑膜刺激征阴性，腱反射正常，巴宾斯基征等病理征阴性。

上级医师：根据以上病历资料，你认为她应做哪些实验室检查及其他辅助检查？

下级医师：老师，我认为她应该做下列检查，并获得了相关检查结果：

- 血、尿、粪常规：正常。
- 肝、肾功能：均在正常范围。
- 血清学检查：**血清Cox A16肠道病毒抗体IgM阳性**。
- 病毒DNA检测：**PCR方法检测鼻咽部分泌物Cox A16肠道病毒DNA阳性**。

上级医师：根据病史、体检、实验室检查结果，该患儿的诊断、诊断依据和鉴别诊断分别是什么？

下级医师：

- 诊断：手足口病。
- 诊断依据

(1) 有手足口病流行病史和接触史。

(2) 手心、足心和臀部可见小斑丘疹、疱疹，疱疹周围可见红晕，疱内液体较少。口腔黏膜有散在疱疹。全身症状轻，伴低热。

(3) 血常规正常。

(4) 病毒抗体阳性，鼻咽部分泌物分离出病毒DNA。

- 鉴别诊断

(1) 水痘：皮疹相继分批出现，呈向心性分布，开始为红色丘疹或斑丘疹，很快变为水疱疹，周围有红晕，水疱易破溃，伴痒感，数日后结痂。可见丘疹、新旧水疱、结痂同时存在。

（2）疱疹性咽峡炎：系柯萨奇 A 组病毒所致，表现为急性高热、咽痛、流涎、厌食、呕吐等。咽部充血，咽腭弓、悬雍垂、软腭等处有 2～4mm 大小的疱疹，周围有红晕，疱疹破溃后形成小溃疡。

（3）脓疱疹：局限分布，多在四肢，呈脓疱及黄痂，白细胞计数多升高，无分批出现。

（4）带状疱疹：皮疹沿神经分布，局限一侧，有剧烈的刺痛和灼热痛。

上级医师：近几年，重症手足口病患儿明显增多，请描述一下重症病例的临床表现。

下级医师：重症病例有重型和危重型。

（1）重型：出现神经系统受累表现。如：精神差、嗜睡、易惊、谵妄；头痛、呕吐；肢体抖动、肌阵挛、眼球震颤、共济失调、眼球运动障碍；无力或急性弛缓性麻痹；惊厥。体征可见脑膜刺激征、腱反射减弱或消失。

（2）危重型：出现下列情况之一者：①频繁抽搐、昏迷、脑疝；②呼吸困难、发绀、血性泡沫痰、肺部啰音等；③休克等循环功能不全表现。

上级医师：请你列出重症手足口病患儿的治疗方案。

下级医师：

●治疗方案

（1）神经系统受累的治疗

1）控制颅内高压：限制入量，积极给予甘露醇降颅内压治疗，每次 0.5～1.0g/kg，每 4～8 小时一次，20～30 分钟快速静脉注射。根据病情调整给药间隔时间及剂量。必要时加用呋塞米。

2）酌情应用糖皮质激素治疗，参考剂量：甲泼尼龙 1～2mg/（kg·d）；氢化可的松 3～5mg/（kg·d）；地塞米松 0.2～0.5mg/（kg·d），病情稳定后，尽早减量或停用。个别病例进展快、病情凶险，可考虑加大剂量，如在 2～3 天内给予甲泼尼龙 10～20mg/（kg·d）（单次最大剂量不超过 1g）或地塞米松 0.5～1.0mg/（kg·d）。

3）酌情静脉注射免疫球蛋白，总量 2g/kg，分 2～5 天给予。

4）其他对症治疗：降温、镇静、止惊。

5）严密观察病情变化，密切监护。

（2）呼吸、循环衰竭的治疗

1）保持呼吸道通畅，吸氧。

2）确保两条静脉通道通畅，监测呼吸、心率、血压和血氧饱和度。

3）呼吸功能障碍时，及时气管插管使用正压机械通气，建议呼吸机初调参数：吸入氧浓度 80%～100%，气道峰压（PIP）20～30cmH_2O，呼气末正压（PEEP）4～8cmH_2O，呼吸频率（f）20～40 次 / 分，潮气量 6～8ml/kg。根据血气、X 线胸片结果随时调整呼吸机参数。适当给予镇静、镇痛。如有肺水肿、肺出血表现，应增加 PEEP，采用不频繁吸痰等降低呼吸道压力的护理操作。

4）在维持血压稳定的情况下，限制液体入量（有条件者根据中心静脉压、心功能、有创动脉压监测调整液量）。

5）头肩抬高 15°～30°，保持中立位；留置胃管、导尿管。

6）药物应用：根据血压、循环的变化可选用米力农、多巴胺、多巴酚丁胺等药物；酌情应用利尿药物治疗。

7）保护重要脏器功能，维持内环境的稳定。

8）监测血糖变化，严重高血糖时可应用胰岛素。

9）抑制胃酸分泌：可应用胃黏膜保护剂及抑酸剂等。

10）继发感染时给予抗生素治疗。

〖上级医师评述〗

手足口病是由肠道病毒[以柯萨奇A组16型（Cox A16）、肠道病毒71型（EV71）多见]引起的急性传染病，多发生于学龄前儿童，尤以3岁以下年龄组发病率最高。病人和隐性感染者均为传染源，主要通过消化道、呼吸道和密切接触等途径传播。主要症状表现为手、足、口腔等部位的斑丘疹、疱疹。少数病例可出现脑膜炎、脑炎、脑脊髓炎、肺水肿、循环障碍等，多由EV71感染引起，致死原因主要为脑干脑炎及神经源性肺水肿。

（凌 岚 陈 辉）

第十二节 传染性疾病

病例一

〖病人诉说〗

我叫任××（男），22岁，服务员。最近10天来，我感到乏力、不想吃东西、小便黄，来医院就诊。

〖医师思维导引〗

上级医师：根据病人诉说，你应考虑到哪些疾病？

下级医师：老师，我考虑任先生可能有以下疾病：

- 肝细胞性黄疸：各型病毒性肝炎、中毒性肝损伤、酒精性肝炎、妊娠性脂肪肝、传染性单核细胞增多症、肝硬化、心源性肝硬化。
- 梗阻性黄疸：毛细胆管炎性病毒性肝炎，药物性黄疸，妊娠期特发性黄疸，原发性胆汁性肝硬化，原发性硬化性胆管炎，肝内胆管结石，急性梗阻性化脓性胆管炎，胆总管结石，肝、胆、胰的占位性病变。
- 溶血性黄疸：珠蛋白生成障碍性贫血、遗传性球形红细胞增多症、自身免疫性溶血性贫血、新生儿溶血、蚕豆病、阵发性睡眠性血红蛋白尿、不同血型输血后的溶血。
- 先天性非溶血性黄疸：本组疾病临床上少见。

上级医师：根据病人诉说，你应如何进一步问诊？

下级医师：“请问任先生，您这次生病前有过劳累或服用过对肝脏有损伤的药物吗？”

任先生：“没有，工作和以前一样，也没有用过什么药物。”

下级医师：“最近有在外面就餐吗？”

任先生：“发病前1个月，我经常在外就餐。”

下级医师：“吃过海鲜吗？”

任先生：“吃过。”

下级医师：“这次生病都有哪些不舒服呢？”

任先生："一开始有怕冷和发热，我测过体温，高到39℃，但没几天体温就正常了。不过仍然感到全身乏力，不想吃东西，特别是油腻的食品。后来发现小便颜色很深，尤其是早上第一次小便，像浓茶一样。"

下级医师："您有腹痛吗？"

任先生："没有。"

下级医师："大便颜色是黄色的还是像白陶土似的？"

任先生："我的大便颜色是黄色的，没有发白的现象。"

下级医师："您皮肤痒吗？"

任先生："痒，尤其是夜晚。"

上级医师：根据任先生现病史所获取的资料，在既往史和个人史的询问中，还应重点询问哪些内容？为什么？

下级医师："您以前有过肝脏病吗？或其他传染病，比如结核？"

任先生："没有。"

下级医师："有过糖尿病、甲状腺功能亢进、胆囊疾病吗？"

任先生："也没有。"

下级医师："您有没有什么特别嗜好，比如吸烟、喝酒？"

任先生："我有时吸烟，不多，大概每天吸5～6支烟吧，平时不喝酒。"

下级医师："工作接触化工产品或有毒物质吗？"

任先生："没有。"

下级医师："有在江河中游泳吗？"

任先生："没有。"

下级医师：老师，我问任先生以上病史，目的是了解他此次发病的诱发因素、流行病学病史、疾病发展的过程和伴随症状，并了解有没有其他疾病或原因导致的黄疸。

【问诊思考题】 ①如果任先生黄疸伴有明显的腹痛，说明什么？②如果任先生黄疸伴有大便呈白陶土样改变，说明什么？

上级医师：根据所获得的病史，体检中应重点检查哪些部位？应注意哪些阳性体征？

下级医师：老师，我重点检查了病人下列项目，获得了一些阳性体征如下：

- 精神状态：神志清楚，步入病房。
- 皮肤、黏膜：有无黄疸。**病人皮肤、巩膜轻度黄染，呈浅黄色**。
- 心肺检查：心肺检查无阳性发现。
- 腹部检查：**肝肋下1.0cm，质Ⅰ～Ⅱ度，肝区有叩击痛**，其他部位无压痛和包块，脾肋下未触及。墨菲征阴性，移动性浊音阴性。

【查体思考题】 若任先生墨菲征阳性，你如何考虑？查体和实验室检查中还要注意什么？

上级医师：根据以上任先生的病历资料，你认为他应做哪些实验室检查及其他辅助检查？若医患双方条件允许，还可以做哪些特殊检查？

下级医师：老师，我认为他应该做下列检查，并获得了相关检查结果：

- 血、尿、粪常规：**尿常规示尿胆红素及尿胆原增加**，其余正常。血、粪常规在正常范围。

●肝功能检查：**ALT 453U/L，AST 240U/L，AKP 428U/L，GGT 110U/L，TBil 96μmol/L，直接胆红素 53.2μmol/L，间接胆红素 42.89μmol/L**。

●病原学检查：**抗 HAV（IgM）阳性，抗 HBs 阳性**，余项阴性；抗 HEV 阴性。

●其他检查（如 B 超）：**B 超示肝肋下 1.0cm，肝区有不均匀回声区**。

【实验室检查及辅助检查思考题】 ①如何通过肝功能指标评价肝脏损伤的严重程度？②病毒性肝炎的各项病原学检测指标的临床意义如何？

上级医师：根据病史、体检、实验室检查和辅助检查结果，该病人的诊断、诊断依据和鉴别诊断分别是什么？

下级医师：

●诊断：病毒性肝炎（甲型，急性黄疸型）。

●诊断依据

（1）流行病学资料提示，病人在起病前有在外就餐并进食海产品史。

（2）有畏寒、发热、纳差等黄疸前期症状，有黄疸、食欲不振、厌食油腻等临床表现。

（3）体检发现病人皮肤、巩膜黄染，肝大，有叩击痛。

（4）肝功能检查见血清 ALT、AST、TBil 等指标显著升高。

（5）病原学检查发现抗 HAV（IgM）阳性。

●鉴别诊断

（1）与其他原因引起的黄疸进行鉴别

1）溶血性黄疸：常有药物或感染的诱因，实验室检查可发现红细胞形态变异、贫血、血红蛋白尿、网织红细胞增多、血清间接胆红素升高以及小便中尿胆原增多。

2）肝外梗阻性黄疸：临床上有原发病的症状、体征，如胆绞痛、Murphy 征阳性、腹内肿块，常见肝脏和胆囊肿大，肝功能改变较轻，但血清碱性磷酸酶和胆固醇显著增高。X 线及 B 超检查有重要意义，可发现胆石症、肝内胆管扩张等。

（2）与其他原因引起的肝炎进行鉴别：EB 病毒和巨细胞病毒可引起肝炎，细菌、立克次体、钩端螺旋体感染可致感染中毒性肝炎，出现肝大、黄疸及肝功能异常表现。应根据原发病的临床特点和实验室检查来加以鉴别。药物引起的肝损害有用过引起肝损害药物的历史。酒精性肝炎有长期嗜酒史。

（3）与其他病毒性肝炎进行鉴别：临床上常见的病毒性肝炎有甲型肝炎、乙型肝炎、丙型肝炎、丁型肝炎和戊型肝炎五种类型。各型病毒性肝炎的临床表现相似，鉴别诊断有赖于流行病学资料和病原学检查，包括抗 HAV（IgM）、两对半、HBV DNA、抗 HCV、HCV RNA、HEV Ag、抗 HDV、抗 HEV 等。

上级医师：请你列出治疗原则，开出医嘱。

下级医师：

●治疗原则：注意休息和营养，避免饮酒和服用伤肝药物，防止肝细胞坏死，保护肝细胞，促进肝细胞再生，抗病毒，预防各种并发症。

●医嘱

（1）维生素 C，100mg/ 次，3 次 / 日，口服。

（2）复合维生素 B，2 片 / 次，3 次 / 日，口服。

（3）双环醇，50mg/ 次，3 次 / 日，口服。

(4) 水飞蓟宾葡甲胺，140mg/次，3次/日，口服。

(5) 甘草酸二铵(甘利欣)，150mg，加入10%葡萄糖溶液250ml，静脉滴注，1次/日。

(6) 苦黄注射液，30ml，加入10%葡萄糖溶液250ml，静脉滴注，1次/日。

〖上级医师评述〗

病毒性肝炎是我国目前较常见的一组传染病，可由多种肝炎病毒引起，以肝脏炎症和坏死病变为主。主要通过粪口、血液或体液而传播。临床上以疲乏、食欲减退、肝大、肝功能异常为主要表现，部分病例出现黄疸，无症状感染常见。诊断需结合流行病学资料、临床表现和实验室检查结果进行综合判断，确诊有赖于病原学检查。病毒性肝炎目前还缺乏可靠的特效治疗方法，各临床类型肝炎的治疗重点有所不同，具体治疗措施应根据病人的具体情况和医院的实际条件选择。

(刘 宁 刘 源 屠聿修)

病例二

〖病人诉说〗

我叫刘××(女)，今年15岁，学生。我腹痛、呕吐、解脓血大便快一天了，今天刚住院。

〖医师思维导引〗

上级医师：围绕刘同学突发急性腹痛、呕吐、解脓血便，你应考虑到可能是哪些疾病?

下级医师：老师，我想刘同学有可能是下列疾病：

- 细菌性痢疾、阿米巴痢疾、细菌性胃肠型食物中毒、病原菌引起的急性肠道感染。
- 急性血吸虫病。
- 急性坏死性出血性肠炎、肠套叠、结肠癌、直肠癌、非特异性溃疡性结肠炎。

上级医师：根据病人诉说，应如何进一步问诊?

下级医师：“刘同学，请问你具体腹痛的部位在哪儿?”

刘同学：“肚脐周围。”

下级医师：“腹痛是怎样的？剧烈程度呢?”

刘同学：“是一阵一阵的，有时好些，有时加重。像有东西在拧肠子的感觉(阵发性绞痛)。”

下级医师：“大便是怎样的?”

刘同学：“鲜红黏冻状的稀便(脓血便)。”

下级医师：“腹泻的次数和每次的量怎样?”

刘同学：“一共腹泻十余次，每次排便量不多。”

下级医师：“你除了腹泻，还有呕吐的症状，呕吐的次数和量怎样?”

刘同学：“我一开始吐的都是吃下去的东西，后来没怎么吃，就开始吐清水。一共吐了3次，每次大约一杯子。”

下级医师：“除了腹痛、腹泻、呕吐外，还有没有发热、咳嗽、咳痰、胸痛等不好的情况?”

刘同学：“我还有发热，体温最高到39℃。老想去拉肚子，但又拉不出来。”

下级医师：“这次生病前有没有进不洁饮食?”

刘同学："不喜欢在学校食堂吃饭，经常跑出去吃。这次腹泻前中午在外面吃麻辣烫了。"

上级医师：根据刘同学现病史所获取的资料，在既往史和个人史的询问中，还应重点询问哪些内容？为什么？

下级医师："刘同学，你以前有无长期腹泻？平时容易腹泻吗？"

刘同学："没有。"

下级医师："有没有得过其他疾病包括传染病？"

刘同学："没有。"

下级医师：老师，我问刘同学以上病史，目的是了解判断腹泻是急性还是慢性病程，同时了解有无合并其他慢性病从而伴随腹泻症状。

上级医师：根据所获得的病史，体检中应重点检查哪些部位？应注意哪些阳性体征？

下级医师：老师，我重点检查了病人下列项目，获得了一些阳性体征如下：

- 神志、精神状态、血压、心率：神志清楚，**痛苦面容**，血压95/60mmHg，心率96次/分。
- 腹部检查：腹平软，肝、脾肋下未触及，**脐周及左下腹有压痛**，无反跳痛，肠鸣音亢进。

上级医师：根据以上刘同学的病历资料，您认为她应做哪些实验室检查及其他辅助检查？

下级医师：老师，我认为她应该做下列检查，并获得了相关检查结果：

- 血、尿、粪常规：血常规示 **WBC 21.5×10^9/L，N 0.88**，L 0.10，M 0.02，RBC 5.39×10^{12}/L，PLT 215×10^9/L。尿常规正常。粪常规：**稀，脓血便，黏液少许，红细胞0～6/HP，白细胞(++)，可查见吞噬细胞**。
- 肝、肾功能：均在正常范围。
- 血电解质：**K^+ 3.2mmol/L**，Na^+ 140mmol/L，Cl^- 103mmol/L，Ca^{2+} 1.97mmol/L。
- 粪培养：**福氏志贺菌生长**。

上级医师：根据病史、体检、实验室检查结果，该病人的诊断、诊断依据和鉴别诊断分别是什么？

下级医师：

- 诊断：急性细菌性痢疾。
- 诊断依据

(1) 有不洁饮食史。

(2) 有腹痛、腹泻、呕吐、里急后重、发热表现。

(3) 体检发现脐周及左下腹有压痛，肠鸣音亢进。

(4) 实验室检查发现血象升高，脓血便，粪便中查见吞噬细胞，粪培养发现福氏志贺菌。

- 鉴别诊断

(1) 阿米巴痢疾、细菌性胃肠型食物中毒、其他病原菌引起的急性肠道感染、血吸虫病。

(2) 急性坏死性出血性肠炎、肠套叠、结肠癌、直肠癌、非特异性溃疡性结肠炎。

上级医师：请你列出治疗原则，开出医嘱。

下级医师：

- 治疗原则：加强支持治疗及对症处理，维持内环境稳定，抗菌治疗。

●医嘱

(1) 蒙脱石散(思密达)，3g/ 次，3 次 / 日，口服。

(2) 左旋氧氟沙星，100ml，静脉滴注，2 次 / 日。

(3) 10% KCl 10ml，维生素 C 2.0g，维生素 B_6 0.1g，5% 葡萄糖氯化钠溶液 500ml，静脉滴注，必要时给予。

【治疗思考题】 试述中毒型细菌性痢疾询问病史的要点、主要临床表现和处理重点。

〖上级医师评述〗

细菌性痢疾主要临床表现是腹痛、腹泻、里急后重和黏液脓血便，可伴有发热及全身毒血症症状，严重者可有感染性休克和(或)中毒性脑病。经正规治疗，本病一般数日即愈，但少数病人病情迁延不愈，可为慢性或反复发作。对于典型病例，一般诊断无困难。但对不典型病例，尤其是中毒型细菌性痢疾，其腹泻、呕吐等症状不突出，容易误诊，延误治疗，甚至发生生命危险，需提高警惕。对细菌性痢疾的治疗要彻底，直至大便常规连续 3 次正常，粪培养阴性，以防转变为慢性。另外，细菌变异、耐药菌的出现也给治疗带来一定困难。如条件许可，可在药敏试验的指导下用药。

(刘　宁　刘　源　屠聿修)

病例三

〖病人诉说〗

我叫吴 ××(女)，今年 52 岁，农民。我发热、头痛、呕吐 4 天了，今天刚住院。

〖医师思维导引〗

上级医师：围绕吴女士发热、头痛、呕吐，你应考虑到可能是哪些疾病?

下级医师：老师，我想吴女士有可能是下列疾病：

●中枢神经系统感染性疾病：包括各种病毒性、细菌性、真菌性脑膜炎等。

●脑血管疾病。

●脑肿瘤。

●假性脑膜炎。

●其他原因所致的脑膜病变，如风湿性脑膜脑炎、嗜酸性粒细胞增多性脑膜炎、脑膜型白血病、药物引起的脑膜炎等。

上级医师：根据病人诉说，你应如何进一步问诊?

下级医师："吴女士，您发热之前有没有特别劳累，或者有什么特别的诱发因素？"

吴女士："发热之前衣服穿少了，受凉了。"

下级医师："一共发热多长时间了?"

吴女士："有 4 天了。"

下级医师："每天体温具体波动情况是怎样的?"

吴女士："每天体温波动于 39℃左右，最高能到 40℃。"

下级医师："您发热的同时还有哪些伴随症状，比如怕冷、乏力、食欲不振？有没有咳嗽、咳痰、胸闷、心悸、呼吸困难、腹痛、腹泻、尿频、尿急、尿痛、头痛等?"

吴女士："发热之前怕冷很明显，但没有明显发抖，没有乏力、食欲不振，没有咳嗽、咳痰，没有胸闷、心悸和呼吸困难，没有腹痛、腹泻，也没有尿频、尿急、尿痛，头痛剧烈。"

下级医师:“您还有呕吐,能描述一下具体什么情况吗？是喷射性的吗？”

吴女士:“频繁呕吐,吐的都是胃里的东西,不是喷射性的。”

下级医师:“最近有没有去过外地？有没有得过其他疾病包括传染病？”

吴女士:“没去过外地,也没有特殊的病史。”

上级医师:根据吴女士现病史所获取的资料,在既往史和个人史的询问中,你还应重点询问哪些内容？为什么？

下级医师:“吴女士,您以前有没有传染病接触史、头部外伤病史、手术史？有没有高血压、糖尿病？”

吴女士:“都没有。”

下级医师:“平时有没有不良嗜好？”

吴女士:“没有。”

下级医师:老师,我问吴女士以上病史,目的是调查有无基础疾病,并协助排除因外伤、特殊病原体及毒物、药物导致的中枢神经系统疾病。

上级医师:根据所获得的病史,你体检中应重点检查哪些部位？应注意哪些阳性体征？

下级医师:老师,我重点检查了病人下列项目,获得了一些阳性体征如下:

- 病人的神志、精神状态:吴女士神志清楚,**精神萎靡**。
- 皮肤、黏膜:有无皮疹、出血点、瘀点、瘀斑。**病人两下肢有散在性出血点**。
- 头颈部检查:应注意瞳孔变化,两侧鼻唇沟、口角是否对称,颈项有无抵抗等。病人两侧瞳孔等大等圆,对光反射灵敏,**颈项抵抗**。
- 心、肺检查:两肺呼吸音有无改变,心率变化、心音强弱和心脏杂音。病人心、肺无阳性发现。
- 腹部检查:肝、脾肋下未触及。移动性浊音阴性,肠鸣音正常。
- 四肢及神经系统检查:注意四肢运动和肌力情况,生理和病理反射改变。病人四肢肌力正常,活动自如,**病理反射阳性**。

【查体思考题】 吴女士查体病理反射阳性说明什么？查体和实验室检查中还要注意什么？

上级医师:根据以上吴女士的病历资料,您认为她应做哪些实验室检查及其他辅助检查？若医患双方条件允许,还可以做哪些特殊检查？

下级医师:老师,我认为她应该做下列检查,并获得了相关检查结果:

- 血、尿、粪常规:血常规示**WBC 15×10^9/L**,N 0.74,L 0.17。尿、粪常规无异常。
- 肝、肾功能,电解质:均正常。
- 血肥达反应:阴性。
- 血培养:无菌生长。
- 脑脊液检查:常规:**淡黄,浑浊,潘氏试验(+),细胞计数 22×10^9/L,多核细胞 99%,单核细胞 1%**。**生化检查:糖 0.08mmol/L,氯化物 113.3mmol/L,蛋白质 2.8g/L**。**细胞学检查:细胞总数极度增加,以中性粒细胞为主,其次为单核细胞和淋巴细胞**。
- 脑脊液涂片:未找到细菌。
- 瘀点涂片镜检:**发现革兰阴性双球菌**。

上级医师：根据病史、体检、实验室检查结果，该病人的诊断、诊断依据和鉴别诊断分别是什么？

下级医师：

● 诊断：流行性脑脊髓膜炎。

● 诊断依据

（1）有畏寒、发热、头痛、呕吐等临床表现。

（2）体检发现下肢皮肤瘀点、颈项抵抗、脑膜刺激征和病理反射。

（3）血常规检查：白细胞升高，以中性粒细胞为主，脑脊液检查符合中枢神经系统感染。

（4）瘀点涂片发现革兰阴性双球菌。

● 鉴别诊断

（1）与其他细菌引起的化脓性脑膜炎进行鉴别。常见的有：肺炎链球菌脑膜炎、流感嗜血杆菌脑膜炎、金黄色葡萄球菌脑膜炎、结核性脑膜炎等。确诊则有赖于细菌学检查出病原菌。

（2）与各种病毒性脑膜炎鉴别。

（3）与假性脑膜炎鉴别：严重的全身性感染（败血症、伤寒与副伤寒、中毒型细菌性痢疾、肺炎、流行性感冒、钩端螺旋体病、急性疟疾、肾盂肾炎等）可出现脑膜刺激征，可根据各种疾病独特的症状、体征和实验室检查加以鉴别。

上级医师：请你列出治疗原则，开出医嘱。

下级医师：

● 治疗原则：隔离治疗，防止传播；维持生命体征，加强对症支持治疗；控制高热及惊厥；降低颅内压，保护重要脏器功能；早期、足量应用抗菌药物治疗。

● 医嘱

（1）青霉素 800 万 U，加入 5% 葡萄糖氯化钠溶液 250ml，静脉滴注，3 次 / 日。

（2）20% 甘露醇 250ml，加入 50% 葡萄糖溶液 60ml，静脉注射，每 6 小时两者交替一次。

〖上级医师评述〗

流行性脑脊髓膜炎（简称流脑）是由脑膜炎奈瑟菌引起的一种化脓性脑膜炎。流脑在化脓性脑膜炎发病率中居首位。多发生在冬、春季，11 月至次年 5 月，以 3～4 月为高峰。主要临床表现是突发高热，头痛剧烈，频繁呕吐，皮肤、黏膜瘀点和脑膜刺激征，严重者可有败血症性休克及脑实质损害。

脑脊液检查是明确诊断的重要方法，但发病早期或败血症休克型病人，脑脊液检查可无明显改变。必要时应于 12～24 小时后复查脑脊液，以免漏诊。腰椎穿刺检查应谨慎，尤其对颅内压明显增高的病人要注意防止发生脑疝。可先静脉滴注甘露醇降低颅内压后再操作。腰椎穿刺时应使脑脊液缓慢流出，以免流出速度过快、量过多致颅内压急剧下降，必要时穿刺针芯不要完全拔出。操作后病人应平卧 6～8 小时。血或脑脊液细菌培养检测阳性率较低，但皮肤瘀点涂片染色检查细菌阳性率可达 80% 以上，可作为早期诊断措施。本病病原菌体外易自溶，故标本采集后应及时送检。

本病如及时诊断并给予合理治疗，则预后良好，多能治愈，并发症及后遗症少见。

（刘 宁 刘 源 屠聿修）

病例四

〖病人诉说〗

我叫宋××(男),今年28岁,农民。我发热、咳嗽,没力气、胃口不好、体重明显下降2个多月了,今天刚住院。

〖医师思维导引〗

上级医师:围绕宋先生反复发热、咳嗽,伴乏力、食欲不振、体重明显下降2个月余,你应考虑到可能是哪些疾病?

下级医师:老师,我想宋先生有可能是下列疾病:

- 感染性疾病:包括各种病毒、细菌、寄生虫感染性疾病及局灶感染性疾病。
- 肿瘤:肺癌、肾癌、肝癌等。
- 血液系统疾病:淋巴瘤、恶性组织细胞病、白血病等。
- 自身免疫系统疾病。

上级医师:你应如何进一步问诊?

下级医师:"宋先生,您最早发热之前有没有特别劳累,或者有什么特别的诱发因素?"

宋先生:"时间太久,记不清楚了,好像没什么特别。"

下级医师:"一共发热多长时间了?"

宋先生:"有两个多月了。"

下级医师:"是每天都有发热吗?中间有治疗吗?效果如何?体温具体情况怎样?"

宋先生:"不是每天都发热,时好时坏,不舒服了就去当地小诊所输几天液,但效果不好,最高能发热到39℃。"

下级医师:"发热的同时还有哪些伴随症状,比如无力、食欲不好、咳嗽、咳痰、胸闷、拉肚子?小便怎样?体重下降了多少?"

宋先生:"发热之前有点怕冷,但没有明显发抖、无力、食欲不好,有咳嗽,但咳痰不明显,最近有时会胸闷,经常会拉肚子,小便还好,体重下降比较明显,2个多月减少了3公斤。"

下级医师:"您还有腹泻,具体是什么情况?"

宋先生:"大便次数增多,糊状,不成形,但腹痛不明显。这个比发热时间还要长,半年左右,没有多留意。"

下级医师:"最近有没有去过外地?有没有得过其他疾病包括传染病?"

宋先生:"没去过外地,也没有特殊病史。"

上级医师:根据宋先生现病史所获取的资料,在既往史和个人史的询问中,还应重点询问哪些内容?为什么?

下级医师:"宋先生,您以前有没有传染病接触史?有没有高血压、糖尿病?"

宋先生:"都没有。"

下级医师:"平时有没有不良嗜好?有没有冶游史?这个病史对诊断很重要,请您如实回答。"

宋先生:"没有冶游史。但有静脉注射毒品史近6年。"

下级医师:老师,我问宋先生以上病史,目的是调查有无基础疾病,并针对特殊病原体做流行病学调查。

上级医师：根据所获得的病史，你体检中应重点检查哪些部位？应注意哪些阳性体征？

下级医师：老师，我重点检查了病人下列项目，获得了一些阳性体征如下：

- 病人的神志、精神状态：宋先生神志清楚，**精神萎靡**。
- 皮肤、黏膜及浅表淋巴结：有无皮疹、出血点、瘀点、瘀斑及浅表淋巴结肿大。病人**全身浅表淋巴结肿大，颈部、腋下、腹股沟均可触及，质地中等，无压痛，无粘连，最大约2cm大小**。
- 头颈部检查：应注意瞳孔变化，两侧鼻唇沟、口角是否对称，口腔是否洁净，颈项有无抵抗等。病人两侧瞳孔等大等圆，对光反射灵敏，**口腔内见鹅口疮**，颈项无抵抗。
- 心、肺检查：两肺呼吸音有无改变，心率变化、心音强弱和心脏杂音。**病人两肺可闻及少许散在干、湿啰音**。
- 腹部检查：肝、脾肋下未触及。移动性浊音阴性，肠鸣音正常。**病人肝肋下1cm，脾于侧位肋下可触及**。
- 四肢及神经系统检查：注意四肢运动和肌力情况，生理和病理反射改变。病人四肢肌力正常，活动自如，病理反射未引出。

【查体思考题】 宋先生查体全身淋巴结肿大说明什么？发热伴淋巴结肿大要考虑哪些疾病？实验室检查中还要注意什么？

上级医师：根据以上宋先生的病历资料，你认为他应做哪些实验室检查及其他辅助检查？若医患双方条件允许，还可以做哪些特殊检查？

下级医师：老师，我认为他应该做下列检查，并获得了相关检查结果：

- 血、尿、粪常规：血常规示WBC 4.1×10^9/L，N 0.74，L 0.23。尿、粪常规无异常。
- 肝、肾功能，电解质：**ALT 126U/L，ALP 215U/L**。
- 血培养：无菌生长。
- 大便真菌培养：**阳性**。
- 输血前8项：**HIV抗体阳性**，余阴性。
- 根据前期检查结果及流行病调查结果，在进行充分医患沟通的基础上做HIV相关检查：**HIV抗体阳性（经确认试验证实），$CD4^+$ T淋巴细胞计数为 0.3×10^9/L**。
- 胸部CT：**显示双肺毛玻璃状改变**。
- 血气分析：**低氧血症**。

【实验室检查及辅助检查思考题】 若宋先生对HIV抗体阳性需要报传染病卡而了解他个人信息表示不理解，以及对诊断为获得性免疫缺陷综合征（AIDS）充满恐惧，你怎样与他沟通？（提示：观察类似医患交流场景，请教上级医师。）

上级医师：根据病史、体检、实验室检查和辅助检查结果，该病人的诊断、诊断依据和鉴别诊断分别是什么？

下级医师：

- 诊断：获得性免疫缺陷综合征。
- 诊断依据

（1）有流行病学史：静脉注射毒品史6年。

(2) 间歇性发热、咳嗽，伴乏力、食欲不振，体重明显下降2个月余。

(3) 体检发现持续性全身性淋巴结肿大。HIV感染全身淋巴结肿大特点为：①除腹股沟以外有两个或两个以上部位的淋巴结肿大；②淋巴结直径≥1cm，无压痛，无粘连；③持续时间3个月以上。

(4) $CD4^+$ T淋巴细胞计数为 $0.3\times10^9/L$。

(5) 合并机会感染：口腔真菌感染、深部真菌感染、肺孢子菌肺炎等。

● 鉴别诊断

(1) 与其他感染性疾病相鉴别。常见的有：结核杆菌感染、败血症、EB病毒感染、布鲁菌病、真菌感染、寄生虫感染。确诊则有赖于相应病原学检查。

(2) 肿瘤：肺癌、肾癌、肝癌等均可引起发热，同时由于慢性消耗导致体重减轻，免疫力下降，可合并各种机会性感染。但多会有具体实体肿瘤侵犯器官的功能障碍、血清LDH升高、相应肿瘤标志物水平升高和影像学的相应改变。

(3) 血液系统疾病：淋巴瘤、恶性组织细胞病、白血病等大多表现为发热伴淋巴结肿大，甚至肝脾大。同时外周血常规异常、免疫力低下，可并发机会性感染。行骨髓常规检查及淋巴结活检以及PET/CT检查可进一步明确诊断。

(4) 自身免疫系统疾病：类风湿关节炎、系统性红斑狼疮、结节病也表现为发热、淋巴结肿大，但会有其他伴随症状，发热同时有畏寒，寒战不明显，症状相对逍遥，毒血症状轻。查相应自身免疫指标呈阳性。

上级医师：请你列出治疗原则，开出医嘱。

下级医师：

● 治疗原则：目前尚无特别有效的治疗方法。主要是抗病毒治疗及重建或恢复已被破坏的免疫系统。抗病毒治疗宜遵循：联合用药，动态监测病毒载量，提高病人配合度。

● 医嘱

(1) 替诺福韦300mg，1次/日。

(2) 恩曲他滨200mg，1次/日。

(3) 依法韦仑600mg，1次/日。

(4) 复方磺胺甲噁唑（SMZ-TMP），TMP 15～20mg/（kg•d），SMZ 75～100mg/（kg•d），口服，分3～4次用，疗程21天，必要时可延长疗程。

〖上级医师评述〗

艾滋病，即获得性免疫缺陷综合征（acquired immunodeficiency syndrome，AIDS），其病原体为人类免疫缺陷病毒（Human immunodeficiency virus，HIV），亦称艾滋病病毒。目前，艾滋病已成为严重威胁我国公众健康的重要公共卫生问题。根据感染后临床表现及症状严重程度，HIV感染的全过程可分为急性期、无症状期和艾滋病期。在临床上可表现为典型进展、快速进展和长期缓慢进展三种转归。影响HIV感染临床转归的主要因素有病毒、宿主免疫和遗传背景等。需要注意的是，我国男同性恋感染HIV者疾病进展快，感染后多数在4～5年进展到艾滋病期。

HIV相关症状：主要表现为持续一个月以上的发热、盗汗、腹泻；体重减轻10%以上。部分病人表现为神经、精神症状，如记忆力减退、精神淡漠、性格改变、头痛、癫痫及痴呆等。另外，还可出现持续性全身性淋巴结肿大，其特点为：①除腹股沟以外有两个或两个以上部位的淋巴结肿大；②淋巴结直径≥1cm，无压痛，无粘连；③持续时间3个月以上。

HIV/AIDS的实验室检测主要包括HIV抗体检测、HIV核酸定性和定量检测、$CD4^+$ T淋巴细胞计数、HIV基因型耐药检测等。HIV-1/2抗体检测是HIV感染诊断的“金标准”；HIV核酸定量（病毒载量）和$CD4^+$ T淋巴细胞计数是判断疾病进展、临床用药、疗效和预后的两项重要指标；HIV基因型耐药检测可为高效抗反转录病毒治疗（HAART）方案的选择和更换提供指导。

目前国际上共有六大类30多种药物（包括复合制剂），分为核苷类反转录酶抑制剂（NRTIs）、非核苷类反转录酶抑制剂（NNRTIs）、蛋白酶抑制剂（PIs）、整合酶抑制剂、融合抑制剂（FIs）及CCR5抑制剂。国内的抗反转录病毒（ARV）治疗药物有NNRTIs、NRTIs、PIs和整合酶抑制剂四类。

治疗目标：①减少HIV相关疾病的发病率和病死率，减少非艾滋病相关疾病的发病率和病死率，使病人获得正常的期望寿命，改善生活质量；②抑制病毒复制，使病毒载量降低至检测下限并减少病毒变异；③重建或者维持免疫功能；④减少异常的免疫激活；⑤减少HIV传播、预防母婴传播。

（刘　宁　刘　源　屠聿修）

第十三节　其他疾病

病例一

〖病人诉说〗

她叫钱××，是我老婆，56岁，卖烤山芋为生。今晚11点我下班后回家，发现她躺在家里的地上，叫不醒，随即呼叫“120”送来医院，到现在约半小时（病人昏迷，由其丈夫代述）。

〖医师思维导引〗

上级医师：围绕该病人突然出现的昏迷，应考虑哪些疾病的可能性？

下级医师：老师，结合她家人目前所提供的病史，以下疾病应当考虑：

●颅内病变

（1）卒中：脑出血、脑梗死、蛛网膜下腔出血等。

（2）闭合性颅脑外伤：脑震荡、脑挫裂伤、颅内血肿。

（3）中枢神经系统感染。

（4）癫痫。

●全身性疾病

（1）中毒性疾病：吸入性气体中毒如CO中毒，中枢抑制性药物过量如巴比妥类、苯二氮䓬类、吗啡类等中毒，酒精中毒等。

（2）内分泌及代谢障碍性疾病：如肝性脑病、低血糖、糖尿病酮症酸中毒所致的昏迷。

（3）水、电解质平衡紊乱：包括稀释性低钠血症、低氯血症性碱中毒、高氯血症性酸中毒。

（4）重症感染性疾病：如病毒性感染、细菌性感染等。

上级医师：根据病人丈夫提供的情况，你应如何进一步问诊？

下级医师：“您如何发现钱女士神志不清楚的？近来家庭是否有矛盾？钱女士近来的情绪如何？身边是否有散落的药片和药瓶？”

病人丈夫：“日常她卖烤山芋，一般晚上7点左右收摊回家。近来天气寒冷，烤山芋炉带回家后，会移到室内作为取暖用。晚19:30我给家里打了电话，她当时接了电话，回答正常。我下班回家敲门无应答，自己开门后，发现她趴在靠近门口的地面上，人已喊不醒了。烤山芋炉子在室内，炭火还未完全熄灭。近来家庭没有啥矛盾，老婆情绪也没有异常。没见有散落的药瓶。我想可能是她煤气中毒了，就赶快把门打开，打电话给‘120’送她来医院了。”

下级医师：“房间里面还有别人吗？”

病人丈夫：“就她一个人。”

下级医师：“房间里面的通风情况怎么样？”

病人丈夫：“我们租的平房，就一间，房间里面就一个窗户，由于是冬天天冷，门窗密闭。”

下级医师：“除了喊不醒，病人还有什么其他现象，如抽搐、呕吐等？”

病人丈夫：“在送她到医院的路上，她抽搐、两眼上翻了两回，每次1分钟左右就不抽了；还吐了，小便都尿在身上了。”

下级医师：“吐的是什么东西？”

病人丈夫：“晚饭吃的东西。”

上级医师：根据病人丈夫提供的病史，在既往史和个人史的询问中，你还应重点询问哪些内容？为什么？

下级医师：“钱女士有高血压、糖尿病吗？”

病人丈夫：“血糖有点儿高。”

下级医师：“是否吃降糖药？有对什么过敏吗？”

病人丈夫：“血糖高得不厉害，没有吃药，近半年也没检查。没有过敏。”

下级医师：老师，我询问了以上病史，目的是诊断和鉴别昏迷的原因。

【问诊思考题】根据钱女士的昏迷和上述病史，还需要考虑哪些疾病？

上级医师：根据所获得的病史，你体检中应重点检查哪些部位？应注意哪些阳性体征？

下级医师：老师，我重点检查了病人下列项目，获得了一些阳性体征如下：

- 体温：意识障碍伴发热多见于各种中枢神经系统感染。该病人体温37℃。
- 脉搏：注意脉搏的快慢及强弱，节律是否整齐。病人**脉搏110次/分，脉搏细速**。
- 呼吸：注意呼吸的节律。该病人呈**潮式呼吸，呼吸频率10次/分**。
- 血压：**90/60mmHg**。
- 神志：判断病人意识障碍程度。钱女士处于**深昏迷，GCS评分4（E1V1M2）**。
- 头颅、四肢及皮肤：**面色呈樱桃红色**，头颅、四肢未见外伤。
- 眼：观察瞳孔、对光反射、角膜反射等。该病人双侧瞳孔等大等圆，直径4mm，**对光反射迟钝，角膜反射消失**。
- 肺脏：观察胸廓，呼吸是否对称，气管是否居中，是否有啰音等。该病人两肺呼吸音清，**两肺背部有中水泡音**。

●心脏：注意心率、有无心律不齐。**该病人心率 110 次 / 分**，节律整齐。

●神经系统：关注神经系统检查。脑膜刺激征阴性，**膝腱反射亢进，四肢肌张力增高，双侧巴宾斯基征阳性**。

【查体思考题】 该病人两肺听诊可闻及中等水泡音，你如何考虑？查体和实验室检查中还要注意什么？

上级医师：根据以上钱女士的病历资料，你认为她应做哪些实验室检查及其他辅助检查？若医患双方条件允许，还可以做哪些特殊检查？

下级医师：老师，依据病人病情，急诊行头颅 CT 检查，此外行相关血液学检查，相应的检查结果如下：

●血、尿常规：血常规示 **WBC 13.7×10^9/L，N 84.8%**，Hb 132g/L，PLT 169×10^9/L。尿常规正常。

●随机血糖：7.5mmol/L。

●碳氧血红蛋白：**60%**。

●血气分析（FiO_2=21%）：**pH 7.24，PO_2 62mmHg，PCO_2 45mmHg，HCO_3^- 15.1mmol/L，BE −12mmol/L，乳酸（Lac）8.41mmol/L，SaO_2 91%**。

●心肌标志物：**肌红蛋白>1000μg/L，高敏肌钙蛋白 T 89.4ng/L，CK-MB 88U/L**。

●生化检查：ALT 43U/L，AST 58U/L，BUN 8.9mmol/L，Cr 48mmol/L，K^+ 3.9mmol/L，Na^+ 136mmol/L，Cl^- 101mmol/L，**CK 873U/L**。

● 12 导联心电图：**窦性心动过速，心率 110 次 / 分，胸前导联呈 ST-T 改变**。

●头颅 CT：未见异常。

●胸部 CT：**两肺有渗出性病变**。

●若医患双方条件允许，可做头颅 CT 或磁共振成像排查颅内病变，脑电图排查大脑缺氧性损伤，胸部 CT 排查肺病变，二维超声心动图排查有无心肌损伤。

【实验室检查及辅助检查思考题】 根据相应检查结果，如何与病人丈夫进行沟通和交代病情？

上级医师：根据病史、体检、实验室检查和辅助检查结果，该病人的诊断、诊断依据和鉴别诊断分别是什么？

下级医师：

●诊断：急性一氧化碳中毒（重度）；吸入性肺炎；急性冠状动脉综合征；代谢性酸中毒。

●诊断依据

（1）急性一氧化碳中毒（重度）

1）CO 接触史。

2）临床表现：皮肤呈樱桃红色，病人发生以中枢神经损害为主的临床症状和体征：深昏迷、潮式呼吸、脑干有损伤、小便失禁、肌张力增高、病理反射（+），头颅 CT 排除出血性卒中。

3）实验室检查：碳氧血红蛋白 60%。

（2）吸入性肺炎

1）病人昏迷，有呕吐。

2）两肺听诊有啰音。

3）胸部CT可见两肺渗出性病灶。

（3）急性冠状动脉综合征

1）心电图：胸前导联呈ST-T改变。

2）心肌标志物：肌红蛋白、高敏肌钙蛋白T、CK-MB指标增高。

（4）代谢性酸中毒

1）有缺氧病史。

2）血气分析：pH 7.24、HCO_3^-15.1mmol/L，BE −12mmol/L，Lac 8.41mmol/L。

●鉴别诊断

（1）急性脑卒中：可表现为突发的意识障碍，是该病人首要鉴别的疾病。急性脑血管意外病人多有高血压、糖尿病或心房颤动病史。体检可有偏瘫等神经系统定位体征，病理征可为阳性。急诊头颅CT排除出血性卒中，对于缺血性卒中可24小时后复查头颅CT或进一步行MRI检查鉴别。该病人无上述高危因素，病史中有一氧化碳接触，无神经系统定位体征，且碳氧血红蛋白增高等有助于鉴别。

（2）其他原因中毒：对于在家中突发昏迷的病人，要排除镇静剂、神经精神类药物等所致的意识障碍。此种情况中毒多采用口服途径，前期往往有情绪异常，身旁可有散落的药片或空瓶，多躺在床上，瞳孔多成针尖样，头颅CT多正常，且不会出现碳氧血红蛋白增高，有助于鉴别。苯二氮䓬类药物中毒，静脉推注氟马西尼有反应或神志转清。个别情况下要排除两种因素混合存在的可能。

（3）脑外伤：该病人一人在家，被家人发现昏迷躺在地上，要排除自己摔倒所致的脑外伤。病人体检未见四肢和头颅皮肤外伤，头颅CT阴性，可排除。

（4）中枢神经系统感染：中枢神经系统感染有前驱症状，多伴随发热。该病人与家人3小时前还通过电话，此种原因的可能性不大。此外，还因有炎症指标等改变，脑膜炎者有脑膜刺激征的体征，必要时可做腰椎穿刺检查脑脊液，有助于鉴别诊断。

（5）糖尿病酮症酸中毒昏迷：病人有糖尿病史，感染为最常见的诱因；呼出气有烂苹果味，血糖、尿糖显著升高，尿酮体强阳性，血气分析示代谢性酸中毒；血渗透压显著升高。而该病人尿常规中未见酮体。

（6）糖尿病高渗性昏迷：病人有糖尿病史，发病前常有表情迟钝，进行性嗜睡，数日后渐入昏迷状态，并有失水、代谢性酸中毒等。常有血糖 >33mmol/L，血钠 >145mmol/L。辅助检查对于鉴别诊断有意义。

上级医师：请你列出治疗原则，开出医嘱。

下级医师：

●治疗原则：维持生命体征稳定，纠正缺氧，防治脑水肿，促进脑细胞代谢，防治并发症和迟发型脑病。

●医嘱

（1）病危通知。

（2）心电监护。

（3）评估病情后立即采用高压氧治疗。

（4）20%甘露醇125ml，静脉滴注，每8小时一次。

（5）地塞米松 10mg，静脉滴注，1 次 / 日。

（6）5% 碳酸氢钠 250ml，静脉滴注，1 次，根据血气分析调整。

（7）补液：10% 葡萄糖溶液 500ml+ 维生素 C 2.0g+ 氯化钾 10ml，静脉滴注。

（8）抽搐时，静脉缓慢注射地西泮 5～10mg。

（9）抗感染：头孢曲松 2.0g，静脉滴注，1 次 / 日。

（10）制酸：质子泵抑制剂，如兰索拉唑，30mg，静脉滴注，1 次 / 日。

〖上级医师评述〗

一氧化碳中毒具有明显季节性，以冬季高发，其主要原因为不正确使用煤炉、煤气灶及燃气热水器，或用煤炉、炭火炉等取暖时室内门窗关闭、空气不能流通而易致中毒。中毒的体征和症状变化很大，取决于许多因素，如接触浓度、接触时间、年龄、基础疾病等。中、重度病人应立即转往有条件做高压氧的医院，高压氧对一氧化碳中毒全身组织缺氧有积极治疗意义。

急性缺氧性脑病已被临床所熟悉，常表现为头痛、头晕、恶心、不同程度的意识障碍等。但是，心肌的耗氧量仅次于脑组织，而心肌损害却因其临床症状隐匿，往往被临床忽视。病人常无明显胸闷、胸痛、气促、出冷汗等不适，又或者病人合并意识障碍根本无法表述症状，故只能依靠心电图缺血性改变、心律失常、心肌酶增高等来提示。心肌损害多发生于中、重度一氧化碳中毒，恶性心律失常的发生、心肌酶增高的程度和持续的时间可反映损伤的程度。如果未能早期识别急性 CO 中毒所致的心肌损害，有可能会引起严重后果，甚至危及生命。

（乔　莉　张劲松）

病例二

〖病人诉说〗

她叫刘 ××（女），今年 66 岁，农民。发现昏迷 40 分钟，呼吸有臭大蒜味（病人昏迷，由其家属代述）。

〖医师思维导引〗

上级医师：围绕刘女士突然出现的昏迷，你应考虑哪些疾病的可能性？

下级医师：老师，对于刘女士突然出现的昏迷伴有呼吸臭大蒜味，以下情况应该考虑：

●颅内病变

（1）颅内感染性疾病：病毒性脑（脑膜）炎、细菌性脑（脑膜）炎、结核性脑（脑膜）炎、散发性脑炎、森林脑炎等。

（2）脑血管疾病：脑出血、大面积脑梗死、蛛网膜下腔出血等。

（3）颅内占位性病变。

（4）闭合性颅脑外伤：脑震荡、脑挫裂伤、颅内血肿。

（5）颅内压增高综合征。

（6）癫痫。

●全身性疾病

（1）急性感染性疾病：如病毒、立克次体、细菌和寄生虫感染等。

（2）内分泌及代谢障碍性疾病：包括尿毒症性脑病、肝性脑病、肺性脑病、甲状腺危象、糖尿病、低血糖等病因所致的昏迷。

（3）水、电解质平衡紊乱：包括稀释性低钠血症、低氯血症性碱中毒、高氯血症性酸中毒。

（4）中毒性疾病：CO 中毒、急性苯中毒、急性 H_2S 中毒等工业毒物中毒，有机磷、有机氯、有机汞、磷化锌等急性农药中毒，巴比妥类、吩噻嗪类、吗啡类等急性药物中毒。

上级医师：根据病人家属提供的情况，你应如何进一步问诊？

下级医师："昏迷前，刘女士有没有什么特殊的状况？"

病人家属："她今天和邻居吵架了，还差点打起来。回来后就喝了农药。"

下级医师："您还知道是什么农药吗？瓶子是否带来了？"

病人家属："医生，是甲胺磷，这是瓶子。"

下级医师："刘女士当时喝了多少甲胺磷啊？"

病人家属："这瓶农药原来还没拆开过，总共 200ml，被她全喝完了。"

下级医师："刘女士是餐前还是餐后喝的农药？有没有喝酒？"

病人家属："没有喝酒，她空腹喝的农药。"

下级医师："除了昏迷，刘女士还有其他异常表现吗？"

病人家属："昏迷时有呕吐、短暂抽搐及四肢肌肉抖动、呼吸困难，口角还不停地流涎。"

上级医师：根据病人家属提供的病史，在既往史和个人史的询问中，你还应重点询问哪些内容？为什么？

下级医师："刘女士以前有没有脑外伤、头痛、癫痫等病史？"

病人家属："没有。"

下级医师："刘女士是否有心脏病、高血压、糖尿病啊？"

病人家属："她有糖尿病，平常吃格列美脲降糖。"

下级医师："除了降糖药外，刘女士还服用其他药物吗？"

病人家属："没有。"

下级医师：老师，我问家属以上病史，目的是排除其他疾病、药物等所致的昏迷。

【问诊思考题】 ①如果刘女士的昏迷与中毒无关，需要考虑哪些疾病？②如果刘女士昏迷与内分泌系统相关，需要考虑哪些疾病？

上级医师：根据所获得的病史，你体检中应重点检查哪些部位？应注意哪些阳性体征？

下级医师：老师，我重点检查了病人下列项目，获得了一些阳性体征如下：

- 体温：意识障碍伴发热多见于各种中枢神经系统感染；意识障碍伴体温过低多见于休克、甲状腺功能减退、低血糖、冻僵等。刘女士体温 36.3℃。
- 脉搏：注意脉搏的快慢及强弱，节律是否整齐。刘女士**脉搏 55 次/分，细弱，节律齐**。
- 呼吸：注意呼吸的节律及呼出气的气味。刘女士**呼吸频率 8 次/分，呼吸节律不规则，呼出气体有大蒜臭味**。
- 血压：**127/93mmHg**。
- 神志：判断病人的意识障碍程度。刘女士处于**深昏迷，GCS 评分 6 分（E2V2M2）**。
- 皮肤：观察皮温、汗液等。刘女士**全身皮肤湿冷、多汗**。

●瞳孔：观察瞳孔大小，是否对称，对光反射等。刘女士双侧瞳孔等大等圆，**直径1mm，对光反射迟钝**。

●肺脏：观察胸廓，呼吸是否对称，气管是否居中，两肺是否有啰音等。刘女士**两肺底可闻及湿啰音**。

●骨骼肌肉：观察有无肌肉颤动。刘女士**四肢肌肉颤动**。

●神经系统：观察有无神经系统阳性体征。刘女士生理反射存在，脑膜刺激征(−)，巴宾斯基征(±)。

【查体思考题】 若刘女士昏迷伴高热，你如何考虑？查体和实验室检查中还要注意什么？

上级医师：根据以上刘女士的病历资料，你认为她应做哪些实验室检查及其他辅助检查？若医患双方条件允许，还可以做哪些特殊检查？

下级医师：老师，我认为她应该做下列检查，相应的检查结果如下：

●血、尿、粪常规：血常规示 **WBC 13.9×10^9/L，N 81%**，Hb 161g/L，PLT 259×10^9/L。尿、粪常规正常。

●随机血糖：**13.5mmol/L**。

●肝、肾功能，电解质：AST 58U/L，ALT 63U/L，BUN 11.9mmol/L，Cr 89mmol/L，**K^+ 2.9mmol/L**，Na^+ 130mmol/L、Cl^- 101mmol/L。

●心肌标志物：肌红蛋白 40μg/L，高敏肌钙蛋白 T 10ng/L，CK-MB 15U/L。

● 12 导联心电图：**窦性心动过缓，心率 55 次 / 分**。

●血气分析（FiO_2=40%）：**pH 7.29，PO_2 84mmHg，PCO_2 40mmHg，HCO_3^- 21.1mmol/L，BE −2mmol/L，SaO_2 92%**。

●全血胆碱酯酶（ChE）活力测定：**胆碱酯酶活力为 20%**。

●若医患双方条件允许，可做头颅 CT 或磁共振成像排查颅内病变，脑电图排查大脑缺氧性损伤，胸部 CT 排查肺部并发症。

【实验室检查及辅助检查思考题】 若家属对做头颅 CT、胸部 CT、脑电图表示不满，你怎样与他沟通？

上级医师：根据病史、体检、实验室检查和辅助检查结果，该病人的诊断、诊断依据和鉴别诊断分别是什么？

下级医师：

●诊断：急性重度有机磷农药（甲胺磷）中毒；呼吸衰竭；糖尿病；低钾血症。

●诊断依据

（1）毒物接触史：病人口服“甲胺磷”200ml。

（2）临床症状：病人呼出气体有大蒜味，有毒蕈碱样、烟碱样症状和中枢神经系统症状。

（3）实验室检查：全血胆碱酯酶活力为 20%。

●鉴别诊断

（1）中枢神经系统感染：中枢神经系统感染还伴随发热、炎症指标等改变，脑膜炎者有脑膜刺激征的体征，必要时可做腰椎穿刺检查脑脊液，有助于鉴别诊断。

（2）脑血管意外：有原发性高血压病、糖尿病和高脂血症等危险因素，或者有心脏病和心房颤动病史；查体可见偏瘫、病理征阳性等定位体征；头颅 CT 或 MRI 可见到病灶与定位体征一致的影像学改变。全血胆碱酯酶活力可以帮助鉴别。

(3) 药物中毒：苯二氮䓬类药物中毒有瞳孔缩小和昏迷，但无毒蕈碱样症状；血胆碱酯酶活力正常；静脉推注氟马西尼后，立即有反应或神志转清者。吗啡类、苯巴比妥类药物中毒有昏迷、瞳孔缩小等症状，血胆碱酯酶活力正常。

(4) 其他农药中毒：重度氨基甲酸酯类中毒可出现明显的毒蕈碱样症状伴肺水肿、脑水肿、昏迷等，但无大蒜味，全血胆碱酯酶活力轻度下降，尿液中可测得氨基甲酸酯类原形物或代谢产物。需要注意混合农药中毒。

(5) 中暑：有高温作业和（或）高湿环境的暴露史，由于热平衡和（或）水盐代谢紊乱而引起的以中枢神经系统和（或）心血管障碍为主要表现的急性疾病。

(6) 糖尿病酮症酸中毒昏迷：病人有糖尿病史，感染为最常见的诱因；口腔有烂苹果味，血糖、尿糖显著升高，尿酮体强阳性，血气分析示代谢性酸中毒，血渗透压显著升高。

(7) 糖尿病高渗性昏迷：病人有糖尿病史，发病前曾有表情迟钝，进行性嗜睡，数日后渐入昏迷状态，并有失水、代谢性酸中毒等。常有血糖 >33mmol/L，血钠 >145mmol/L。辅助检查对于鉴别诊断有意义。

上级医师：请你列出治疗原则，开出医嘱。

下级医师：

●治疗原则：维持生命体征稳定，迅速清除体内未被吸收的毒物，应用特效解毒剂，对症处理。

●医嘱

(1) 气管插管、机械通气。

(2) 洗胃。

(3) 阿托品：首剂 10mg 静脉推注；10 分钟后采用 2mg，每 15 分钟静脉推注一次，静脉推注维持“阿托品化”，根据临床调整剂量。

(4) 氯解磷定：首剂 2.0g，肌内注射，每 4 小时一次。

(5) 扩容、补液：可选用生理盐水、林格液。

(6) 抗感染：头孢唑肟 2.0g，2 次 / 日，静脉滴注。

(7) 奥美拉唑 40mg，2 次 / 日，静脉滴注。

【治疗思考题】 何谓“阿托品化”？哪些症状提示阿托品中毒？

〖上级医师评述〗

有机磷是一种常见的农药，其毒性按大鼠急性经口 LD_{50} 分为剧毒类、高毒类、中度毒类、低毒类。对硫磷、内吸磷、甲拌磷、乙拌磷属于剧毒类，甲胺磷、氧乐果、敌敌畏属于高毒类，乐果、敌百虫属于中度毒类，马拉硫磷属于低毒类。有机磷农药能抑制乙酰胆碱酯酶，使乙酰胆碱积聚，引起毒蕈碱样症状、烟碱样症状以及中枢神经系统症状，严重时可因肺水肿、脑水肿、呼吸麻痹而死亡。

救治急性有机磷农药中毒时，首先要明确农药的种类、剂量和中毒途径，其次要评估中毒程度，最后确定解毒剂的种类及剂量。阿托品是有机磷农药中毒的有效解毒剂，“阿托品化”后即应减量，或延长给药间隔时间，同时需要注意避免阿托品过量引起中毒，增加输液量，加速药物排泄，并给予对症处理。使用阿托品时，一定要在观察中使用、在使用中观察，否则会加重病人病情。此外，对于重症有机磷中毒病人，机械通气和血液净化等器官功能支持十分重要，可根据病情及时选择。

（乔 莉 张劲松）

病例三

〖病人诉说〗

我叫王××（女），今年25岁。我左边乳房疼，已经2天了，昨天开始发烧了。

〖医师思维导引〗

上级医师：围绕王女士左侧乳房疼痛，你应考虑到可能是哪些疾病？

下级医师：老师，对于王女士左侧乳房疼痛，以下情况应该考虑：

● 乳腺疾病：急性乳腺炎、乳腺增生、炎性乳癌。

上级医师：根据王女士诉说，你应如何进一步问诊？

下级医师："王女士，您乳房的疼痛是怎样的？"

王女士："肿胀，而且有点儿火辣辣的感觉。"

下级医师："您的疼痛是持续的吗？是否会加重？"

王女士："一直在疼，而且越来越重。"

下级医师："在您的疼痛部位是否能摸到肿块？"

王女士："我不敢碰，一碰就非常疼。"

下级医师："您除了疼痛还有别的地方不舒服吗？"

王女士："我浑身没有劲，昨天开始发烧了。"

下级医师："您发烧时体温多少？"

王女士："最高39℃。"

下级医师："您发烧持续多久？是否有寒战？"

王女士："昨天中午至今天早上，没有寒战。"

下级医师："您是否有咳嗽、腹部不适和四肢、腰背部疼痛等症状？"

王女士："没有。"

下级医师："您是否服用一些药物，或者去医院就诊？"

王女士："昨天中午我去社区医院看病，给我开了一些消炎药吃了，今天还是很疼，并没有减轻。"

下级医师："王女士，您是否在哺乳期？"

王女士："是的，我正在喂奶。"

下级医师："您何时生产的？"

王女士："一个月前。"

下级医师："产后一直在喂奶吗？"

王女士："是的。"

下级医师："您生过几个孩子？"

王女士："这是我第一个孩子。"

上级医师：根据所获得的病史，你体检中应重点检查哪些部位？应注意哪些阳性体征？

下级医师：老师，我重点检查了下列项目，并获得了一些阳性体征如下：

● 双乳对称，**左乳外下象限局部皮肤红肿，可触及一直径约4cm质韧肿块，边界不清，**

中央区域有波动感，触痛明显。右乳未触及明显异常。双侧腋窝及锁骨上均未扪及肿大淋巴结。

上级医师：根据以上王女士的病历资料，你认为她应做哪些实验室检查及其他辅助检查？若医患双方条件允许，还可以做哪些特殊检查？

下级医师：老师，我认为她应该做下列检查，相应的检查结果如下：

- 血常规：**白细胞计数，12.60×10^9/L，中性粒细胞 80.30%**。
- 乳腺 B 超：**双乳哺乳期改变，左乳 4 点距乳头 50mm 处可见范围约 44mm×41mm 的片状极低回声，考虑炎性病变伴脓肿形成**。
- 若医患双方条件允许，还可以做乳腺脓肿穿刺抽吸及细菌培养、药敏试验：**（左乳）抽出脓液**。**培养主要为金黄色葡萄球菌，对头孢类抗生素敏感**。

上级医师：根据病史、体检、实验室检查和辅助检查结果，该病人的诊断、诊断依据分别是什么？

下级医师：

- 诊断：急性乳腺炎伴乳房脓肿形成。
- 诊断依据：急性乳腺炎是产后妇女常见的疾病，给产妇带来极大的痛苦，应及时诊断治疗。产后哺乳的女性如出现乳房胀痛以及局部红、肿、热、痛，并可扪及痛性肿块，伴有不同程度的全身炎性毒性表现，不难作出诊断。该病人左侧左乳外下象限局部皮肤红肿，可触及一直径约 4cm 大小质韧肿块，触之有波动感，边界不清，触痛明显。查血常规示白细胞及中性粒细胞升高。乳腺 B 超示双乳哺乳期改变，左乳 4 点距乳头 50mm 处可见范围约 44mm×41mm 的片状极低回声，考虑炎性病变伴脓肿形成，并得到穿刺的证实。

上级医师：请你列出治疗原则，开出医嘱。

下级医师：

（1）脓肿形成之前

1）早期仅有乳汁淤积的产妇全身症状轻，可继续哺乳，采取积极措施促使乳汁排出通畅，减轻淤积。

2）局部治疗：对乳房肿胀明显或有肿块形成者，局部热敷有利于炎症的消散，每次热敷 20～30 分钟，3 次/天，严重者可用 25% 硫酸镁湿敷。

3）抗生素使用：选用针对金黄色葡萄球菌的敏感抗生素，根据病情口服或静脉滴注。

（2）脓肿已形成：应及时切开引流，切口一般以乳头、乳晕为中心呈放射状，乳晕下浅脓肿可沿乳晕做弧形切口，脓肿位于乳房后，应在乳房下部皮肤皱襞处做弧形切口。

〖上级医师评述〗

急性乳腺炎常发生于哺乳期，特别是初产妇产后 1～2 个月内，故又叫急性哺乳期或产褥期化脓性乳腺炎，中医称为“乳痈”。初产妇急性乳腺炎的发病率高达 2%～4%，比经产妇乳腺炎多 1 倍。乳汁淤积伴发细菌感染而发病，呈急性炎症表现，红、肿、热、痛、寒战高热，早期可以手法排乳、中药治疗，化脓以后则需要切开引流。发病后不仅产妇本人痛苦异常，而且化脓者脓肿切开伴乳漏尚需停止哺乳，影响婴儿的健康，所以要从妊娠后期开始预防，做好产褥期保健，预防急性乳腺炎发生。

（肇　毅　缪苏宇）

病例四

〖病人诉说〗

我父亲叫李××，今年 65 岁，是本市退休职工。父亲右大腿红肿、疼痛、不能动已经 3 天了，前天开始发烧（由病人家属代述）。

〖医师思维导引〗

上级医师：围绕李先生的症状，你应首先观察哪些体征？

下级医师：老师，我认为应首先观察李先生的体温、血压、心率、指脉氧等生命体征。

病人神志尚清，烦躁、焦虑、神情紧张，面色和皮肤苍白，口唇和甲床轻度发绀，肢端湿冷。呼吸深而快，体温 39.8℃，心率 120 次 / 分，血压 100/80mmHg，指脉氧 97%。

上级医师：根据病人体征，你认为该如何处理？

下级医师：根据病人的症状、体征，我考虑是感染性休克可能性大，首先进行抗休克治疗，予以补充血容量、纠正酸中毒、应用血管活性药物以及维护重要脏器的功能等治疗。

上级医师：你应该如何进一步问诊？

下级医师：“李先生，您父亲何时开始发现小腿疼痛、肿胀？”

李先生：“大约在 3 天前开始，父亲说右腿膝盖疼痛，开始没有注意，过了一天逐渐严重，整个大腿都肿起来了，而且整个右腿一点儿也不能动。”

下级医师：“什么时候开始发烧的？最高多少度？”

李先生：“2 天前的中午开始发烧，最高达 39℃多。”

下级医师：“发烧之前是否有寒战？是否有咳嗽、咳痰、恶心、呕吐？”

李先生：“发烧之前父亲觉得特别冷，浑身发抖。没有咳嗽、咳痰，没有呕吐。”

下级医师：“有没有治疗？”

李先生：“在社区医院输了两天液，今天烧还不退，就来医院了。”

下级医师：“您父亲最近是否受过伤？做过手术？”

李先生：“大约在一周以前，父亲因牙齿松动，去家门口的小诊所拔过牙。”

下级医师：“这两天是否正常吃饭？”

李先生：“父亲发烧后基本上没有吃饭，昨天喝了点粥。”

上级医师：根据李先生现病史所获取的资料，在既往史和个人史的询问中，你还应重点询问哪些内容？为什么？

下级医师：“李先生，您父亲以前有没有高血压、高血脂、糖尿病？”

李先生：“我父亲有糖尿病 10 年了，现在每天打胰岛素控制，早上 12 单位，晚上 10 单位，没有认真监测。血压偏高，上次体检是 140/95mmHg。还有高胆固醇血症好多年，也没有认真进行降脂治疗。”

下级医师：“您父亲有没有凝血功能异常？”

李先生：“这些病没有得过。”

下级医师：“您父亲平时是否有长期卧床、下肢活动障碍的情况？”

李先生：“没有。”

下级医师：“您父亲有没有烟酒嗜好？”

李先生：“他抽烟 30 年了，每天大约 20 支，基本不喝酒。”

下级医师：老师，我问李先生以上病史，目的是调查病人有无糖尿病、高血压及冠心病等既往史。

上级医师：根据所获得的病史，你体检中应重点检查哪些部位？应注意哪些阳性体征？

下级医师：老师，我重点检查了下列项目，并获得了一些阳性体征如下：

- 生命体征：**T 39.2℃，P 120 次 / 分，R 26 次 / 分，BP 100/80mmHg**。
- 体位：神志清晰，呼吸平稳，**急性痛苦面容，平车推入病房，被动体位**，查体合作。
- 皮肤、黏膜：周身皮肤无黄染及出血点，**皮肤患处有散在脓栓，右侧腹股沟区淋巴结肿大**。
- 头颈部：头颅大小适中，五官端正，双侧瞳孔等大同圆，对光反射灵敏，颈软，气管居中，甲状腺无肿大。
- 心脏：**心率 120 次 / 分，节律快**，各瓣膜未闻及病理性杂音。
- 肺脏：胸廓对称，双肺呼吸音清晰，未闻及干湿啰音。
- 腹部：腹部无阳性体征。
- 四肢：**右下肢以右膝为中心，高度红肿，肿胀由大腿根部至足背，大腿根部肿胀处高于正常皮肤，皮温高，触之剧痛，右侧足背动脉搏动减弱**。
- 神经系统：生理反射存在，病理反射未引出。

【查体思考题】 急性软组织感染切开引流的指征有哪些？

上级医师：根据以上李先生的病历资料，你认为他应做哪些实验室检查及其他辅助检查？

下级医师：老师，我认为他应该做下列检查，并获得了相关检查结果：

- 血常规：**白细胞 20.10×10^9/L，中性粒细胞为 0.933**，红细胞 5.42×10^{12}/L，血红蛋白 161.0g/L。
- 凝血功能：凝血酶原时间 17.9 秒，国际标准化比值 1.53，部分凝血酶原时间 52.40 秒，凝血酶时间 17.0 秒，纤维蛋白原 4.50g/L，**C- 反应蛋白 276.7mg/L**。
- 分泌物细菌培养：**溶血性链球菌感染**。
- 右下肢彩色多普勒超声：**右侧下肢动静脉通畅；病变区软组织肿胀，边界不清，内部呈弥漫非均质性回声减弱区，中心区域可见 5.5cm×6.2cm 液性暗区，伴有团絮状稍强回声**。
- 12 导联心电图：窦性心动过速。

【实验室检查及辅助检查思考题】 若李先生家属对做这么多实验室检查和辅助检查项目表示疑虑和不满，你怎样与他沟通？

上级医师：根据病史、体检、实验室检查和辅助检查结果，该病人的诊断、诊断依据和鉴别诊断分别是什么？

下级医师：

- 诊断：右下肢大面积蜂窝织炎；感染性休克；脓毒血症。
- 诊断依据

（1）右大腿红肿、疼痛、活动障碍 3 天。

（2）高热、寒战。

（3）感染性休克表现：病人神志尚清，烦躁、焦虑、神情紧张，面色和皮肤苍白，口唇和甲床轻度发绀，肢端湿冷。呼吸深而快，体温 39.8℃，心率 120 次 / 分，血压 100/80mmHg，指脉氧 97%。

(4) 实验室检查：血常规示白细胞 20.10×10^9/L，中性粒细胞 0.933，C- 反应蛋白 276.7mg/L。分泌物细菌培养为溶血性链球菌感染。

(5) 右下肢彩色多普勒超声：右侧下肢动静脉通畅；病变区软组织肿胀，边界不清，内部呈弥漫非均质性回声减弱区，中心区域可见 5.5cm×6.2cm 液性暗区，伴有团絮状稍强回声。

● 鉴别诊断

(1) 丹毒：溶血性链球菌侵入皮肤及网状淋巴管引起的感染。局部表现为绛红色斑块，指压后褪色，皮肤轻度水肿，边缘稍隆起，界线清楚。感染蔓延迅速，但不化脓，很少有组织坏死，易反复发作。下肢反复发作者，可有皮下淋巴管阻塞。

(2) 坏死性筋膜炎：常为需氧菌和厌氧菌混合感染。发病急，全身症状重，而局部症状不明显。感染沿筋膜迅速蔓延，筋膜与皮下组织大量坏死。病人常有贫血、中毒性休克。皮肤可见溃疡，脓液稀薄，脓培养可有多种菌生长。

(3) 气性坏疽：产气性蜂窝织炎应与气性坏疽鉴别，后者病前创伤较重，常深及肌肉，伴有伤肢或躯体功能障碍；伤口分泌物有某种腥味。脓液涂片检查可大致区分病菌形态。

上级医师：请你列出治疗原则，开出医嘱。

下级医师：

● 治疗原则：抗休克，抗感染，局部治疗，营养支持。

● 医嘱

(1) 全身治疗

1) 抗休克治疗：对感染性休克病人，应给予积极的补液扩容，改善微循环状态及相应的对症治疗，密切注意病人的尿量、血压、心率及末梢循环情况。对低血压者，选用多巴胺静脉滴注效果好。

2) 全身支持疗法：保证病人充分休息。感染严重者应适当加强营养，补充热量及蛋白质，适量输入新鲜血或血浆。人血丙种球蛋白可增强病人抗感染能力。

3) 应用抗生素：抗生素是治疗蜂窝织炎的最重要措施之一。使用原则是根据细菌培养及药敏试验结果选用有针对性、敏感的药物。药敏结果出来前，可根据脓液涂片检查选择相对有针对性的广谱抗生素。对金黄色葡萄球菌、链球菌感染，首选青霉素和磺胺甲噁唑，严重者选用头孢菌素类药物；对革兰阴性菌采用阿米卡星，因其耐药菌株少，临床效果也好；对厌氧菌感染者，甲硝唑列为治疗厌氧菌感染的首选药物。

(2) 局部治疗

1) 药物涂布：早期局部无波动时，可用 50% 硫酸镁做局部湿热敷，或用“金黄散”外敷。

2) 物理治疗：早期应用紫外线、红外线可促进脓肿局限、消炎；脓液排出后可选择透热法，如超短波、微波等，促进局部血液循环，肉芽组织生长，加快创口愈合。

3) 切开引流：一旦脓肿形成，应切开引流。对于口底及颌下的蜂窝织炎，经短期积极抗感染治疗无效时，应及早切开减压，以防喉头水肿压迫气管造成窒息。手指部的蜂窝织炎亦应早期切开减压，防止指骨坏死。对于捻发性蜂窝织炎，应做广泛切开引流，切除坏死组织，用3%过氧化氢溶液冲洗伤口。若有大量皮下组织坏死，待坏死组织脱落后可植皮以促愈合。

〖上级医师评述〗

急性蜂窝织炎是软组织急性化脓性感染的一种，主要是在皮下、筋膜下、肌间隙或深部蜂窝组织的一种急性化脓性感染。其特点是病变不易局限，扩散迅速，与正常组织无明显界限，致病菌主要是溶血性链球菌，其次为金黄色葡萄球菌，亦可为厌氧菌。炎症可由皮肤或组织损伤后感染，亦可由局部化脓性感染灶直接扩散或经淋巴、血流传播。溶血性链球菌引起的急性蜂窝织炎，由于链激酶和透明质酸酶的作用，病变扩展迅速，可引起广泛的组织坏死，有时引起脓毒血症。葡萄球菌引起的蜂窝织炎，由于凝固酶的作用，较易局限为脓肿。本病为拔牙后引起溶血性链球菌感染，局部明显红肿、剧痛，皮温高，皮肤表面有散在脓栓并向四周迅速扩大，全身症状剧烈，有高热、寒战、头痛、全身无力、白细胞计数增加，切开引流后引出大量脓液及渗出液，红肿消退，疼痛减轻，病情好转。

（肇　毅　缪苏宇）

病例五

〖病人诉说〗

我叫张××（女），今年48岁。发现右侧乳房有肿块2个月了。

〖医师思维导引〗

上级医师：以乳腺肿块为主诉的中年女性，临床医师诊疗的关键是什么？

下级医师：

- 询问病史和体格检查时应充分考虑良、恶性疾病的特点，注意区别。
- 选用何种辅助检查方法可尽快明确诊断。
- 如还不能明确诊断，则应制订治疗策略（核心是如何掌握手术适应证和手术时机）。

上级医师：根据张女士的诉说，你应如何进一步问诊？

下级医师：“张女士，您是如何发现肿块的？”

张女士：“我在2月前洗澡时无意中发现右侧乳头往上斜，好像下面有一个肿块。”

下级医师：“您发现肿块后有没有去医院做一些检查？”

张女士：“没有做特殊的检查，近来忙于公司业务，一个月前仅在一所小医院看过，诊断为乳腺囊性增生病，服用了几盒中成药，但没有效果。”

下级医师：“张女士，2个月内右乳肿块有没有增大？ ”

张女士：“没有明显的感觉。”

下级医师：“您的乳房是否有其他不适？”

张女士：“没有特别的感觉。”

下级医师：“有无咳嗽、腹部不适和四肢、腰背疼痛等症状？”

张女士：“没有。”

下级医师：“您月经是否正常？初潮、末次月经各是什么时候？”

张女士："月经基本正常，初潮13岁，上一次来月经是上个月10号。"

下级医师："生了几个子女？早产、流产有过吗？"

张女士："26岁结婚，36岁生1子，有过2次流产。"

下级医师："您当时哺乳了吗？"

张女士："没有。"

下级医师："您是否口服避孕药？"

张女士："是的，我长期口服避孕药。"

下级医师："外婆、母亲、姨妈是否得过乳腺疾病？"

张女士："小姨妈在3年前检查出乳腺癌，动了手术。其他人没有乳腺疾病病史。"

下级医师："以前身体如何？"

张女士："14岁患肺结核，治疗时间接近半年，治愈后没有复发，以后身体一直不错。"

上级医师：根据所获得的病史，你体检中应重点检查哪些部位？应注意哪些阳性体征？

下级医师：老师，体格检查应在全身常规检查的基础上以乳腺、腋窝和锁骨上、下部位为重点，乳腺肥大或下垂明显者让病人取平卧位，余者取坐位。坐位病人检查时须坐正，双臂自然下垂，在光线明亮处充分暴露双乳，以利对比。依次检查乳腺外上、外下、内上、内下和中央（乳头、乳晕）各区以及腋窝和锁骨上、下部位。

- 望诊：双侧乳腺是否对称，有无局限性隆起或凹陷；表面皮肤是否光滑，有无红肿及橘皮样外观；乳头是否对称，有无偏斜、隆起或凹陷。张女士双乳对称，外观基本正常，表面皮肤无明显异常，**右乳头稍向上移**。

- 触诊：乳腺有无肿块；肿块部位、大小、质地、边缘、表面光滑程度如何；肿块与皮肤、胸肌的关系怎样；比较对侧乳腺；腋窝及锁骨上、下是否有肿大的淋巴结。**该病人右乳晕上方2cm偏外侧可触及约2.5cm×2.0cm大小的肿块，质地较硬，边缘不清，表面不光滑，肿块与皮肤和胸肌筋膜无明显粘连，托起乳腺，肿块前方皮肤有轻度凹陷，腋窝可扪及一枚约1cm×1cm的淋巴结，质地中等，活动度好**，锁骨上、下未触及肿大的淋巴结。

上级医师：根据以上张女士的病历资料，你认为她应做哪些实验室检查及其他辅助检查？

下级医师：老师，我认为她应该做下列检查，并获得了相关检查结果：

- 超声检查：适用于乳腺疾病的普查，具有一定的鉴别乳腺良恶性、囊实性的诊断价值。乳腺癌超声检查的主要表现：肿块内部回声低弱、不均匀；边缘不平，边界不清；周边强回声带；乳腺癌纵横径之比大于1。**该病人右乳外上探及2.2cm×2.0cm大小不均质低回声，边界不清，内部血流丰富**。

- 钼靶X线检查：是诊断乳腺癌的常用方法，符合率较高。**该病人右乳外上有一密度增高的肿块阴影，中央有细小簇状钙化，边缘呈毛刺状**。

- 粗针穿刺活检：方法简便，准确性较好。**该病人穿刺病理确诊为浸润性癌**。

上级医师：根据病史、体检、实验室检查和辅助检查结果，该病人的诊断、诊断依据和鉴别诊断分别是什么？

下级医师：

- 诊断：乳腺癌。

●诊断依据

（1）女性，48岁，发现右乳肿块2个月。拟诊乳腺囊性增生病，短期治疗无效。月经初潮13岁，36岁生子，未哺乳。长期服用避孕药。有乳腺癌家族史和多次胸部X线接触史。

（2）右乳外上孤立肿块，质硬，边缘不清，表面不光滑，肿块前方皮肤有轻度凹陷。腋窝可扪及肿大的淋巴结。

（3）右乳外上探及2.2cm×2.0cm大小不均质低回声，边界不清，内部血流丰富。

（4）钼靶X线检查发现右乳外上密度增高的肿块阴影，有细小簇状钙化，边缘呈毛刺状；粗针穿刺活检确诊为乳腺癌。

●鉴别诊断

（1）乳腺纤维腺瘤：好发于20岁左右的年青女性，75%为单发，表面光滑，边界清楚，活动度大，无乳头溢液。

（2）乳腺囊性增生病：30～50岁多见，主要表现为乳腺疼痛和肿块。大多数乳腺疼痛与月经有关，一般经前加重，经后减轻。体检发现双侧或一侧乳腺有弥漫性增生，可扪及结节状肿块，质韧而不硬，边界不清，按压肿块可有痛感。无腋窝淋巴结肿大。

（3）浆细胞性乳腺炎：浆细胞性乳腺炎是乳腺组织无菌性炎症，炎症细胞中以浆细胞为主，临床上60%的病例呈急性炎症表现，肿块大时皮肤呈橘皮样改变，40%的病人开始即为慢性炎症，表现为乳晕旁肿块，边界不清，有皮肤粘连和乳头凹陷。急性期应给予抗感染治疗，炎症消退后如肿块仍存在，则须行手术切除，包括周围部分正常乳腺组织的肿块切除术。

上级医师：请你列出医嘱。

下级医师：

●医嘱

（1）住院。

（2）术前检查。

（3）和病人谈话确定手术方式。

（4）乳腺癌术后根据肿瘤大小、病理类型、分级、腋窝淋巴结转移情况、全身检查结果（如肺部X线检查、肝脏B超、全身骨扫描等）、雌激素受体（ER）、孕激素受体（PR）和病人的全身情况决定化疗方案。

（5）肿瘤直径>5cm、腋窝淋巴结转移≥4枚，须在术后2个月内做放射治疗。

（6）ER阳性在化疗后行内分泌治疗。常用的内分泌治疗药物是三苯氧胺（TAM）和芳香化酶抑制剂。

（7）心理治疗。

（8）长期随访，定期检查。

〖上级医师评述〗

乳腺癌是女性最常见的恶性肿瘤之一，发病率逐年上升，近年来有加快趋势，在我国部分大城市发病率超过了宫颈癌，位于女性恶性肿瘤之首，严重危害妇女的身心健康。

虽然45～59岁是我国乳腺癌的高发年龄段，但由于乳腺癌的发病年龄分布较广，因此必须对所有乳腺疾病尤其是乳腺肿块保持警惕，及时、正确地进行鉴别诊断，避免误诊、误治。

与其他恶性肿瘤一样，早期诊断和综合治疗是提高乳腺癌病人生存时间和生存质量的关键，对可疑病人行超声检查和 X 线检查并对可疑病灶进行粗针穿刺活检可提高早期乳腺癌的诊断率。随着诊断水平和对乳腺癌生物学特征认识的不断提高，保乳手术是目前外科治疗的方向，而前哨淋巴结活检技术在乳腺癌中的引入，使选择性地进行腋窝淋巴结解剖成为可能，从而改变了一百多年来传统的乳腺癌手术方式。

（肇 毅 缪苏宇）